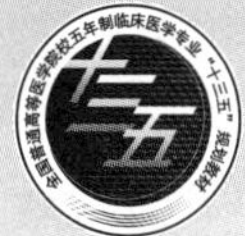

全国普通高等医学院校五年制临床医学专业“十三五”规划教材

（供五年制临床医学专业用）

病理生理学

主　编　钱睿哲　何志巍

副主编　葛金文　陈　瑶　冀菁荃　施海燕

编　者　（以姓氏笔画为序）

王永玲（新乡医学院）　王新红（复旦大学基础医学院）

白　静（内蒙古医科大学）　冯　华（牡丹江医学院）

刘慧萍（湖南中医药大学）　李彬彬（广东医科大学）

何志巍（广东医科大学）　陈　瑶（内蒙古医科大学）

张丽丽（长治医学院）　孟　艳（吉林大学基础医学院）

庞庆丰（江南大学无锡医学院）　屈顺林（南华大学医学院）

施海燕（南通大学医学院）　钱睿哲（复旦大学基础医学院）

葛金文（湖南中医药大学）　冀菁荃（长治医学院）

中国健康传媒集团

中国医药科技出版社

内容提要

本教材为全国普通高等医学院校五年制临床医学专业“十三五”规划教材之一。系根据本套教材编写总体原则、要求和《病理生理学》教学大纲的基本要求及课程特点编写而成，全书分三部分：绪论和疾病概论、疾病的基本病理过程、器官系统功能障碍，共十七章。在各章设有“学习要求”“知识链接”“案例讨论”“本章小结”及“思考题”等模块。同时配套有“医药大学堂”在线学习平台（包括电子教材、教学大纲、教学指南、视频、课件、题库、图片等），从而使教材内容立体化、生动化，易教易学。本教材紧跟学科的发展前沿，参考国外最新教材，适当增加近年来病理生理学的进展内容；利用本学科桥梁课程的优势，加强基础与临床相结合，适当增加发病机制和防治方面的新理论、新技术、新进展。

本教材供全国普通高等医学院校基础、临床、预防、口腔医学类专业师生教学使用。

图书在版编目（CIP）数据

病理生理学/钱睿哲，何志巍主编. —北京：中国医药科技出版社，2016. 8
全国普通高等医学院校五年制临床医学专业“十三五”规划教材
ISBN 978 - 7 - 5067 - 8223 - 4

Ⅰ. ①病… Ⅱ. ①钱… ②何… Ⅲ. ①病理生理学 - 医学院校 - 教材 Ⅳ. ①R363

中国版本图书馆 CIP 数据核字（2016）第 183723 号

美术编辑 陈君杞
版式设计 张 璐

出版 **中国健康传媒集团** | 中国医药科技出版社
地址 北京市海淀区文慧园北路甲 22 号
邮编 100082
电话 发行：010 - 62227427 邮购：010 - 62236938
网址 www. cmstp. com
规格 889 × 1194mm 1/16
印张 18
字数 537 千字
版次 2016 年 8 月第 1 版
印次 2022 年 1 月第 4 次印刷
印刷 三河市航远印刷有限公司
经销 全国各地新华书店
书号 ISBN 978 - 7 - 5067 - 8223 - 4
定价 42. 00 元

获取新书信息、投稿、为图书纠错，请扫码联系我们。

全国普通高等医学院校五年制临床医学专业“十三五”规划教材

出 版 说 明

为面向全国省属院校五年制临床医学专业教学实际编写出版一套切实满足培养应用型、复合型、技能型临床医学人才需求和“老师好教、学生好学及学后好用”的五年制临床医学专业教材，在教育部、国家卫生和计划生育委员会、国家食品药品监督管理总局的支持下，根据以“5+3”为主体的临床医学教育综合改革和国家医药卫生体制改革新精神，依据“强化医学生职业道德、医学人文素养教育”“提升临床胜任力”“培养学生临床思维能力和临床实践操作能力”等人才培养要求，在中国工程院副院长、第四军医大学原校长、中华医学会消化病学分会原主任委员樊代明院士等专家的悉心指导下，中国医药科技出版社组织全国近100所以省属高等医学院校为主体的具有丰富教学经验和较高学术水平的550余位专家教授历时1年余的编撰，全国普通高等医学院校五年制临床医学专业“十三五”规划教材即将付梓出版。

本套教材包括五年制临床医学专业理论课程主干教材共计40门。将于2016年8月由中国医药科技出版社出版发行。主要供全国普通高等医学院校五年制临床医学专业教学使用，基础课程教材也可供基础医学、预防医学、口腔医学等专业教学使用。

本套教材定位清晰、特色鲜明，主要体现在以下方面：

1. 切合院校教学实际，突显教材针对性和适应性

在编写本套教材过程中，编者们始终坚持从全国省属医学院校五年制临床医学专业教学实际出发，并根据培养应用型临床医学人才的需求和基层医疗机构对医学生临床实践操作能力等要求，结合国家执业医师资格考试和住院医师规范化培训新要求，同时适当吸收行业发展的新知识、新技术、新方法，从而保证教材内容具有针对性、适应性和权威性。

2. 提升临床胜任能力，满足应用型人才培养需求

本套教材的内容和体系构建以强化医学生职业道德、医学人文素养教育和临床实践能力培养为核心，以提升临床胜任力为导向，体现“早临床、多临床、反复临床”，推进医学基础课程与临床课程相结合，转变重理论而轻临床实践、重医学而轻职业道德、人文素养的传统观念，注重培养学生临床思维能力和临床实践操作能力，满足培养应用型、复合型、技能型临床医学人才的要求。

3. 体现整合医学理念，强化医德与人文情感教育

本套教材基础课程与临床课程教材通过临床问题或者典型的案例来实现双向渗透与重组，

各临床课程教材之间考虑了各专科之间的联系和融通，逐步形成立体式模块课程知识体系。基础课程注重临床实践环节的设置，以体现医学特色，医学专业课程注重体现人文关怀，强化学生的人文情感和人际沟通能力的培养。

4. 创新教材编写模式，增强内容的可读性实用性

在遵循教材“三基、五性、三特定”的建设规律基础上，创新编写模式，引入“临床讨论”（或“案例讨论”）内容，同时设计“学习要求”“知识链接”“本章小结”及“练习题”或“思考题”模块，以增强教材内容的可读性和实用性，更好地培养学生学习的自觉性和主动性以及理论联系实践的能力、创新思维能力和综合分析能力。

5. 搭建在线学习平台，立体化资源促进数字教学

在编写出版整套纸质教材的同时，编者与出版社为师生均免费搭建了与每门纸质教材相配套的“医药大学堂”在线学习平台（含电子教材、教学课件、图片、微课、视频、动画及练习题等教学资源），使教学内容资源更加丰富和多样化、立体化，更好地满足在线教学信息发布、师生答疑互动及学生在线测试等教学需求，促进学生自主学习，为提高教育教学水平和质量，实现教学形成性评价等、提升教学管理手段和水平提供支撑。

编写出版本套高质量教材，得到了全国知名专家的精心指导和各有关院校领导与编者的大力支持，同时本套教材专门成立了评审委员会，十余位院士和专家教授对教材内容进行了认真审定并提出了宝贵意见，在此一并表示衷心感谢。出版发行本套教材，希望受到广大师生欢迎，并在教学中积极使用本套教材和提出宝贵意见，以便修订完善，共同打造精品教材，为促进我国五年制临床医学专业教育教学改革和人才培养作出积极贡献。

中国医药科技出版社
2016 年 7 月

全国普通高等医学院校五年制临床医学专业“十三五”规划教材

教材建设指导委员会

罗晓红（成都中医药大学） 金子兵（温州医科大学）
金美玲（复旦大学附属中山医院） 郑 多（深圳大学医学院）
赵小菲（成都中医药大学） 赵幸福（江南大学无锡医学院）
郝岗平（泰山医学院） 柳雅玲（泰山医学院）
段 斐（河北大学医学院） 费 舟（第四军医大学）
姚应水（皖南医学院） 夏 寅（首都医科大学附属北京天坛医院）
夏超明（苏州大学医学部） 钱睿哲（复旦大学基础医学院）
高凤敏（牡丹江医学院） 郭子健（江南大学无锡医学院）
郭艳芹（牡丹江医学院） 郭晓玲（承德医学院）
郭崇政（长治医学院） 郭嘉泰（长治医学院）
席 彪（河北医科大学） 黄利华（江南大学无锡医学院）
曹颖平（福建医科大学） 彭鸿娟（南方医科大学）
韩光亮（新乡医学院） 游言文（河南中医药大学）
强 华（福建医科大学） 路孝琴（首都医科大学）
窦晓兵（浙江中医药大学）

全国普通高等医学院校五年制临床医学专业“十三五”规划教材

教材评审委员会

全国普通高等医学院校五年制临床医学专业“十三五”规划教材

书　目

序号	教材名称	主编	ISBN
1	医用高等数学	吕　丹　张福良	978－7－5067－8193－0
2	医学统计学	吴学森	978－7－5067－8200－5
3	医用物理学	张　燕　郭嘉泰	978－7－5067－8195－4
4	有机化学	林友文　石秀梅	978－7－5067－8196－1
5	生物化学与分子生物学	郝岗平	978－7－5067－8194－7
6	系统解剖学	付升旗　游言文	978－7－5067－8198－5
7	局部解剖学	李建华　刘学敏	978－7－5067－8199－2
8	组织学与胚胎学	段　斐　任明姬	978－7－5067－8217－3
9	医学微生物学	王桂琴　强　华	978－7－5067－8219－7
10	医学免疫学	张荣波　邹义洲	978－7－5067－8221－0
11	医学生物学	张　闻　郑　多	978－7－5067－8197－8
12	医学细胞生物学	丰慧根　窦晓兵	978－7－5067－8201－2
13	人体寄生虫学	夏超明　彭鸿娟	978－7－5067－8220－3
14	生理学	叶本兰　明海霞	978－7－5067－8218－0
15	病理学	柳雅玲　王金胜	978－7－5067－8222－7
16	病理生理学	钱睿哲　何志巍	978－7－5067－8223－4
17	药理学	邱丽颖　张轩萍	978－7－5067－8224－1
18	临床医学导论	郑建中	978－7－5067－8215－9
19	诊断学	高凤敏　曹颖平	978－7－5067－8226－5
20	内科学	吴开春　金美玲	978－7－5067－8231－9
21	外科学	郭子健　费　舟	978－7－5067－8229－6
22	妇产科学	吕杰强　罗晓红	978－7－5067－8230－2
23	儿科学	孙钰玮　赵小菲	978－7－5067－8227－2
24	中医学	杨　柱	978－7－5067－8212－8
25	口腔科学	王旭霞　杨　征	978－7－5067－8205－0
26	耳鼻咽喉头颈外科学	夏　寅　林　昶	978－7－5067－8204－3
27	眼科学	卢　海　金子兵	978－7－5067－8203－6
28	神经病学	郭艳芹　郭晓玲	978－7－5067－8202－9
29	精神病学	赵幸福　张丽芳	978－7－5067－8207－4
30	传染病学	王勤英　黄利华	978－7－5067－8208－1
31	医学心理学	朱金富　林贤浩	978－7－5067－8225－8
32	医学影像学	邢　健　刘挨师	978－7－5067－8228－9
33	医学遗传学	李永芳	978－7－5067－8206－7
34	核医学	王雪梅	978－7－5067－8209－8
35	全科医学概论	路孝琴　席　彪	978－7－5067－8192－3
36	临床循证医学	韩光亮　郭崇政	978－7－5067－8213－5
37	流行病学	冯向先	978－7－5067－8210－4
38	预防医学	姚应水	978－7－5067－8211－1
39	康复医学	杨少华　张秀花	978－7－5067－8214－4
40	医学文献检索	孙思琴	978－7－5067－8216－6

注:40门主干教材均配套有中国医药科技出版社“医药大学堂”在线学习平台。

前言

PREFACE

本教材是全国普通高等医学院校五年制临床医学专业“十三五”规划教材之一。为深入贯彻落实《国家中长期教育改革和发展规划纲要》及《关于医教协同深化临床医学人才培养改革的意见》文件精神，加快构建“5+3”为主体的临床医学人才培养体系，创建新型临床医学专业人才培养模式。本教材的编写遵循五年制医学教育的培养目标，体现“三基、五性、三特定”的编写原则，强调素质教育和创新能力的培养。教材内容构建以“5+3”为主体的临床医学人才培养体系的目标相一致，突出基础知识与临床实践的结合，注重对学生临床思维能力及实践能力的培养。本教材由国内有代表性的医学院校教学第一线、熟知病理生理学教学前沿与发展趋势、具有丰富编写经验的优秀教师共同努力编撰而成。

本教材在体现“三基”（基本理论、基本知识、基本技能）和“五性”（思想性、科学性、先进性、启发性和适用性）的基础上，力求做到“内容新颖、文字简练、结合临床”。保持了病理生理教材的基本框架、结构与主要内容，全书分三部分：绪论和疾病概论、疾病的基本病理过程和器官系统功能障碍。同时秉承和发扬了本学科优势，紧跟学科的发展前沿，参考国外最新教材，适当增加近年来病理生理学的进展内容；利用本学科桥梁课程的优势，加强基础与临床相结合的章节编写，适当增加发病机制和防治方面的新理论、新技术、新进展；在一些章节上有创新，如糖、脂代谢异常合为一章，血栓形成与疾病等；叙述上力求简明扼要，重点突出。力争适合病理生理学科发展，符合临床医学专业学生的培养目标，使教材为培养具有人文情怀、科学素养、专业精神、临床能力、岗位胜任力的医学人才发挥作用。

本教材由来自全国部分医学院校的16位编委鼎力合作完成，各位编者为教材的编写做出了积极贡献。同时复旦大学基础医学院王新红博士做了大量组织联络和文字处理工作，在此一并致以深深的感谢！

本教材经编委会确定内容后，通过初稿讨论会、编委交叉审稿、主编和副主编再审稿和会议定稿等环节，力求精益求精。但是由于编者水平有限，在内容、文字等方面都难免存在一些不足之处，恳请使用本教材的教师和同学提出宝贵建议，以便再版时进一步修正。

编　者

2016年3月

目录

CONTENTS

第一章　绪　论

学习要求

1. **掌握**　病理生理学的任务及主要内容。
2. **熟悉**　病理生理学的主要研究方法以及特点，如何学好病理生理学。
3. **了解**　病理生理学的发展简史和前景。

第一节　病理生理学的任务、地位与特点

病理生理学（pathophysiology）是一门研究疾病发生、发展过程中功能和代谢改变规律及其机制的学科，其主要任务是阐明疾病的本质，为疾病诊治和预防提供理论和实验依据。

病理生理学是沟通基础医学与临床医学的“桥梁学科”。在具备了正常人体的结构、功能及代谢等知识后，进一步学习病理生理学，掌握疾病发生发展的规律和机制，为学习临床知识奠定基础。临床上经常需要用病理生理学的知识来诠释疾病的发生发展规律，分析疾病的症状、体征和实验室指标的改变，探讨疾病发生的机制，指导和改进对患者的诊疗。病理生理学的研究成果，使人们对疾病有更正确和更全面的认识，从而改进和完善对疾病的防治。医学各学科既各有其专业范围和自身特点，又越来越明显地互相依赖、互相渗透、互相促进；同时，医学科学与自然科学各学科的关系也日益密切，正因为如此，现代医学才能以前所未有的速度蓬勃发展。作为一门独立课程，病理生理学主要讨论患病机体功能和代谢变化的特点和规律，与生理学（主要研究正常机体功能）、生物化学（主要研究正常机体代谢）、病理学（主要研究患病机体形态改变）以及内科学（主要研究具体疾病的症状、体征和诊治）等学科既有联系，又有区别。因此，病理生理学也是一门与多学科密切交叉的综合性学科。

第二节　病理生理学的主要内容、研究和学习方法

病理生理学的研究范围非常广泛，包含临床上所有疾病。然而，根据医学课程的分工，病理生理学的教学内容主要涉及多种疾病过程中出现的共同的功能、代谢改变的规律和机制，而具体疾病的发生机制及其诊疗将在临床相关学科讲授。

一、主要内容

病理生理学涵盖的内容非常丰富，目前我国病理生理学一般包含下面三部分内容。①总论：包括绪论和疾病概论，主要介绍病理生理学课程和学科发展概况，以及疾病的概念、发生发展的原因、一般规律、基本发病机制和转归。②基本病理过程（fundamental pathological process）：主要讨论多种疾病共同的、成套的功能和代谢变化，如水、电解质、酸碱平衡紊乱，细胞功能紊乱，糖与脂代谢异常，凝血功能异常，发热，缺氧，休克，应激，缺血－再灌注损伤等。基本病理过程不是一个独立的疾病，但它是疾病的重要组成部分。一个基本病

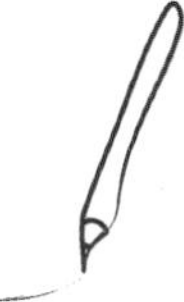

理过程可以出现在多种疾病中，而一种疾病又可以有多种基本病理过程，既可有局部病变，还可有全身反应。例如：胆囊炎时既有胆囊的炎症，也有全身发热，化脓性胆囊炎时甚至可有休克等病理过程。③各论或各系统器官病理生理学：主要论述体内几个主要系统的某些疾病在发生、发展过程中可能出现的一些常见并具有共性的病理过程，如心血管系统疾病时的心功能障碍、呼吸系统疾病时的呼吸功能障碍、严重肝脏疾病时的肝功能障碍、泌尿系统疾病时的肾功能障碍、神经系统疾病时的脑功能障碍以及多系统器官功能障碍等。

二、研究方法

病理生理学的理论来源于实验研究，作为一门与疾病密切联系的课程，病理生理学的研究方法大量涉及人类疾病动物模型（animal model of human disease）的复制。一个好的疾病模型应具有以下特点：①再现性好，动物表现应与人类疾病相似；②复制率高；③专一性好，即一种方法只能复制出一种模型；④动物背景资料完整。但任何一种动物模型都不可能复制出人类疾病的所有表现，对动物模型与人类疾病的相似性与差异性应有充分的认识。按模型的复制途径，可分为自发性、诱发性以及基因敲入和基因敲除动物模型。按实验所用的对象分为整体动物模型和离体动物模型，通常所说的动物模型就是指整体动物模型，造模是在动物体内（in vivo）进行；离体动物模型是在体外（in vitro）进行，包括各种体外的器官、组织和细胞培养，由于体外培养所用的材料都取自实验动物，因此可视作整体动物模型的延伸和扩展。按复制动物模型的目标分类，包括独立疾病模型、综合征模型和基本病理过程模型。有资料记载的动物模型有4000余种，加上现代生物学技术制作的模型，种类更多，但保存下来并广泛使用的不到一半。一般常用的疾病模型包括整体动物、离体器官和离体细胞模型三种，下面简述其优缺点。

整体动物模型能从整体水平（神经－体液－器官－分子）较全面地体现临床疾病的特征，是最能体现人类疾病特征的实验模型。其缺点是：①干扰因素复杂，实验条件难以控制；②个体之间的实验数据差异较大，由于人类与动物在结构、功能和代谢以及语言和思维等方面的差异，动物实验结果只能供临床参考和借鉴，必须经过分期临床实践检验后方能用于人类疾病的防治；③高等动物（如猿猴等）实验周期长，价格昂贵。

离体器官模型的优点是可排除神经调节造成的干扰，集中研究某一种或几种体液因素对疾病发生发展的影响。其缺点是离体状态下器官功能难以长久维持，不宜于慢性疾病或病理过程的实验研究。

离体细胞模型，从动物或人体组织直接分离的细胞称为原代细胞（primary cell），它在功能、代谢及形态方面具有与动物或人体细胞十分类似的特点。其缺点是难以同步化处理，所以细胞的均一性较差，即从特定组织制备的原代细胞可能处于不同的发育时期；一些分化程度较高的细胞增殖能力低，体外培养时间受限，且不能传代，转染效率低。当某些原代细胞经长期培养、筛选后，其功能、代谢、形态趋于均一化，并获得无限增殖及永生化的特征，称为细胞株（cell line）。用细胞株的优点是干扰因素少，便于同步化，实验条件更易控制，且便于进行基因操控。其主要缺点是与整体差别大；细胞株在长期传代过程中可能发生变异，完全丧失原代细胞的特性，这些都需要特别注意。

三、学习方法

医学和生命科学的飞速发展为病理生理学的教学和研究带来新机遇的同时，也提出了新挑战。对于这样一门理论性和实践性都很强又紧密结合临床的课程，学习中应该注重以下几点。

（一）理论联系实际，做到“会学”“能用”

病理生理学重点内容包括相关概念、病因和发病机制、机体功能和代谢改变以及防治的病理生理学基础。教学上除理论课以外，还安排了相应的实验课程，其目的是通过课题设计、实验操作、观察以及对结果的分析，提高学生独立思考、实践技能以及分析和解决问题的能力。目前病理生理学实验课验证性实验的比例已大幅减少。利用多学科融合的功能学科实验平台，通过设置综合性实验、设计性实验和创新性实验，可有效激发学生的学习兴趣和主动性，培养科研思维和综合分析能力，培养团队合作精神。虚拟实验同样是实验教学的发展方向之一。

病理生理学的学习内容逻辑性强而宽泛，要充分运用辩证的思维和方法，在理解的基础上加强记忆；要善于追根求源，融会贯通。对于有些矛盾的病理现象目前还无法得到明确的解释，希望能激发师生的探索热情。此外，在学习中要敢于挑战权威，培养质疑精神和批判性思维（critical thinking），更要善于提出自己的观点并加以验证。学习上不仅仅是“学会”，还要“学活”，更要“会学”“能用”，唯有如此，才能通过课程学习，培养能力和提高岗位胜任力。

（二）关注最新进展，汲取前沿知识

20世纪末以来，现代医学和生命科学发展迅速，人类基因组计划（human genome project，HGP）的完成，表观遗传学（epigenetic）、功能基因组学（functional genomics）、蛋白质组学（proteomics）、代谢组学（metabonomics）的研究成果已经极大地促进了人类对生命奥秘以及各种疾病发生机制和诊治效果的认识。如何将这些研究成果用于改善对疾病的诊断、治疗和预防，值得关注和努力。

由于脑的高度复杂性以及解剖结构的特殊性，对脑功能和脑疾病的研究大大滞后于外周器官。近年来，由于各种影像学技术的快速发展，给脑研究带来了机遇。继20世纪末的“脑十年”或“脑二十年”后，2013～2014年世界各国又相继启动新的“脑计划”；2015年以认识脑、保护脑和模拟脑为主要内容的“中国脑计划”全面启动，旨在推进创新脑科学研究技术、探索人类大脑工作机制、绘制脑活动全图，并最终开发出针对大脑疾病的疗法。有科学家将人脑计划视为第二个人类基因组计划，绘制人类基因组图谱改变了遗传学，人们希望绘制人脑活动图也能有类似的科学作用。另外，干细胞尤其是多能干细胞在医学乃至整个生命科学中的巨大潜力已经显示，将使肝病、血液病、糖尿病、老年痴呆症等得到有效治疗；治疗性人类器官克隆将成为可能，甚至实现人类器官模块化目标，干细胞生物工程为人类最终战胜顽疾带来了新的曙光。

（三）培养临床思维，提高职业素养

病理生理学以患者为主要对象，研究的是患病机体的功能代谢变化。因此，早期接触临床（early clinical exposure），培养临床思维非常重要，对于临床医学专业的学生更要早临床、多临床、反复临床，才能对相关疾病有更多的感性认识，从而提高学习兴趣和效率。同时课程学习要与服务实践并重，重视将医学知识运用到服务实践中，作为医学生，要培养和提高职业素养，要有高度的责任感和妙手仁心，以解除人类疾苦为己任，不辱使命，服务社会，服务大众。

第三节　病理生理学的发展简史和前景展望

一、发展简史

在医学的漫长发展史中，病理生理学是一门比较年轻的学科，是科学发展和实践需要的

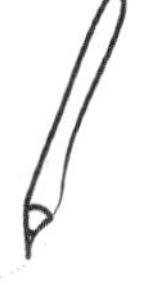

必然产物。病理生理学起源于公元18世纪，意大利解剖学家Morgagni（1682－1771）等通过大量尸体解剖，发现不同的疾病显示不同器官的形态变化，创立了器官病理学（organ pathology）。公元19世纪，法国生理学家Bernard（1813－1878）开始采用动物复制人类疾病模型，并用实验方法来研究疾病发生的原因、条件，以及形态结构和功能代谢的变化，形成了病理生理学的前身——实验病理学（experimental pathology）。德国病理学家Virchow（1821－1902）利用光学显微镜进行观察研究，创立了细胞病理学（cellular pathology）。

病理生理学作为一门独立课程最早开设于1879年俄国的喀山大学，此后，德国和东欧的一些医学院校相继成立病理生理学教研室，并开设病理生理学课程。在北美和西欧等国家，医学院也开设病理生理学课程，并出版了多种病理生理学教材，其内容比我国更为宽泛，课程主要由相关临床教师来讲授。

我国的病理生理学科创建于20世纪50年代。1961年中国生理科学会病理生理专业委员会筹委会成立，并召开第一届全国病理生理学术会议；1985年中国病理生理学会（Chinese Association of Pathophysiology，CAP）成立，此后根据我国具体情况，相继成立了肿瘤、心血管疾病、动脉粥样硬化、缺氧和呼吸、炎症发热和感染、微循环、休克、实验血液学、受体、免疫、消化、中医、动物病理生理、危重病医学、大中专教育、功能实验教学等专业委员会，并于1991年成为国际病理生理学会（International Society for Pathophysiology，ISP）成员国及组建国。中国病理生理学会于1984年创办了《病理生理学报》，1986年改为《中国病理生理杂志》；2010年建立病理生理学网站，编写了多种病理生理学教材、参考书和学习指导等，为推动国内外病理生理学人才培养和学科建设做出了积极的贡献。

二、前景展望

1977年，美国医学家Engel在国际权威杂志Science上发表了《需要新的医学模式：对生物医学的挑战》，标志着现代医学模式（medical model）即“生物－心理－社会医学模式”（biopsychosocial model）的正式诞生。21世纪的医学将更加重视“环境－社会－心理－工程－生物医学模式”，加上医学知识爆炸式的产生，对生命现象的本质、心理社会因素和环境因素对疾病的影响、疾病时的身心变化等问题的认识日趋受到关注，病理生理学教学内容要与时俱进，更多体现新医学模式对医务工作者知识、能力、素质和职业胜任力方面的新要求，注重心理、社会、生态环境等因素在疾病发生、发展、转归及防治中的作用。

随着医学模式的变化和新的健康概念的建立，临床实践医学也经历了从经验医学－循证医学－价值医学的转变历程。循证医学（evidence based medicine）强调任何医疗决策都应建立在最佳科学研究证据基础上。价值医学是美国Brown医生在2002年提出的一个新的临床实践医学的理念，它是一种建立在循证医学最佳证据基础上，将患者所期望的生命价值与治疗费用有机结合的实践医学。价值医学的产生顺应了现代医学发展的趋势，病理生理学也要引用其基本原则及方法。此外，全科医学（general medical）、个体化医疗（individualized medicine or personalized medicine）、精准医学（precision medicine），以及大数据时代（the age of big data）和互联网时代的到来对病理生理学的教学也提出了新的挑战。

现代医学发展历史表明，未来医学的突破性进展有赖于与其他学科的交叉与结合，应更加重视整体医学观和有关复杂系统的研究。转化医学（translational medicine）同个性化医学、可预测性医学等一同构成系统医学（systems medicine）体系。建立在基因组遗传学、组学芯片等基础上的生物信息学，以及系统医学等应用于医药学将缩短基础与临床之间的距离。病理生理学作为基础医学与临床医学的“桥梁”，在教学和科研中要进一步加强与临床结合，掌握临床对相关疾病诊治的最新进展，促进基础研究成果的临床应用。要加强与医学其他学科、生命科学、社会科学及其他相关学科的融合，不断提高对疾病的诊治和预防水平，注重

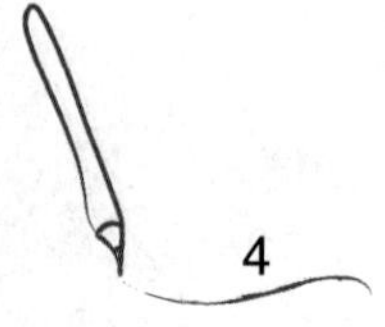

转化医学和交叉学科人才的培养。

科技的发展、社会的进步、人类生存环境的改变以及人口的老龄化，导致疾病谱（spectrum of disease）发生了明显的改变。在我们国家，新中国成立前由于医疗卫生条件差，传染病引起的死亡率占总死亡率50%以上。新中国成立后，随着人民生活水平的提高及医疗卫生条件的改善，传染病的发病率及死亡率大大降低。肿瘤、心血管疾病、内分泌疾病是发病率和死亡率都迅速上升的病种。目前，我国城市地区导致死亡的前五位疾病的排序为恶性肿瘤、心脏病、脑血管疾病、呼吸系统疾病，以及损伤和中毒。另外，由于人均寿命的显著延长，人口老龄化已成为举世瞩目的全球性社会问题，一些与老龄相关的疾病，如阿尔茨海默病、骨关节病等的患病率急剧上升。对于疾病谱的改变要予以充分重视。

“21世纪的医学”有多种不同的提法，为人熟知的有4P（Prediction，Prevention，Participation，Personalization）和TIDEST（Targeted，Integrated，Data－based，Evidence－based，Systems Medicine，Translational Medicine），都力图反映新特点，引领新方向，但都有不妥之处。2015年提出的精准医学具有四大特点，即精确（the right treatment）、准时（at the right time）、共享（give all of us access）和个体化（personalized information）。21世纪医学教育模式和疾病诊疗技术都在发生更大的转变，对医学人才的素质和能力也提出更高的要求，因此，病理生理学唯有与时俱进，把握时代的脉搏，才能绽放出新的生命力。

本章小结

本章介绍了病理生理学的任务、地位与特点；病理生理学的主要内容、研究方法和学习方法；病理生理学的发展简史和未来发展趋势。对于学生了解这门学科，如何学好这门课程具有一定的指导意义。

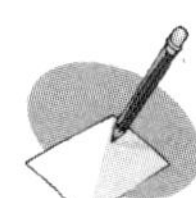

思考题

1. 病理生理学是怎样一门学科，它包含哪些主要内容？
2. 试述病理生理学的主要研究方法及各自特点。
3. 怎样才能学好病理生理学？
4. 病理生理学的教学如何更好地应对现代医学的飞速发展？

（钱睿哲）

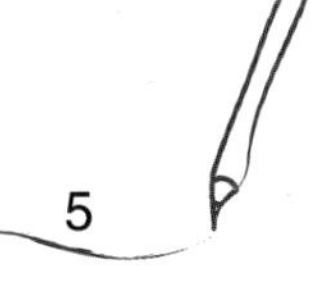

第二章　疾病概论

学习要求

1. 掌握　健康、疾病、脑死亡的概念；疾病发生发展的一般规律和基本机制。

2. 熟悉　亚健康、衰老的概念；疾病发生的原因和条件以及两者的关系；疾病的转归。

3. 了解　疾病的诱因和危险因素；临终关怀的重要性。

疾病（disease）是一种异常生命状态，引发机体一系列形态结构和代谢功能的变化，表现为症状、体征和行为的异常。掌握疾病的概念、发生的原因、基本机制和转归，以及发生发展的基本规律将有助于对疾病的诊治。

第一节　疾病概述

一、疾病

疾病的种类很多，按世界卫生组织1978年颁布的《疾病分类与手术分类名称》第九版记载的疾病名称就有上万个，新的疾病还在不断发现中。

人类对疾病的认识经历了从愚昧到科学的漫长过程。中国古代医学认为疾病是阴阳五行的失调；古希腊医学家希波克拉底（Hippocrates）则认为，疾病是由于来自心脏的血液、脾脏的黑胆汁、肝脏的黄胆汁和脑中的黏液“四液”失衡所引起。随着科技的不断发展，通过大量的动物实验和人体观察与验证，人们对疾病有了更深入的了解和更科学的认识。认为疾病是在一定病因作用下，机体自稳态（homeostasis）调节紊乱而导致的异常生命活动过程。在疾病过程中，躯体、精神及社会适应上的完好状态被破坏，导致机体内环境稳态失衡、与环境或社会不相适应。

二、健康

传统观念认为不生病便是健康。1946年，世界卫生组织宪章的前言（the Preamble to the Constitution of the World Health Organization）中对健康的定义是：健康不仅是没有疾病或衰弱现象（infirmity），而是躯体上、精神上和社会适应上的一种完好状态（state of complete well - being）。可见，健康至少包含健壮的体魄和健全的心理精神状态。

躯体上的完好状态指躯体结构、功能和代谢的正常。精神上的完好状态指情绪、心理、思维等正常，愉快地工作和学习，能应对紧急的事件，处理复杂的问题。社会适应上的完好状态指人的行为与社会道德规范相吻合，能保持良好的人际关系，能在社会中承担合适的角色。

值得一提的是，心理健康与身体健康可相互影响，心理不健康可伤害身体，甚至引起躯体疾病；反之，长期躯体疾病的折磨也可引发精神和心理上的障碍。此外，健康的标准随经

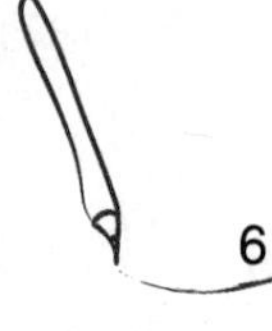

济发展、社会进步而变化。在不同地区，不同年龄的人群中健康的标准也会略有不同。现代人的健康应包括躯体健康、心理健康、心灵健康、社会健康、智力健康、道德健康、环境健康等，健康是人的基本权利，也是人生的第一财富。增强健康意识，促进人群健康是医务工作者义不容辞的责任。现代医学倡导进行全生命周期、全方位、全人群的健康管理理念。

三、亚健康

亚健康（sub－health）是指介于健康与疾病之间的一种生理功能低下状态。表现为一定时间内的活力降低、功能和适应能力减退，未达到健康的标准，但也不符合疾病的临床或亚临床诊断标准。亚健康的主要表现形式为：①躯体亚健康，主要表现为疲乏无力，精神不振，工作效率低等；②心理亚健康，主要表现为焦虑、烦躁、易怒、睡眠不佳等，持续存在可诱发心血管疾病及肿瘤等的发生；③思想亚健康，思想表面化，脆弱、不坚定，容易接受外界刺激并改变自我；④行为亚健康，行为上的程式化，时间长了容易产生行为上的偏激；⑤情感亚健康，对社会和生活热情减弱，心胸狭小；⑥人际交往亚健康，与社会成员的关系不稳定，心理距离变大，产生被社会抛弃和遗忘的孤独感。世界卫生组织的一项调查表明，人群中真正健康者约占5%，患疾病者约占20%，而处于亚健康状态者约占75%。中年人是亚健康的高发人群。引起亚健康的原因复杂，如体质下降，生活及工作方式不科学，过度疲劳，长期不良情绪，工作、学习负荷过重等，某些遗传因素可能亦在亚健康的发生发展中发挥作用。亚健康状态处于动态变化之中，若适时采取积极、健康的生活、工作和思维方式，亚健康状态可向健康转化；若长期忽视亚健康状态，不予积极应对，则可向疾病转化，医务工作者应充分认识亚健康的危害性。

四、衰老

衰老（senescence）又称老化（aging），可分为生理性衰老及病理性衰老两类。生理性衰老是指生物体自成熟期开始，随增龄发生的、受遗传因素影响的、渐进的全身复杂的形态结构与生理功能不可逆的退行性变化，也称正常衰老。病理性衰老是指由于疾病或异常因素所导致的衰老加速，也称异常衰老。有关衰老和抗衰老的研究一直是生物学、老年医学研究的热点和前沿。20世纪的生命科学研究将人类对于衰老的认识从整体动物水平推进到了细胞水平和分子水平，最终归结为两大类型：一类为遗传衰老研究，另一类为环境伤害衰老研究。两大类型的衰老研究都各有建树，但也各有不足。进入基因时代，研究调控衰老进程的“长寿基因”（longevity genes）与“衰老基因”（senescence gene），明确其功能、调控和影响因素是目前国际上探索的热点。

第二节　病　因　学

病因学（etiology）主要研究疾病发生的原因与条件。

一、疾病发生的原因

疾病发生的原因（简称病因）是指引起疾病必不可少的、赋予疾病特征或决定疾病特异性的因素。病因种类繁多，一般可分成以下几类。

（一）生物因素

生物因素（biological factors）主要包括病原微生物（如细菌、病毒、真菌、立克次体等）和寄生虫。这类病因引起各种感染性疾病，其致病性取决于病原体侵入的数量、毒性（toxicity）及侵袭力（invasiveness），亦与机体本身的防御及抵抗力强弱有关。

生物因素的作用特点为：①病原体有一定的入侵门户和定位，例如，甲型肝炎病毒从消化道入血，经门静脉到肝，在肝细胞内寄生和繁殖并致病；②病原体必须与机体相互作用才能引起疾病；③病原体作用于机体后，致病微生物常可引起机体的免疫反应，有些致病微生物自身也可发生变异，产生抗药性。

（二）理化因素

理化因素（physical and chemical factors）主要包括机械力、高温（或寒冷）、高压（或突然减压）、电流、辐射、噪声、强酸、强碱及毒物等，其致病性主要取决于理化因素本身的作用强度、部位及持续时间，而与机体的反应性关系不大。

物理因素的致病特点为：①大多数仅引发疾病，但不影响疾病的发展；②一般潜伏期较短或无潜伏期，紫外线和电离辐射例外；③对组织损伤无明显选择性。化学因素的致病特点：①在疾病发生发展中都起作用，可被体液稀释、中和或被机体解毒；②除慢性中毒外，潜伏期一般较短；③多数对组织、器官的损伤有一定选择性，如 CCl_4 主要引起肝细胞中毒、汞主要损伤肾脏；④其致病作用除了与毒物本身的性质、剂量有关外，还与其作用部位和机体的整体功能状态有关。

（三）遗传因素

遗传因素（genetic factors）指染色体或基因等遗传物质畸变或变异引起的疾病。染色体畸变按发生的原因可分为自发畸变和诱发畸变；按畸变的性质可分为数目畸变和结构畸变。常染色体畸变常见的有先天愚型（21 三体综合征）、Patau 综合征（13 三体综合征）等。性染色体畸变有少一条 X 染色体、XXX 症、XXY 症和 XYY 症等。基因异常包括基因点突变、缺失、插入、倒位、易位等突变类型。这些异常通过改变 DNA 碱基顺序或碱基类型，致使蛋白质结构、功能发生变化而致病。如甲型血友病是由于位于 X 染色体上的相关基因缺失或插入突变或点突变，导致凝血因子Ⅷ缺失、凝血障碍，出现出血倾向。

遗传易感性（genetic susceptibility）指由遗传因素所决定的个体患病风险（即在相同环境下不同个体患病的风险）。例如，高血压、乳腺癌的发生发展与遗传易感性密切相关。肿瘤的遗传易感性研究包括染色体稳定性、DNA 修复、癌基因和/或抑癌基因的结构改变及其遗传多态性等。个体对疾病的易感性并不完全由基因型决定，环境致病因子导致的基因异常表达和修饰在疾病的发生发展中起重要作用。可见，遗传易感性受环境因素影响。近年来表观遗传改变在肿瘤、抑郁症、心血管疾病、代谢综合征等疾病中的作用受到关注。

（四）先天因素

先天因素（congenital factors）指那些损害胎儿发育的因素，而由先天因素引起的疾病被称为先天性疾病。母亲在怀孕期间接触环境有害因素如农药、有机溶剂、重金属等化学品，过量暴露在各种射线下或服用某些药物，都可能引起胎儿先天异常。例如，母亲妊娠早期患风疹、荨麻疹可致胎儿患先天性心脏病，通常婴儿出生时就已患病。有的先天性疾病是可以遗传的，如先天愚型、唇裂等；有的先天性疾病不遗传，如先天性心脏病等。

（五）免疫因素

免疫反应过强、免疫缺陷或自身免疫反应等免疫因素（immunological factors）均可对机体造成影响。如机体对青霉素、异种血清蛋白（破伤风抗毒素）等过敏可导致过敏性休克；螨虫、霉菌、花粉或某些食物过敏原可引起过敏性鼻炎、支气管哮喘、荨麻疹等变态反应性疾病。人类免疫缺陷病毒（human immunodeficiency virus，HIV）感染可破坏 T 淋巴细胞，导致获得性免疫缺陷综合征（acquired immune deficiency syndrome，AIDS）。当机体对自身抗原发生免疫反应时，可导致自身组织损伤或自身免疫性疾病（autoimmune disease），如强直性脊柱炎、系统性红斑狼疮等。

（六）营养因素

各种营养素（如糖、脂肪、蛋白质、水、维生素、无机盐和膳食纤维等），某些微量元素（如铁、锌、铜、锰、铬、硒、钼、钴、氟等）是维持生命活动必需的物质，摄入不足或过多时都可引起疾病。如脂肪、糖、蛋白质等摄入不足可致营养不良，而摄取过量又可导致肥胖或高脂血症等；无机盐缺乏与疾病的关系，如缺钙与佝偻病，缺铁与贫血，缺锌与生长发育落后，缺碘与生长迟缓、智力低下等。

（七）心理、社会因素

随着生物医学模式向生物－心理－社会医学模式的转换，心理、社会因素（psychological and social factors）和生活方式在疾病发生发展中的作用日益受到重视。如长期的工作生活压力、不良的人际关系、突发事件的打击、心理脆弱，以及焦虑、愤怒、悲伤等情绪反应都可引起精神障碍性疾病，如抑郁症等；还可通过神经、精神、心理等作用导致机体功能、代谢及形态结构变化而产生疾病。不良的生活方式，如高脂、高糖、高盐饮食，吸烟嗜酒，长期熬夜等都与疾病的发生有关。目前认为高血压、糖尿病、冠状动脉粥样硬化性心脏病、溃疡病和某些肿瘤的发生发展都与精神心理和社会因素密切相关。

（八）生态环境因素

生态环境是指与人类密切相关并影响人类生活和生产活动的各种自然力量或作用的总和，是人类赖以生存发展的前提和基础。水、土地、生物以及气候资源在利用和改造自然的过程中，对自然环境破坏和污染所产生的危害人类生存和健康的各种负反馈效应已经显现。人类疾病的流行与生态环境异常关系紧密，像克山病和大骨节病、地方性甲状腺肿、地方性氟中毒、地方性砷中毒、高山病等。近年来自然资源的过度开发，“三废”（废水、废气、废渣）处理不当而造成的生态平衡破坏，空气、水和土壤的污染，已成为危害人类健康，导致疾病发生的重要因素。近年提出了表观遗传修饰的环境因子敏感性，环境因素可以通过改变基因的甲基化而改变表观遗传型。

总之，没有病因就不可能发生疾病，虽然病因还有很多，但目前对很多疾病的病因尚不完全明确，相信随着医学科学的发展，更多疾病的病因将会得到阐明。

二、疾病发生的条件

条件是指能促进或减缓疾病发生的各种体内、外因素。条件本身不引起疾病，但可影响病因对机体的作用。例如，甲型肝炎肝病毒是引起甲型肝炎的病因，一定量的甲型肝炎病毒侵入健康、营养充足的机体，可不引起甲型肝炎。然而，在营养不良、过度疲劳等“条件”下，由于机体抵抗力减弱，即使少量甲型肝炎病毒进入机体便可引甲型肝炎。此外，年龄和性别也可作为某些疾病发病的条件。例如小儿易患呼吸道和消化道疾病，如秋季腹泻、流行性感冒及肺炎，这可能与小儿呼吸道、消化道的解剖生理特点和防御功能不够完善有关；妇女易患乳腺疾病、胆囊炎以及甲状腺疾病等，而男性则易患动脉粥样硬化、胃癌等疾病。自然界中，四季气候、生物节律等也都会对疾病产生影响，如长期生物节律紊乱可导致代谢性疾病的发生。

值得注意的是，原因或条件在不同疾病中可独立存在或互相转化。例如：①有一些疾病，只要有致病因素的作用便可发生，并不需要条件的存在，如机械暴力可引起创伤。②同一因素对一种疾病来说是原因，而对另一种疾病则为条件，如，寒冷是冻伤的原因，也是肺炎、感冒等疾病的发生条件。③一种疾病所引起的机体的某些变化，可以成为另一疾病或另一些疾病发生的条件，如，高脂血症引起的血管壁脂质沉积可以成为动脉粥样硬化和冠状动脉粥样硬化性心脏病发生的条件。因此要重视对疾病病因和条件的研究，并且注意具体情况具体分析。

三、疾病发生的诱因

有些疾病的发生有明显的诱因（precipitating factor），即能加强病因的作用而促进疾病发生发展的因素。如大部分心功能不全的发病，是由下列因素诱发的：①感染，可直接损害心肌或间接影响心功能；②过度的体力活动和情绪激动，可增加心负荷；③严重心律失常，如房颤、阵发性心动过速等，可使心室充盈减少和心排血量降低；④严重贫血、妊娠、分娩、过多过快的输液或输血、过多摄入钠盐等均可增加心负荷；⑤洋地黄中毒或不恰当地停用洋地黄药物；⑥使用心功能有抑制的药物，如β受体阻滞剂、维拉帕米等。

四、疾病发生的危险因素

危险因素（risk factor）是指增加疾病发生的可能性的因素，疾病的发生与该因素有一定的因果关系，但是尚无可靠的证据能够证明该因素的致病效应，但是当消除该因素时，疾病的发生概率也随之下降。如高血压、高血脂、高血糖、肥胖、吸烟等都是心脑血管疾病发生的危险因素。

第三节　发　病　学

发病学（pathogenesis）主要研究疾病发生发展的规律和机制。不同疾病均有其特定的发生机制和发展规律，本节仅讨论疾病发生发展的一般规律及基本机制。

一、疾病发生发展的一般规律

疾病发生发展的一般规律指各种疾病过程中一些普遍存在的共同规律，归纳如下。

（一）损伤与抗损伤

在疾病发生发展过程中，损伤与抗损伤作用常常同时出现，贯穿始终且不断变化，是构成疾病各种临床表现，推动疾病发展的基本动力。

以烧伤为例，高温引起皮肤、组织坏死，大量渗出可导致循环血量减少、血压下降等损伤性变化；与此同时，机体启动抗损伤反应，如白细胞增加、微动脉收缩、心率加快、心输出量增加等。如果损伤较轻，则通过各种抗损伤反应和恰当的治疗，机体即可恢复健康；反之，若损伤较重，又无恰当和及时的治疗，则病情恶化。可见，损伤与抗损伤反应的斗争及其力量对比常常影响疾病的发展方向和转归。

值得指出的是，损伤与抗损伤之间无严格界限，可相互转化。有些变化本身就具有损伤与抗损伤的双重意义，例如，在严重失血性休克早期，小动脉、微动脉收缩有助于动脉血压的维持，但若收缩时间过久，就会加重组织器官的缺血、缺氧损伤和功能障碍。又如，致病微生物引起的发热，一定程度的体温升高，能增强单核吞噬细胞系统的功能，有助于增强机体的抗病能力，但体温太高会损伤机体的功能和代谢，由抗损伤向损伤转变。由于不同疾病中损伤与抗损伤反应的差异，构成了各种疾病的不同特征。在疾病的防治中，应尽量扶持和加强抗损伤反应，减轻和消除损伤反应。

（二）因果交替

因果交替指疾病发生发展过程中，由原始病因作用于机体所产生的结果又可作为病因，引起新的后果。这种因果的相互转化常常促进疾病的恶化，导致恶性循环（vicious cycle）。例如，大出血时因果交替导致恶性循环（图2-1）。

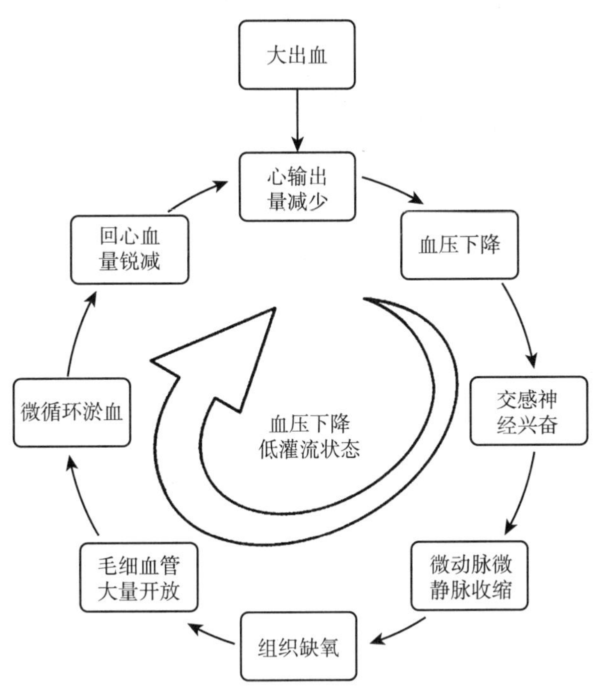

图 2－1 大出血时的恶性循环

由于原因和结果的互相转化和交替，有些疾病一旦发生或进展到一定程度后，即使在原始病因已不存在时，通过因果交替规律仍可推动疾病的进展。因此，揭示不同疾病中因果交替的内在机制，及时发现并打断这种恶性循环，才有利于机体朝着健康的方向发展。

值得一提的是，疾病发展过程中虽然存在因果转化，但并不是所有环节都同等重要，其中有的环节起决定性作用，为其他环节发生发展所必需，被称为发病的主导环节，了解疾病发展的主导环节，对诊断和治疗疾病具有重要意义。

（三）局部和整体

病理生理学重视人体本身的完整性和统一性，认为人体是一个有机的整体，构成人体的器官系统之间结构上不可分割，功能上相互协调，病理上则相互影响。疾病可表现为局部变化或全身变化或二者兼有。局部病变可通过神经和体液途径影响整体，而机体的全身功能状态也可通过神经和体液途径影响局部病变的发展。例如，甲沟炎可引起局部充血、水肿、疼痛等炎症反应，严重时可通过神经体液途径引起白细胞升高、发热、寒战等全身性表现。如身体功能状态良好，加以适当的抗感染治疗，局部病变可较快痊愈；反之，也可引起全身性感染，严重时甚至可引起脓毒血症等严重后果。有些局部改变是全身性疾病的表现，如糖尿病患者局部皮肤瘙痒、溃烂，严重时可发展到“老烂腿”，是全身性血糖持续升高的结果，此时既要给予局部治疗也要控制糖尿病。因此，要识别局部和整体病变之间的主从关系，善于发现主要矛盾。

二、疾病发生发展的基本机制

正常状态下，机体通过神经、体液的精细调节，使各系统、器官、组织、细胞之间的活动互相协调，机体处于稳态。疾病发生时，稳态被打破，机体将通过复杂的机制进行调节，以建立疾病状态下的新稳态。在这些错综复杂的机制中，神经、体液、细胞和分子水平的调节是所有疾病发生发展过程中存在的共同机制。

（一）神经机制

神经系统在人体生命活动的维持和调控中起主导作用，许多致病因素通过改变神经系统的功能而影响疾病的发生发展。有些致病因子可直接损害神经系统，例如，流行性乙型脑炎（epidemic encephalitis B）病毒具有高度嗜神经的特点，可直接破坏神经细胞，导致高热、意识障碍、惊厥、强直性痉挛和脑膜刺激征等。肝功能障碍引起血氨增高，氨进入脑组织可导致神经递质失衡，还可干扰脑细胞能量代谢、损伤神经细胞，导致肝性脑病。有些致病因子可通过神经反射引起相应器官系统的功能代谢变化，例如，大出血致休克时，由于动脉血压降低，对颈动脉窦及主动脉弓处压力感受器的刺激强度减弱，使抑制性传入冲动减少，由此导致交感神经系统反射性强烈兴奋、外周血管收缩，在回升血压的同时可能导致组织缺血缺氧。此外，各种社会、心理因素，如长期人际关系紧张、心情抑郁、焦虑、烦恼等，也可通过目前尚不完全明确的机制损伤中枢神经系统而导致躯体疾病，被称为心身疾病（psychosomatic disease）。

（二）体液机制

体液是维持机体内环境稳定的重要因素。疾病中的体液机制指致病因素通过改变体液因子（humoral factor）的数量或活性，引起内环境紊乱而致病的过程。体液因子的种类繁多，包括全身作用的体液性因子（如儿茶酚胺、前列腺素、胰岛素等）、局部作用的体液性因子（如内皮素、某些神经肽等）、细胞因子（cytokines，如白介素、肿瘤坏死因子等）。体液性因子的作用方式（图2－2）主要有：①内分泌（endocrine），体内一些特殊的分泌细胞分泌的各种化学介质，如激素，通过血液循环输送到身体的各个部分，被远距离靶细胞上的受体识别并发挥作用。②旁分泌（paracrine），某些分泌的信息分子由于很快被吸收或破坏，故只能对邻近的靶细胞起作用，如神经递质、某些血管活性物质（如一氧化氮、内皮素）等。③自分泌（autocrine），细胞对自身分泌的信息分子起反应，许多生长因子是以这种方式起作用。④内在分泌（intricrine），相关分子在细胞内产生后，无需向细胞外分泌而直接在细胞内起作用。如在应激条件下，内质网产生的 caspase－12 可通过内在分泌方式直接影响细胞核的功能。

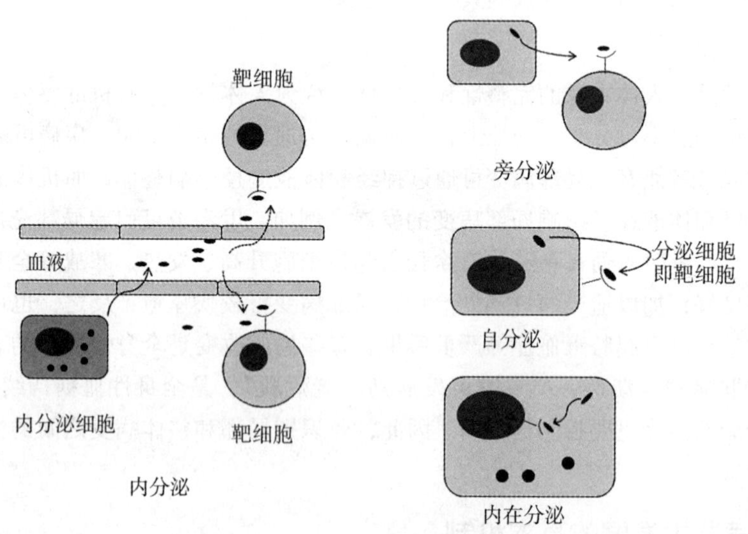

图2－2　体液性因子的作用方式

在许多疾病的发生发展中，神经机制常常与体液机制共同参与，被称为“神经体液机制”。例如，高级精神活动紧张是高血压病的危险因素，其神经体液机制为：长期情绪紧张或严重的心理压力可导致大脑皮质和皮质下中枢（主要是下丘脑）功能紊乱，使血管运动中枢反应性增强，交感神经兴奋，导致去甲肾上腺素释放增加，小动脉紧张性收缩。此外，交感兴奋还可刺激肾上腺髓质释放肾上腺素，导致心率加快、心输出量增加；交感兴奋还可引起肾小动脉收缩，促进肾素释放，激活肾素－血管紧张素－醛固酮系统，导致血压增高。这就是高血压发病的一种神经体液机制。

（三）细胞机制

细胞是人体的基本单位，致病因素作用于细胞后可损伤细胞的代谢、功能和结构，从而引起细胞的自稳调节紊乱。细胞损伤可分为以下两类型。

1. 直接损伤导致疾病的发生 例如理化因素（外力、高温、氰化物中毒）和病原微生物（疟原虫、肝炎病毒）等的作用。有些因素如外力、高温等，对细胞的损伤无选择性；而另一些因素则有选择性地损伤细胞，如疟原虫侵犯红细胞、肝炎病毒侵入肝细胞、汞中毒时主要损伤肾脏、人免疫缺陷病毒（human immunodeficiency virus，HIV）感染主要破坏T淋巴细胞等。另外，细胞自身的增殖、分化和凋亡异常也是细胞损伤的重要原因。

2. 间接损伤推动疾病的发生发展 主要是指在疾病的发生发展过程中造成细胞的损伤，如休克时有效循环血量不足和微循环障碍引起的组织细胞缺氧和代谢异常等造成细胞间接损伤，反过来它又推动疾病的发展和转归。

目前，对不同致病因素如何引起细胞损伤的机制尚未完全阐明，但常常涉及细胞膜和多种细胞器的损伤和功能障碍。例如：细胞膜损伤，如肿瘤细胞膜上黏连蛋白缺失易导致瘤细胞脱落和转移；膜上胰岛素受体缺乏，引起细胞的糖代谢障碍，导致Ⅱ型糖尿病发生；细胞膜上担负离子主动转运的各种泵失调时，包括钠泵（Na^+，K^+－ATP酶）和钙泵（Ca^{2+}，Mg^{2+}－ATP酶）等，将导致细胞内外离子失衡，造成细胞内Na^+、Ca^{2+}大量积聚、细胞水肿甚至死亡，最终导致器官功能障碍。线粒体是细胞进行有氧呼吸的主要场所，被称为“power house”，很多病理因素可损伤线粒体，抑制三羧酸循环、脂肪酸的β－氧化、呼吸链的氧化磷酸化耦联等产能过程，造成ATP生成不足或同时伴有过氧化物产生增多，引起细胞功能障碍甚至死亡，如肌细胞线粒体异常可引起线粒体肌病。内质网对缺陷蛋白降解障碍，会导致克雅氏病（疯牛病）的发生。

（四）分子机制

细胞的生命活动由分子执行，因此，在疾病过程中细胞的损伤均涉及分子的变化。自20世纪末以来，大量研究试图从分子水平研究生命现象和揭示疾病机制，由此产生了分子生物学（molecular biology）、分子病理学（molecular pathology）或分子医学（molecular medicine）学科，还产生了分子病（molecular disease）的概念。

分子病是由遗传物质或基因（包括DNA和RNA）的变异引起的一类以蛋白质分子结构和功能异常为特征的疾病。这一名词是1949年美国化学家波林在研究镰形细胞贫血症时提出的。已经发现的分子病主要有以下四种。①血红蛋白异常：迄今已发现的血红蛋白异常达300多种，如镰刀型细胞贫血和地中海贫血（血红蛋白肽链合成障碍）等。地中海贫血是一组遗传性溶血性贫血，由于珠蛋白基因的缺失或点突变，肽链合成障碍导致发病。地中海贫血分为α型、β型、δβ型和δ型4种类型，其中以β和α地中海贫血较为常见。②酶缺陷：如凝血因子Ⅸ是一类丝氨酸蛋白酶，其酶原首先被切除信号肽和糖基化，随后在凝血因子Ⅺa或Ⅶa的作用下被酶切激活形成活化的凝血因子Ⅸa，Ⅸ因子缺乏导致凝血功能异常，称为血友病B（hemophilia B）。Ⅸ因子的基因位于X染色体上，属于X－连锁隐性遗传。此外，脂蛋白脂酶（lipoprotein lipase，LPL）是三酰甘油分解的限速酶，LPL基因缺失会引起高脂血症；RAG蛋白（Recombination active gene，RAG）是抗体基因重组的重要蛋白酶，缺失会导致机体无法产生成熟的T细胞和B细胞，缺失RAG蛋白的小鼠也是经典的免疫缺陷小鼠模型之一。③受体异常：由受体性质或数目的变化，使一些生物活性物质不能发挥作用而引起的病理过程称为受体病。根据病因不同，可分为遗传性受体病，如由低密度脂蛋白受体基因突

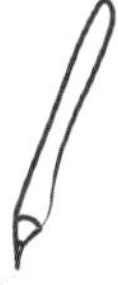

变所引起的家族性高胆固醇血症等；自身免疫性受体病，如重症肌无力，由机体内产生乙酰胆碱受体的抗体所致；受体数目改变的疾病，如自发性高血压大鼠的动静脉中β受体数目明显减少，心肌β受体减少一半，脑内 α_1 受体增加。④膜转运障碍：如胱氨酸尿症（cystinuria），是由于遗传性缺陷导致肾小管上皮细胞对胱氨酸、精氨酸、鸟氨酸与赖氨酸转运障碍，导致这些氨基酸不能被肾小管重吸收而随尿排出，形成胱氨酸尿症。

由于已知的分子病大部分由基因变异引起，有人提出基因病（genopathy）的概念，即由基因本身突变、缺失或其表达调控障碍引起的疾病。单基因病（monogenic disease）指由单个基因变异引起的疾病，如 G-6-PD 基因缺陷所引起的溶血性疾病，多囊肾是由常染色体16p13.3 区域蛋白激酶 D（protein kinase D，PKD）等位基因缺陷引起的显性遗传病。多基因病（polygenic disease）指由多个基因变异引起的疾病，如高血压、冠心病、糖尿病等。

上述遗传疾病是由于染色质 DNA 突变所导致的，现代分子医学发现除了经典的染色体突变外，线粒体遗传、表观遗传学的改变或者是蛋白质本身结构改变等都可以导致疾病。

线粒体 DNA

细胞内绝大部分遗传物质存在于细胞核染色体 DNA 中，但是线粒体也含有可复制的 DNA。线粒体 DNA（mitochondrial DNA，mtDNA）编码 13 个多肽，这些多肽都是线粒体能量代谢复合体中的亚基，另外 mtDNA 也编码一个大核糖体 RNA 和 22 个 tRNA。线粒体中的其他蛋白仍然是基因组 DNA 编码的。由于线粒体 DNA 仅通过卵子传递，因此其完全通过母体进行遗传。每个细胞具有几百个线粒体，每个线粒体含有数个拷贝的 mtDNA。因此，线粒体 DNA 的突变必须具有选择优势才能产生致病性，换句话说，仅仅几百个线粒体中少数几个线粒体产生的突变则无法产生明显的表型。线粒体病是遗传缺损引起线粒体功能缺陷，使能量代谢不足而导致的一组异质性病变。病变主要侵犯神经、骨骼肌或同时侵犯神经和骨骼肌。部分神经源性疾病的线粒体突变通常包含了几个缺失突变。而部分儿童遗传性骨髓衰竭综合征尤其是皮尔森骨髓胰腺综合征，是线粒体突变的血液学表现。

表观遗传学的主要表现是即便基因完全一样的个体也可能出现不同的表型。一个最突出的例子是条纹基因（agouti gene）完全一样的纯合子小鼠由于其基因上游的反转录转座子（retrotransposon）被随机灭活，其毛色可能完全不同。表观遗传学的一个重要作用是对基因上游增强子 CpG 岛的甲基化，甲基化可以导致下游基因活化或灭活。

总之，从分子医学的角度看，疾病时机体形态和功能的异常实质上是某些特定蛋白质结构或功能的变异所致，而蛋白质的结构和功能除受基因序列的控制外，还受细胞所处环境的影响。因此，基因及其表达调控环境是决定身体健康或患病的基础。

第四节　疾病的转归

疾病的转归有康复和死亡两种，其走向取决于病因、损伤程度、抗损伤反应的能力以及合理及时的治疗等因素。

一、康复

根据康复（recovery）的程度，可分为完全康复（complete recovery）和不完全康复（incomplete recovery)。完全康复是指疾病所致的损伤完全消失，机体的功能、代谢及形态完全恢复正常。有些感染性疾病，康复后还可使机体获得特异性免疫力，如天花可获得终身免疫能力。不完全康复是指疾病所致的损伤得到控制，主要症状消失，机体通过代偿机制维持相对正常的生命活动。但是，此时疾病基本病理改变并未完全恢复，有时可留后遗症（sequelae）。如烧伤后留有疤痕，影响关节的活动。

二、死亡

死亡（death）是生命活动过程的必然结局。传统观点认为，死亡过程包括濒死期（agonal stage）、临床死亡期（stage of clinical death）和生物学死亡期（stage of biological death）。临床上，一直把心跳和呼吸的永久性停止作为死亡的标志（即心肺死亡模式）。然而，随着复苏技术的不断进步，以及器官移植的广泛开展，使上述"心肺死亡"时间的确定面临挑战，亟需一个从医学、法律、道德和伦理方面均可被接受的死亡标准。

1966 年美国提出脑死亡是临床死亡的标志。1968 年在第 22 届世界医学大会上，美国哈佛大学医学院死亡定义审查特别委员会正式提出将脑死亡（brain death）作为人类个体死亡的判断标准，并制定了世界上第一个脑死亡诊断标准。脑死亡是指全脑功能（包括大脑、间脑和脑干）不可逆的永久性丧失以及机体作为一个整体功能的永久性停止。自从脑死亡概念提出以来，多个国家相继制定了脑死亡标准，其基本内容均与"哈佛标准"相同或相似，即①自主呼吸停止。脑干是呼吸、心跳的中枢，脑干死亡以呼吸、心跳停止为标准。然而，由于心肌具有自发收缩特性，在脑干死亡后的一定时间内还可能有微弱的心跳，因此，自主呼吸停止被认为是临床脑死亡的首要指标。②不可逆性深度昏迷。③脑干神经反射消失（如瞳孔散大或固定，瞳孔对光反射、角膜反射、咳嗽反射、吞咽反射等均消失）。④脑电波消失。⑤脑血液循环完全停止。

确定脑死亡的主要意义在于，可协助医务人员判定患者的死亡时间，适时终止复苏抢救，这不但可节省医疗资源，减轻社会和家庭的经济及情感负担，还有利于器官移植。由于借助呼吸、循环辅助装置，可使脑死亡者在一定时间内维持器官组织的低水平血液灌注，有利于局部器官移植后的功能复苏，为更多人提供生存和康复的机会。目前，美国、英国、法国、荷兰、日本等 30 多个国家已制定脑死亡法并在临床将脑死亡作为宣布死亡的依据；在我国脑死亡立法正在稳步推进。

脑死亡须与"植物状态"（vegetative state）或"植物人"（vegetative patient）鉴别，后者是指大脑皮层功能严重受损导致主观意识丧失，但患者仍保留皮层下中枢功能的一种状态。在植物状态与脑死亡的众多差异中，最根本的区别是植物状态患者仍保持自主呼吸功能，有时候"植物人"可获得新生。

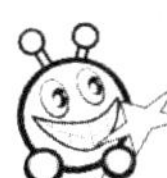

案例讨论

临床案例 男性，78 岁，肺癌晚期，历经数次化疗后，仍未能获得期望中的疗效，在肺癌确诊 1 年后发生脑、骨、肝等器官广泛转移。每一次化疗的副作用都让患者痛苦不堪，在他人生的最后阶段，患者与家人商量决定放弃化疗，回到家中。回家后每天由社区医生来他家中，给予营养支持、止痛剂等治疗，家人陪伴在老人身边，给他听喜欢的音乐，朗读他喜欢的散文……

问题 1. 如何做好晚期患者的临终关怀？

2. 临终关怀的目的和意义是什么？

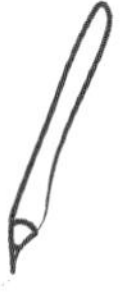

缓和医疗（Palliative Care）是起源于20世纪60年代基督教人士发起的临终关怀运动的医学分支学科，不以治愈疾病为目的，而是专注于提高患有威胁生命疾病患者的生活质量，减轻其痛苦，为患者和家属提供身体上、心理上和精神上的抚慰和支持。不复苏（Do Not Resuscitate，DNR）作为指导限制医治的医嘱，一定情况下可能是患者更好的选择，但不复苏不等于不作为，而是采取一切手段保证患者有尊严且无痛苦，这就是临终关怀（hospice care），指对于那些预期生命不超过六个月的患者，通过医学、护理、心理、营养、宗教、社会支持等方式让他们在生命的最后时光得以尽量舒适、有尊严、有准备和平和安详地离世。临终关怀是近代医学领域中一门新兴边缘性交叉学科，美国老年病学会制订了临终关怀八要素：①减轻肉体和精神症状，以减少痛苦；②采取患者愿望的治疗手段，以维护尊严；③避免不适当、有创的治疗；④在患者还能与人交流时，提供家属充分时间相聚；⑤给予患者尽可能好的生命质量；⑥将经济负担减少到最小程度；⑦医疗费用要告知；⑧提供治丧方面的帮助。不复苏和临终关怀的问世与发展，适应了特定的社会需求，要求较高的医德伦理水准，可以说反映了人类在生死观念上的历史发展与进步。

安乐死（euthanasia）一词源于希腊文，意思是“幸福”地死亡，是指对患有不治之症的患者在濒死状态时，为了免除其精神和躯体上的极端痛苦，用人道方法使患者在无痛苦状态中结束其生命的一种措施。由于安乐死涉及复杂的道德、伦理、法律、医学和社会学问题，荷兰、瑞士、日本等国家通过了安乐死法案，我国和大多数国家都尚未通过立法施行。

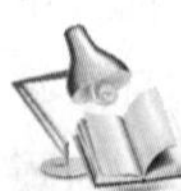

本章小结

本章介绍了疾病相关的概念，包括疾病、健康、亚健康和衰老。疾病发生的原因（即病因）和条件，病因主要有：生物、理化、遗传、先天、营养、免疫、生态环境和心理、社会因素等八条，病因在一定条件下发挥致病作用。疾病发生发展过程中存在一些共同规律，包括损伤与抗损伤、因果交替、局部与整体。神经、体液、细胞和分子水平的调节是所有疾病发生发展过程中的共同机制。疾病的转归有康复和死亡两种，确定脑死亡具有重要的意义。

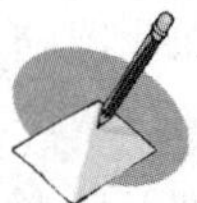

思考题

1. 亚健康是病吗？为什么？
2. 为什么相同的环境和生活条件下有的人得病，有的人不得病？
3. 举例说明疾病过程中损伤与抗损伤反应。
4. 因果交替规律是如何促进疾病的进展或恶化的？
5. 试述脑死亡在死亡确定中的价值与应用前景。
6. 分子病的种类有哪些？举例说明其与基因突变的关系。

（钱睿哲）

第三章 细胞功能紊乱与疾病

学习要求

1. 掌握 细胞周期的概念及调控机制；细胞分化的调控及其机制；细胞凋亡的生物学过程及其调节机制；细胞自噬过程及其调控机制。

2. 熟悉 细胞异常增殖与疾病；细胞分化及其特征，细胞分化的调控异常与疾病；细胞死亡形式，细胞凋亡的形态学与生物化学特征，细胞凋亡与疾病的关系；细胞自噬及其生物学意义，细胞自噬与疾病。

3. 了解 细胞增殖及其生长因子对增殖的影响；细胞凋亡在疾病防治中的意义。

细胞既是构成生命体的基本单位，也是遗传的基本单位。人体早期胚胎的发育是从一个受精卵开始，通过增殖、分化、凋亡等过程形成各种组织和器官。细胞通过分裂实现其数量的增加；通过分化能够形成特定形态、功能和结构的子代细胞；通过凋亡可以清除受损或突变细胞，从而保证细胞的数量和质量。正常情况下，细胞的增殖、分化、凋亡等的调控极其复杂，是多阶段和多因素参与的严格有序的调控过程，其中一个或多环节发生障碍，均可出现细胞、组织及器官的结构、功能和代谢的紊乱，进而导致疾病的发生和发展。

第一节 细胞增殖异常与疾病

细胞增殖（cell proliferation）是指细胞分裂和再生的过程。细胞通过分裂而增殖，母细胞将遗传信息传给子代，从而保持物种的延续性和细胞的数量。细胞增殖通过细胞周期实现，其调控过程极其严格，使机体各类细胞根据自身需要进行增殖或处于静止状态，若调节过程紊乱则可导致疾病。

一、细胞周期的概述

细胞周期（cell cycle），又称细胞增殖周期，是指细胞从上次分裂结束起到下一次分裂终止所经历的时间或过程。根据细胞的时相变化特点将其分为四个连续阶段，即 G1 期（first gap phase，DNA 合成前期）、S 期（synthetic phase，DNA 合成期）、G2 期（second gap phase，DNA 合成后期）和 M 期（mitotic phase，有丝分裂期）。其中有丝分裂期又分为前期（prophase）、中期（metaphase）、后期（anaphase）和末期（telophase）。在细胞周期中，S 期最为关键，细胞要进行 DNA 倍增和染色体复制。机体细胞增殖状态并不完全相同，根据其增殖特性可分为下列三种。

1. 周期性细胞 连续分裂的细胞按 G1→S→G2→M 四个阶段循环，又称连续分裂细胞，如表皮细胞、骨髓细胞等，承担组织的生长和修复任务。周期性细胞始终处于增殖和死亡的动态平衡中，通过增殖而补充衰老脱落或死亡的细胞，此种更新称为稳态更新（steady－state renewing）。

2. G0 期细胞 此类细胞暂时脱离细胞周期，不进行增殖，需要适当刺激（损伤或死亡细

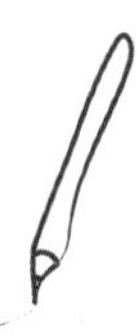

胞需要替换时）才可重新进入细胞周期，亦称休眠细胞，如肝、肾细胞等。G0 期细胞在损伤或应激等因素的刺激后可返回细胞周期，进行细胞增殖，这种更新称为条件性更新（conditional renewing）。

3. 终端分化细胞 这些细胞永远脱离细胞周期、丧失分裂增殖能力，但具有一定的生理功能，故又称不分裂细胞，如神经细胞、心肌细胞等。

细胞周期的特点包括：①单向性，细胞周期只沿 G1→S→G2→M 方向推进而不能逆行；②阶段性，各期细胞形态和代谢特点有明显差异，细胞可因一些原因在某时相发生停滞，待生长条件适合后，又可重新活跃到下一时相；③检查点，各时相交叉处存在着相应的检查点（check point），决定细胞下一步增殖趋势；④细胞微环境影响，细胞外信号和条件等因素影响细胞周期是否顺利推进。

二、细胞周期的分子调控机制

细胞周期是一个在时空上存在非常严密调控的过程。这种调控主要来自两个方面：细胞周期的自身调控和细胞外信号对细胞周期的调控。

（一）细胞周期的自身调控

细胞周期的自身调控是由细胞周期驱动力量（周期素和周期素依赖性激酶）、抑制力量（周期素依赖性激酶抑制因子）和检查点等共同作用而完成的（图 3-1）。

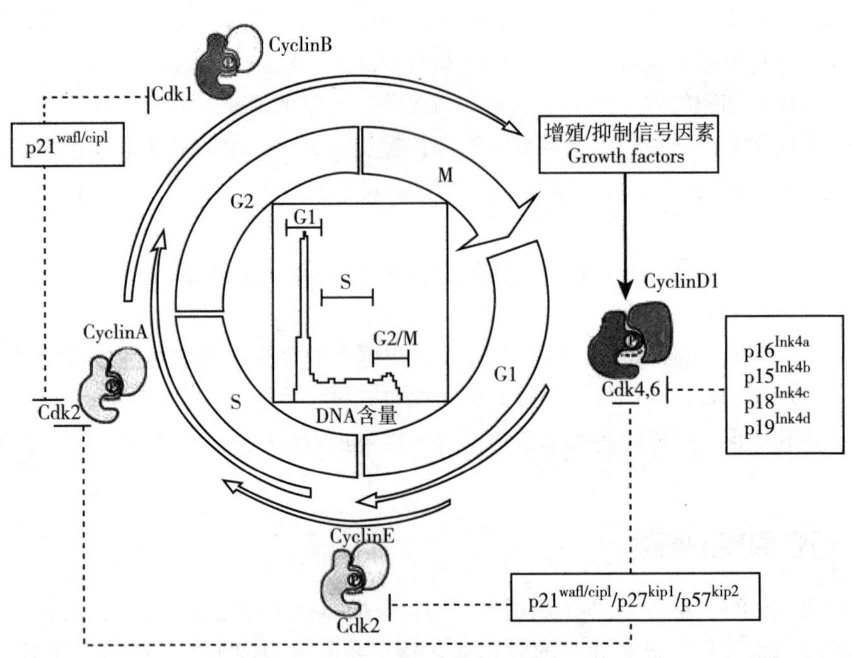

图 3-1 细胞周期的调控

1. 周期素 周期素（Cyclin）家族至少有 11 种，共 16 个成员（cyclin A、cyclin B1～2、cyclin C、cyclin D1～3、cyclin E、cyclin F、cyclin G1～2、cyclin H、cyclin I、cyclin K 及 cyclin T1～2）。周期素可分为三类：Gl 期、S 期和 G2/M 期的细胞周期素，其分别在相应期高表达。Cyclin 是调节亚基，需与催化亚基 CDK 形成复合物，进而激活相应的 CDK 和加强 CDK 对特定底物的作用，推动细胞周期前行和细胞增殖（表 3-1）。

Cyclin 在细胞周期中始终以恒定的速度产生，在有丝分裂期由于降解大于合成而消失，在间期因合成大于降解而积累。在各类细胞中，CDK 的表达在细胞周期各期是稳定的，但是由于受 cyclin 周期性波动的影响，使 CDK 的活性亦呈现周期性变化。

表 3－1　Cyclin－CDK 复合体与相关蛋白

周期素	相关 CDK	细胞周期效应	相关蛋白质	底物
A	CDK1，CDK2	S＋G2→M	P1＋E2F，P21，PCNA	Rb
B（B1，B2）	CDK1（cdc2）	G2→M	P21，PCNA	Rb
D（D1～D3）	CDK4，2，5，6	G1	Rb，P21，P27，P15，P16，PC-NA	Rb
E	CDK2	G1＋G2→S	P107＋E2F，P21，PCNA	Rb
H	CDK7	G1，S，G2，M	—	CDK1，4，6

另外，增殖细胞核抗原（proliferating cell nuclear antigen，PCNA）因其只存在于正常增殖细胞及肿瘤细胞内而得名。PCNA 也是一种细胞周期相关蛋白，它不与 CDK 结合，而是作为 DNA 聚合酶的附属蛋白，促进 DNA 聚合酶延伸 DNA，在 S 期浓度最高，因此常作为 S 期标志物之一。

2. 周期素依赖性激酶（CDK）　在真核细胞中普遍存在，是一组丝氨酸/苏氨酸（serine/threnine，Ser/Thr）蛋白激酶，目前发现该家族至少有 9 个成员，分别命名为 CDK1～CDK9，参与细胞周期调控的主要有 CDK1/CDC2、CDK2、CDK4、CDK6。

CDK 与 cyclin 的结合及其分子中某些氨基酸残基的磷酸化状态是 CDK 激活的关键环节。只有当调节亚基 cyclin 浓度升高达到阈值时，才能与相应的催化亚基 CDK 结合，并形成 cyclin/CDK 复合体，通过二者的相互作用使 CDK 分子中的活化部位磷酸化和抑制部位去磷酸化，导致 CDK 部分活化，然后再经其上游的 CDK 活化激酶（CDK－activating kinase，CAK）的作用，使 CDK 分子中活化部位氨基酸残基进一步磷酸化，从而达到 CDK 完全活化。CDK 的灭活主要是通过泛素（ubiquitin）化降解，另外 CDK 抑制因子也可特异抑制 CDK 活性。

3. 周期素依赖性激酶抑制因子　周期素依赖性激酶抑制因子（cyclin depen dent kinase inhibitor，CDKI）是 CDK 的特异抑制物，相对分子量较小，主要包括 Ink4（Inhibitors of kinase 4）和 Kip（kinase inhibitory protein，Kip）。

Ink4 家族包括 $p16^{Ink4a}$、$p15^{Ink4b}$、$p18^{Ink4c}$和 $p19^{Ink4d}$等，是一簇 CDK 的抑制蛋白，相对分子质量在 15～20KD，可特异与 CDK4/6 结合并抑制其活性。$p16^{Ink4a}$是 Ink4 家族中目前研究较多的成员，在 S 期表达最高，是 G1/S 限制点负调控机制的重要组成部分，其与 cyclinD 竞争结合 CDK4 或 CDK6，从而抑制 cyclinD/CDK4 或 cyclinD/CDK6 复合物的形成和活性，使细胞周期阻滞于 G1 期。

Kip 家族包括 p21（Wafl、Kip1）、$p27^{Kip1}$家族和 $p57^{Kip2}$等，是一组 CDK 抑制蛋白，其 N 端含有一个 80 个氨基酸组成的保守序列，具有高度的结构和功能相似性，可特异性抑制某些 cyclinD/CDK 蛋白酶活性；它们 C 端的功能区也各不相同。Kip 经共价键与 cyclinE/CDK 复合物结合，进而形成三元体或四元体抑制 CDK。目前，研究较多的是 $p21^{Wafl}$和 $p27^{Kip1}$，其中 $p21^{Wafl}$作用谱较广，具有抑制 CDK、参与细胞周期检查点的调控等功能。$p27^{Kip1}$为停止细胞分裂所必须，在休眠期细胞内高表达，增殖细胞内低表达。$p27^{Kip1}$可通过与 G1 后期所形成的 cyclinE/CDK2 复合物结合而灭活 cyclin/CDK 的活性；也能通过 C 端抑制 CDK2 磷酸化而降低 CDK 的活性，致使细胞周期停滞。

4. 细胞周期检查点　生物在进化过程中，细胞中出现一套保证 DNA 复制和染色体分配质量的检查机制，起负反馈调节作用。细胞周期检查点由三部分组成，即探测器（负责检测质量）、传感器（传递信号）和效应器（中断细胞周期并启动修复机制）。细胞周期检查点包括以下四种。①DNA 损伤检查点：负责查看 G1/S 交界处的 DNA 有无损伤，若损伤存在便将细胞阻滞于 G1 期，待修复后才能复制。②DNA 复制检查点：负责 S/G2 交界处 DNA 复制进度的检查。③染色体分离检查点：检查 G2/M 期交界处 DNA 是否损伤，以使细胞有充足的时

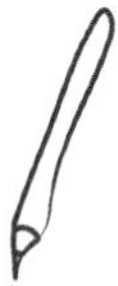

间将损伤的 DNA 得以修复。④纺锤体组装检查点：通过检查有功能的纺锤体形成，管理染色体的正确分配。各检查点所处位置和功能各不相同，其中前两个检查点备受关注。

（二）细胞外信号对细胞周期的调控

细胞外信号包括增殖信号（如生长因子、丝裂原、分化诱导剂等）和抑制信号（转化生长因子）。

1. 增殖信号 如表皮生长因子（epidermal growth factor，EGF）与细胞膜相应受体结合，启动细胞内的信号转导，通过上调 cyclinD 合成及下调 CDKI 合成，使 cyclinD 与相应 CDK 结合，使 pRb 磷酸化而丧失抑制 E2F 的功能，后者激活 DNA 合成基因等，使细胞进入 G1 期。

2. 抑制信号 如转化生长因子 β（transforming growth factor－β，TGF－β）通过下调 cyclin 和 CDK 等的表达实现对细胞周期的调节，主要在 G1 期抑制 CDK4 表达，同时诱导 $p21^{Waf1}$、$p27^{Kip1}$ 和 $p15^{Ink4b}$ 等的生成，使细胞停滞在 G1 期，抑制细胞生长。

三、细胞增殖及生长因子对增殖的影响

（一）细胞增殖的概述

细胞增殖指细胞通过对等分裂产生与母细胞遗传特性相同的子代细胞，引起细胞数目增加的过程。细胞增殖是生物体的重要生命特征。单细胞生物利用细胞分裂的方式产生新的个体；多细胞生物可以由一个受精卵，经过细胞的分裂和分化，最终发育成一个新的多细胞个体。一旦细胞增殖不能正常进行，机体将会产生各种疾病，如家族性红细胞增多症是因细胞过度增殖引起的，而再生障碍性贫血是由细胞增殖不足导致的。

细胞分裂（cell division）实现了细胞数量的增加。细胞分裂依据分裂过程分为三种方式：有丝分裂、无丝分裂和减数分裂。其中有丝分裂是人、动物、植物、真菌等一切真核生物中的一种最为普遍的分裂方式，也是真核细胞增殖的主要方式，存在对等分裂和不对等分裂两种形式。减数分裂是生殖细胞形成时的一种特殊的有丝分裂。需要注意的是，这里定义的细胞增殖是以对等有丝分裂形式实现的。

（二）生长因子对增殖的影响

正常细胞的增殖是细胞生长因子刺激的结果。生长因子先与细胞膜上的受体结合，将生长信号跨膜传给胞质内蛋白，后者通过信号分子的级联反应使转录因子转移到细胞核内，进而推动细胞进入细胞周期。处于 G1 早期的细胞在生长因子的刺激作用下，细胞内 cyclinD 表达明显增多，cyclinE 在 G1 晚期亦随之增多，如 Ras 依赖性激酶级联信号通路可促进周期素 D 表达。同时，细胞周期调控也离不开抑制增殖的生长因子（如 TGF－β）。

四、细胞增殖异常与疾病

细胞增殖在个体发育和成年个体的生命活动中都是必须的。细胞周期及其调控是按编好的程序有序地进行，其中任何一个环节出现异常即可导致细胞增殖过度或缺陷，引起相关疾病的发生。

（一）家族性红细胞增多症

家族性红细胞增多症是一种常染色体显性遗传性疾病，主要表现为血液中红细胞数目增多，其机制与造血细胞磷酸酶功能改变有关。正常情况下，造血细胞磷酸酶的羧基端有一个酪氨酸磷酸酶片段，可与促红细胞生成素（EPO）、干细胞因子（SCF）及IL－3 受体已经磷酸化的酪氨酸羧基端片段结合，使酪氨酸去磷酸化，关闭增殖信号通路，发挥负调控作用。家族性红细胞增多症患者的 EPO 受体羧基端由于基因突变短缺 70 个氨基酸，导致造血细胞磷酸酶识别的磷酸化残基丢失，磷酸酶不能发挥抑制作用，红细胞大量增生。

（二）再生障碍性贫血

再生障碍性贫血（aplastic anemia）指骨髓造血功能障碍，以全血细胞减少为特征的贫血。大多数再生障碍性贫血患者的病因不明，又称原发性再生障碍性贫血；少数患者发病可能与接触或使用抑制骨髓的化学物质或药物、感染（如病毒性肝炎）及电离辐射等因素有关，又称继发性再生障碍性贫血。骨髓造血干细胞不但可以制造红细胞，还可产生粒细胞和血小板。造血干细胞的异常是引起再生障碍性的关键因素，其机制包括：①造血干细胞因破坏导致数量过少；②骨髓微环境缺陷不利于造血干细胞的生长发育；③免疫调节异常，尤其是 Ts 细胞增高抑制干细胞的生长。

（三）肿瘤

肿瘤的发生发展通常是多阶段、多因素、多基因改变的结果，可表现为抑癌基因的失活、癌基因的过度激活、DNA 转录表达失控及损伤等。

1. Cyclin 异常 许多人类肿瘤存在 cyclin 过表达，尤其是 cyclinD、E。现已证实，cyclin D1 在 B 细胞淋巴瘤、乳腺癌、食管癌及胃肠癌等呈高表达；人乳腺癌细胞及组织中存在 cyclinE 过表达。Cyclin 过表达与基因扩增、染色体易位和染色体倒位有关。B 细胞的恶变如套细胞淋巴瘤与 cyclinD1 基因的易位有关；人甲状旁腺肿瘤发生染色体倒位使 cyclin D1 基因受控于其启动子。CyclinD1 对正常和肿瘤细胞的 G1 期均至关重要，过表达的 cyclin D1 使细胞易被转化，如 cyclin D1 与 Ras 协同作用可以转化大鼠肾细胞或大鼠胚胎成纤维细胞。

2. CDK 过表达 肿瘤细胞和组织中常见 CDK 过表达，并与肿瘤的发生、发展、浸润及转移等密切相关。如 CDK6 过表达于肠癌、肺腺癌等；如在黑色素瘤、肉瘤和角质细胞瘤可见 CDK4 的过表达，CDK4 可能是 TGF－β 介导增殖抑制的靶蛋白，利用 TGF－β 处理人角化细胞可抑制 CDK4 mRNA 表达；如不同分化程度的胃癌组织中 CDK1 呈现过表达，且与胃癌发生中早期分子事件相关。

3. CDKI 表达不足和突变 CDKI 通过与 CDK 结合或 cyclin－CDK 复合物结合，从而调控 CDK 的活性，影响细胞周期运转。在多肿瘤细胞或组织中存在 CDKI 表达不足或突变，即 InK4 和 Kip 失活或（和）含量减少。

（1）InK4 失活或含量减少 Ink4 可直接与 cyclinD1 竞争 G1 期激酶 CDK4/CDK6，抑制其对 pRb 的磷酸化作用，使游离的 E2F－1 与去磷酸化 pRb 结合，抑制 E2F－1 基因的转录；InK4 也可间接抑制包括 DNA 合成在内的多种生化反应，从而抑制细胞周期。InK4 失活可导致细胞周期调控紊乱，诱发多种肿瘤，如 p16 纯合性缺失、CpG 岛高度甲基化或染色体异位均可引起 InK4 中 $p16^{Ink4a}$ 基因失活，使 $p16^{Ink4a}$ 呈低表达，见于黑色素瘤、急性白血病、胰腺癌、非小细胞肺癌、胶质瘤、食管癌、乳腺癌和直肠癌。

（2）Kip 失活或含量减少 Kip 家族在肿瘤发生等方面起着重要作用。如 $p21^{Kip1}$ 低表达或缺失可使细胞从正常增生转为过度增生，见于肝癌、骨肉瘤和黑色素瘤等。$p27^{Kip1}$ 低表达常与肿瘤的发生、分化、分级和预后等相关，如乳腺癌、肺癌、前列腺癌和卵巢癌等可发现 $p27^{Kip1}$ 表达降低，且 $p27^{Kip1}$ 表达越低，则肿瘤分级越高分化越差预后越差。

4. 检查点功能障碍 细胞周期主要的检查点是 DNA 损伤和复制检查点，分别位于 G1/S 和 G2/M 交界处，当其探测到 DNA 损伤（包括基因组或纺锤体损伤）时，便会终止细胞周期进程，可见细胞周期是在检查点正确调控下得以精确而有序地进行。检查点主要靠蛋白分子发挥调控作用，p53 为一个 DNA 损伤检查点分子，当 DNA 损伤时，p53 使细胞停滞在 G1 期，以便在 DNA 复制前有充分时间对损伤进行修复；若 DNA 损伤修复失败，p53 则过度表达，直接激活 bax 凋亡基因或下调 bcl－2 抗凋亡基因表达进而诱导细胞凋亡，避免癌前病变细胞进入 S 期，阻止癌症的发生与发展。p53 基因是人类肿瘤中突变率最高的基因，如 Li－Fraumeni

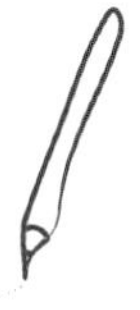

癌症综合征就是由于患者遗传了一个突变的 p53 基因，容易在 30 岁前患各种癌症。如 p53 基因缺失，可使细胞易于产生药物诱导的基因扩增，降低细胞分裂及染色体准确度。正常中心粒的复制起于 G1/S 转变期，p53 不存在时，一个细胞周期中可产生多个中心粒，使有丝分裂时染色体分离异常，导致染色体数目和 DNA 倍数改变，造成细胞逃避免疫监视而演变成肿瘤细胞，并增加肿瘤侵袭性、转移性及化疗抵抗作用等。

第二节　细胞分化异常与疾病

一、细胞分化及其特征

细胞分化是指同一来源的细胞通过分裂增殖产生结构、功能和代谢具有特定差异的子代细胞。在细胞分化过程中，子细胞为适应特定的功能，需合成特殊蛋白质，并形成特定的形态结构，进而形成不同类型的细胞。因此，将细胞形态结构、生化特征和生理功能作为判定细胞分化的三项指标。如成人机体由 200 多种细胞组成，它们尽管形态不同、功能各异、代谢有别，但是都由同一个受精卵分裂而来。细胞分裂是细胞分化的基础，而二者又是多细胞生物个体发育的基础。细胞的分化与增殖存在相互关联，又有所不同。细胞既要分化，又要增殖，但不断增殖的细胞并不一定都能得到或具有分化的潜能。

一个细胞在不同的发育阶段可以衍生出不同的形态和功能，这是时间上的分化，如骨髓内血细胞定向成熟的发生过程；同源细胞因所处的位置不同，其形态和功能各异，这是空间上的分化，如外胚层来源的细胞可发育成表皮细胞或神经细胞等。多细胞生物既有时间上的分化又有空间上的分化，而单细胞生物仅有时间上的分化。机体通过两种方式产生新的分化细胞，即已分化细胞的简单倍增和由未分化的干细胞产生。

干细胞（stem cell）是一类增殖速度较慢、却能自我维持增殖的细胞，具有定向分化的潜能，存在于各种组织的特定部位。人体干细胞分为全能干细胞（totipotent stem cell）、多能干细胞（pluripotent stem cell）、定向干细胞（committed stem cell）三类。干细胞分裂产生的子细胞既可向终末分化，也可继续作为干细胞。凡是需要体内不断产生新的分化细胞且该细胞本身又不能分裂的组织均由干细胞来维持其群体。

在适宜条件下能分化成机体内各种组织细胞的干细胞称为全能干细胞，如胚胎干细胞；分裂产生的子细胞可分化产生两种或两种以上类型的细胞称为多能干细胞，如骨髓造血干细胞；干细胞分裂产生的子细胞仅能分化为某一类型细胞的称为定向干细胞，如精原细胞、红细胞系及白细胞系等。定向干细胞失去多向分化的能力，只能向一系或相关的两系细胞分化；定向干细胞增殖能力不是无限的，只能分裂几次，如红细胞系分别要经过原红细胞、早幼红细胞、中幼红细胞、晚幼红细胞几个阶段，最后分化成红细胞。

细胞分化的基本特征：①稳定性，分化状态的稳定性是细胞分化中最显著的特点，即分化一旦确立，其分化状态便稳定存在，并能遗传给子代细胞；②全能性，来自共同的母细胞—受精卵的分化细胞，仍保留着受精卵的全部信息，且在一定条件下可表达出各种信息；③选择性，因分化的细胞内所含基因有选择性开放和选择性抑制两种情况，使不同类型细胞虽然保留着受精卵的全部信息，但也表现出不同的性状；④可逆性，具有增殖能力的组织中已分化的细胞在一定条件下可以逆转到胚胎状态，如一定的体外培养条件、生长因子的刺激和癌基因的导入等，这种现象称为去分化（dedifferentiation）。

二、细胞分化的调控及其机制

（一）细胞分化的调控

1. 基因水平调控 细胞分化调控的本质是基因调控。各种体细胞在任何时间内，全套基因组3万多基因，仅其中的5% ~10%单一序列基因进行表达，以维持特定的结构、代谢和功能。细胞分化要实现和维持此种态势，需要非常精确的时间和空间上的基因调控。参与分化的基因按功能可分为以下两类。

（1）管家基因（house keeping genes） 该基因编码细胞最基本生命活动所必需的各种结构和功能蛋白，在各类细胞中均处于活动状态，如编码核糖体蛋白、线粒体蛋白、糖酵解酶等的基因。

（2）组织专一基因（tissue - specific genes） 此类基因编码细胞特异性蛋白，对细胞生存并无直接影响，但对细胞分化起重要作用，如编码专一选择性红细胞血红蛋白、皮肤角蛋白等的基因。

各种分化细胞表型的多样性，与每种类型细胞只表达其遗传信息的一部分有关，即选择性表达，如浆细胞表达免疫球蛋白、红细胞表达血红蛋白、结缔组织细胞表达胶原，这些基因选择性表达导致细胞分化。我们把不同种类细胞基因选择活动的现象称为差异基因表达（differential gene express）。

2. 转录和转录后水平调控 在诱导分化因子刺激下，细胞分化的关键是转录调控，其次是转录加工翻译及其修饰。

（1）转录水平调控 真核细胞的组织专一基因表达受基因调控区的启动子和增强子序列控制。基因是否活动取决于不同调节蛋白的组合作用。有的细胞因转录蛋白的正确组合而决定了组织专一基因表达；也有的细胞由于基因发生折叠导致转录因子和RNA聚合酶无法同基因结合。基因调控区相互作用的转录调节物可分为两类：①存在于多种细胞中，许多基因转录都需要的调节物；②只存在于特定种类的细胞中，在特定组织中的一个或一组基因专一表达所需要的调节物。

另外，对组织专一性调控，还需其他基因调节蛋白参加，这些蛋白与DNA的某些位点结合，共同控制基因的专一活动。目前，在人类的DNA调节部位分离出此种调节蛋白已超过100种，它们可与特定的DNA序列结合。在基因转录调节激活物中，细胞外信号起着关键作用，影响细胞的基因表达模式。

（2）转录后水平调控 DNA最初转录的是前体mRNA，在细胞核质中，其数量和种类要多于细胞质中的mRNA，同一种前体的mRNA在多种细胞内部都可合成，但最终结局有异，有的被加工成mRNA，有的则被完全分解。前体mRNA和mRNA在种类上的差异说明，转化细胞合成专一性蛋白质并不都是由于差别转录造成，转录后加工亦起重要作用。许多前体mRNA在核内被迅速降解，不能加工成mRNA而进入细胞质。同一种前体mRNA可因加工不同而产生出不同的mRNA和蛋白质，并通过外显子的不同拼接，一个基因可制造出一个关系近缘的蛋白质家族。譬如为神经细胞黏附分子编码的mRNA前体物可被加工成100多种不同的形式。

3. 翻译与翻译后水平调控 翻译水平调控是mRNA翻译成蛋白质过程的调控，不同细胞对翻译产物进行不同加工。细胞分化的物质基础是蛋白质分子的专一合成。分化细胞存在翻译后水平调控，细胞质虽有成熟的mRNA存在，但其翻译活动还受诸多因素的调节，如血红蛋白合成中受血红素调节，血红素过多可通过反馈抑制相关合成酶使血红素合成量下降；同时，血红素过多亦刺激珠蛋白合成，为保持按特定比例匹配状态下血红蛋白亚基按比例合成。

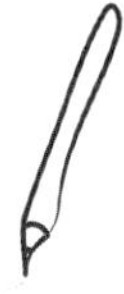

4. 细胞外因素调控 细胞外因素调控涉及细胞外信号物质、细胞外基质和营养因素等，本质是影响核转录因子活性的细胞信号转导的过程。如蛋白质肽类激素、甾体激素、甲状腺激素、细胞因子等作为细胞外正负信号物质，细胞外基质和细胞黏附分子严格的时相性表达，细胞生长环境中的营养物质及离子浓度（特别是 Ca^{2+} 的浓度），对细胞分化起着抑制作用的分化抑制因子，通过触发细胞信号转导通路，使转录因子由胞质进入核内，或通过对转录因子磷酸化的调节，影响转录因子与特异 DNA 序列的结合以及转录因子的转录激活活性，最终引起基因表达的改变。另外，上述因素还可通过影响起始因子、延伸因子和核糖体蛋白的磷酸化而在翻译水平上调节基因表达。

总之，细胞分化既需要细胞核和基因的主导作用，又离不开细胞质和环境因素的重要调控作用。

（二）细胞分化的机制

现代发育生物学观点认为，细胞分化是细胞内不同基因在不同发育阶段选择性激活的结果，即细胞内不同基因在时空上有序表达的结果。细胞分化的机制包括以下三个方面。

1. "决定"先于分化 细胞"决定"是指一些基因永久地关闭，而另一些基因顺序地表达，具备向某一特定方向分化的能力。细胞决定表示细胞内部已发生了稳定的变化，基因活动模式已开始发生改变，是一个渐变的过程。例如在胚胎早期，先有外、中、内 3 层胚层的发生，此时在细胞形状上并无差别，但各个胚层却预定要分化出一定的组织，如中胚层将分化出肌细胞、骨细胞、软骨细胞及结缔组织的成纤维细胞。此决定是稳定的、可遗传的。

2. 细胞质在决定细胞差别中的作用 干细胞分裂时，细胞核内的物质平均地分配到两个子细胞内，由于干细胞胞质各区的组分不相同，分裂使不同胞质的组分分割进入子细胞，导致细胞质的不均质。这些干细胞所特有的细胞质组分称为细胞质决定子（cytoplasmic determinant），细胞分化后决定子多次重组，使子细胞之间产生差别。分化后的细胞遗传物质并没有丢失，核的全能性也没丧失，基因的差别表达是由细胞质提供的因子决定的。

3. 细胞间相互作用 细胞分化除受自身细胞核和细胞质的影响外，还与细胞间相互作用有关。细胞所在位置与其他细胞群的联系，可产生位置效应，使细胞与细胞直接接触而进行信息转导；细胞外物质对细胞的分化起着启动诱导作用，如细胞黏附分子（cell adhesion molecule，CAM）可影响神经细胞分化去向。

三、细胞分化的调控异常与疾病

细胞分化的调控异常可发生在胚胎发育期和成人机体中并引发相应疾病。

（一）恶性肿瘤

1. 恶性肿瘤细胞的异常分化 在正常机体内，遗传基因按照一定的时间和空间关系进行有序而选择性表达，导致不同类型细胞分化，已知细胞分化的主要特征是呈现特殊的表型，停止或失去分裂增殖能力，并合成具有特殊功能的蛋白质。肿瘤细胞属于异常分化的细胞，它的分化状态与起源组织或正常组织存在很大差异，其特点为：①低分化，表现为形态上的幼稚性（即细胞的异型性），失去正常排列极性，并出现功能上的异常。②去分化或反分化，当肿瘤发生时，肿瘤组织中的细胞多种表型重新返回到原始的胚胎细胞表型，即发生细胞的去分化或反分化，此现象反映了细胞分化的条件可逆性。③趋异性分化，肿瘤组织常呈现不同程度的形态和功能上的异质性，主要表现在肿瘤细胞分化程度和分化方向的差异性。这种现象导致肿瘤呈现多向分化，如髓母细胞瘤可见神经元分化及各种胶质细胞分化成分，甚至有肌细胞成分出现，后者称为趋异性分化（divergent differentiation）。不同组织起源的肿瘤在形态上的重叠性和同种肿瘤出现的异质性以及多种异常分化现象，反映了肿瘤细胞有基因组的全息性和幼稚瘤细胞的多潜能分化能力。

2. 恶性肿瘤细胞异常分化的机制

（1）细胞的增殖与分化脱耦联　正常情况下，细胞的增殖和分化之间存在着耦联，干细胞在分化初期大量增殖，在有关活性物质的刺激下增殖逐渐减慢并出现分化特征。若细胞增殖和分化间耦联失衡可导致细胞恶变。在体外培养的癌细胞，增殖失去密度依赖性的抑制，即增殖并不因为细胞密度增加到相互接触而停止，进而在培养瓶中形成多层堆积，并能无限传代成为“永生的”细胞系；在体内增殖失控形成新肿块称为瘤（neoplasia），并可侵袭破坏周围正常组织，形成转移瘤，如黑色素瘤可转移到肺脏、肝脏。

（2）基因表达时空上失调　某一种基因在表达过程中，涉及其激活、转录和翻译。任何环节出现错误，甚至仅一个核苷酸的改变，即可造成突变，这是分化异常的物质基础。肿瘤细胞来源于正常细胞，具有某些来源细胞的分化特点，但更多的是缺少这种特点或完全缺如。肿瘤发生时，分化基因表达呈两种形式，一种是特异性基因表达受到抑制，如结肠肿瘤不合成黏蛋白；肝癌细胞可无白蛋白的合成；胰岛细胞瘤可不合成胰岛素。这些说明肿瘤细胞功能异常与特异性基因表达受抑制有关。另一种是胚胎性基因重现表达，如某些肝癌患者血中出现高浓度的胚胎性基因产物——甲胎蛋白，同时可见肝癌细胞表达胎儿型醛缩酶 A，而不表达成年型醛缩酶 B；如结肠癌、肺癌、乳腺癌、肝癌可表达癌胚抗原。

（3）癌基因和抑癌基因的协同失衡　癌基因（oncogene）和抑癌基因（tumor suppressor gene）都是细胞正常的基因，是调节细胞增殖和分化的一对拮抗体，机体在两者对立统一机制调节下，保证细胞的数量和质量。癌基因包括 src、sis、ras、myb 和 myc 基因家族，当其受到一些因素（包括物理、化学、生物等因素）刺激时，通过基因突变、外源基因插入、基因扩增、基因丢失、染色体易位与基因重排、DNA 甲基化程度降低等方式而被激活，癌基因表达产物在质或量发生了改变，特别是它们的表达失去原有调节系统（trans 或 cis）对它们在时相（细胞周期、发育阶段）、空间（细胞类型）的控制时，其表达产物将干扰细胞的分化和增殖的各个环节，最终导致细胞过度增殖和恶变。癌基因表达产物 $gP170^{v-erbB}$ 类似表皮细胞生长因子受体（EGFR），$P28^{sis}$ 类似血小板来源的生长因子（PDGF），$P21^{v-ras}$ 类似小 GTP 结合蛋白 ras，而 Jun 蛋白和 fos 蛋白的二聚体就是转录因子 AP-1，后者可开启与细胞增殖有关的基因，进而产生细胞增殖效应；也有的可干扰细胞骨架系统，并将放大了的生长信息向核内传递，起到加速或缩短细胞内信息传递的作用。这些癌基因产物作为细胞信号转导系统中过度增强的正信号，造成细胞分化和增殖失控，增加细胞恶性转化的可能性。另外，抑癌基因如 Rb，p53 等表达产物，则作为细胞信号转导系统中负信号，以不同方式对抗癌基因的作用，也参与调节细胞增殖和分化。当抑癌基因受各种因素作用引起突变、丢失而失活时，便不能对抗过度增强的正信号，即失去抑制癌基因的作用，增加细胞转化的可能性。如 Rb 基因编码细胞核内磷蛋白即 Rb 蛋白，在儿童的视网膜母细胞瘤（retinobla stoma，Rb）和青少年骨肉瘤中均可检测到带有 Rb 基因的 13 号染色体长臂 1 区 4 带（p13q14）缺失。

从分子水平上看，正常细胞的分化和增殖，是受癌基因和抑癌基因的协同调控的，这种协同调节失控将导致恶性肿瘤的发生，其原因可能与癌基因数目增多、活性超常或者抑癌基因缺失、失活、突变等有关。

（二）遗传性血红蛋白病

血红蛋白是一种结合蛋白，由珠蛋白和血红素构成。成年人的血红蛋白多是由 2α 和 2β 珠蛋白亚基各连结一个血红素组成，人类血红蛋白的生成具有两个“重大转折”，一个发生在胚胎形成两个月时，从胎儿血红蛋白（$\alpha_2\varepsilon_2$）转为胎儿血红蛋白（$\alpha_2\gamma_2$）；另一个发生在出生前，从胎儿血红蛋白（$\alpha_2\gamma_2$）转为成人血红蛋白（$\alpha_2\beta_2$），球蛋白基因呈顺序性表达，如果珠蛋白的亚基基因不是按发育的顺序和按组装比率适时开启，将出现正负调控异常，就会形成红细胞的分化异常，如地中海贫血可见α、β、δβ、γδβ 等多种亚基。

（三）银屑病

银屑病俗称牛皮癣，是一种慢性顽固性、过度增生性疾病。主要侵犯部位包括皮肤、头皮、指（趾）甲及关节。从细胞水平上看，银屑病表皮增生和不完全分化非常明显，其角质生成细胞从基底层移行到颗粒层的时间由正常人的 14 日降到 2 日，同时角质生成细胞有丝分裂素增加了约 10 倍，角质蛋白成分亦发生相应改变。在移行过程中，基底上层角质蛋白由角蛋白 1、角蛋白 10 变为角蛋白 6、角蛋白 16。目前已发现银屑病皮肤损伤处，不但存在有活化的记忆 T 细胞和树突状细胞，并且有由周围角质生成细胞、肥大细胞和单核细胞产生的丰富细胞因子环境，尤其 IFN－γ 是最强的有丝分裂原，它与其他细胞因子（类 EGF 等）一起刺激角质生成细胞的过度增殖，而分化不全。现在临床上局部外用维酸钾和维生素 D_3 衍生物起到一定的疗效，其机制就是通过激活核受体，促使角质细胞生成分化细胞。

第三节　细胞死亡与疾病

细胞死亡对于活的生命体来说是一个正常的过程。早在 100 多年前，这种现象已被科学家揭晓。1842 年，德国科学家 Carl Vogt 首先对凋亡（apoptosis）进行了描述。1885 年，德国解剖学家 Walther Flemming 提出了程序性细胞死亡（programmed cell death，PCD）的精确描述。后来，直到 1965 年，细胞凋亡才重新被学术界重视起来，由于电镜技术的应用，可以明确地区分凋亡细胞和创伤性死亡的细胞（aumatic cell death）。1972 年，病理学家 Kerr 等人首次将 apoptosis（本意为树叶或花瓣的枯落）一词用于描述细胞凋亡并正式提出了细胞凋亡的新概念。目前已知，凋亡是在体内外因素的诱导下，由严格和复杂的信号网络调控而发生的自主性细胞有序死亡过程。

一、细胞死亡形式

细胞死亡有两种形式即非程序性细胞死亡和程序性细胞死亡。

1. 非程序性细胞死亡　指细胞在刺激因素作用下所发生的被动死亡过程，又称坏死。非程序性细胞死亡是一个被动的过程，不受死亡细胞信号通路抑制剂的影响。细胞坏死时，主要形态学特点是细胞膜破坏，细胞及细胞器水肿，但染色质不发生凝集。细胞坏死后可引起细胞内容物及促炎症因子释放，趋化炎症细胞浸润而引起炎症，这有利于去除有害因素及坏死细胞并进行组织重建。然而，最新的研究也提示，并非所有的坏死都是非程序性的，也有多条信号通路参与介导坏死的发生，因此，坏死可能还包括坏死样程序性细胞死亡。

2. 程序性细胞死亡　指细胞主动的死亡过程，能够被细胞信号转导的抑制剂阻断。程序性细胞死亡的分类方式大致有两种，即按死亡机制的分类和按形态学特征的分类。按死亡机制的分类方式在病理生理学上较常用，将程序性细胞死亡又分为两大类：caspase 依赖的和 caspase 非依赖的，前者主要见于典型的凋亡，后者包括自吞噬性程序性细胞死亡（autophagy）、副凋亡（parapotosis）、细胞有丝分裂灾难（mitotic catastrophe）、胀亡（oncosis）等。细胞呈现多种死亡方式可能是其进化的需要，有利于多细胞生物在生命过程中清理掉大量“多余的”或“生病的”细胞，从而维持机体的内环境稳定。

二、细胞凋亡的形态学与生物化学特征

（一）细胞凋亡的形态学特征

细胞凋亡时，会出现下述一系列特征性的形态变化。

1. 细胞膜变化 细胞突起，表面皱褶消失；胞膜呈现空泡化（blebbing）和出芽（budding）。

2. 细胞质的变化 细胞质浓缩，体积变小；线粒体、内质网等细胞器变大，增殖的内质网可提供自噬体形成过程中的胞膜。

3. 细胞核的变化 染色质浓缩、边聚，核膜断裂，核内的DNA也发生断裂，形成染色质小体（chromatin body），又称为核小体单位（nucleosomal unit）。

4. 凋亡小体形成 细胞膜皱缩内陷，分割细胞质，内含DNA物质和细胞器，形成泡状小体即所谓的凋亡小体（apoptotic body）。凋亡小体是凋亡细胞特征性的形态学变化。凋亡小体可被具有吞噬功能的细胞如巨噬细胞、上皮细胞等吞噬、降解。

通常情况下，凋亡发生过程中，细胞膜保持完整，细胞内容物不释放出来，所以不引起炎症反应；凋亡速度较快，凋亡小体被清除的速度也很快。

细胞坏死是由严重损伤因素如严重缺血和缺氧、强酸、强碱等所致。正常的组织细胞不发生细胞坏死。细胞凋亡是一种主动的细胞死亡方式，与坏死区别于多个方面（图3-2，表3-2）。

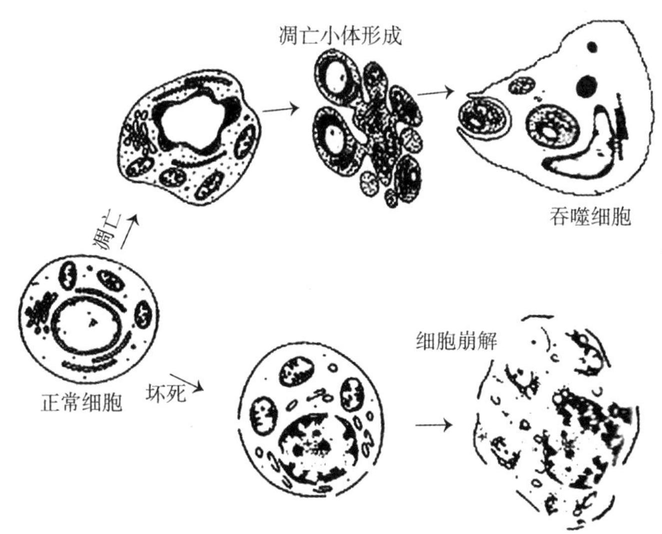

图3-2 细胞凋亡与坏死的比较

表3-2 细胞凋亡与坏死的差别

	坏死	凋亡
性质	病理性，非特异性	生理性或病理性，特异性
诱导因素	强烈刺激，随机发生	较弱刺激，非随机发生
生物化学特点	被动过程，无蛋白质合成，不耗能	主动过程，有新蛋白质合成，耗能
细胞形态变化	细胞肿胀，细胞结构全面溶解破坏	细胞皱缩，核固缩，细胞结构完整
染色质	稀疏，分散，呈絮状	致密，固缩，边集或中集
DNA电泳	弥散性降解，电泳呈均一DNA片段	DNA片段化，电泳呈“梯状”条带
炎症反应	溶酶体破裂，局部炎症反应	溶酶体相对完整，局部无炎症反应
基因调控	无	有
凋亡小体	无	有

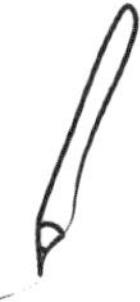

（二）细胞凋亡的生物化学特征

细胞凋亡过程中有各种生化改变，如 caspases 的激活、内源性核酸内切酶激活及染色体 DNA 的特征性片段化断裂等，特别是 DNA 的特征化片段是细胞凋亡的主要生化特征。

三、细胞凋亡的生物学过程及其调节机制

（一）影响细胞凋亡的因素

细胞凋亡受机体内外多种因素影响，大致可分为诱导性因素和抑制性因素两类。

1. 诱导性因素 细胞凋亡是一个早已预设于活细胞之中的程序化过程，但正常情况下并不“随意”启动，只有当细胞受到凋亡诱导因素作用时，它才会启动，使细胞逐步走向死亡。因此凋亡诱导因素是凋亡程序的启动者。常见的诱导因素如下。

（1）理化因素 高温、射线、强酸、强碱、乙醇、抗癌药物等均可导致细胞凋亡。

（2）微生物因素 细菌、病毒等致病微生物及其毒素可诱导细胞凋亡。如人类免疫缺陷病毒（HIV）感染时，可导致大量 $CD4^+$T 淋巴细胞凋亡。

（3）激素和生长因子失衡 细胞正常生长依赖于生理水平的激素和生长因子。激素和生长因子一旦缺乏，细胞将发生凋亡；相反，过多也可导致细胞凋亡。例如，强烈应激时，机体糖皮质激素大量分泌，从而诱导淋巴细胞凋亡，使淋巴细胞数量减少。

（4）免疫性因素 免疫细胞在生长、分化及执行防御、自稳和监视功能中，免疫分子参与了免疫细胞或靶细胞的凋亡过程。如细胞毒性 T 淋巴细胞可分泌颗粒酶，引起靶细胞凋亡。

（5）其他 缺血、缺氧、失去基质附着、神经递质（如多巴胺、谷氨酸）等因素均可诱导细胞凋亡。另外，在肿瘤治疗上，单克隆抗体、反义寡核苷酸、转化及转染等运用都可引起细胞凋亡。

2. 抑制性因素

（1）某些激素 睾酮、雌激素、ACTH 等是防止细胞凋亡，维持正常生命活动所必需的。例如，当腺垂体被摘除或功能低下时，肾上腺皮质细胞失去促肾上腺皮质激素（ACTH）刺激作用，即发生细胞凋亡，导致肾上腺皮质萎缩。此时，若给予生理维持量的 ACTH 则可抑制肾上腺皮质细胞凋亡，防止肾上腺皮质萎缩。

（2）细胞因子 IL－2、神经生长因子等可抑制细胞凋亡。细胞培养发现，从细胞培养基中去除这些因子后，依赖这些因子的细胞就会发生凋亡；相反，在培养体系中加入所需要的细胞因子后，可促进细胞内存活基因的表达，从而抑制细胞凋亡。

（3）其他 某些二价金属阳离子（如 Zn^{2+}）、病毒（如 EB）、药物（如苯巴比妥）及中性氨基酸也具有抑制细胞凋亡的作用。

（二）细胞凋亡的生物学过程

从细胞受到凋亡诱导因素的刺激到细胞凋亡大致可分为以下四个阶段。

1. 死亡信号触发阶段 细胞内外的凋亡诱导因素通过受体或非受体途径作用于细胞，细胞产生一系列复杂的生化反应，并形成与细胞凋亡有关的信号分子如 Ca^{2+}、cAMP、神经酰胺等，随后通过胞内信号转导途径激活后续凋亡程序。

2. 信号整合与调控阶段 细胞内凋亡信号网络对传来的信号进行整合和传递，一些转录因子被激活，与凋亡相关的基因开始表达，此时细胞内 Ca^{2+}浓度增高，ATP 产生减少。

3. 凋亡的执行阶段 经过前两个阶段后，已决定死亡的细胞开始执行凋亡（execution of death）。凋亡主要的执行者是核酸内切酶（endpgenous nuclease DNase）和凋亡蛋白酶

(caspase)，前者彻底破坏细胞生命活动所必须的全部指令，而后者造成细胞结构的解体。同时，细胞表面出现吞噬识别标志（磷脂酰丝氨酸）。

4. 凋亡细胞吞噬清除阶段 已经凋亡的细胞最终化解为凋亡小体，邻近的巨噬细胞或其他细胞通过识别凋亡小体的表面标志，将其吞噬并分解。

细胞凋亡的全过程历时约数分钟至数小时。细胞凋亡各个阶段都有负调控因子的存在，以形成完整的反馈环路，使凋亡过程受到精确、严密的调控。

（三）细胞凋亡的调节机制

发生机制十分复杂，目前研究较为清楚的是细胞凋亡的重要信号转导通路及相应的酶学变化，凋亡相关基因的研究也取得了长足的发展。

1. 细胞凋亡的信号转导通路 根据凋亡信号的来源将细胞凋亡信号转导通路分成死亡受体通路、线粒体通路和穿孔素－颗粒溶解酶 B 通路，它们均汇集于下游的效应分子 caspase，又称为 caspase 依赖的凋亡通路。有一些凋亡不依赖于 caspase，如凋亡诱导因子 AIF、核酸内切酶 G 等介导的细胞凋亡，又称非 caspase 依赖的凋亡通路。在细胞凋亡过程中，两种凋亡通路交织在一起（图 3－3）。

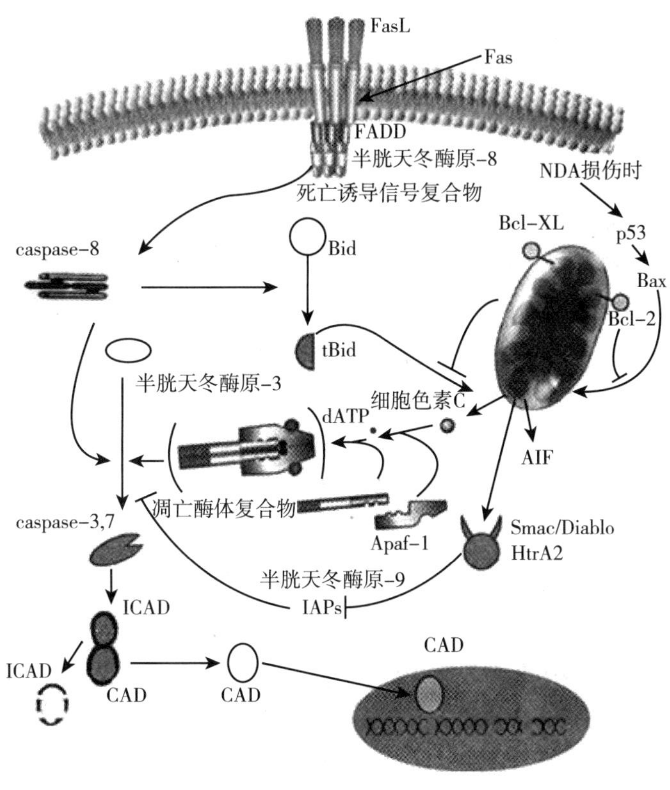

图 3－3 细胞凋亡主要信号转导通路及其调控

（1）caspase 依赖的凋亡通路

1）死亡受体介导的凋亡通路：死亡受体介导的凋亡信号通路又称外源性通路，胞外 TNF 超家族的死亡配体如 Fas 配体（Fas ligand，Fas L）、TNF－α 等与胞膜死亡受体如 Fas 或 TN-FR 结合后，使受体三聚体化而激活，通过 Fas 分子的死亡结构域募集衔接蛋白如 TRADD 或 FADD。衔接蛋白可通过死亡效应域和上游起始凋亡蛋白酶 caspase－8 前体（procaspase－8）结合形成死亡诱导信号复合物，即 FasL－Fas－FADD－procaspase－8 串联构成的复合物。在复合物内 caspase－8 前体自我剪接而激活，然后释放到胞质并引起下游 caspase 的级联激活反

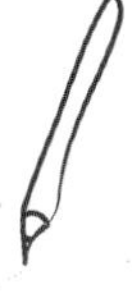

应，导致细胞凋亡。同时，活化的 caspase－8 还可以激活 Bcl－2 家族的促凋亡因子（如 binding interface database，Bid）。正常情况下，Bid 以非活性的方式存在胞质内，当其被 caspase－8 水解后产生一种截短的 Bid（truncated Bid，tBid）转移到线粒体内，进而破坏线粒体膜的稳定性，诱导细胞色素 C（cytochrome C，Cyto－C）释放进入胞质，引起细胞凋亡。Caspase－8 的激活是死亡受体通路启动细胞凋亡的关键步骤。

2）线粒体介导的凋亡通路：线粒体介导的凋亡信号通路又称内源性通路。该通路主要涉及线粒体通透性的改变。凋亡诱导信号（如氧化应激、钙稳态失衡、射线、药物等）可作用于线粒体膜，使其跨膜电位下降（$\Delta\psi_m$）和通透性转换孔（permeability transition pore，PTP）开放，从而增加线粒体膜的通透性，导致凋亡启动因子如 Cyto－C、凋亡蛋白酶激活因子－1（apoptosis protease activating factor，Apaf－1）、凋亡诱导因子（apoptosis inducing factor，AIF）等从线粒体漏出到细胞质，可通过下列机制导致细胞凋亡：①Cyto－C 在 dATP 存在情况下，与 Apaf－1 和 caspase－9 前体结合形成凋亡复合物并激活 caspase－9 前体，活化 caspase－9 通过级联反应进一步激活下游 caspase－3，6 和 7 前体等执行细胞凋亡。②AIF 既可通过促进线粒体释放 Cyto－C 而增强凋亡信号，又可直接激活核酸内切酶，造成细胞凋亡。

膜死亡受体通路和线粒体通路二者是相互联系的。一方面，膜死亡受体通路产生的 tBid 可促进线粒体 PTP 开放，引起细胞凋亡；另一方面，在 caspase 级联反应中，caspase－8 和 caspase－9 都可以激活下游的 caspase－3、7 导致细胞凋亡。这表明上述两条凋亡通路的下游有共同的通路。

3）穿孔素－颗粒溶解酶 B 介导的凋亡通路：此凋亡通路与 T 细胞介导的细胞毒性有关。FasL/Fas 通路是细胞毒性 T 淋巴细胞诱导细胞凋亡的主要途径，然而它们也可通过另一种方法来杀死病毒携带细胞及肿瘤细胞。在此过程中，细胞毒性 T 淋巴细胞分泌一种成孔蛋白即穿孔素，又称 C9 相关蛋白或溶细胞素，其可在靶细胞膜上形成小孔，使 T 淋巴细胞释放的胞质颗粒通过该孔进入靶细胞内。颗粒的主要成分是丝氨酸蛋白酶颗粒溶解酶 A 和颗粒溶解酶 B。其颗粒溶解酶 B 在天冬氨酸残基处切割蛋白质，继而激活 caspase－10 并切割脱氧核糖核酸酶抑制物等。正常情况下，活细胞内的核酸酶与其抑制物结合在一起，核酸酶处于无活性状态，当抑制物被破坏，核酸酶即可激活，使 DNA 片段化。同时，把这种由 caspase 裂解其抑制物而激活的核酸酶，称为 caspase 激活的脱氧核糖核酸酶（caspase－activated deoxyribonulease，CAD），它的抑制物称为 ICAD。也有研究表明，颗粒溶解酶 B 也可通过特异性裂解 Bid 放大死亡信号。

（2）非 caspase 依赖的凋亡通路　AIF 是内源性的凋亡诱导因子。正常情况下，位于线粒体内；当线粒体损伤时，AIF 可进入胞质，继而进入细胞核，引起染色质浓缩、DNA 片段化。另外，线粒体受损时，AIF 还可以调节线粒体的通透性。

核酸内切酶 G（endonuclease，EndoG）是由细胞核基因编码，定位于线粒体的蛋白分子。正常情况下，EndoG 在线粒体内作用是合成 RNA 引物，帮助 DNA 聚合酶 γ 启动线粒体 DNA 的复制。当线粒体损伤时，EndoG 进入细胞核则切割 DNA，导致细胞凋亡。

2. 细胞凋亡相关基因

（1）Bcl－2 家族　该家族包括抗凋亡成员如 Bcl－2、Bcl－xl 等和促凋亡成员如 Bax、Bak 等，两种成员间相互作用决定了细胞死亡的阈值。Bcl－2 是最先被确认有抑制凋亡作用的基因。人类的 Bcl－2 蛋白是由 229 个氨基酸组成的膜蛋白，其主要分布在细胞膜内表面、线粒体膜、内质网膜及核膜等处，广泛存在于上皮细胞、造血细胞、淋巴细胞、神经细胞和多种癌细胞。Bcl－2 的高表达能抑制多种凋亡诱导因素如射线、化学药物等所引发的细胞凋

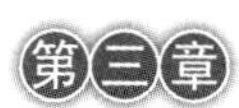

亡。如依赖神经生长因子的神经细胞，当撤除生长因子后，则迅速发生凋亡；若将表达 Bcl－2 基因的质粒转染于神经细胞，即可防止或减少因撤除生长因子而引起的细胞凋亡。Bcl－2 抗凋亡的主要机制为：①直接抗氧化；②抑制线粒体释放促凋亡蛋白（如 Cyto－C、AIF 等）；③抑制促凋亡蛋白 Bax 和 Bak 的作用；④抑制 caspases 的激活；⑤维持细胞内钙稳态。

（2）p53 基因　野生型 p53（ωtp53）基因编码的 p53 蛋白具有诱导细胞凋亡的作用。突变型 p53（mutp53）基因编码的 p53 蛋白失去诱导细胞凋亡的作用。50% 以上的人类肿瘤是由 p53 基因突变或缺失导致的。ωtp53 蛋白是一种 DNA 结合蛋白，在 G1/S 期交界处发挥检查点的功能，负责检查染色体 DNA 是否有损伤，一旦发现有缺陷的 DNA，其通过刺激 CDKI 表达引起 G1 期阻滞并启动 DNA 修复；若修复失败则启动细胞凋亡，把因遗传信息错误有可能演变为癌的细胞提前消灭在萌芽状态，因此，p53 被人们美誉为“分子警察（molecular policeman）”。

（3）其他　癌基因 C－myc 编码的蛋白质具有双向调节作用，既可激活介导细胞增殖的基因，诱导细胞增殖，又可激活介导细胞凋亡的基因诱导细胞凋亡。细胞在 C－myc 的影响下发生增殖或凋亡与细胞接受的刺激信号及所处的环境有关，如 C－myc 基因表达后，只要环境中有足够的生长因子，细胞便呈增殖状态；反之，则细胞发生凋亡。

3. 细胞凋亡调控相关的酶

（1）半胱天冬酶　即天冬氨酸特异的半胱氨酸蛋白酶（cysteine－containing aspartate－specific protease，caspase），又称凋亡蛋白酶，是一组其活性中心富含半胱氨酸，对底物天冬氨酸部位有特异水解作用的蛋白酶。最早发现的 caspase 是白细胞介素－1β 转化酶（interleukin－1β－converting enzyme，ICE），即 caspase－1。正常时，caspase 都以无活性酶原或称为前体形式存在，在被活化时，其调节结构域被切除，然后组装成异聚体蛋白酶。

现已发现该蛋白酶家族有 14 个成员，分为启动型 caspase（caspase－8～10）和效应型 caspase（caspase－3，6，7）两类。它们分别在死亡信号转导的上游和下游发挥作用。细胞凋亡的过程实际上是 caspase 不可逆有限水解底物的级联放大反应过程。例如 caspase－8，凋亡信号与死亡受体 Fas 结合后，Fas 胞内死亡结构域 DD 与接头蛋白 FADD 结合，接头蛋白再通过死亡效应域和上游起始凋亡蛋白酶 caspase－8 前体结合，即 FasL－Fas－FADD－procaspase－8 串联构成的复合物。在复合物内 caspase－8 前体通过自身催化功能，在局部形成高浓度的启动型 caspase－8，进而激活其他效应型 caspase，引起细胞凋亡。在细胞凋亡的过程中，caspase 可发挥多种生物学功能，主要包括：①灭活凋亡抑制蛋白，当细胞凋亡时，ICAD 可被 caspase 灭活并游离出 CAD，后者具有 DNA 内切酶的活性，导致 DNA 片段化；②灭活细胞凋亡的抑制物如 Bcl－2，一方面消除了 Bcl－2 蛋白的抗凋亡作用，另一方面其水解片段也有促细胞凋亡的作用；③直接水解细胞骨架并使之解体，形成凋亡小体；④分解与细胞骨架构成相关蛋白；⑤瓦解核结构成碎片，促使凋亡细胞出现特征性的形态学改变，如核质高度浓缩并融合成团，染色质集中分布在核膜的边缘而呈新月形或马蹄形，即染色质的边聚；细胞膜皱缩内陷，分割胞质和（或）核碎片，形成凋亡小体等。

（2）内源性核酸内切酶　内源性核酸内切酶是细胞内能切割 DNA 链间磷酸二酯键的蛋白质分子，它们可切割单链、双链 DNA 或染色质 DNA。正常情况下，内源性核酸内切酶活性很低或无活性，其与肌动蛋白单体或多聚体结合在一起形成贮存颗粒贮存于细胞核（膜）。内源性的核酸内切酶多数为 Ca^{2+}/Mg^{2+} 依赖的，但 Zn^{2+} 可抑制其活性。细胞凋亡过程中，细胞内的膜性结构发生裂解，随之内源性核酸内切酶被释放并激活，即对染色质 DNA 进行切割。因此，DNA 的片段化是凋亡细胞重要特征之一。

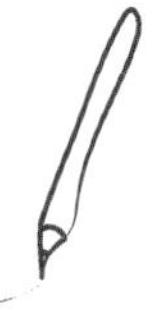

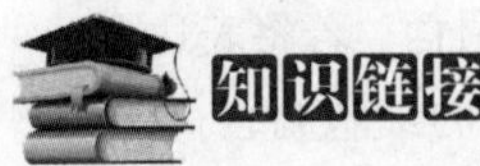

核 小 体

核小体是组成染色质的基本结构，它们之间的连接区是活化的内源性核酸内切酶攻击的部位。DNA 链上每隔 200 个核苷酸就有 1 个核小体，当内切酶在核小体连接区切开 DNA 时，即可形成 180 ~ 200bp 整数倍片段，这些片段在琼脂糖凝胶电泳中可呈特征性的"梯"状（ladder pattern）条带。DNA 的片段化是凋亡细胞重要特征之一。

（3）其他　现已报道，组织型谷氨酸转移酶（tisse - type transglutaminase）与凋亡小体的形成有关。其通过催化 γ 谷氨胺与 ε 赖氨基交联形成稳定的构架，使内容物保留在凋亡小体内。另外，当胞质内的 Ca^{2+} 增加时，也能活化定位于胞质的需钙蛋白酶，参与酶的活化和膜的再塑等凋亡过程。

四、细胞凋亡调控异常与疾病及其调控在疾病防治中的意义

细胞凋亡是机体维持细胞群体数量稳态，保证细胞正常生理功能的重要手段，具有重要的生理学意义。①保证正常生长发育：如人胚胎肢芽发育过程中，指（趾）间隙的形成即是指（趾）间组织适度凋亡的结果。②发挥防御功能：被病毒感染的细胞（如 HIV 感染的 T 淋巴细胞）发生凋亡后可阻止病毒的复制。③维持内环境稳定：机体通过清除针对自身抗原的 T 淋巴细胞，可以维持免疫系统功能的稳定。一旦细胞凋亡出现紊乱则可导致多种疾病的发生，通常表现为细胞凋亡不足或（和）过度相关性疾病。

（一）细胞凋亡调控异常与疾病

1. 细胞凋亡不足与疾病　细胞凋亡不足可引起多种疾病，如肿瘤、自身免疫性疾病和病毒感染等，其中最常见的是肿瘤，如 Bcl - 2 的高表达与 B 细胞淋巴瘤、神经母细胞瘤、白血病、前列腺癌和结肠癌等预后不良相关；p53 基因突变使细胞凋亡减弱可增加非小细胞肺癌的发生率；高度恶性的皮肤基底细胞癌的侵袭与转移与细胞凋亡减少有关。肿瘤的发生机制并未明确，其细胞凋亡不足的相关机制表现在多个方面：①调控凋亡相关信号的异常，促凋亡信号和抑凋亡信号异常都可发生肿瘤，如乳腺癌组织抑凋亡信号 EGF 上调，与其膜受体结合后，可激活胞内 PI3K - AKT 通路，使核内 p27 和 p53 下调，导致细胞凋亡减少及增殖过度；同时，促凋亡信号 TNF 下调，使细胞凋亡不能启动，二者协同促进乳腺癌的发生、发展。②诱导凋亡相关信号转导通路障碍，死亡受体和线粒体介导的凋亡相关信号通路障碍均可使凋亡减少，最常见的是 Fas 信号通路的异常。研究表明，与癌旁正常乳腺癌组织相比，乳腺癌组织中 Fas 受体呈低表达趋势，癌细胞凋亡率下降；并且乳腺癌组织中 Fas 表达量与癌细胞凋亡率呈正相关，提示 Fas 信号通路转导异常在乳腺癌发生发展中的作用。③凋亡相关基因表达异常，目前，Bcl - 2 和 p53 备受关注，多种癌组织中存在该基因的突变和缺失，如非小细胞肺癌 p53 基因的突变率大于 50%，小细胞肺癌 p53 基因的突变率达 80%。多种细胞毒因素通过增加 Bcl - 2 表达量，阻止细胞凋亡，导致肿瘤发生与发展。④凋亡相关酶活性的异常，多种肿瘤组织和细胞显示 caspase 酶活性降低，并且细胞凋亡减少；一些抗癌药如 manumycin 等通过激活肿瘤细胞中 caspase 酶，促进细胞凋亡而发挥抑癌作用。

2. 细胞凋亡过度与疾病　多种疾病如免疫缺陷疾病、心血管疾病和神经元退行性疾病等与细胞凋亡过度有关。其中人类免疫缺陷病毒（HIV）感染引起的获得性免疫缺陷综合征（acquired immunodeficiency syndrome，AIDS）尤为典型。AIDS 又称艾滋病，具有传播快、无特效治疗和死亡率高等特点，其发病机制与 CD_4^+ T 淋巴细胞被选择性大量破坏有关。

HIV 感染可通过多个途径、多种因素诱导 CD_4^+ T 淋巴细胞凋亡，具体表现在：①通过糖蛋白（glycoprotein，gp）过表达引发 CD_4^+ T 淋巴细胞凋亡，HIV 感染后可刺激宿主 CD_4^+ T 淋巴细胞过表达 gp^{120}，后者可与 CD_4^+ T 淋巴细胞的 CD_4^+ 分子结合并相互作用，启动线粒体介导的细胞凋亡通路。②通过增多的细胞因子、上调 Fas 基因诱发 CD_4^+ T 淋巴细胞凋亡，在 HIV 刺激下，巨噬细胞可分泌多种细胞因子（如 TNF、IL－4、IL－10 等），同时 CD_4^+ T 淋巴细胞的 Fas 基因表达上调，两者均通过启动死亡受体介导的信号通路诱导细胞凋亡。③Tat 蛋白表达增加促进 CD_4^+ T 淋巴细胞凋亡，感染可引起 CD_4^+ T 淋巴细胞产生反式激活蛋白 Tat，此蛋白能自由通过细胞膜进入 T 淋巴细胞，一方面使氧自由基的产生增多，促进 Fas 表达；另一方面，增强病毒复制及 mRNA 的转录和翻译。④HIV 感染的 CD_4^+ T 淋巴细胞反常凋亡或融合成合胞体（syncytia）凋亡及解体。正常情况下，激活的细胞会发生增殖反应，而被 HIV 感染的 CD_4^+ T 淋巴细胞却反常性凋亡，可能与此时 HIV 导致的淋巴生长因子减少有关。也有部分 CD_4^+ T 淋巴细胞被 HIV 感染后逐渐融合成合胞体或多核巨细胞，后者在形成过程中或形成后导致 CD_4^+ T 淋巴细胞凋亡及解体。

需要指出的是，在 AIDS 发病过程中，CD_4^+ T 淋巴细胞发生凋亡虽然有利于破坏整合于宿主细胞的病毒 DNA 对机体起到一定的保护意义，但是这种有限的保护作用不足以弥补因 CD_4^+ T 淋巴细胞的减少对患者整个免疫系统带来的致命性打击。因此，在积极抗病毒治疗的情况下，如何抑制免疫细胞的凋亡是 AIDS 患者免疫重建的关键所在。

另外，也有细胞凋亡不足和过度共存的现象，这与人类的组织器官是由多种不同细胞构成有关，如心脏以心肌细胞和心肌间质细胞为主，血管则主要是由内皮细胞和平滑肌细胞构成，由于不同细胞类型之间存在着差异，在病因的作用下，有些细胞表现为凋亡过度，有的则呈现凋亡不足。

（二）细胞凋亡的调控在疾病防治中的意义

细胞凋亡是细胞内预存的死亡程序被启动的过程，其中任何一个环节出现异常均可导致疾病的发生。因此，人们正尝试通过控制细胞凋亡发生的各个环节而达到治疗疾病的目的。

1. 合理利用细胞凋亡相关因素 细胞凋亡的诱导因素是导致凋亡发生的始动环节，人们可通过调控促凋亡因素或抑凋亡因素以防治凋亡不足或凋亡过度而引起的疾病。如使用外源性 TNF，应用低剂量照射，高热或高温，撤除某些生长因子等方法来诱导细胞凋亡。

2. 干预细胞凋亡的信号转导通路 Fas/FasL 信号转导通路是重要的凋亡信号转导通路之一。如多柔比星（阿霉素）可上调肿瘤 Fas/FasL 表达而启动死亡受体介导的凋亡通路，促进肿瘤细脏凋亡；免疫抑制剂环孢霉素 A 可通过阻抑跨膜电位下降和防止通透性转换孔开放而抑制线粒体介导的凋亡信号通路，防治细胞凋亡过度的疾病（如阿尔茨海默病等）。

3. 调节细胞凋亡相关基因 利用分子生物学技术，通过控制凋亡相关基因的表达达到调控细胞凋亡的过程，起到防治疾病的目的。如促凋亡基因（如 wtp53 基因）利用载体（如腺病毒、反转录病毒或脂质体）导入肿瘤细胞内，可以诱导肿瘤细胞凋亡；利用反义 Bcl－2 寡核苷酸序列可特异地与 Bcl－2 mRNA 某些区段互补，进而抑制或封闭 Bcl－2 表达，以抑制其过表达的 B 淋巴细胞癌的生长或提高癌细胞对抗癌药物的敏感性，使癌细胞凋亡增多。

4. 控制细胞凋亡相关的酶 Caspase 和核酸内切酶是调控细胞凋亡的关键酶，若抑制它们的活性，细胞凋亡将受阻；反之，则可促进。用 caspase 抑制剂抑制细胞凋亡，已用于治疗神经元退行性疾病，并可用于 AIDS 等疾病以及移植排斥的治疗。Ca^{2+} 和 Mg^{2+} 是核酸内切酶的激活剂，降低细胞内、外的 Ca^{2+} 浓度，细胞凋亡过程即受阻或延迟；相反，利用 Ca^{2+} 载体提升细胞内 Ca^{2+} 浓度，则可加速细胞凋亡的发生。因此，在缺血－再灌注损伤防治中，使用钙阻滞剂可在一定程度上减轻细胞凋亡的发生。Zn^{2+} 对核酸内切酶的活性有抑制作用，使用含

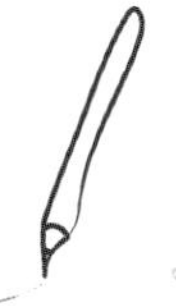

Zn^{2+}的药物有望于防治某些与细胞凋亡过度有关的疾病，如阿尔茨海默病（AD）、AIDS 等。

5. 防止线粒体跨膜电位下降 线粒体功能异常在细胞凋亡的发病中起着关键作用。因此，维持线粒体跨膜电位可防止细胞凋亡的发生。目前研究发现，环孢霉素 A 有抑制线粒体跨膜电位下降的作用，呈现出明显的细胞保护作用，因而有良好的抗凋亡应用前景。

第四节 细胞自噬与疾病

一、细胞自噬及其生物学意义

（一）细胞自噬的概述

细胞内的蛋白质和细胞器的降解对维持细胞内环境的稳定至关重要，其主要的降解途径有两种：蛋白酶体途径和内吞途径。蛋白酶体途径负责降解细胞内短寿的、多聚泛素化的蛋白质；内吞途径负责将跨膜蛋白运送至溶酶体降解。而细胞内的长寿蛋白、蛋白聚集物及膜包被的细胞器不能通过上述途径降解，只能经过细胞自噬（autophagy）过程完成。

细胞自噬是指细胞利用溶酶体降解自身成分（包括细胞质及细胞器）的过程，它是细胞内的再循环系统（recycling system）。尽管细胞自噬的表现形式多样，但最终都是通过溶酶体降解。细胞自噬是一种分解代谢过程，它可以使细胞循环使用被溶酶体降解的细胞质内（包括细胞器）的成分，即细胞结构的再循环。另外，研究证实细胞自噬可作为一种适应性反应被诱导，但这种诱导也会导致细胞死亡。如果蝇幼虫发育过程中，饥饿所诱导的、发生在幼虫脂肪体的细胞自噬对维持营养物质的循环及幼虫在不适宜条件下的生存是需要的；相反，程序性的细胞自噬将导致细胞死亡，这是幼虫形态发育过程中消除某种器官的主要方式。

（二）细胞自噬的生物学意义

细胞自噬是在机体高度调控下，以维持合成、降解和细胞产物循环之间的平衡，在蛋白质的代谢、细胞器更新以及组织发育中起重要作用。

1. 应激作用 细胞自噬是细胞在饥饿条件下启动的一种存活机制。当营养缺乏时，细胞自噬增强，降解非关键性成分并释放出营养物质，保证关键过程的继续。如 Atg7（自噬相关基因 7）基因参与营养成分介导的细胞自噬，若该基因缺陷，小鼠饥饿诱导的细胞自噬功能将受损。

2. 防御作用 当细胞遭受病原微生物攻击时，细胞自噬起一定的防御作用。如单纯疱疹病毒感染时，在自噬囊泡中发现有病毒颗粒，提示细胞自噬是被感染宿主细胞的一种防御反应。同时，研究也发现，单纯疱疹病毒的毒力蛋白 ICP34.5 能抑制细胞自噬，表明病毒已经进化出抵抗宿主的细胞自噬性防御机制。

3. 调节生长发育 细胞自噬在生长调节中发挥作用。例如一侧肾脏切除后，肾脏在生长过程中，细胞自噬减弱。

4. 维持细胞稳态 在骨髓肌和心肌上，细胞自噬可表现出特殊的“看家”功能，帮助细胞质内的成分（包括线粒体）进行更新。如人、小鼠的溶酶体膜蛋白 LAMP－215 缺陷，使细胞自噬性降解异常，导致骨髓肌病变和心肌病变的发生。

5. 控制细胞死亡及癌症 现已发现，细胞自噬在细胞发生程序性细胞死亡的过程中出现，因此有人提出了自噬性细胞死亡的概念，又称为细胞质性细胞死亡（cytoplasmic death）或称Ⅱ型细胞死亡（type Ⅱ cell death）。如昆虫蜕变时发生的程序性细胞死亡被认为是典型的自噬性细胞死亡。迄今，细胞自噬与细胞死亡之间关系尚无定论。另外，癌症的发生与细胞自噬受损有关。如在人乳腺癌和卵巢癌中发现，Beclin1 存在单侧等位基因缺失；若乳腺癌细胞系 Beclin1 过表达，则细胞自噬增强，抑制细胞的生长和致瘤性。

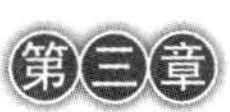

6. 延长寿命 一些物种长期减少热量摄入可以延长寿命。已发现，长期限制饮食的动物细胞，细胞质内成分（包括线粒体）的自噬性更新增强，这可能是延长其寿命的原因所在。

二、细胞自噬过程及其调控机制

（一）细胞自噬过程

由于细胞物质运到溶酶体内的途径不同，细胞自噬的过程有异。细胞自噬可分为三种类型：巨自噬（macroautophagy）、微自噬（microautophagy）和分子伴侣介导的自噬（chapern mediated autophagy，CMA）（图3－4）。

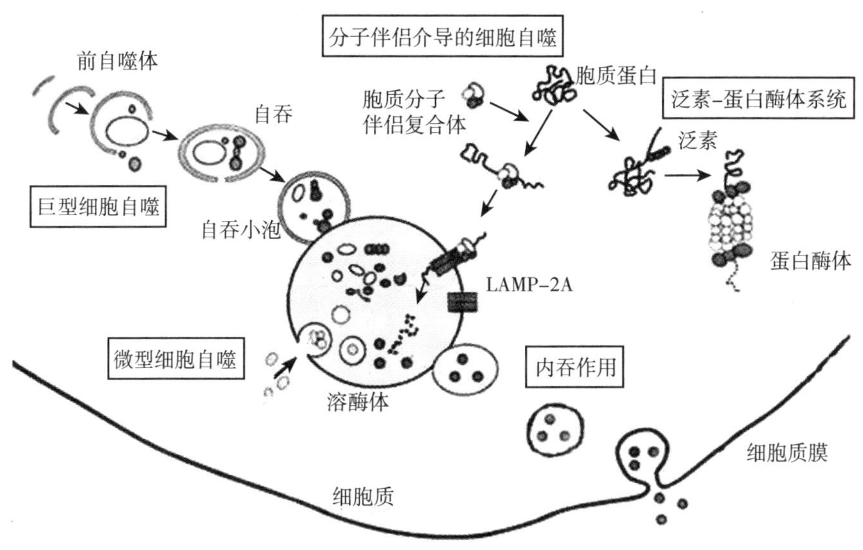

图3－4 细胞自噬的三种类型

1. 大自噬 巨噬细胞的自噬过程较为复杂。受到自噬性诱导因素作用后，首先细胞质中诱导产生杯状双层分离膜（isolation membrane，IM），IM进行增长、扩展并对胞质蛋白和细胞器等进行包裹而闭合形成自噬体（autophagosome，AP），又称为不成熟的自噬泡（immature autophagic vacuole，AVi）。随后，AP被运输到溶酶体并与之融合成一个自噬溶酶体（autophagolysosome）。最后，溶酶体内的酸性水解酶将囊泡中的内容物降解而形成降解性细胞自噬体（degradative autophagicvacuole）。

2. 小自噬 此过程较为简单，溶酶体膜通过内陷、突起和（或）分隔，直接包裹长寿命蛋白等，并在溶酶体内降解。

3. 分子伴侣介导的细胞自噬 CMA仅见于哺乳类细胞，胞质内蛋白结合到分子伴侣上后被转运到溶酶体，可被溶酶体酶消化。CMA的底物是可溶的蛋白质分子，在清除蛋白质时有选择性，而前两者无明显的选择性。如含Hsc70的分子伴侣/辅分子伴侣复合物与合适的蛋白底物（而非细胞器）结合后并一起移动到溶酶体，被溶酶体上的受体溶酶体相关2A型膜蛋白识别，然后在溶酶体内的Hsc70的帮助下，底物蛋白去折叠、转位跨过溶酶体膜。

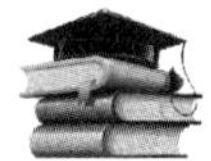

知识链接

细胞自噬中IM形成的相关理论模型

巨型细胞的自噬形式最为复杂，目前对其研究较多。其中IM的产生是巨噬细胞自噬过程中的关键。在对酵母的研究中发现，所有IM均来自酵母中的一个结构——细胞自噬体结构前体（pre－autophagosome structure，PAS），该结构是募集Atg蛋白的起始部位。

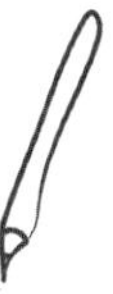

哺乳类细胞是否存在PAS仍未证实，IM可能是来自于与PAS相似的结构，但是哺乳类细胞的IM可在细胞质中任何位置形成。IM形成的具体机制不明，A Longatti和SA Tooze等提出了相关的理论模型：①模型Ⅰ（脂质递送/从头合成）有两种假设：一种是一个支架蛋白将两个不同的脂质双层聚拢，同时这个支架蛋白还要充当帽子蛋白，并能接收脂质运载蛋白递送来的脂质，从而使IM得以延伸。另一种是由运载蛋白将脂质递送到闭合的脂质双层结构中，然后以脂质以自发性的交换和插入的方式被递送到外片，使外片得以延展，则内片的延展需借助脂质翻转酶将被递送到外片的脂质进行翻转而完成。②模型Ⅱ（小泡转运）：假设通过小泡转运，使参与构成自噬体的膜被递送到正在增长的IM。但这个过程可能需要相应的运输装置，如细胞骨架的马达蛋白、微管蛋白及其他调控蛋白等参与。③模型Ⅲ（膜囊装配）：假设自噬体是由特殊的细胞自噬小泡或各自独立的IM相互融合而成。④模型Ⅳ（膜重构/延展）：假设自噬体不是由IM逐渐延展而成，而是由已经存在的膜片伸展、弯曲而成，或是通过内质网样的结构展平后形成。需注意的是，在细胞自噬发生过程的不同阶段，上述四种情况可同时存在。

（二）细胞自噬的信号调控

细胞自噬的具体机制目前尚不明确，针对酵母细胞的实验较多，而关于哺乳类细胞的研究甚少。但酵母细胞和哺乳类细胞自噬过程有很多相似之处，如在酵母细胞鉴定出的细胞自噬相关蛋白，常可在哺乳类细胞找到其同源物。

迄今为止，尽管IM/AP形成的确切机制未明，但对其调控的信号通路已有足够的认识（图3－5）。哺乳动物雷帕霉素靶蛋白（mammalian target of Rapamycin，mTOR）是一组在进化上非常保守的丝氨酸/苏氨酸蛋白激酶，是磷脂酰肌醇激酶相关蛋白激酶的家族成员，对细胞自噬的调节与细胞营养条件有关。在营养充足时，生长因子能活化Ⅰ类PI3K蛋白（class Ⅰ

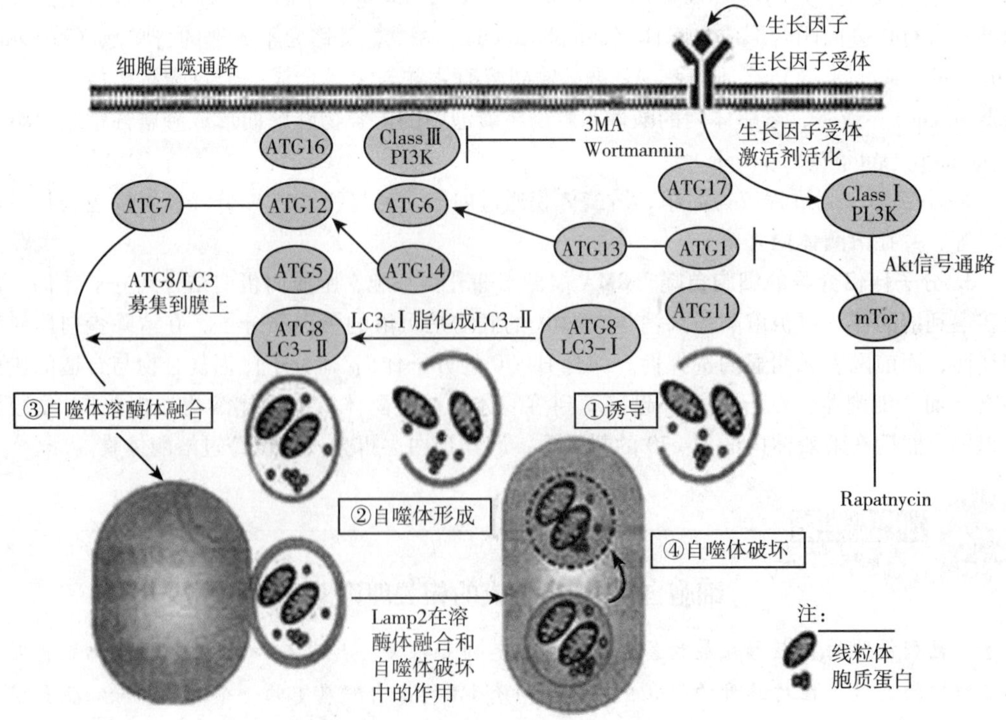

图3－5　调控IM/AP的信号通路

PI3K protein)，后者通过 AKT 信号通路激活 mTOR。活化的 mTOR 能抑制诱导细胞自噬的关键信号分子 Atg1，从而抑制细胞自噬。而当细胞处于饥饿状态时或 mTOR 抑制剂（如 Rapamycin）存在情况下，mTOR 不被活化，则 Atg1 可募集 Atg11、Atg13 和 Atg17 形成复合物，形成细胞自噬的诱导信号。此外，AP 的形成需要另外两个复合物：一个是由 Atg6（Beclin 1）、Ⅲ类 PI3K 复合物和 Atg14 组成；另一个是由 Atg12、Atg16、Atg5 及 Atg7 组成，该复合物是募集 Atg8（LC3）的关键分子。在细胞自噬发生时，胞质中的 LC3－Ⅰ被裂解并脂化成为 LC3－Ⅱ。关于 AP 与溶酶体融合和 AV 内容物降解的信号过程仍不明确。

（三）参与 IM/AP 形成的相关分子及其作用机制

现已在酵母中发现 31 种 Atg 蛋白，其中参与细胞自噬体形成的有 18 种，包括 Atg1～10、Atg12～14、Atg16～18、Atg29 和 Atg31，它们大多数被募集到 PAS，有些 Atg 可一直存在于 AP 直到成熟。尤其是 Atg8（哺乳类细胞中的 LC3），可作为 AP 的标志物。Atg 之间相互作用，推动细胞自噬的发生、发展，其又受其他信号通路分子的调控。

1. ULKI 和 ULK2 对 IM/AP 的调控作用 在酵母中，丝氨酸/苏氨酸激酶 Atg1 是诱导细胞自噬的关键效应分子，其受 TOR 调控，与 Atg13 和 Atg17 形成复合物发挥作用。哺乳动物 Atgl 的同源物有 unc－51 样激酶 1 和 2（unc－51－like kinase 1/2，ULK 1/2）两种，二者对细胞自噬的调控作用有所不同，如用 siRNA 使 ULKI 基因静默可抑制细胞自噬，而 ULK2 则不会。现已发现三个新的蛋白：KIAA0652（酵母 Atg13 的同源物）、200kD 的局灶黏附蛋白激酶家族作用蛋白（focal adhesion kinase family interacting protein of 200kD，FIP200）和 Atg101，它们都能与 ULKI 和 ULK2 相互作用。

此外，酵母的 Atg13 属于磷酸化蛋白，其灭活 TOR 后并自身去磷酸化，继而与 Atgl 结合和 Atg17 共同促进细胞自噬。哺乳动物 Atg13 亦参与细胞自噬，它与 ULKI 和 ULK2 的竣基末端结构域结合并共定位于膜上。FIP200 是 Atg17 的同系物，可 ULKI 和 ULK2 相互作用，与二者募集到 IM 有关。

2. Ⅲ类 PI3K 复合物 I III 类 PI3K 复合物 I（磷脂酰肌醇－3－磷酸激酶复合物Ⅰ）能产生形成 IM 扩展所必需的 PI3P（磷脂酰肌醇－3－磷酸）。在酵母中，细胞自噬必需 PI3K 复合物Ⅰ（如 Vps34、Vps15、Vps30/Atg6 和 Atg14）产生的 PI3P。PI3K 复合物Ⅱ（包括 Vps34、Vps15、Vps30/Atg6 和 Vps38）可产生相同种类的脂质，后者为内质体囊泡蛋白分选（vacuolar protein sorting，Vps）通路所需的。哺乳动物细胞中，Vps34、Vps15、Vps30、Atg14 和 Vps38 对应的同源物分别是 Vps34、p150、Beclin 1、Atg14/Barkor 和紫外线照射抵抗相关基因（ultraviolet irradiation resistant－associated gene，UVRAG）。Bcl－2 和 JNKl 对 Beclin 1 具有调控作用。内化与细胞自噬过程均有 UVRAG 参与。目前所知，酵母中 AP 上的 PI3P 的直接效应物是 Atgl8－Atg2 复合物。在哺乳动物类细胞中，Atg18 的同类物是与磷酸肌醇相作用的 WD 重复蛋白－1（WIPI－1）；另一个 PI3P 的效应物是双 FYVE 结构域蛋白 1（DFCPl），定位于内质网、内质网－高尔基氏器中间体及高尔基氏器膜上。

3. 与泛素有关的 Atg5－12 和 Atg8－PE 系统 在 Atg5－12 系统中，其中的 Atg7 和 Atg10 分别作为 E1 和 E2 样酶，可催化 Atg5 与 Atg12 相结合，此复合物再与 Atg16L 结合形成三元复合物并进一步二聚化形成 800kD 的多聚体即 Atg16L 复合物；在 Atg8－PE 系统中，Atg7 和 Atg3 分别作为 El 和 E2 样酶，催化 LC3 与磷脂酰乙醇胺（phosphatidylethanolamine，PE）相结合。脂化的 LC3（即 LC3－Ⅱ）定位于细胞自噬体膜上；未脂化的 LC3（被称为 LC3－Ⅰ）定位于胞质中。LC3 需被 Atg4 裂解才能发生脂化，而 Atg4 也可作用于 LC3－Ⅱ，使 LC3 与 PE 分离。LC3 从 AV 膜上脱离对于后续的 AV 与溶酶体或内质体的融合是必需的。Atgl6L 与 IM 相互识别并充当 E3 样酶，使 Atg3－LC3 募集到膜上 PE 所在部位，决定 LC3 脂化发生的部位。IM 的延展需要 Atg16L 复合物和 LC3－Ⅱ/Atg8－PE，其中 Atg16L 复合物可能决定着 IM

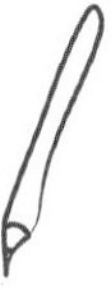

开始扩展的部位，而 Atg8－PE 能促进 IM 延展过程。

4. 跨膜蛋白 Atg9 有两种跨膜蛋白参与哺乳类细胞自噬，一个是酵母 Atg9 的同源物即 mAtg9 或 Atg9L1，mAtg9 是一种 6 次跨膜蛋白，其氨基和羧基末端均位于胞质，以 ULKl 依赖性方式在跨高尔基网络和晚期内质体间穿梭，可能参与脂质递送和 AP 的形成；另一个是囊泡膜蛋白 1（vacuolar membrane protein 1，VMP1），其主要定位于内质网，属于多次跨膜蛋白，它的羧基端结构域可与 Beclin 1 相互作用，VMP1、LC3 及 Beclin 1 在 AP 膜存在共定位。过表达 VMPI 能诱导 AP 形成，若沉默则可抑制 AP 形成。VMP1 的作用可能是募集 Beclin 1 并连同其他 PI3K 复合物 I 成分到 IM，还可继续募集其他 Atg 蛋白。

三、细胞自噬与疾病

（一）细胞自噬与神经元退行性变疾病

正常情况下或神经元退行性变疾病初期，可溶性蛋白常被泛素－蛋白酶体系统或分子伴侣介导的细胞自噬而降解。随着疾病的进展，某些异常的蛋白对上述两条途径产生毒性效应，使它们功能被抑制。另外，若异常蛋白形成复合体结构如寡聚体或纤维，就不能通过这两种途径降解。在疾病的代偿期，巨型细胞自噬通路被激活，进而清除有毒的蛋白聚合物。当患者病情进入晚期或衰竭期，泛素－蛋白酶体系统或分子伴侣介导的细胞自噬的障碍进一步加剧，巨型细胞自噬功能发生衰退，导致细胞内毒性蛋白产物堆积，便可从细胞自噬泡中漏出，加重细胞功能损伤。现已证实，使用促细胞自噬的药物（如 Rapamycin）可改善帕金森病、阿尔茨海默病等疾病的病情。

（二）细胞自噬与感染性疾病

大量的免疫信号可调节细胞自噬，同时细胞自噬对免疫和感染也产生多种效能，如降解微生物、激活固有免疫和获得性免疫、维持免疫细胞的稳态等。

感染时，细胞自噬通路激活可增强机体对病原体细胞的清除。但由于不同的微生物感染与细胞自噬之间相互作用的复杂性，使得针对不同的感染性疾病，在以细胞自噬为靶标制定治疗方案时需采用针对性的治疗方案。如果病原体对细胞自噬敏感，那么加强细胞自噬的诱导应该是有益的；若病原体可损害细胞自噬，利用靶向损伤细胞自噬的毒力因子的治疗方案最为有效，但加强细胞自噬同时也能对抗微生物对细胞自噬的阻断；有些病原体能利用细胞自噬进行自身复制，那么治疗的关键是找到参与调控细胞自噬的毒力因子，进而对其抑制处理，促进细胞自噬，杀灭病原体。

（三）细胞自噬与肿瘤

自噬在肿瘤发生和转移的过程中起着双刃剑的作用，即自噬对肿瘤细胞具有抑制和促进的双重作用。细胞自噬抑制肿瘤的作用表现为维持染色质的稳定、防止致癌突变的积累、减轻瘤体内细胞坏死和炎症、限制氧化应激等。另一方面，肿瘤细胞为应对由缺氧、代谢物、丧失接触及治疗药物产生的应激，增强细胞自噬又是其采取的一种重要的策略。

因此，合理调控细胞自噬可能成为抗肿瘤治疗的重要手段。一些肿瘤中自噬性死亡可能是肿瘤细胞死亡的重要形式，如三氧化二砷可通过上调 Beclin1 的表达，诱导细胞自噬性死亡，起到缓解淋巴细胞性白血病和多发性骨髓瘤的病情。在多种肿瘤放化疗过程中，可看到肿瘤细胞的自噬水平明显升高，此现象提示自噬是肿瘤细胞放化疗耐受的一种机制。在治疗的过程中，抑制细胞自噬可增强肿瘤细胞对放化疗的敏感性，如自噬抑制剂可增强恶性胶质瘤、乳腺癌、结肠癌等对放化疗的敏感性。但需要注意的是，抑制细胞自噬有潜在的致瘤可能，应用时应严格选择对象。

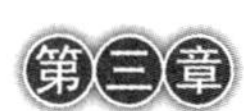

本章小结

生物体的复杂性主要体现在结构上不可分割性，功能上相互协调性及病理生理状态下相互影响性。细胞周期、增殖、分化、死亡都是细胞的基本过程，而这些过程对于整个生命活动是相互联系、相互影响、密不可分的。细胞周期是细胞增殖和分化的基础，细胞死亡是细胞活动的终结，自噬虽以细胞死亡的形式表现，其目的却是让细胞更好地存活。上述各种生命活动都受到细胞内多条细胞信号通路精密而有序的调控。细胞周期、增殖、分化、死亡和自噬等基本活动过程发生异常将会导致相应的疾病，我们通过对这些相关疾病的细胞异常功能活动的靶控更好地为临床提供治疗线索和方案。

思考题

1. 细胞周期有何特点？
2. 细胞周期是如何进行自身调控的？
3. 试述肿瘤细胞周期调控异常的发生机制。
4. 试述细胞分化的调控。
5. 试述恶性肿瘤细胞异常分化的机制。
6. 为什么肿瘤可以用诱导分化的方法治疗？
7. 细胞凋亡与坏死的区别。
8. 试述细胞凋亡的主要信号通路。
9. 细胞自噬过程及其调控机制。

（王永玲）

第四章　水、电解质代谢紊乱

学习要求

1. 掌握　水、钠代谢障碍的类型、发生原因及对机体的影响和病理生理机制；水肿的概念和发病机制；钾代谢障碍的病理生理机制。

2. 熟悉　水中毒概念、原因和对机体的影响；镁代谢障碍、钙磷代谢障碍的病理生理机制。

3. 了解　各种水、电解质紊乱的防治原则。

水和电解质是维持生命基本物质的组成部分。体内的水和溶解于其中的电解质、低分子有机物及蛋白质等总称为体液。机体通过神经 - 体液机制的调节保持体液容量、电解质的成分和浓度、渗透压和酸碱度的相对恒定，是维持细胞新陈代谢和生理功能的基本保证。许多器官系统的疾病、一些全身性的病理过程及某些医源性因素等可使体内水、电解质改变并超出机体的调节能力和（或）调节系统本身功能障碍，都可导致水、电解质代谢紊乱。这些紊乱往往是疾病的一种后果或疾病伴随的病理变化，如果得不到及时纠正，严重的水、电解质代谢紊乱又是使疾病复杂化的重要原因，甚至可对生命造成严重威胁。

第一节　水、电解质平衡的调节

一、体液的容量和分布

正常成人体液总量约占体重的 60%，其中 2/3 为细胞内液（约占体重的 40%），1/3 为细胞外液（约占体重 20%）。在细胞外液中，血浆约占体重的 5%，组织间液约占 15%。细胞外液还包括一些特殊的分泌液，如消化液、尿液、汗液、脑脊液和关节囊液等，由于这些液体大部分是由上皮细胞分泌产生的，故称为跨细胞液（transcellular fluid）。

体液的含量和分布受年龄、性别、脂肪多少等因素的影响，因而存在个体差异。新生儿体液总量约占体重的 80%，婴儿约占 70%，老年人体液总量则有所减少。另一方面，体液总量随脂肪的增加而减少，肥胖者体液含量低于肌肉发达者，女性体液含量约比男性低 10%。

二、体液的主要电解质

人体中的各种无机盐和一些低分子有机物以离子状态溶于体液中，称为电解质。细胞内、外液中电解质成分有很大差异。细胞内液主要的阳离子是 K^+，其次是 Mg^{2+} 和 Na^+；主要阴离子是磷酸盐（HPO_4^{2-}）和蛋白质。细胞外液的主要阳离子是 Na^+，其次是 K^+、Ca^{2+}、Mg^{2+} 等；主要阴离子是 Cl^-，其次是 HCO_3^-、HPO_4^{2-} 等。血浆和细胞间液的电解质组成与含量非常接近，仅蛋白质含量有较大差别。血浆蛋白质含量为 60 ~ 80g/L，细胞间液蛋白质含量则极低，仅为 0.5 ~ 3.5g/L，这种差别是由毛细血管壁的通透性决定的，对维持血容量恒定、保

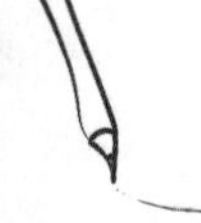

证血液与组织间液之间水分的正常交换具有重要生理意义。

任何部位的体液，其阴离子和阳离子所带的电荷总数相等，从而使体液保持电中性。

三、体液的渗透压

溶液渗透压的高低取决于溶液中渗透活性颗粒（溶质分子或离子）的数目，而与颗粒大小、电荷或质量无关。体液中起渗透作用的溶质主要是电解质。由 Na^+、K^+ 等离子（晶体颗粒）形成的渗透压，称为晶体渗透压；由蛋白质等大分子（胶体颗粒）形成的渗透压，称为胶体渗透压。

血浆和组织间液的渗透压 90% ~95% 由单价离子 Na^+、Cl^- 和 HCO_3^- 产生，剩余的5% ~10% 由其他离子、葡萄糖、氨基酸、尿素以及蛋白质等构成。正常血浆渗透压在 280 ~310mmol/L 之间，在此范围内为等渗，低于 280mmol/L 为低渗，高于 310mmol/L 为高渗。血 Na^+ 产生的渗透压约占血浆总渗透压 45% ~50%，故临床上常用血 Na^+ 浓度来估计血浆渗透压的变化。血浆蛋白质所产生的胶体渗透压极小，仅占血浆总渗透压的 1/200，但由于其不能通过毛细血管壁，因此对维持血管内、外液体交换和血容量具有十分重要的作用。

维持细胞内液渗透压的离子主要是 K^+ 和 HPO_4^{2-}。正常时细胞内液与细胞外液之间的渗透压是相等的。当细胞内外渗透压出现压差时，主要靠水的移动来维持细胞内外液的渗透压平衡。水总是由渗透压低处移向渗透压高处，直至细胞内、外液渗透压相等。

四、水与电解质的生理功能及平衡

（一）水的生理功能与平衡

1. 水的生理功能 水是机体中含量最多的构成物质，其生理功能如下。

（1）促进物质代谢 水是体内一切生化反应进行的场所，本身也参与水解、水化、加水脱氢等重要反应。水也是良好的溶剂，能使许多物质溶解，加速化学反应，并有利于营养物质及代谢产物的运输。

（2）调节体温 水的比热大，能吸收代谢过程中产生的大量热量而使体温不致升高。水的蒸发热也大，1g 水在 37℃完全蒸发时需要吸收 575 卡热量，所以少量汗液的蒸发就能散发大量的热量。同时，水的流动性大，体液各部分中水的交换非常迅速，对体温调节起重要作用。

（3）润滑作用 如唾液有助于食物吞咽，泪液有助于眼球转动，滑液有助关节活动，胸膜腔和腹膜腔的浆液可以减少组织间的摩擦。

（4）结合水的作用 除以自由水为形式存在外，体内还有部分水与蛋白质、黏多糖和磷脂等结合，称为结合水。其功能之一是保证各种肌肉具有独特的机械功能。例如，心脏含水 79%，比血液仅少 4%，由于心脏大部分以结合水的形式存在，并无流动性，这就是使心肌成为坚实有力的舒缩性组织的条件之一。

2. 水平衡 正常人每天水的摄入和排出处于动态平衡中。机体水的来源有饮水、食物水和代谢水。成年人每天饮水量波动于 1000 ~1500ml 之间，随食物摄入的水量约为 700 ~900ml，食物在体内氧化的最后阶段产生的水称代谢水，成年人每天约产生 300ml 代谢水。机体排水途径有以下四种。

（1）肾脏 正常成人一般情况下随尿排出的水每天约 1500ml。正常成人每天须经肾排出 35g 左右固体溶质（主要是蛋白质代谢终产物和电解质），尿液的最大浓度为 60 ~80g/L，所以成人每天至少排出 500ml 尿液才能清除体内的代谢废物，此称为最低尿量。当每天尿量少于 500ml 时，代谢终产物就会在血液中潴留。

（2）肠道 随粪排出，正常成人每天随粪排水约 150ml。

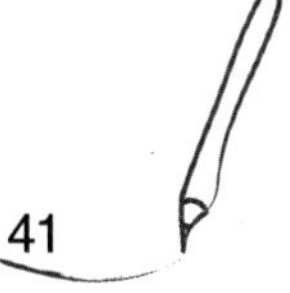

（3）皮肤　不感蒸发（非显性汗）是指水分直接透出皮肤排出的水，每天约500ml。发汗（显性汗）是指皮肤的汗腺分泌汗液，高温情况下，汗液的排出每日可高达数千毫升。

（4）肺脏　在一般情况下，成年人经呼吸道黏膜不感蒸发所排出的水每天约为350ml。

从上可见，正常人每天的出入水量相等。在一般情况下，正常成人的出入水量约为2500ml（表4-1），要维持水分出入量的平衡，每天需水约1500~2000ml，称日需要量。

表4-1　正常人每日水的摄入和排出量

	水的摄入（ml/d）	水的排出（ml/d）	最低排出量（ml/d）
	饮水1000~1500	尿液1000~1500	尿液500
	食物水700	粪便150	粪便150
	代谢水300	皮肤蒸发500	皮肤蒸发500
		呼吸蒸发350	呼吸蒸发350
合计	2000~2500	2000~2500	1500

正常人消化道中每日分泌大量消化液，其中含水量约为血浆的1~2倍，但几乎全被吸收，很少部分在粪便中排出。因此，如发生严重呕吐或腹泻，则会丢失大量水分。

（二）电解质的生理功能与钠平衡

机体的电解质分为有机电解质（如蛋白质）和无机电解质（即无机盐）两部分。组成无机盐的主要金属阳离子为K^+、Na^+、Ca^{2+}、Mg^{2+}，主要阴离子则为Cl^-、HCO_3^-、HPO_4^{2-}等。电解质的主要功能为：①维持体液的渗透压和酸碱平衡，K^+、Na^+、Cl^-、HCO_3^-、HPO_4^{2-}等离子是维持细胞内外容量、渗透压平衡和酸碱平衡的重要因素；②维持神经、肌肉、心肌细胞的静息电位，参与其动作电位的形成；③参与新陈代谢等生理活动，K^+、Mg^{2+}参加多种新陈代谢过程，如糖原合成时有一定量K^+进入细胞内，分解时则释出；蛋白质合成亦需一定量的K^+，分解时，则释出K^+；ATP形成时亦需要K^+。这里只讨论钠和钾的含量与平衡。

1. 钠的含量与平衡　正常成人体内含钠总量为40~50mmol/kg体重，其中约有40%是不可交换的，主要结合于骨骼的基质约60%是可交换的。总钠量的50%左右存在于细胞外液，10%左右存在于细胞内液。Na^+是细胞外液中的主要阳离子，它是调节体液渗透压和容量的主要离子，临床上测定的血清Na^+浓度正常范围是130~150mmol/L。一般成人每天所需的钠约为6~10g，天然食物中含钠甚少，故人们摄入的钠主要来自食盐。摄入的钠几乎全部由小肠吸收，多余的Na^+主要经肾随尿排出。正常情况下排出和摄入量几乎相等。摄入多，排出亦多；摄入少，排出亦少。如果无钠饮食数天至数十天，则尿钠排出几乎为零，即多吃多排，少吃少排，不吃不排。此外，汗液虽为低渗液，但随汗液亦可排出少量的钠，如大量出汗，也可丢失较多的钠，而钠的排出通常也伴有氯的排出。

2. 钾的含量、分布与平衡　正常成人含钾量为31~57mmol/kg体重，其中98%存在于细胞内，细胞内钾浓度高达160mmol/L，是细胞内液的主要阳离子；细胞外液钾占体钾的2%，血清钾浓度为3.5~5.5mmol/L。细胞内外钾浓度差主要依靠细胞膜Na^+，K^+-ATP酶耗能转运来维持。正常人体钾的摄入和排出处于动态平衡。钾的主要来源是天然食物，成人每天随饮食摄入钾约为50~120mmol，其中约90%在肠道被吸收，其余10%随粪便排出。上消化道对钾的吸收是相当完全的，在下消化道血浆中的钾可与肠腔中的钠交换，通过这个方法，钠可保存，因此腹泻或经常灌肠均可导致大量失钾。被吸收的钾首先转移至细胞内，其中90%经肾脏随尿液排出体外，少量经汗液和粪便排出。肾脏排钾量与摄入量相关，但即使在钾摄入很少或无钾盐摄入时，肾仍会排出一定量的钾，出现钾的负平衡，即多吃多排、少吃少排，不吃也排。

五、水、电解质平衡的调节

水和电解质平衡是指体液的容量、电解质浓度和渗透压保持在相对恒定的范围内，这是通过神经－内分泌系统的调节实现的。

（一）水、钠平衡的调节

机体内水、钠平衡紧密相关，共同影响细胞外液的渗透压和容量。水的平衡主要由渴感及抗利尿激素调节，主要维持血浆等渗；而钠平衡则主要受醛固酮调节，主要维持细胞外液的容量及组织灌流。

1. 渴感的调节作用 渴感的调节为机体最强大防护失水的机制。感受渴觉的中枢位于下丘脑视上核的侧面，与渗透压感受器邻近并有部分交叉重叠。血浆晶体渗透压升高是刺激渴感中枢兴奋的最主要刺激，正常人在血浆晶体渗透压约 295mmol/L 时就可引起口渴的感觉，使机体主动饮水，饮水后，血浆晶体渗透压回降，渴感消失。此外，有效循环血量减少和血管紧张素Ⅱ的增多也可以引起渴感。

2. 抗利尿激素的调节作用 抗利尿激素（antidiuretic hormone，ADH）主要在下丘脑的视上核合成，储存于神经垂体，ADH 的释放主要受血浆晶体渗透压以及循环血量的影响。当血浆渗透压升高时，可刺激渗透压感受器，使 ADH 释放入血增加。当成人血浆渗透压有 1%～2% 变动时，即可影响 ADH 的释放。ADH 作用于肾远曲小管和集合管上皮细胞，增加对水的重吸收，使细胞外液渗透压降低。反之，当细胞外液渗透压降低时，可抑制 ADH 分泌和释放，减少肾远曲小管和集合管对水的重吸收。

ADH 也受非渗透压因素的调节，当血容量减少和血压降低时，可通过容量感受器（位于左心房和胸腔大静脉处）和压力感受器（位于颈动脉窦和主动脉弓），反射性地刺激 ADH 分泌，增加对水的重吸收，以补充血容量。由血容量减少引起的 ADH 分泌，其敏感度不如由渗透压改变所致的 ADH 变化强，一般要在容量改变 10% 左右才可强烈刺激 ADH 分泌。实验证明，血容量的变化可影响机体对渗透压变化的敏感性，许多血容量减少的疾病，其促使 ADH 分泌的作用远超过血浆渗透压降低对 ADH 分泌的抑制，说明机体优先维持正常的血容量。

此外，疼痛、情绪紧张、恶心、呕吐和血管紧张素Ⅱ也可刺激 ADH 释放；动脉血压升高可通过刺激颈动脉窦压力感受器而反射性地抑制 ADH 的释放（图 4－1）。

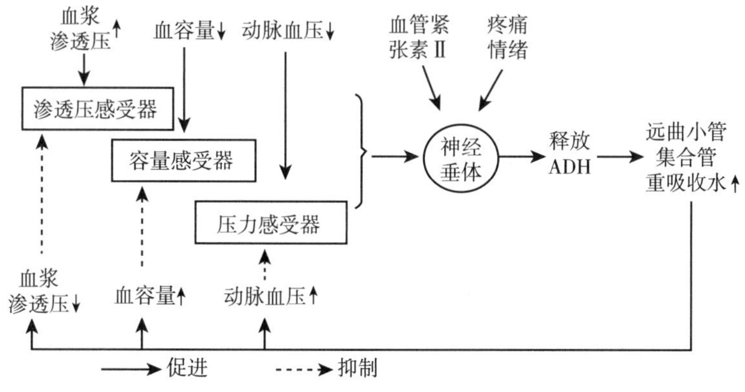

图 4－1 ADH 的调节作用

3. 醛固酮的调节作用 醛固酮（aldosterone）是肾上腺皮质球状带分泌的盐皮质激素，主要作用于肾远曲小管和集合管上皮细胞，增加对 Na^+ 和水的重吸收，补充循环血量，同时也促进 K^+ 和 H^+ 的排出。其分泌主要受肾素－血管紧张素系统和血浆 Na^+、K^+ 浓度的调节。当循环血量减少时，肾血流量不足，肾动脉压下降可刺激肾近球细胞分泌肾素，进而激活肾

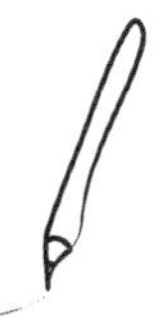

素-血管紧张素系统，增加肾上腺皮质球状带醛固酮的分泌。此外，血 Na^+ 浓度降低和血 K^+ 浓度升高，都可以直接刺激醛固酮分泌释放，促进肾保 Na^+ 排 K^+，使血 Na^+ 浓度升高而血 K^+ 浓度降低（图4-2）。

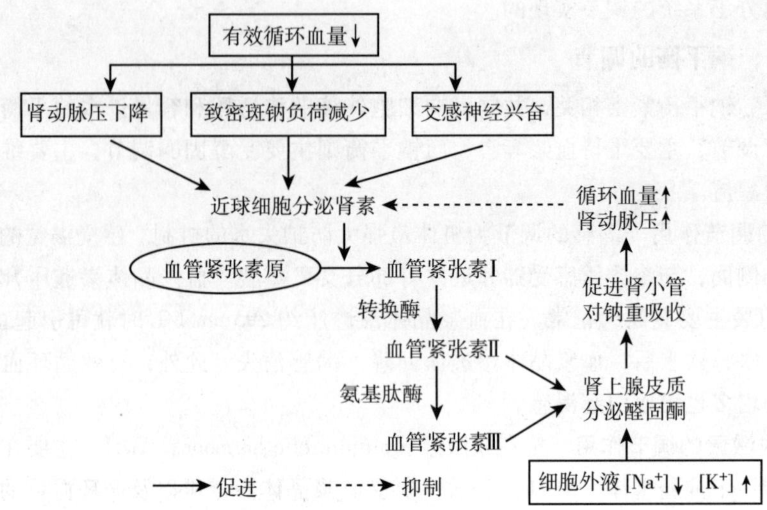

图4-2 醛固酮分泌的调节作用

4. 心房钠尿肽的调节作用 心房钠尿肽（atrial natriuretic peptide，ANP）是一组由心房肌细胞产生的肽类激素，又称为心房肽（atriopeptin）或心房利钠因子（atrial natriuretic factor，ANF）。当血容量增加使心房容量扩张、血钠增高或血管紧张素增多时，可刺激心房肌细胞合成和释放 ANP。ANP 具有利钠、利尿、扩血管和降低血压的生理作用，其机制为：①抑制肾近曲小管对钠、水的重吸收，增加肾小球滤过率（glomerular filtration rate，GFR），改变肾内血流分布；②抑制醛固酮分泌和肾素活性；③减轻血容量降低后引起的 ADH 升高的水平。

5. 水通道蛋白的作用 水通道蛋白（aquaporins，AQP）也是影响水钠代谢的另一重要因素。AQP 是一组构成水通道与水通透性有关的细胞膜转运蛋白，广泛存在于动物、植物及微生物界。目前在哺乳动物组织鉴定的 AQP 有 13 种，每种 AQP 有其特异性的组织分布。

AQP2 位于肾脏集合管主细胞管腔侧和靠近管腔侧的囊泡内，是 ADH 依赖性水通道。ADH 和主细胞基底侧 V2 受体结合，通过 G 蛋白激活腺苷酸环化酶，使细胞内 cAMP 升高，后者激活 cAMP 依赖的蛋白激酶并使细胞内成分磷酸化，促使囊泡膜以出胞的方式和管腔膜融合，AQP2 分子插入管腔膜，水通道开放。约有 10% 的肾小球滤过液流经集合管时在 AQP2 的参与下被重吸收，在肾浓缩机制中起重要作用。当 AQP2 发生功能缺陷时，将导致尿崩症。

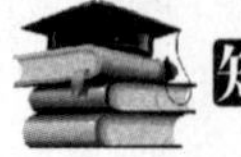
知识链接

水通道蛋白

水通道蛋白（aquaporin，AQP）是一族细胞膜上选择性高效转运水分子的特异孔道。自从 Agre 等于 1992 年从红细胞膜发现第一个水通道蛋白 AQP1 以来，有关水通道蛋白结构与功能的研究取得了迅速的、系列性的进展。已报道的哺乳动物 AQP 家族已有 11 个在蛋白质序列上有同源性成员（AQP0～AQP10）。AQP 在体内各系统组织中广泛表达，除了在与体液分泌和吸收密切相关的多种上皮和内皮细胞高表达外，在一些与体液转运无明显关系的组织细胞如红细胞、白细胞、脂肪细胞和骨骼肌细胞等处也有表达，提示 AQP 可能在多种器官生理和病理中发挥重要作用。

（二）钾平衡的调节

钾平衡主要依靠钾的跨细胞转移、肾以及结肠排钾来调节。

1. 钾的跨细胞转移 调节钾跨细胞转移的基本机制被称为泵－漏机制（pump－leak mechanism）。泵指钠－钾泵，即 Na^+，K^+－ATP 酶，将钾逆浓度差摄入细胞内；漏指钾离子顺浓度差，通过各种钾离子通道进入细胞外液。

胰岛素、β 肾上腺素受体激活、血清钾浓度升高可直接刺激 Na^+，K^+－ATP 酶的活性，促进细胞摄钾，碱中毒时也可促进 K^+进入细胞内。酸中毒、细胞外液渗透压急性升高、剧烈运动时肌肉收缩时等可促进细胞内钾外移。

2. 肾对钾排泄的调节 从肾小球滤出的钾，几乎全部在近曲小管和髓袢被重吸收。机体主要依靠远曲小管和集合管对钾的分泌和重吸收来调节，从而维持体钾的平衡。影响远曲小管和集合管排钾的主要因素有：①醛固酮：醛固酮具有显著的排钾功能，它可使 Na^+，K^+－ATP 酶的活性升高，重吸收 Na^+增加，并增加肾小管上皮细胞管腔膜上钾离子通道开放的数量。②细胞外液的钾浓度：血钾升高可直接刺激肾上腺皮质分泌醛固酮，并且可刺激 Na^+，K^+－ATP 酶的活性，增大管腔面胞膜对钾的通透性；降低肾间质液钾浓度与小管细胞内液钾浓度差，从而减少小管细胞内钾离子向肾间质的返流。③远端流速（distal flow rate）：远端肾单位的小管液流速是影响钾分泌的重要因素。远端流速增加使小管液钾浓度降低并增大了细胞内外钾浓度梯度，促进钾的排泌。

3. 结肠对钾平衡的调节 正常时，摄入钾的90%由肾排出，约10%的钾由肠道排出，该部分钾主要由结肠上皮细胞以类似于远曲小管上皮主细胞泌 K^+的方式向肠道分泌，肾衰竭、肾小球滤过率明显降低的情况下，结肠泌 K^+量平均可达到摄入钾量的三分之一（34%），而成为重要的排钾途径。

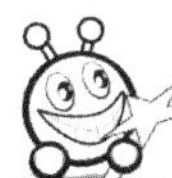

案例讨论

临床案例 患者，女性，17 岁，因食不洁食物出现呕吐、腹泻伴发热 2 天，烦躁不安、口渴、少尿 1 天入院。

体格检查：体温 38.9℃，血压 115/80mmHg，脉搏 110 次/分，呼吸 30 次/分，精神萎靡，神志清楚，皮肤黏膜干燥、无汗。

实验室检查：血 Na^+155mmol/L，血浆渗透压 330mmol/L；WBC 11.2×10^9/L，中性粒细胞 84%，淋巴细胞 12%。；尿量 300ml/d，色黄，尿比重 >1.023，尿钠 12nmol/L。

入院后给予静脉滴注 5% 葡萄糖溶液 2500ml/d 和抗生素等治疗。

2 天后患者体温、尿量恢复正常，渴感消失；但出现眼窝凹陷、皮肤弹性明显降低、直立性头晕、厌食、肌肉软弱无力，肠鸣音减弱，腹壁反射消失。浅静脉萎陷，脉搏 120 次/分，血压 75/50mmHg，血 Na^+ 120mmol/L，血浆渗透压 255mmol/L，血 K^+ 2.8mmol/L，尿比重 <1.008，尿钠 8mmol/L。心电图显示：P－R 间期延长，QRS 综合波增宽，S－T 段压低，T 波压低和增宽，出现明显的 U 波，期前收缩。

随即给予高渗盐水、生理盐水充足补液，缓慢滴注 0.3% KCl，10 小时后肌肉软弱无力消失，此时血钾 3.5mmol/L。继续口服补钾 5 天，痊愈出院。

问题 1. 入院时患者发生何种水、电解质平衡紊乱？其发生机制是什么？

2. 治疗 2 天后患者发生了什么变化？为什么？

3. 患者肌肉软弱无力的主要原因是什么？治疗原则是什么？

第二节　水、钠代谢紊乱

一、水钠代谢障碍的分类

细胞外液中主要的阳离子为钠离子，水、钠代谢障碍总是同时或先后发生，并且相互影响、关系密切，导致体液容量和渗透压的改变，故临床上常将二者合并讨论。一般根据体液容量可分为脱水和水过多；二者又可根据细胞外液渗透压的不同分为高渗性、低渗性和等渗性；根据血钠浓度的变化可分为高钠血症、低钠血症。本节主要以血容量变化为依据，讨论临床上常见的水、钠代谢障碍。

二、脱水

脱水（dehydration）是指体液容量减少，并出现一系列功能、代谢紊乱的病理过程。脱水常伴有血钠和渗透压的变化，根据水和钠丢失的比例及体液渗透压的改变，可将脱水分成低渗性脱水、高渗性脱水和等渗性脱水三类。

（一）高渗性脱水

高渗性脱水（hypertonic dehydration）亦称为低血容量性高钠血症（hypovolemic hypernatremia），其特征是失水多于失钠，血清钠浓度 >150mmol/L，血浆渗透压 >310mmol/L，细胞外液量和细胞内液量均减少。

1. 原因和机制

（1）水摄入减少　多见于①水源断绝，如沙漠迷路、海难；②不能或不会饮水，如频繁呕吐的患者、昏迷或极度衰弱的患者；③渴感障碍，某些脑部病变如下丘脑病变时，可损伤口渴中枢。水摄入减少但机体经皮肤和呼吸道蒸发等不断失水。成人一日不饮水，丢失水约1200ml（约为体重的2%）；婴儿一日不饮水，失水可达体重的10%，所以婴儿对水的丢失更为敏感，更容易发生脱水。

（2）水丢失过多　①经胃肠道失水过多：最为常见，严重呕吐、腹泻及消化道引流等可导致消化液丢失，部分婴幼儿腹泻时排出大量钠浓度低的水样便。②经皮肤失水过多：汗液中钠浓度较低，高热、大量出汗和甲状腺功能亢进时，均可丢失大量低渗液，如发热时，体温每升高1.5℃，皮肤的不感蒸发每天大约增加500ml，大汗时每小时可丢失水分约800ml。③经呼吸道失水过多：任何原因引起的过度通气（如癔症、代谢性酸中毒、气管切开并加用人工呼吸机但又未湿化处理等）都可使呼吸道黏膜的不感蒸发加强以致大量丢失不含任何电解质的水。④经肾失水过多：中枢性尿崩症时因ADH产生和释放不足，或肾性尿崩症因肾远曲小管和集合管对ADH的反应性缺乏时，肾可排出大量低渗尿液。使用大量脱水剂如甘露醇、高渗葡萄糖等，以及昏迷的患者鼻饲浓缩的高蛋白饮食，可因肾小管液渗透压增高而引起渗透性利尿，失水多于失钠。

2. 对机体的影响

（1）口渴　由于血浆渗透压增高，刺激口渴中枢，促使患者主动饮水补充体液，这是重要的保护机制。但在衰弱的患者和老年人，口渴反应不明显。

（2）尿少　除尿崩症患者外，血浆渗透压升高，刺激渗透压感受器引起ADH分泌增加，加强了肾小管对水的重吸收，因而尿量减少而尿比重增高。

（3）细胞内液向细胞外液转移　由于细胞外液高渗，可使渗透压相对较低的细胞内液向细胞外转移，这有助于循环血量的恢复，但同时引起细胞脱水，致使细胞功能代谢障碍。

通过以上三点使细胞外液得到补充，故细胞外液和血容量减少不如低渗性脱水时明显，发生休克者也较少。

（4）中枢神经系统功能紊乱 细胞外液渗透压升高引起脑细胞严重脱水时，可引起一系列中枢神经系统功能障碍，包括嗜睡、肌肉抽搐、昏迷甚至死亡。由于颅腔容积固定，当脑体积因脱水而显著缩小时，介于颅骨与脑皮质之间的血管张力增大，可导致静脉破裂而出现局部脑出血和蛛网膜下腔出血。

（5）尿钠的变化 早期或轻症患者，由于血容量减少不明显，醛固酮分泌不增多，故尿中仍有钠排出，其浓度还可因水重吸收增多而增高；在晚期和重症患者，可因血容量减少，醛固酮分泌增多而致尿钠含量减少。

（6）脱水热 严重脱水患者，由于皮肤蒸发的水分减少，机体散热功能降低，在小儿易引起体温调节中枢功能减弱，体温升高，导致“脱水热”。

3. 防治的病理生理基础

（1）防治原发病，除去病因。

（2）恢复正常的血容量及血钠浓度。应以补水为主，不能进食者可由静脉滴入5%～10%葡萄糖溶液。虽然患者血 Na^+ 浓度升高，但体内总钠是减少的，故在缺水得到一定程度纠正后，应适当补钠，或给予生理盐水与5%～10%葡萄糖混合溶液。

（二）低渗性脱水

低渗性脱水（hypotonic dehydration）亦称为低容量性低钠血症（hypovolemic hyponatremia），其特征是失钠多于失水，血清钠浓度 <130mmol/L，血浆渗透压 <280mmol/L，伴有细胞外液量的减少（图4－3）。

1. 原因和机制 常见于某些原因使机体丢失大量体液，或者液体积聚在“第三间隙”后，在治疗上只补水（如只予以饮水或输入葡萄糖液）而未注意补电解质平衡液。使体液丢失的原因主要如下。

（1）肾外性原因 ①消化液大量丢失（呕吐、腹泻或胃肠吸引术等）；②大量体液积聚在“第三间隙”（如大量胸、腹水形成时）；③大量出汗（丢失低渗性体液），每小时可丢失约30～40mmol的钠；④大面积烧伤，血浆大量渗出（丢失等渗性体液）。

（2）肾性原因 ①水肿患者在长期、大量使用排钠利尿药（如氢氯噻嗪、呋塞米、依他尼酸等）时，利尿的同时抑制髓袢升支对 Na^+ 的重吸收，使钠随尿液排出过多；②肾脏疾病，如慢性间质性疾病可使髓质正常间质的结构破坏，使肾髓质不能维持正常的浓度梯度及髓袢升支功能受损等，均可使 Na^+ 随尿液排出增加；③肾上腺皮质功能不全，如Addison病，因醛固酮分泌不足，使肾小管重吸收 Na^+ 减少；④过度渗透性利尿，如急性肾衰竭多尿期、严重糖尿病或大量使用高渗葡萄糖、甘露醇、山梨醇等，肾小管液中溶质浓度增高，可通过渗透性利尿作用使肾小管上皮细胞对水、钠重吸收减少。

由此可见，低渗性脱水的发生，往往与体液丢失后只补水而未补钠有关。但是也必须指出，即使没有不当的治疗措施，大量体液丢失后由于细胞外液容量显著减少可引起机体的代偿性反应，如引起口渴致大量饮水；肾小球滤过率降低、近曲小管对水、钠重吸收增多；以及对容量感受器刺激引起ADH分泌增多，使远端肾单位重吸收水增加，因而引起细胞外液低渗。

2. 对机体的影响

（1）口渴不明显 轻症或早期由于细胞外液低渗可无口渴，重症或晚期患者血容量明显减少时，患者也会有口渴。

（2）细胞水肿 由于细胞外液渗透压下降，水由细胞外转移至细胞内，细胞内液增多，可引起细胞水肿，并导致细胞功能代谢障碍，严重时可发生脑水肿，出现头痛、意识模糊、惊厥、昏迷等一系列中枢神经系统障碍症状。

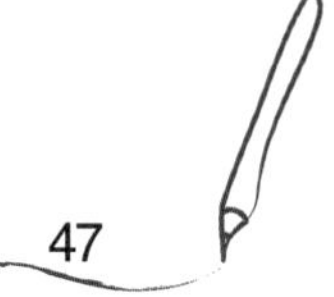

（3）尿的变化　细胞外液渗透压下降可抑制 ADH 分泌释放，肾小管对水重吸收减少，所以轻症或早期患者尿量一般不减少；重症或晚期患者由于血容量明显减少，机体优先维持血容量，ADH 分泌释放增加，尿量减少。

肾外原因引起的低渗性脱水，早期抑制 ADH 分泌，尿量不减少，加之低钠可引起醛固酮分泌增加，故尿钠减少（<10mmol/L）；因肾性原因所致脱水者，尿钠含量增多（>20mmol/L）。

（4）易发生休克　其机制为：①原发病因致体液大量丢失；②体液向细胞内转移，使细胞外液进一步减少；③细胞外液低渗抑制 ADH 分泌，使尿量增加或不减少。由于上述三方面原因，使血容量明显减少，故容易发生低血容量性休克。外周循环衰竭症状出现较早，患者有直立性眩晕、静脉塌陷、动脉血压降低、脉搏细速等症状。

（5）脱水体征明显　低渗性脱水时体液减少最明显的部位是组织间液，因此患者较早出现皮肤弹性降低，眼窝和婴幼儿囟门凹陷等脱水外貌。

3. 防治的病理生理基础

（1）防治原发病，除去病因。

（2）纠正不适当的补液，恢复正常的血钠浓度与血容量。原则上补充等渗盐水（0.9% NaCl 溶液），病情严重者需应用 3% 高渗盐溶液，以恢复细胞外液容量及渗透压。如已发生休克，要及时积极抢救（见第十一章休克）。

（三）等渗性脱水

等渗性脱水（isotonic dehydration）的特征是水和钠等比例丢失，血清钠浓度为 130 ~ 150mmol/L，血浆渗透压为 280 ~ 310mmol/L，以细胞外液减少为主，细胞内液减少不明显（图 4－3）。

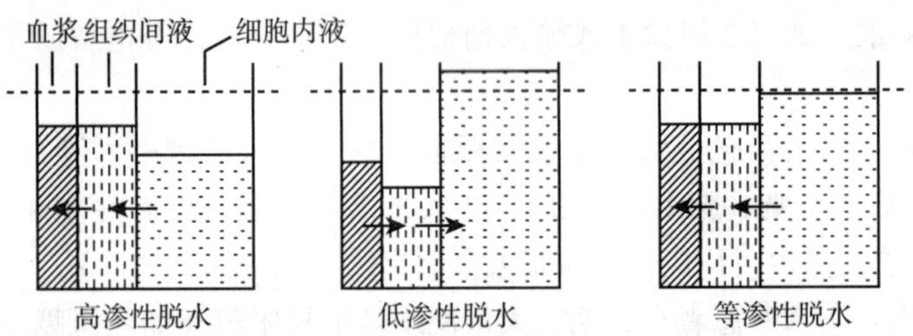

图 4－3　三种类型脱水体液变动示意图

等渗性脱水的常见病因是短时间内等渗液体的大量丢失引起的血容量减少，如呕吐、腹泻，大量胸、腹水形成，大面积烧伤和严重创伤使血浆丢失等。等渗性脱水如果未及时处理，患者可因不感蒸发或呼吸等途径不断丢失水分，而转变为高渗性脱水；如果等渗性脱水在处理上只补水而不注意补钠，也可使之转变为低渗性脱水。

三种类型脱水的比较见表 4－2。

表 4－2　三种类型脱水的比较

	高渗性脱水	低渗性脱水	等渗性脱水
发病原因	水摄入不足或丢失过多	体液丢失而单纯补水	水和钠等比例丢失
血清钠浓度	>150mmol/L	<130mmol/L	130 ~ 150mmol/L
血浆渗透压	>310mmol/L	<280mmol/L	280 ~ 310mmol/L
体液丢失部位	细胞外液高渗，细胞内液丢失为主	细胞外液低渗，细胞外液丢失为主	细胞外液等渗，细胞外液丢失
主要表现和影响	口渴、尿少、脱水热、细胞脱水	脱水体征、血压降低、休克、细胞水肿	尿少、脱水征休克
治疗	补水为主，适当补钠	补充生理盐水或 3% NaCl 溶液	补充低渗盐水

三、水中毒

水中毒（water intoxication）的特点是大量水分在体内潴留，导致细胞内、外液容量扩大，血清钠浓度＜130mmol/L，血浆渗透压＜280mmol/L。故又称为高血容量性低钠血症（hypervolemic hyponatremia）

（一）原因和机制

临床上水中毒多见于水代谢调节机制障碍及肾脏排水能力受损的患者输入过多水分时。

1. 水的摄入过多 如口渴中枢受刺激所致饮水过多或精神性饮水过多、用无盐水灌肠致肠道吸收水分过多、静脉输入含盐少或不含盐的液体过多过快，超过肾脏排水能力时。婴幼儿对水、电解质调节能力差，更容易发生水中毒。

2. 水排出减少 急、慢性肾功能不全时，肾脏的排水能力降低，容易发生水中毒，特别是急性肾功能衰竭少尿期或慢性肾功能衰竭晚期对水的摄入未加控制者。

3. ADH 分泌异常增多 见于①ADH 分泌异常增多综合征：中枢神经系统疾病（如脑炎、脑肿瘤、脑脓肿、脑血栓、脑出血等）、某些肿瘤（如肺燕麦细胞癌、胰腺癌等）、肺部疾病（如肺炎、肺结核、肺脓肿、肺不张等）。②某些药物（如吗啡、环磷酰胺、长春新碱、氯磺丙脲等）作用。③各种原因所致应激（如手术、创伤及强烈精神刺激等）。④肾上腺皮质功能低下，糖皮质激素不足，对下丘脑分泌 ADH 的抑制功能减弱。ADH 增加使肾远曲小管和集合管重吸收水增强，肾排水能力降低，若一旦摄入水稍多，就会引起明显的水中毒症状。

（二）对机体的影响

1. 细胞内水肿 是水中毒的突出表现，此时，细胞外液量明显增多，细胞外液的低渗状态促使大量的水分进入细胞内。细胞水肿导致细胞功能代谢障碍，尤其是脑细胞水肿致中枢神经系统功能障碍最突出，可出现头痛、恶心、呕吐、昏睡、昏迷、惊厥等，症状与血钠下降速度有关。严重者可突然发生脑疝导致心跳、呼吸骤停。

2. 低钠血症 血钠浓度下降可出现厌食、恶心、呕吐、腹泻、肌无力等症状。

（三）防治的病理生理基础

1. 防治原发病。

2. 严格控制进水量，加强水的排出，促进细胞内液的水分外移，减轻脑细胞水肿。轻症者停止或限制水分摄入即可自行恢复。急症或重症患者除严格限制进水外，尚应给予高渗盐水，或静脉给予甘露醇等渗透性利尿剂，或呋塞米等强利尿剂以促进体内水分的排出。

四、水肿

过多的液体积聚在组织间隙或体腔中称为水肿（edema）。水肿发生于体腔中则称为积水（hydrops），如胸腔积水、腹腔积水、心包积水、脑积水等。

水肿按分布范围可分全身水肿（anasarca）和局部水肿（local edema）；按发生部位命名可分为脑水肿、肺水肿、皮下水肿等；按其原因可分为肾性水肿、肝性水肿、心性水肿、营养性水肿、静脉阻塞性水肿、淋巴水肿、炎症性水肿等。

（一）水肿的发生机制

生理情况下，体液容量和组织液的容量保持相对恒定。其恒定的维持有赖于机体对血管内外液体交换和体内外液体交换平衡的调节。如两者平衡发生障碍，则可发生水肿。

1. 血管内外液体交换失衡——组织液生成大于回流 正常情况下血浆与组织液之间通过毛细血管壁不断进行着液体交换，血管内外液体移动的方向取决于以下四个因素即毛细血管流体静压（平均血压）、组织间液流体静压、血浆胶体渗透压和组织间液胶体渗透压，使组

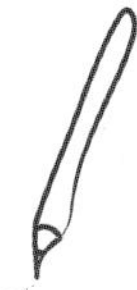

织液的生成和回流保持动态平衡。

影响血管内外液体交换的主要因素有：①驱使血管内液向外滤出的力量是有效流体静压，有效流体静压 = 毛细血管流体静压（23mmHg） - 组织间液流体静压（ - 10mmHg） = 33mmHg。②促使液体回流至毛细血管内的力量是有效胶体渗透压，有效胶体渗透压 = 血浆胶体渗透压（25mmHg） - 组织间液胶体渗透压（15mmHg） = 10mmHg。有效流体静压 - 有效胶体渗透压 = 平均有效滤过压。可见，正常情况下组织液的生成略大于回流。③淋巴回流：组织液回流剩余的部分则由淋巴系统回流进入血液循环，由于淋巴管壁的通透性较高，可将细胞代谢生成或经毛细血管漏出的蛋白质等大分子物质吸收入体循环。生理情况下，经淋巴回流的液体为每小时 120ml 左右。血管内外液体交换，见图 4 - 4。

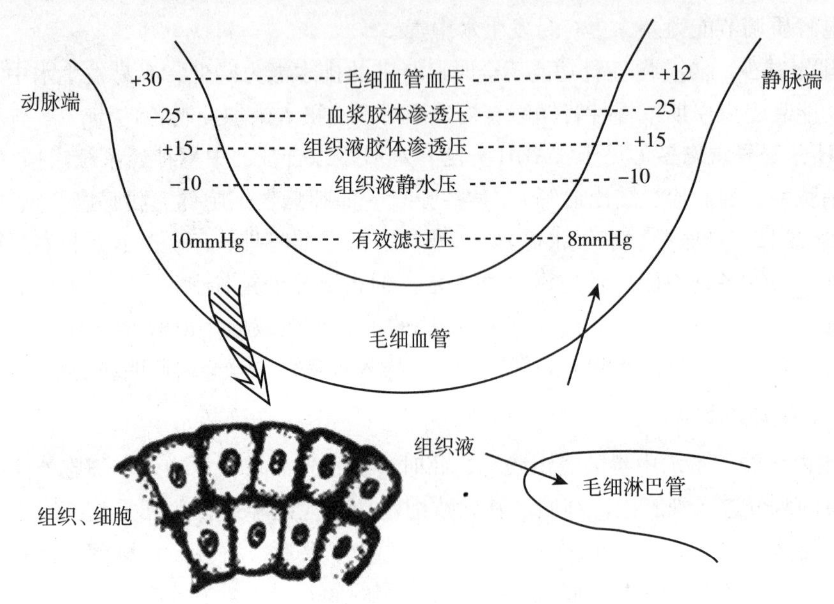

图 4 - 4　血管内外液体交换示意图

上述因素先后或同时失调都可导致组织间液过多积聚而形成水肿。

（1）毛细血管流体静压增高　毛细血管流体静压增高，可致毛细血管内有效流体静压升高，平均有效滤过压增大，组织液生成增多，超过淋巴回流的代偿能力时，可引起水肿。毛细血管流体静压增高的主要原因是静脉压增高。右心功能不全时上、下腔静脉回流受阻，体循环静脉压增高，可致全身水肿发生；左心功能不全时肺静脉压力增高，可引起肺水肿；血栓形成或栓塞、肿瘤压迫可使局部静脉压增高，形成局部水肿。动脉充血也可导致毛细血管流体静压增高，是炎性水肿的机制之一。

（2）血浆胶体渗透压降低　血浆胶体渗透压降低是由于血浆蛋白减少所致。其中白蛋白是决定血浆胶渗透压高低的最重要的因素。当血浆白蛋白含量降低时，血浆胶体渗透压下降，平均有效滤过压增大，组织液生成增多，超过淋巴回流的代偿能力时，可引起水肿。引起白蛋白减少的原因有：①合成减少，见于营养不良致合成原料缺乏或严重肝功能障碍致合成白蛋白的能力低下；②丢失过多，见于肾病综合征，由于肾小球基底膜严重破坏，使大量白蛋白从尿中丢失；③分解增加，见于恶性肿瘤、慢性感染等使白蛋白分解代谢增强；④血液稀释，见于体内钠、水潴留或输入过多的非胶体溶液使血浆白蛋白浓度降低。

（3）微血管壁通透性增高　正常情况下，毛细血管壁仅允许微量的蛋白质滤出，从而保持了毛细血管内外很大的胶体渗透压梯度。微血管壁通透性增高时，血浆蛋白从毛细血管壁和微静脉壁滤出，造成血浆胶体渗透压降低和组织间液胶体渗透压增高，有效胶体渗透压降低，平均实际滤过压增大，促使溶质及水分滤出。常见于炎症、缺氧、酸中毒等。由于血浆蛋白浓度远远高于组织间液蛋白浓度，因而此类水肿液中蛋白含量较高，可达30g～60g/L，称为渗出液。

上述三种因素导致组织间液增多，此时，淋巴回流量可出现代偿性增加，若组织间液的增多超过淋巴回流的代偿能力，即可使组织间隙中出现过多体液积聚，导致水肿。

（4）淋巴回流受阻　正常时淋巴回流不仅能把组织液及其所含的蛋白质回收到血液循环，而且，在组织液生成增多时，还能代偿回流，具有重要的抗水肿作用。在某些病理条件下，当淋巴干道被堵塞，淋巴回流受阻或不能代偿性加强回流时，含蛋白的水肿液在组织间隙中积聚，形成淋巴性水肿。常见的原因有：①丝虫病时，主要的淋巴管道被成虫阻塞，可引起下肢和阴囊的慢性水肿；②恶性肿瘤细胞侵入并堵塞淋巴管；③乳腺癌根治术摘除腋窝淋巴结，可致相应部位水肿。

2. 体内外液体交换失衡——钠、水潴留　正常人钠、水的摄入量和排出量处于动态平衡，这种平衡依赖于体内精细的容量与渗透压调节以及肾脏正常的结构与功能，从而保持体液量的相对恒定。肾在调节钠、水平衡中起重要作用，正常时肾小球的滤过与肾小管的重吸收功能保持平衡，当肾小球滤过率下降和（或）肾小管重吸收钠、水增加时，可导致钠、水潴留。

（1）肾小球滤过率下降　肾小球滤过率是指单位时间内两肾生成的肾小球滤过量，主要取决于肾小球的有效滤过压、滤过膜的面积和滤过膜的通透性。引起肾小球滤过率下降的常见原因有：①广泛的肾小球病变，如急性肾小球肾炎时，炎性渗出物和内皮细胞肿胀所引起的滤过膜的通透性降低；慢性肾小球肾炎肾单位大量被破坏时，肾小球滤过面积明显减少；②有效循环血量减少，如充血性心力衰竭、肾病综合征、肝硬化伴腹水时，有效循环血量减少，使肾血流量下降，GFR降低，同时，继发性交感－肾上腺髓质系统和肾素－血管紧张素系统兴奋，使入球动脉收缩，肾血流量和GFR进一步降低，而引起钠、水潴留。

（2）肾小管重吸收增加　包括近曲小管、远曲小管和集合管重吸收钠、水增多。

1）近曲小管重吸收钠水增多：近曲小管对钠、水的主动重吸收相对稳定在肾小球滤过总量的60%～70%，当有效循环血量减少时，近曲小管对钠水的重吸收增加使肾排水减少，成为某些全身性水肿发生的重要原因。主要与下列机制有关：①心房钠尿肽分泌减少，正常人血液循环中存在较低ANP，通过抑制近曲小管重吸收钠，抑制醛固酮和ADH的释放等方式，促进钠、水排出，调节细胞外液容量。当充血性心力衰竭、肾病综合征、肝硬化伴腹水等循环血容量明显减少时，心房牵张感受器兴奋性降低，ANP分泌减少，近曲小管对钠水重吸收的抑制作用减弱，从而导致或促进水肿的发生。②肾小球滤过分数（filtration fraction FF）增加，FF＝肾小球滤过率/肾血浆流量，是肾内物理因素的作用，正常时约为20%（120ml/600ml）。充血性心力衰竭或肾病综合征时，由于有效循环血量减少，肾血流量随之下降，此时出球小动脉收缩比入球小动脉收缩明显，肾小球滤过率比肾血浆流量相对增多，因而FF增高，使血浆中非胶体成分滤过量相对增多。而通过肾小球后，流入肾小管周围毛细血管血液中血浆胶体渗透压增高，流体静压下降。于是，近曲小管重吸收钠和水增加，导致钠、水潴留。

2）远曲小管和集合管重吸收钠水增加：远曲小管和集合管对钠、水的重吸收主要受激素的调节。①醛固酮增多：当有效循环血量下降时，肾血管灌注压下降，可使近球细胞分泌肾素增加，肾素－血管紧张素－醛固酮系统即被激活，临床上，见于充血性心力衰竭、肾病综合征及肝硬化腹水时；肝硬化患者肝细胞灭活醛固酮的功能减退，也是血中醛固酮含量增高的原因。②抗利尿激素分泌增加：有效循环血量减少时，左心房壁和胸腔大血管的容量感受器所受的刺激减弱，反射地引起ADH分泌增加；肾素－血管紧张素－醛固酮系统激活后，血管紧张素Ⅱ生成增多，可致下丘脑－神经垂体分泌和释放ADH增加；同时，醛固酮分泌增加

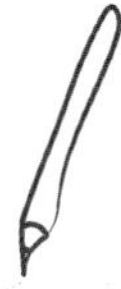

可使肾小管对钠的重吸收增多，血浆渗透压增高，刺激下丘脑渗透压感受器，使 ADH 的分泌与释放增加。

（3）肾血流重分布　正常时，约 90% 的肾血流通过靠近肾表面外 2/3 的皮质肾单位，皮质肾单位约占肾单位总数的 85%，这些肾单位的髓袢短，不进入髓质高渗区，其重吸收钠、水能力较弱，主要起滤过功能。近髓肾单位约占 15%，其髓袢长，深入髓质高渗区，对钠、水重吸收能力强。在某些病理情况下引起有效循环血量下降时，通过皮质肾单位的血流明显减少，而较大量的血流转入近髓肾单位，使钠、水重吸收增加，此现象称为肾血流重分布。引起肾血流重分布的机制可能是肾皮质交感神经丰富和肾素含量较高，形成的血管紧张素Ⅱ较多，易引起肾皮质小血管的收缩，血流量显著减少。以上机制在水肿发生发展过程中，可以先后或同时发挥作用。同一因素在不同类型水肿发病机制中所起的作用地位不同。因此，在治疗实践中，必须对不同患者进行具体分析，正确选择适宜的治疗方案。

（二）水肿的特点

1. 水肿液的性状特点　水肿液呈等渗，含血浆的全部晶体成分，根据蛋白含量的不同分为漏出液和渗出液。①漏出液：比重低于 1.015，蛋白质含量低于 25g/L，细胞数少于 500/100ml。②渗出液：比重高于 1.018，蛋白质含量可达 30～50g/L，可见多数的白细胞。后者是由于毛细血管通透性增高所致，见于炎性水肿。

2. 水肿的皮肤特点　皮下水肿是全身或躯体局部水肿的重要体征。表现为皮肤肿胀、弹性差、皱纹变浅，用手指按压时可留有凹陷，称为凹陷性水肿（pitting edema），又称为显性水肿（frank edema）。实际上，全身性水肿患者在出现凹陷之前已有组织液的增多，并可达到原体重的 10%，称为隐性水肿（recessive edema）。这是因为分布在组织间隙中的胶体网状物（化学成分是透明质酸、胶原及黏多糖等）对液体有强大的吸附能力和膨胀性的缘故。只有当液体的积聚超过胶体网状物的吸附能力时，才游离出来形成游离的液体，游离的液体在组织间隙中有高度的移动性，当液体的积聚达到一定量时，用手指按压时游离的液体向按压点周围扩散，形成凹陷且不能立即平复，出现凹陷性水肿。

3. 全身性水肿的分布特点　一般来说，心源性水肿首先出现在下垂部位；肾性水肿先表现为眼睑和颜面部水肿；肝性水肿则以腹水为多见。这与下列因素有关。①重力效应：毛细血管流体静压受重力影响，距心脏水平面向下垂直距离越远的部位，外周静脉压和毛细血管流体静压越高。因此，右心衰竭时体静脉回流障碍，首先表现为下垂部位的静脉压增高与水肿。②组织结构特点：一般来说，组织结构疏松，皮肤伸展度大的部位易容纳水肿液。组织结构致密的部位，皮肤较厚而伸展度小的部位不易发生水肿。因此，肾性水肿，由于不受重力的影响首先发生于组织疏松的眼睑部。③局部血流动力学因素：以肝性水肿的发生为例，肝硬化时由于肝内广泛的结缔组织增生与收缩，以及再生肝细胞结节的压迫，肝静脉回流受阻，进而使肝静脉压及毛细血管流体静压增高，成为肝硬化时易伴发腹水的原因。

（三）水肿对机体的影响

除炎性水肿液具有稀释毒素、运送抗体等抗损伤作用外，其他水肿对机体都有不同程度的不利影响。其影响大小取决于水肿的部位、程度、发生速度及持续时间。

1. 细胞营养障碍　组织间隙液体过多，使细胞与毛细血管间的距离加大，增加了营养物质向细胞弥散的距离。受骨壳或坚实的包膜限制的器官或组织，急速发生重度水肿时，压迫微血管使营养血流减少，可致细胞发生严重的营养障碍。

2. 水肿对器官组织功能活动的影响　急速发展的重度水肿因来不及适应与代偿，可引起比慢性水肿严重得多的功能障碍。若为生命活动的重要器官，则可造成更为严重的后果，如脑水肿引起颅内压升高，甚至脑疝致死；喉头水肿可引起气管阻塞，甚至窒息死亡。

第三节　钾代谢紊乱

钾代谢障碍主要是指细胞外液中 K^+ 浓度的异常变化，尤其是指血清 K^+ 浓度的变化。它包括低钾血症（hypokalemia）和高钾血症（hyperkalemia），是水、电解质代谢紊乱中常见的病理过程。

一、低钾血症

（一）概念

血清钾浓度低于3.5mmol/L，称为低钾血症。除体内钾分布异常，细胞内钾向细胞外转移时机体含钾总量不减少外，低钾血症患者也常伴有体钾总量的减少，即缺钾。

（二）原因和机制

1. 钾摄入不足　肉类、水果和许多蔬菜中含有丰富的钾，因此正常饮食不会发生低钾血症。在某些疾病情况下，如食管癌、胃幽门梗阻、昏迷、神经性厌食、术后长时间禁食或长期静脉内输入营养患者，未注意补钾或补钾不够，可引起血钾降低。

2. 失钾过多　钾可以通过消化道、肾脏（随尿液丢失）或皮肤（随汗液丢失）。其中，通过消化道和肾脏丢失是临床上最常见和最重要的失钾原因。

（1）经消化道失钾　在严重呕吐、腹泻、肠瘘或作胃肠减压等情况下，由于大量消化液丢失，可引起失钾。伴血容量降低时，可引起醛固酮分泌增加，故也可能使肾排钾增多。

（2）经皮肤失钾　汗液含钾约9mmol/L，一般情况下出汗不易引起低钾血症，高温环境中进行重体力劳动时，大量出汗常能引起明显的失钾。

（3）经肾失钾　主要见于

1）利尿药的大量使用：呋塞米、氢氯噻嗪利尿剂通过抑制髓袢升支粗段或远曲小管起始部对 Cl^- 和 Na^+ 的重吸收而产生利尿作用，由此也导致远曲小管内 Na^+ 含量增多，Na^+-K^+ 交换增多，而使排钾增多。渗透性利尿剂如甘露醇及高血糖等，可因远曲小管中尿流量增多、流速增快而致尿钾排出增多。

2）各种肾疾患：慢性肾功能衰竭多尿期排出尿素增多，引起渗透性利尿和远端流速加快；间质性肾疾患如肾盂肾炎，因近曲小管和髓袢对钠、水重吸收障碍，使远端流速加快和 Na^+-K^+ 交换增强。

3）肾小管性酸中毒：肾小管性酸中毒可由遗传性因素，肾实质疾病或药物导致的肾损害所引起。Ⅰ型又称远曲小管性酸中毒，系集合小管质子泵（H^+ 泵）功能障碍使 Na^+-K^+ 交换增加，钾排出增多；Ⅱ型又称近曲小管性酸中毒，系近曲小管重吸收 K^+ 障碍所致。

4）盐皮质激素过多：见于原发性和继发性醛固酮增多症。其他有相似作用的皮质激素分泌增多，如库欣综合征、先天性肾上腺增生症或长期大量使用皮质激素患者，也可发生低钾血症。

5）低镁血症引起的失钾：机体缺镁时，髓袢升支粗段上皮细胞的 Na^+，K^+-ATP 酶失活，可引起钾重吸收障碍和钾丢失。

3. 细胞外钾向细胞内转移　当细胞外钾较多地转入细胞内时，可引起低钾血症，此时机体的总钾量并不减少。

（1）碱中毒　碱中毒时，H^+ 从细胞内向细胞外转移，K^+ 进入细胞内，以维持细胞内外液的离子平衡，使血钾降低；此时，肾小管 Na^+-H^+ 交换减弱而 Na^+-K^+ 交换增强，故肾排钾也增加。

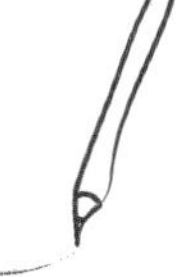

（2）过量使用胰岛素　胰岛素可使细胞利用葡萄糖合成糖原，使细胞外钾进入细胞内；同时，胰岛素又有加强 Na^+，K^+ - ATP 酶活性的作用，促进钾进入细胞内。

（3）低钾血症型周期性瘫痪症　是一种少见的常染色体显性遗传病，发作时细胞外钾向细胞内转移，血钾急剧降低，患者可出现肌肉麻痹。促进钾进入细胞的因素（如运动后、高糖饮食、应激状态使肾上腺素释放等）可诱发周期性瘫痪。

（4）毒物中毒　如钡中毒（氯化钡、碳酸钡、氢氧化钡等中毒）时，细胞膜 Na^+，K^+ - ATP 酶活性增强，钾不断进入细胞内，加之钾从细胞内流出的通道被阻断，故使血清钾降低。粗制棉籽油中毒（主要毒素为棉酚）时可引起钾通道阻滞，使 K^+ 外流减少。

（三）对机体的影响

低钾血症引起的功能代谢变化在不同个体之间存在较大差异，其严重程度与血钾降低的速度、幅度及持续时间有关。血钾降低速度越快，血钾浓度越低，对机体影响越大。

1. 对神经 - 肌肉的影响　急性低钾血症时，由于细胞外 K^+ 浓度快速降低而细胞内 K^+ 浓度变化不大，使细胞内外 K^+ 浓度差增大，静息状态下细胞内钾外流增多，静息电位（Em）绝对值增大，与阈电位（Et）之间的距离增大，使兴奋的刺激阈值增高，故引起神经肌肉细胞的兴奋性降低。严重时细胞处于超极化阻滞（Hyperpolarizedb - locking）状态，不能兴奋（图 4 - 5）。

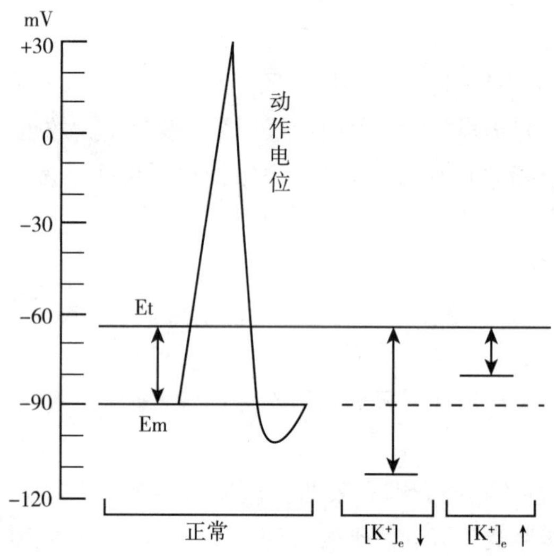

图 4 - 5　细胞外液钾浓度与正常骨骼肌静息电位（Em）和阈电位（Et）的关系

轻度低钾患者中枢抑制，常有精神萎靡、表情淡漠和倦怠等表现，重症可出现反应迟钝、定向力减弱、嗜睡甚至昏迷。骨骼肌表现为肌肉松弛无力，以下肢肌肉最为明显，腱反射减弱或消失，严重时出现肌肉麻痹，呼吸肌麻痹是重要的死亡原因。胃肠道平滑肌功能障碍表现为腹胀、肠鸣音减弱或消失，甚至麻痹性肠梗阻。

慢性低钾血症时，由于细胞内的钾逐渐移向细胞外，细胞内外 K^+ 浓度差与变化不大，静息电位基本正常，对肌细胞兴奋性无明显影响。

2. 对心肌的影响　主要表现为心肌生理特性的改变及引发的心电图的改变和心肌功能的损害（图 4 - 6）。

（1）对心肌生理特性的影响

1）兴奋性增高：当血清钾浓度明显降低时，心肌细胞膜对 K^+ 的通透性降低，从而使细胞内钾外流减少，Em 绝对值减小，Em 与 Et 的距离缩小，心肌兴奋性升高。

2）传导性下降：低血钾时，Em 绝对值减小，去极化时钠内流速度减慢，故 0 期去极化的速度减慢，幅度减小，兴奋扩布减慢，心肌传导性下降。

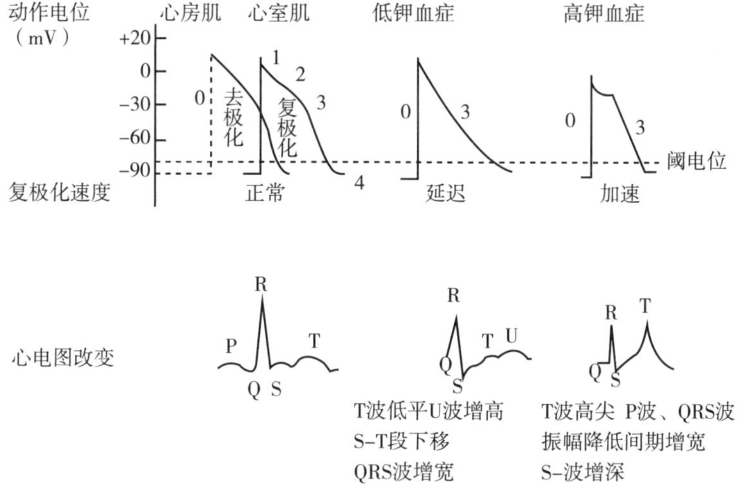

图 4－6 血钾浓度对心肌细胞动作电位和心电图的影响

3）自律性升高：低钾血症时，心肌细胞膜对 K^+ 的通透性降低，复极化 4 期钾外流减小，钠内流相对增大，自动除极化速度加快，心肌自律性升高。

4）收缩性改变：轻度低钾血症时，细胞外液低钾对 Ca^{2+} 内流入细胞的抑制作用减弱，故在复极化 2 期 Ca^{2+} 内流加速，心肌细胞兴奋收缩偶联增强，心肌收缩性增强。但严重慢性缺钾时，由于心肌细胞内缺钾，致使细胞代谢障碍，心肌细胞变性、坏死，ATP 产生利用障碍，而使心肌收缩性减弱。

（2）心电图的改变　低钾血症时由于心肌细胞对钾离子的通透性降低，导致钙离子内流的量相对增加，引起复极化 2 期的 ST 段压低，T 波低平和 U 波（超常期延长所致）；相当于心室除极和复极过程的 Q－T 或 Q－U 间期延长；严重低钾血症还可见 P 波增高、P－Q 间期延长和 QRS 波群增宽。其中 S－T 段压低和 T 波后出现明显 U 波是低钾血症较具特征性的改变。

（3）心功能损害　表现为心律失常和对洋地黄类强心药物毒性的敏感性增加。

1）心律失常：由于自律性增加，可出现窦性心动过速；异位起搏的插入可出现期前收缩、阵发性心动过速等；兴奋性升高，3 期复极化延缓所致的超常期延长更易化了心律失常的发生。

2）对洋地黄类强心药物毒性的敏感性增高：洋地黄是治疗心衰的一类主要强心药。心衰患者常因 K^+ 摄入不足或使用利尿剂等引起缺钾和低 K^+ 血症。低钾血症时，洋地黄与 Na^+，K^+－ATP 酶的亲和力增高会明显增加洋地黄致心律失常的毒性作用，降低其治疗效果而增大其毒性作用。

3. 对肾的影响　形态学上髓质集合管上皮细胞的肿胀、增生、胞质内颗粒形成等，长时间的严重缺钾可波及各段肾小管，甚至肾小球，出现间质性肾炎样表现。由于慢性缺钾时集合管和远曲小管上皮细胞受损，cAMP 生成不足，对 ADH 的反应性降低；髓袢升支受损，对钠、氯重吸收减少，影响髓质正常渗透压梯度（高渗区）形成，因此在功能上的主要损害表现为尿浓缩功能的障碍，出现多尿。

4. 对酸碱平衡的影响　低钾血症可引起碱中毒，其机制为：①低血钾时细胞内的 K^+ 移到细胞外，而细胞外的 H^+ 移向细胞内，造成细胞外 H^+ 降低，发生碱中毒；②低血钾时，肾小管上皮细胞内 K^+ 浓度降低，导致肾小管 Na^+－K^+ 交换减弱，Na^+－H^+ 交换增强，随尿排出 H^+ 增加。此时血液 pH 呈碱性，而尿液却呈酸性，称为反常性酸性尿。

（四）防治原则

1. 治疗原发病 去除失钾的原因，尽快恢复饮食和肾功能。

2. 补钾 其原则是：①应尽量口服补钾；②病情严重或者因恶心、呕吐等原因患者不能口服，且每日尿量在500ml以上时，应静脉内补钾，浓度要低，速度要慢，定时监测血钾浓度。③补钾进入细胞达到分布平衡时需4～6日，严重慢性缺钾患者有时需补钾10～15日以上，细胞内外钾才能达到平衡。

3. 纠正水和其他电解质代谢紊乱 引起低钾血症的原因中，有不少可同时引起水和其他电解质如钠、镁等的丧失，应及时检查处理。如果低钾血症是由缺镁引起，则补钾必须同时补镁。

二、高钾血症

（一）概念

高钾血症（Hyperkalemia）指血清钾浓度大于5.5mmol/L。高钾血症极少伴有可测知的细胞内K^+浓度升高，因为少量的钾在体内潴留，就会引起威胁生命的高钾血症。

（二）原因和机制

1. 钾摄入过多 在肾功能正常时，因高钾饮食引起的高钾血症极为罕见。口服钾过多一般不足以引起威胁生命的高钾血症，因胃肠道对钾的吸收有限，大量口服钾盐还会引起呕吐或腹泻。只有当静脉内过多过快输入钾盐或库存血，特别是在肾功能低下时，才能引起高钾血症。

2. 钾排出减少 肾脏排钾减少是引起高钾血症的主要原因。常见于以下三种情况。

（1）肾功能衰竭 急性肾功能衰竭的少尿期以及慢性肾功能衰竭末期出现少尿或无尿时，因肾小球滤过率减少或肾小管排钾功能障碍，往往发生高钾血症；任何原因引起的急性而严重的肾小球滤过率减少，例如休克、失液、出血等，均可导致钾在体内潴留。

（2）盐皮质激素缺乏 醛固酮分泌减少或作用减弱时常发生高钾血症。常见于：肾上腺皮质功能不全（Addison病），醛固酮的合成障碍（先天性酶缺乏），某些药物或疾病所引起的继发性醛固酮不足（如吲哚美辛、糖尿病、间质性肾炎等），或集合管对醛固酮的反应不足（如假性低醛固酮症，少数系统性红斑狼疮患者，肾移植后的早期等）等，均可导致钾排出减少，血钾升高。

（3）过多使用潴钾性利尿剂 螺内酯（安体舒通）和氨苯蝶啶等保钾性利尿剂，前者可竞争性对抗醛固酮的作用，后者能抑制肾远曲小管和集合管对钠的重吸收和钾的排泌，造成钾在体内潴留。

3. 细胞内钾逸出细胞外 细胞内钾迅速转移至细胞外，当钾负荷超过了肾的排钾能力时，血浆钾浓度增高，常见情况如下。

（1）酸中毒 细胞外液pH降低使H^+从细胞外向细胞内转移，同时细胞内K^+移出细胞外；另外，还可因肾远曲小管泌H^+增多，Na^+-H^+交换增加，而Na^+-K^+交换减少，尿钾排出减少，所以酸中毒常伴有高钾血症。

（2）细胞组织损伤和破坏 如严重创伤、挤压综合征、血型不合的输血，使大量细胞破坏，细胞内钾释放到细胞外。若同时伴有肾功能不全，则更易发生高钾血症。

（3）严重缺氧 缺氧时，因ATP生成不足，使细胞膜Na^+，K^+-ATP酶功能降低，导致细胞内Na^+增多而细胞外K^+增多。

（4）高血糖合并胰岛素缺乏 糖尿病时，胰岛素缺乏、高血糖造成的高渗及糖尿病酮症酸中毒均可抑制Na^+，K^+-ATP酶活性，阻碍K^+进入细胞内。

（5）某些药物　如β受体阻滞剂、洋地黄类药物中毒等通过干扰 Na^+，K^+－ATP 酶的功能阻碍细胞摄钾；肌肉松弛剂氯化琥珀胆碱则可增大骨骼肌膜的 K^+ 通透性，使钾外漏增多。

（6）高钾性周期性麻痹　是一种少见的常染色体显性遗传病，肌麻痹发作时常伴血钾升高，产生原因可能与肌细胞膜功能异常有关。

（三）对机体的影响

主要与膜电位异常有关，表现为神经－肌肉和心肌的改变。

1. 对神经－肌肉的影响　轻度高钾血症（5.5～7.0mmol/L）常表现为神经肌肉兴奋性增加；重度高钾血症（7.0～9.0mmol/L）常使肌细胞出现去极化阻滞状态，引起肌麻痹。

细胞外液 $[K^+]$ 轻度增高时，$[K^+]_i/[K^+]_e$ 比值降低，细胞内外 K^+ 的浓度梯度减小使钾外流减少，故 Em 绝对值变小，Em－Et 间距缩小，使兴奋性增加，临床上常有手足感觉异常、肌肉轻度震颤、肌痛、肠绞痛与腹泻等，但临床症状不明显，常被原发病掩盖而忽视。

急性重度高钾血症时，细胞外液钾浓度急剧升高，$[K^+]_i/[K^+]_e$ 比值明显降低，Em 绝对值过小，或几乎接近 Et 水平。Em 绝对值过小，肌细胞膜上的快 Na^+ 通道失活，细胞处于去极化阻滞状态而不能被兴奋。临床上表现为肌肉软弱无力和弛缓性麻痹等症状。由于急性高钾血症时心脏的表现非常突出，常会掩盖骨骼肌的临床表现（图4－5）。

慢性高钾血症时，由于细胞外增多的 K^+ 逐渐移入细胞内，细胞内外 K^+ 浓度梯度变化不大，静息电位变化不大，多无神经肌肉症状。

2. 对心肌的影响　高钾血症对心肌的毒性作用极强，可发生致命性心室纤颤和心搏骤停。

（1）对心肌生理特性的影响

1）兴奋性改变：与对骨骼肌的影响相似，在轻度高钾血症时，$[K^+]_i/[K^+]_e$ 比值降低，静息电位与阈电位的差距缩小，故心肌兴奋性增高。当血清钾显著升高时，由于静息电位绝对值过小，快钠通道大部分或全部已失活，心肌兴奋性降低甚至消失，心搏可停止。

2）传导性降低：由于静息电位的绝对值减小，0 期去极化的速度和幅度降低，兴奋扩步减慢，传导性下降。

3）自律性降低：细胞外液 K^+ 浓度升高，心肌细胞膜对 K^+ 的通透性增高，因此，复极化 4 期的 K^+ 外向电流增大，延缓了 Na^+ 的净内向电流的自动除极化效应，则自律性下降。

4）收缩性减弱：细胞外液 K^+ 浓度升高可抑制心肌细胞复极化 2 期 Ca^{2+} 内流，故心肌细胞内 Ca^{2+} 浓度降低，兴奋－收缩偶联减弱，收缩性降低。

（2）心电图表现　①心肌细胞传导性降低，使 P 波压低、增宽或消失，R 波降低，P－R 间期延长，QRS 综合波增宽；②复极化 3 期钾外流加速，使心肌细胞有效不应期缩短，T 波高耸，反映动作电位的 Q－T 间期缩短或正常（图4－6）。

（3）心律失常的表现　急性高钾血症时，传导性降低使传导缓慢和引起单向传导阻滞，且心肌细胞有效不应期缩短，因而容易引起兴奋折返，故常发生包括心室纤颤在内的各种心律失常。严重高钾血症可因自律性降低、传导阻滞和兴奋性丧失而发生心搏骤停。

3. 对酸碱平衡的影响　高钾血症时细胞外液 K^+ 浓度增高，使 K^+ 向细胞内转移，H^+ 向细胞外转移；肾小管在重吸收 Na^+ 时，排 K^+ 增多、排 H^+ 减少，这两方面都使血浆 H^+ 增高，故可发生代谢性酸中毒。由血钾增高作为主要原因引起的代谢性酸中毒，由于肾排 H^+ 减少，其尿液偏中性或碱性，称为反常性碱性尿。

（四）防治原则

1. 防治原发病　去除引起高钾血症的原因。

2. 降低血钾　减少钾的摄入，禁食富含钾的食物；应用葡萄糖和胰岛素静脉输入促进糖

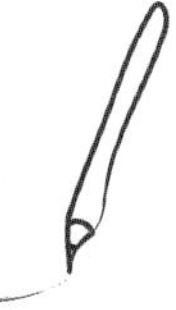

原合成，或输注 $NaHCO_3$ 纠正酸中毒，促使 K^+ 向细胞内转移；使用血液透析或腹膜透析、使用阳离子树脂口服或灌肠，增加肾脏和肠道的排钾量。

3. 对抗钾对心肌的毒性作用 静脉给予钠盐和钙剂。静注 NaCl 提高血钠，可促进去极化时 Na^+ 内流，0 期上升的速度加快、幅度增加，改善心肌传导性。缓慢静注 10% 葡萄糖酸钙提高血钙，促使 Em - Et 间距接近正常，恢复心肌细胞的兴奋性；另外，复极化 2 期 Ca^{2+} 内流增加，提高心肌的收缩性。

4. 纠正其他电解质紊乱 在引起高钾血症的原因中，有些可同时引起高镁血症，故应及时检查并给予相应的处理。

第四节 其他电解质代谢紊乱

一、镁代谢紊乱

（一）镁的生理功能与平衡

镁（magnesium）与人类许多生理功能密切相关，在含量上是机体内第四位的阳离子，仅次于钙、钠、钾；在细胞内，镁的含量仅次于钾而占第二位。成人体内镁的总含量约为 1000mmol（25g），其中 60% 在骨骼中，软组织 39%（肌肉占 1/2，非肌肉软组织占 1/2），仅有 1% ~2% 在细胞外液中。镁是细胞内重要阳离子之一，细胞内平均镁浓度为 11.4mmol/L，血清镁浓度为 0.75 ~1.25mmol/L。

人体每日镁的需要量为 0.2 ~0.4g，主要从绿色蔬菜中获得。镁的吸收主要在小肠，钠、氨基酸、乳糖、维生素 D 等可促进镁的吸收；食物中含钙、磷酸盐、纤维过多则降低镁的吸收。镁可通过肠道及肾脏排出。

肾是调节体内镁平衡的主要器官，正常人肾小球滤出的镁，大约 25% 由近曲小管重吸收，50% ~60% 由髓袢升支粗段重吸收，5% ~10% 经远曲小管重吸收，只有 2% ~10% 随尿排出，低镁时，尿中几乎无镁排出。甲状腺素、高血钙、醛固酮等可促进镁的排泄。

镁具有多种生理功能，包括参与体内多种酶的激活、维持离子泵的运转、维持心肌、骨骼肌及胃肠道平滑肌的心奋性以及调控细胞生长、再生及膜的稳定性等。

（二）镁代谢障碍

1. 低镁血症（hypomagnesemia） 血清镁含量低于 0.75mmol/L。

（1）原因和机制

1）摄入不足或吸收障碍：食物中镁含量丰富，所以正常进食很少发生镁缺乏症，但长期禁食、厌食、恶心、经静脉输注无镁的肠外营养液等，可引起镁摄入不足。

2）排出过多：因肠道疾病而发生低镁血症临床上并不少见。广泛小肠切除、严重呕吐、慢性腹泻、持续胃肠引流、胃肠道瘘、吸收不良综合征、脂肪痢（镁和脂肪酸形成镁皂）、急性胰腺炎等，可导致镁吸收不良，经肠道排出增多发生低镁血症。

肾脏排镁增加是发生低镁血症的常见原因，主要由于肾小管对镁的重吸收减少而引起肾脏排镁增加。常见于①利尿药：如呋塞米、依他尼酸等抑制髓袢对镁的重吸收，甘露醇、尿素或葡萄糖所致渗透性利尿。②酒精中毒。③洋地黄类强心苷。④高钙血症：钙与镁在肾小管中重吸收呈竞争作用，故任何原因所致高钙血症（如甲状旁腺功能亢进、维生素 D 中毒时）均可使肾小管重吸收镁减少。⑤糖尿病酮症酸中毒：酸中毒可妨碍肾小管重吸收镁，高血糖可产生渗透性利尿作用。⑥肾疾患：急性肾小管坏死多尿期、慢性肾盂肾炎、肾小管性酸中毒、肾积水和硬化等，可产生渗透性利尿和肾小管功能受损。⑦内分泌疾病：甲状腺功能亢进、甲状旁腺功能减退、原发性和继发性醛固酮增多症等。

此外，尿毒症等疾病时使用大量无镁透析液治疗时以及运动员在剧烈运动时，也可造成镁的排出增加。

3）细胞外液镁转入细胞内：胰岛素治疗糖尿病酮症酸中毒时，因糖原合成需要镁，可使细胞外镁转入细胞内过多；纠正营养不良给予大量糖类和蛋白质时，由于合成代谢增加，镁进入细胞内增多，可引起低镁血症。

（2）对机体的影响

1）低镁血症对神经－肌肉的影响：正常情况下，运动神经末梢在动作电位去极相的影响下，大量含乙酰胆碱的囊泡向轴突膜移动。通过出泡作用，大量乙酰胆碱（Ach）得以释出至神经－肌肉接头的间隙。囊泡的释放除受轴突膜电位变化的影响外，还与细胞间液中的 Ca^{2+} 和 Mg^{2+} 的浓度有关。动作电位的去极相可引起细胞膜上的 Ca^{2+} 通道开放，而 Ca^{2+} 的进入量也决定着囊泡释放的数量，Mg^{2+} 则能竞争性地进入轴突，对抗 Ca^{2+} 的作用。

低镁血症时：①使 Mg^{2+} 竞争性抑制 Ca^{2+} 进入轴突作用减弱，Ach 释放增多；②使 Mg^{2+} 抑制终板膜上 Ach 受体敏感性的作用减弱；③Mg^{2+} 对神经和骨骼肌应激性的抑制作用减弱。患者神经肌肉的应激性增高，表现为肌肉震颤、手足搐搦、Chvostek 征和 Trousseau 征阳性、反射亢进等；平滑肌兴奋时，可导致呕吐或腹泻发生。

2）低镁血症对中枢神经系统的影响：镁对中枢神经系统具有抑制作用，血镁降低时这种抑制作用减弱，可出现焦虑、易激动、共济失调，有时听觉过敏、幻觉，严重时出现癫痫发作、谵妄、精神错乱、定向力失常，甚至惊厥、昏迷等。可能与低镁时下列因素有关：①Mg^{2+} 阻滞中枢兴奋性 *N*－甲基－*D* 天冬氨酸受体的作用减弱；②Mg^{2+} 对中枢神经系统抑制作用减弱；③Na^+，K^+－ATP 酶活性减弱，cAMP 水平异常。

3）低镁血症对心血管系统的影响：低镁血症时，常出现室性心动过速，甚至发生室颤。其可能机制是：①镁缺失时 Na^+，K^+－ATP 酶活性减弱，导致心肌细胞静息电位绝对值显著变小和相对除极化，心肌兴奋性升高；②低镁血症时，镁对钠离子阻断作用减弱而内流相对加速，因而心肌快反应自律细胞的自动去极化加速，自律性增高；③低镁血症通过引起低钾血症，导致心律失常发生。

低镁血症患者，半数血压升高，手足搐搦发作时尤明显。流行病学和实验研究证实，镁和血压高低呈负相关。主要原因是：低镁血症时血管平滑肌细胞内钙增加，血管收缩，外周血管阻力增大；还可促进儿茶酚胺产生增加，前列环素等产生减少。另外，低镁血症可导致内皮功能紊乱，可加速动脉粥样硬化形成。

4）低镁血症对代谢的影响：①低钙血症：中度至重度低镁血症，常伴低钙血症，其机制：镁缺乏使腺苷酸环化酶活性下降，导致甲状旁腺腺体细胞分泌 PTH 减少，同时靶器官对 PTH 的反应也减弱，肠道吸收钙、肾小管重吸收钙和骨钙动员均发生障碍。②低钾血症：镁缺乏时 Na^+，K^+－ATP 酶活性减低，肾保钾功能减退，故常伴低钾血症。对于这样病例，只补钾不补镁，低钾血症难以纠正。

（3）防治的病理生理基础　防治原发病。轻者肌内注射补镁；合并各种类型心律失常的重者，需及时缓慢静脉注射或滴注硫酸镁。肾功能受损者，更要防止因补镁过快而转变为高镁血症。

2. 高镁血症（hypermagnesemia）　血清镁浓度高于 1.25mmol/L。

（1）原因和机制

1）摄入镁过多：静脉内补镁过快过多，尤其肾功能受损患者更易发生。

2）排出镁减少：正常时肾排镁能力很强，故口服或注射较多的镁盐在肾功能正常者不至于引起高镁血症。肾排镁减少是高镁血症最重要的原因，见于：①肾功能衰竭伴有少尿或无

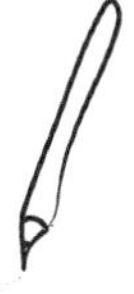

尿；②严重脱水伴有少尿；③甲状腺功能减退：甲状腺素对肾小管重吸收镁的抑制作用减弱；④Addison 病：醛固酮减少，对抑制肾小管重吸收镁的抑制作用减弱。

3）细胞内镁外移过多：各种原因导致细胞严重损伤、糖尿病胰岛素治疗前细胞内分解代谢占优势等，细胞内镁向细胞外释出增多，在发生高钾血症的同时，出现高镁血症。

（2）对机体的影响

1）对神经－肌肉的影响：镁过多可使神经肌肉接头处释放乙酰胆碱减少，抑制神经－肌肉间兴奋的传递，可表现为骨骼肌弛缓性麻痹，严重者累及呼吸肌。

2）对中枢神经系统的影响：高镁血症能抑制中枢神经系统的突触传递及其功能，出现中枢神经系统症状，常见嗜睡、精神萎靡、言语不清、精神恍惚、昏迷等。

3）对心血管系统的影响：镁过多可延长窦房结、房室结传导及不应期，出现传导阻滞和心动过缓等，严重的高镁可致心脏停搏。

（3）防治的病理生理基础　积极治疗原发疾病，改善肾功能；使用利尿剂、无镁的透析液进行血液透析促进肾脏对镁的排出；静脉内给予胰岛素和葡萄糖可使镁离子和钾离子向细胞内转移以降低血镁；静注葡萄糖酸钙拮抗高镁；纠正水和其他电解质紊乱。

二、钙、磷代谢紊乱

（一）钙、磷的生理功能与平衡

钙、磷在维持人体正常结构与功能中起着重要作用。

1. 体内钙、磷的含量和分布　成人体内总钙量约 1000～1200g，99% 以骨盐形式存在于骨骼中，其余存在于各种软组织中，细胞外液钙仅占总钙量的 0.1%，约 1g 左右。血液中的钙几乎全部存在于血浆中，正常成人血钙的平均浓度为 2.25～2.75mmol/L。

血浆和细胞外液中的钙有如下三种存在方式①蛋白结合钙：约占血钙总量的 40%，主要与白蛋白结合。②可扩散结合钙：与有机酸结合的钙，如柠檬酸钙、乳酸钙、磷酸钙等，它们可通过生物膜扩散，故称为可扩散结合钙，约占 15%。③血清游离钙：即钙离子（Ca^{2+}），约占 45%，它与上述两种结合钙处于动态平衡、不断交换之中：

$$\text{蛋白质结合钙} \underset{[HCO_3^-]}{\overset{[K^+]}{\rightleftharpoons}} Ca^{2+} \underset{[HCO_3^-]}{\overset{[H^+]}{\rightleftharpoons}} \text{柠檬酸钙等}$$

这种平衡受血浆 pH 的影响，当 pH 下降时，结合钙解离，释放出钙离子，使血浆 Ca^{2+} 浓度升高；相反，当 pH 升高时，血浆 Ca^{2+} 浓度与血浆蛋白和柠檬酸等结合加强，此时即使血清总钙量不变，但血浆 Ca^{2+} 浓度下降，当血浆 Ca^{2+} 浓度低于 0.87mmol/L 时，可出现手足抽搐，临床上碱中毒患者常伴有手足抽搐就是这个原因。

成人体内含磷约 750～800g，85% 以上存在于骨盐中，其余主要以有机磷酸酯形式存在于软组织中（如磷脂、核酸等），细胞外液中仅约 2g，以磷脂和无机磷酸盐形式存在。

血磷是指血浆无机磷酸盐中所含的磷，主要以 HPO_4^{2-} 和 $H_2PO_4^-$ 形式存在。正常成人血磷浓度约为 1.1～1.3mmol/L。血磷不如血钙稳定，其浓度可受生理因素影响而变动，如体内糖代谢增强时，血中无机磷进入细胞，形成各种磷酸酯，使血磷浓度下降。

血浆中钙磷浓度保持着一定的数量关系，临床上将两者的乘积作为观察成骨作用的指标。正常成人每 100ml 血浆中钙磷浓度以 mg 表示时，钙磷乘积为 35～40。当两者乘积大于 40 时，则表示钙和磷以骨盐形式沉积于骨组织，骨的钙化正常；若两者乘积小于 35 时，则提示骨的钙化将发生障碍，甚至促使骨盐溶解，影响成骨作用，引起佝偻病或软骨病。

2. 钙、磷的吸收与排泄

（1）钙的吸收与排泄　正常成人每天需钙量约 0.5～1.0g。儿童、孕妇及哺乳期妇女需

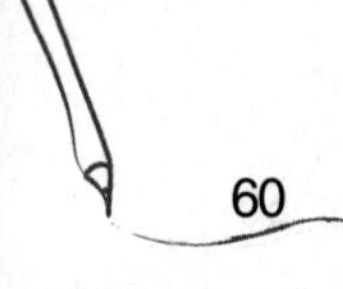

要量增加。人体所需的钙主要来自食物，牛奶、乳制品及果菜中含钙丰富，普通膳食一般能满足成人每日钙的需要量。食物中的钙大部分以难溶的钙盐形式存在，需在消化道转变成Ca^{2+}才能被吸收。钙的吸收部位在小肠，以十二指肠和空肠为主。在肠黏膜细胞中含有多种钙结合蛋白，能与Ca^{2+}结合，促使钙被吸收。生理情况下维生素D、肠道pH降低及机体对钙的需求量可促进小肠对钙的吸收，PTH通过加强肾对维生素D的羟化，促进肠道钙的吸收；食物中过多的碱性磷酸盐、草酸盐、鞣酸和植酸等，均可与钙结合形成难溶性钙盐，从而阻碍钙的吸收，随着年龄增长，肠道对钙的吸收率下降。

钙的排泄主要通过粪和尿两种方式。正常人粪钙日排量约占摄入量的75%～80%，尿钙约占20%。肠道排出的钙主要是食物和消化液中未被吸收的钙，其排出量随食入的钙量和钙的吸收状况而变动。正常人每日从尿排出的钙量比较稳定，受食物的钙量影响不大，但与血钙水平有关。血钙增高时尿钙排出增多，血钙降低时尿钙排除可明显减少或停止。某些利尿剂如呋塞米、依他尼酸和药理剂量的肾上腺皮质激素可促进尿钙的排泄。

（2）磷的吸收与排泄　正常成人每日需磷量约1.0～1.5g，食物中的磷大部分以磷酸盐、磷蛋白或磷脂的形式存在，有机磷酸酯需在消化液中磷脂酶的作用下，水解为无机磷酸盐后才能被吸收。食物中的磷约70%在小肠吸收，以小肠中段为主，维生素D可促进磷的吸收。

肾是排磷的主要器官，尿磷排出量占总排出量的60%～80%，肾小球滤过的磷85%～95%被肾小管重吸收。维生素D促进肾小管对磷的重吸收，PTH和降钙素抑制肾小管对磷的重吸收。

3. 钙、磷的生理功能　钙、磷是构成骨骼和牙齿的主要原料，此外，分布于各种体液及软组织中的钙和磷，虽然含量只占其总量的极小部分，但却具有重要的生理功能。

（1）Ca^{2+}的生理功能　①维持神经肌肉应激性：Ca^{2+}与Mg^{2+}、Na^{+}、K^{+}等共同维持神经－肌肉的正常兴奋性。当血钙<1.75mmol/L时，神经肌肉兴奋性升高，可出现搐搦。②调节细胞功能的信使：Ca^{2+}在所有细胞的运动、分泌、代谢和分化等过程中都起着信使或协同信使的作用。③调节酶的活性：许多参与细胞代谢的酶，如腺苷酸环化酶、鸟苷酸环化酶、磷酸二酯酶、酪氨酸、色氨酸羟化酶等，其活性都受Ca^{2+}的调节或需Ca^{2+}激活。④参与血液凝固：Ca^{2+}是凝血过程必不可少的因子。⑤Ca^{2+}还可以降低毛细血管膜的通透性，防止渗出、控制炎症和水肿。

（2）磷的生理功能　①生命重要物质的组分：磷是体内许多重要化合物如核苷酸、核酸、磷蛋白、磷脂及多种辅酶如NAD^{+}、$NADP^{+}$等的重要组成成分。②参与机体能量代谢的核心反应。③调控生物大分子的活性：蛋白质的可逆磷酸化过程是机体调控机制的分子学基础之一。④血液中的磷酸盐是构成血液缓冲体系的重要组成成分，参与体内酸碱平衡的调节。

4. 钙、磷代谢的调节　体内钙磷代谢的平衡主要由甲状旁腺素、降钙素和1，25－$(OH)_2-D_3$调节。

（1）甲状旁腺素（PTH）　是由甲状旁腺主细胞合成及分泌，是维持血钙恒定的主要激素。PTH在血液中的半衰期仅数分钟，甲状旁腺细胞内PTH的储存亦有限，因而，分泌细胞不断进行PTH的合成及分泌。血钙是调节PTH水平的主要因素，不仅调节PTH的分泌，而且影响PTH的降解。血钙浓度降低可刺激PTH的分泌释放，并且抑制PTH的降解速度。此外，降钙素可促进PTH分泌，1，25－$(OH)_2-D_3$增多时，PTH分泌减少。

PTH作用的靶器官是肾脏、骨骼和小肠，基本生理功能为动员骨钙，排出尿磷，维持血钙水平。①对骨的作用：PTH具有促进成骨和溶骨的双重作用，小剂量PTH可刺激骨细胞分泌胰岛素样生长因子（IGF），促进胶原和基质的合成，促进成骨作用；大剂量PTH能使骨组织中破骨细胞的数量和活性增加，后者分泌各种水解酶，并且产生大量乳酸和柠檬酸等酸性物质，使骨基质及骨盐溶解。②对肾脏的作用：PTH能促进肾小管对钙的重吸收，抑制肾小

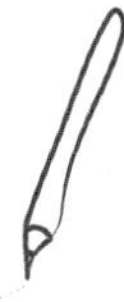

管对磷的重吸收，使血钙升高，血磷降低。③对小肠的作用：由于PTH能激活肾中1α-羟化酶，促进1，25-$(OH)_2$-D_3的合成而间接发挥作用，此效应出现较缓慢。

（2）降钙素（CT） 是甲状腺滤泡旁细胞（C细胞）分泌的一种单链32肽激素，分泌直接受血钙浓度控制，随着血钙浓度的升高而分泌增加，两者呈正相关。

CT的靶器官是骨和肾。①对骨的作用：CT能抑制破骨细胞活性，促进破骨细胞转化为成骨细胞，阻止骨盐溶解及骨基质分解，使钙和磷在骨组织沉积，结果导致血钙、血磷降低。②对肾的作用：抑制肾近曲小管对钙、磷的重吸收，使尿钙、尿磷排出增加。③对小肠的作用：抑制1，25-$(OH)_2$-D_3的生成，降低小肠对钙的吸收和骨钙的释放。

（3）1，25-$(OH)_2$-D_3 人体可直接从食物中获得维生素D_3，还可利用体内的胆固醇为原料合成。维生素D_3本身不具生理活性，需在肝、肾经两次羟化转变成1，25-$(OH)_2$-D_3后才具有生理活性。由于其在肾脏生成后需经血液运至远处靶组织发挥作用，故可将其视为肾脏分泌的一种激素。

1，25-$(OH)_2$-D_3靶器官主要为小肠和骨，对肾脏作用较弱。①对小肠的作用：1，25-$(OH)_2$-D_3能促进小肠黏膜上皮细胞内钙结合蛋白的合成，促进无活性的钙结合蛋白转变成有活性的钙结合蛋白；同时还能加强小肠黏膜上皮细胞刷状缘上Ca^{2+}-ATP酶（钙泵）的活性，因而能促进小肠对钙的吸收，同时也可直接促进磷的吸收，提高血钙、血磷含量。②对骨的作用：1，25-$(OH)_2$-D_3亦有溶骨和成骨的双重作用。一方面能增强破骨细胞活性，加速破骨细胞的生成，促进骨盐溶解，另一方面1，25-$(OH)_2$-D_3能促进小肠对钙、磷的吸收，使血中钙和磷的浓度升高，促进骨的钙化。所以，在钙、磷供应充足时，主要促进成骨，当血钙降低、肠道钙吸收不足时，主要促进溶骨，使血钙升高。③对肾的作用：促进肾近曲小管对钙和磷的重吸收，减少尿钙、尿磷的排出，但此作用较弱，只在骨骼生长和修复期，钙、磷供应不足情况下较明显。

在正常人体内，通过PTH、CT和1，25-$(OH)_2$-D_3三者相互联系，相互制约，相互协调，共同维持血钙和血磷浓度的动态平衡，促进骨的代谢。

（二）钙代谢障碍

1. 低钙血症（hypocalcemia） 当血清蛋白浓度正常时，血钙低于2.2mmol/L，或血清Ca^{2+}低于1mmol/L时，称为低钙血症。低钙血症一般指离子钙低于正常值。酸中毒或低蛋白血症时仅有蛋白结合钙降低；反之，碱中毒或高蛋白血症时，离子钙虽降低，但蛋白结合钙增高，故血清钙仍可正常。

（1）原因和机制

1）甲状旁腺功能减退：①PTH缺乏，甲状旁腺或甲状腺手术误切甲状旁腺，遗传因素或自身免疫性疾病导致甲状旁腺发育障碍或损伤；②PTH抵抗，假性甲状旁腺功能低下患者，PTH的靶器官受体异常。此时，破骨减少，成骨增加，造成一时性低钙血症。

2）维生素D缺乏或代谢异常：①维生素D缺乏，见于食物中缺乏，肠道吸收不良、接触阳光过少；②维生素D的羟化障碍，见于肝硬化、肾衰竭、遗传性1α-羟化酶缺乏等疾病；③肠吸收障碍，慢性腹泻和脂肪泻使维生素D吸收障碍。活性维生素D减少，引起肠钙吸收减少和尿钙增多，导致血钙降低。

3）慢性肾功能不全：慢性肾功能衰竭时低血钙的发生主要见于：①肾小球滤过率降低，磷酸盐排出受阻，血磷升高，导致血钙降低；②肾实质破坏，维生素D羟化障碍；③血磷升高，肠道分泌磷酸根增多，与食物钙结合形成难溶的磷酸钙，以及肾毒物损伤肠道，使肠对钙的吸收减少；④慢性肾衰竭时，骨骼对PTH的敏感性降低，骨钙动员入血受阻。

4）急性胰腺炎：急性胰腺炎时因胰腺炎症、坏死，释放的脂肪酸与钙结合形成钙皂；以及胰腺炎可引起胰高血糖素分泌过多，后者刺激降钙素分泌增加，这些都与低血钙的发生有关。

5）低镁血症：可使 PTH 分泌减少，PTH 靶器官对 PTH 反应性降低，骨盐 $Mg^{2+}-Ca^{2+}$ 交换障碍。

（2）对机体的影响

1）对神经肌肉的影响：低血钙时神经肌肉兴奋性增加，可出现肌肉痉挛、手足抽搐、喉鸣、肠痉挛与惊厥，严重者可致癫痫大发作。儿童长期低钙血症可出现精神萎靡和智力发育迟缓；成人则常有烦躁不安和记忆力减退。

2）对骨骼的影响：低钙血症伴钙缺乏可致骨钙化障碍。小儿缺钙引起佝偻病，可表现为囟门闭合晚、方头、鸡胸、念珠胸、手镯、O 形或 X 形腿等；成人缺钙可表现为骨质软化、骨质疏松和纤维性骨炎等。

3）对心肌的影响：低血钙对 Na^+ 内流的膜屏障作用减少，心肌兴奋性和传导性升高。但因膜内外 Ca^{2+} 的浓度差减少，Ca^{2+} 内流减慢，致动作电位平台期延长，不应期亦延长。心电图表现为 Q－T 间期和 ST 段延长，T 波低平或倒置。可发生房室传导阻滞，新生儿严重低钙血症可致心力衰竭。

4）其他：低血钙可引起皮肤角化、皮肤干燥脱屑、牙齿发育不全、指甲及趾甲变脆、毛发脱落等。

当血钙低于 0.87mmol/L 时，可发生严重的随意肌痉挛和平滑肌痉挛而发生惊厥和癫痫样发作，严重支气管平滑肌痉挛而发生哮喘，称为低血钙危象，可引起心力衰竭和心搏骤停死亡。

（3）防治原则　处理原发病，在补充钙剂的基础上给予维生素 D。

2. 高钙血症（hypercalcemia）　血钙高于 2.75mmol/L，或血清 Ca^{2+} 高于 1.25mmol/L 即为高钙血症。

（1）原因和机制

1）甲状旁腺功能亢进：原发性常见于甲状旁腺腺瘤、增生或腺癌，是高血钙的主要原因。继发性见于维生素 D 缺乏或慢性肾衰等所致的长期低血钙，刺激甲状旁腺代偿性增生。PTH 过多，可促进溶骨、肾重吸收钙和维生素 D 活化，引起血钙升高。

2）恶性肿瘤：恶性肿瘤和恶性肿瘤骨转移是引起血钙升高的最常见原因。65% 的乳腺癌患者有骨转移，多发性骨髓瘤和 Burkitt 淋巴肉瘤亦多有骨转移。这些肿瘤细胞可分泌破骨细胞激活因子，激活破骨细胞。肾癌、胰腺癌、肺癌等即使未发生骨转移亦可引起高钙血症。这与前列腺素（尤其是 PGE_2）的增多导致溶骨作用有关。

3）维生素 D 中毒：治疗甲状旁腺功能低下或预防佝偻病而长期服用大量维生素 D 可造成维生素 D 中毒，一方面是肠吸收钙增加，另一方面使骨组织破骨活跃，骨钙外流，所致高钙、高磷血症，可引起头痛、恶心等一系列症状及软组织和肾的钙化。

4）甲状腺功能亢进：甲状腺素具有溶骨作用，中度甲亢患者约 20% 伴高钙血症。

5）其他：肾上腺功能不全、维生素 A 摄入过量、类肉瘤病、应用使肾对钙重吸收增多的噻嗪类药物等。

（2）对机体的影响

1）对神经肌肉的影响：高钙血症可使神经、肌肉兴奋性降低，表现为乏力、表情淡漠、四肢肌肉松弛、肌张力减退、腱反射抑制等，严重患者可出现精神障碍、木僵和昏迷。

2）对心肌的影响：高血钙时 Ca^{2+} 对心肌细胞 Na^+ 内流具有竞争抑制作用，膜屏障作用增强，心肌兴奋性和传导性降低。Ca^{2+} 内流加速，致动作电位平台期缩短，复极加速。患者表现为心动过缓、心律不齐，心电图表现为 Q－T 间期缩短，房室传导阻滞。

3）肾损害：肾对高钙血症敏感，主要损伤肾小管，表现为肾小管水肿、坏死、基底膜钙

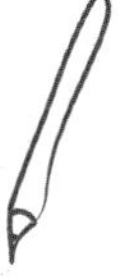

化等改变，使浓缩功能减退，出现多尿、夜尿。晚期可见肾小管纤维化、肾钙化、肾结石。

4）其他：多处异位钙化灶的形成，例如，血管壁、关节、肾、软骨、胰腺、鼓膜等，引起相应组织器官功能损害。

血清钙大于4.5mmol/L，可发生高钙血症危象，表现为多饮、多尿、严重脱水、高热、心律失常、意识不清等，患者易死于心搏骤停、坏死性胰腺炎和肾衰竭等。

（3）防治原则　病因治疗，控制原发病；一般治疗，停用钙剂，纠正水电解质紊乱；降钙治疗，使用利尿剂、降钙素及透析疗法等。

（三）磷代谢障碍

1. 低磷血症（hypophosphatemia）　血清无机磷浓度低于0.8mmol/L称为低磷血症。由于正常血清磷浓度波动较大，血清磷浓度并不是一个能够灵敏而特异地反映机体磷平衡的指标。

（1）原因和机制

1）磷向细胞内转移：是低磷血症最常见的原因。见于应用促合成代谢的胰岛素、雄性激素和糖类时，及呼吸性碱中毒等时，与6－磷酸葡萄糖、1，3－二磷酸甘油酸及ATP等高能磷酸化合物的形成有关。

2）小肠吸收磷减少：见于饥饿、剧烈呕吐泻、1，25－$(OH)_2$－D_3不足或过量应用可与磷结合的抗酸药，如氧化铝和碳酸铝等可导致磷摄入减少。

3）尿磷排泄增多：见于乙醇中毒、甲状旁腺功能亢进、肾小管性酸中毒、代谢性酸中毒、糖尿病等，肾小管对磷的重吸收减少。

（2）对机体的影响　通常无特异症状。低磷血症主要引起ATP合成不足和RBC内2，3－DPG减少。临床上轻者无症状，重者可有肌无力、感觉异常、鸭态步，骨痛、佝偻病、病理性骨折，易激惹、精神错乱、抽搐、昏迷等。

（3）防治原则　去除病因，口服或静脉补磷，并监测血磷浓度。

2. 高磷血症（hyperphosphatemia）　血清磷成年人大于1.61mmol/L，儿童大于1.90mmol/L，称高磷血症。

（1）原因和机制

1）急、慢性肾功能不全：是高磷血症最常见的原因。肾小球滤过率在20～30ml/min以下时，肾排磷减少，血磷上升。继发性PTH分泌增多，骨盐释放增加。

2）甲状旁腺功能低下（原发性、继发性和假性）：尿排磷减少，导致血磷增高。

3）维生素D中毒：促进小肠及肾对磷的重吸收。

4）磷向细胞外移出：急性酸中毒、骨骼肌破坏、高热、溶血以及肿瘤的细胞毒性药物化疗造成细胞损伤时。

5）其他：甲状腺功能亢进，促进溶骨。肢端肥大症活动期生长激素增多，促进肠钙吸收和减少尿磷排泄、使用含磷缓泻剂及磷酸盐静注时。

（2）对机体的影响　严重急性高磷血症可导致低钙血症，发生手足搐搦等低血钙症状。慢性高磷血症时，常发生迁移性钙化，可累及肾、心肌、肺泡膜、皮下组织、胃肠道和小动脉及静脉等，导致心律失常、心衰、低血压、休克、肾衰、急性多发性关节痛和肢端坏死等。

（3）防治原则　治疗原发病；减少肠道吸收磷；必要时使用透析疗法。

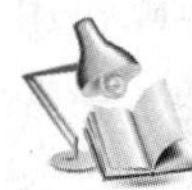

本章小结

水、电解质代谢紊乱是临床上常见的病理过程之一。体液容量减少又称脱水，根据钠、水丢失的比例不同，分为高渗性、低渗性和等渗性三种类型脱水。由于发病原因不同，对机体的影响、体液丢失的特点等均有差异，主要根据病史、临床表现，特别是血钠浓度的检测进行临床诊断。等渗性脱水不进行处理，则可通过不感蒸发（皮肤和呼吸）不断丢失水分而转变为高渗性脱水；只补水不补钠，则可转变为低渗性脱水。体液容量过多可见于水中毒和水肿，过多液体在组织间隙或体腔中积聚称为水肿。水肿的发病机制主要是血管内外液体交换失衡和体内外液体交换失衡，临床上出现的水肿通常是由多因素综合作用引起。肾是钾平衡调节的主要器官，血钾高低与酸碱平衡互为因果，相互影响。血清钾的高低主要影响神经－肌肉的兴奋性及心脏的电生理特性，急性钾代谢紊乱对机体危害较大，严重时可导致患者死亡。镁、钙、磷亦是体内重要的电解质，在维持人体重要正常结构及生理功能中起着重要作用，镁代谢紊乱及钙、磷代谢紊乱可引起神经－肌肉功能障碍，心肌功能障碍等。

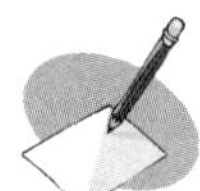

思考题

1. 低渗性脱水患者为什么容易出现循环衰竭？
2. 比较低渗性脱水与高渗性脱水机体代偿机制有何异同？
3. 水中毒时体液变化的特点是什么？
4. 哪些因素可导致组织液生成大于回流？
5. 引起机体钠、水潴留的原因和发病机制是什么？
6. 为什么临床上低钾血症和高钾血症的患者都可以出现肌肉软瘫无力的症状？
7. 高钾血症和低钾血症对心肌细胞电生理特性有何影响？为什么？心电图有何变化？
8. PTH、降钙素及 $1,25-(OH)_2-D_3$ 如何调节钙磷代谢？

（冀菁荃）

第五章　酸碱平衡和酸碱平衡紊乱

学习要求

1. 掌握　酸碱平衡紊乱的概念；反映酸碱平衡的常用指标及其意义；四种单纯型酸碱中毒的特点、原因和发生机制、机体的代偿调节及对机体的影响。

2. 熟悉　混合型酸碱平衡紊乱的概念和分类，判断酸碱平衡紊乱的基本方法。

3. 了解　单纯型酸碱平衡紊乱防治的病理生理基础；混合型酸碱平衡紊乱的原因和特点。

为了维持生命活动的正常进行，机体生存的体液环境除了要保证有适当的容量、渗透压及各种电解质含量和分布平衡之外，还需要维持酸碱度的相对恒定。正常人体适宜的酸碱度是一个变动范围很窄的弱碱性环境，用动脉血 pH 表示是 7.35～7.45，平均值为 7.40。尽管机体每天会受到饮食和代谢等多方面因素影响，但是经过机体的代偿，内环境的酸碱度总能保持在相对稳定的正常范围内，这种机体依靠体内缓冲系统以及肺脏和肾脏的调节功能，维持 pH 在恒定范围内的过程称为酸碱平衡（acid－base balance）。但是在一些疾病或病理过程中，因酸碱负荷过度或机体调节机制障碍，可导致体液酸碱度稳定性被破坏，称为酸碱平衡紊乱（acid－base disturbance）。在临床实际工作中，酸碱平衡紊乱多数情况下是许多疾病或病理过程的继发性变化，但是酸碱平衡紊乱一旦发生，往往使病情更为严重和复杂，甚至威胁患者的生命。因此，及时发现和纠正酸碱平衡紊乱是临床诊断和治疗疾病的重要措施之一。本章以了解机体酸碱平衡调节机制为基础，学习临床常用的反映酸碱平衡状态的检测指标及意义，阐述各型酸碱平衡紊乱的常见病因和发生机制、机体的代偿调节功能以及对机体的影响，为临床诊断和防治酸碱平衡紊乱提供理论基础。

第一节　酸碱物质的来源及平衡调节

一、体液酸碱物质的来源

酸碱质子理论认为，供 H^+ 者为酸，受 H^+ 者为碱。即在化学反应中，能够提供 H^+ 的物质称为酸，例如 HCl、H_2CO_3 和 CH_3COOH 等；反之，能够接受 H^+ 的物质称为碱，例如 OH^-、NH_3、SO_4^{2-}、HCO_3^- 等。当酸释放出 H^+ 后必定会形成一个碱，而碱接受 H^+ 后又一定形成一个酸，由此可见，酸碱总是成对出现的，存在于一个共轭体中。

（一）酸性物质的来源

体液中的酸性物质主要在物质分解代谢过程中产生，少量来源于摄入的食物。根据其排出途径可分为挥发酸和固定酸。

1. 挥发酸（volatile acid）　是指可以以二氧化碳（CO_2）的形式，通过肺排出体外的酸性物质。体内的挥发酸即碳酸（H_2CO_3），是由含碳化合物在氧化分解代谢中产生。糖、脂肪和蛋白质等充分氧化后最终产生 CO_2。CO_2本身虽不是酸，但在碳酸酐酶（carbonic anhydrase，CA）的作用下，与水结合即生成碳酸。碳酸可以解离出 H^+ 和 HCO_3^-。成人安静状态下每天可产生 CO_2 300～400L，如全部生成 H_2CO_3则每天约产生 15mol 左右 H^+，是体内产生的最多的酸性物质。

2. 固定酸（fixed acid） 是指不能变成气体由肺呼出，只能通过肾脏随尿排出的酸性物质，又称“非挥发酸”（unvolatile acid）。体内固定酸来源于蛋白质分解代谢产生的硫酸、磷酸和尿酸；糖酵解生成的丙酮酸和乳酸；脂肪代谢产生的 β－羟丁酸和乙酰乙酸等。在一般情况下，蛋白质的分解代谢是体内固定酸的主要来源。因此，体内固定酸的生成量与食物中蛋白质的摄入量成正比。正常成人每天由固定酸产生的 H^+约 50～100mmol，与每日产生的挥发酸相比要少得多。

（二）碱性物质的来源

体内的碱性物质主要来源于食物，如蔬菜和水果等。这些植物性食物含有的有机酸盐，如枸橼酸钠、苹果酸钠、草酸钾等，在氧化代谢过程中生成碱性碳酸氢盐。

此外，体内物质代谢也可生成碱性物质，如氨基酸脱氨基后生成的 NH_3。由于 NH_3在肝脏经鸟氨酸循环代谢后转变为尿素，故血中含量甚微，对体液的酸碱度影响不大。

二、机体对酸碱平衡的调节

虽然机体在正常生命活动中不断地生成和摄取酸性及碱性物质，但血液的 pH 能够在一个很窄的范围内维持相对恒定。这是由于机体具有调节酸碱平衡的机制，包括体液对 H^+的缓冲、肺对 CO_2排出量的调节和肾对排酸保碱量的调节。

（一）体液缓冲系统的缓冲作用

体液具有缓冲作用是因为在体液中存在着大量的缓冲对，由能释放 H^+的弱酸（缓冲酸）和与其相对应的能接受 H^+的弱酸盐（缓冲碱）组成（表 5－1）。当体液中 H^+增高时，缓冲碱将其接受；当体液中 H^+减少时，缓冲酸将其释出，故体液缓冲的意义在于减小体液中 H^+的变化幅度。体液的缓冲系统可分为碳酸氢盐缓冲系统和非碳酸氢盐缓冲系统。

1. 碳酸氢盐缓冲系统 由 HCO_3^-/H_2CO_3构成，存在于血浆及细胞内。在血浆缓冲系统中该系统最为重要，其特点是：①缓冲能力强。H_2CO_3和 HCO_3^-是血液中含量最多的酸性物质和碱性物质，由它们构成的缓冲系统缓冲效率最高，占血液缓冲系统总量的 1/2；②缓冲潜力大。体液在对酸碱进行缓冲时势必会导致相应的碱和酸的量发生改变，而缓冲能力的维持有赖于机体稳定其量的能力。此系统属开放性缓冲系统，可通过肾重吸收 HCO_3^- 和肺排出 CO_2的方式对血液中 H_2CO_3及 HCO_3^- 的含量进行调节，从而使缓冲物质得以补充或排出，以恢复其适当比例，增大其缓冲潜力；③只能缓冲固定酸，不能缓冲挥发酸。因为增加的碳酸经此缓冲系统缓冲后仍是碳酸；④此缓冲系统对增加的酸缓冲能力较强，而对增加的碱缓冲能力较弱。因为缓冲对中 HCO_3^- 和 H_2CO_3的比值是 20∶1。

2. 非碳酸氢盐缓冲系统 包括磷酸盐缓冲系统、蛋白质缓冲系统和血红蛋白缓冲系统。①磷酸盐缓冲系统：由 $HPO_4^{2-}/H_2PO_4^-$ 构成，存在于细胞内外液中，主要在细胞内液中发挥缓冲作用。②蛋白质缓冲系统：由 Pr^-/HPr 构成，存在于血浆及细胞内。蛋白质缓冲系统平时作用不大，当其他缓冲系统都被调动后，其作用才显示出来。③血红蛋白缓冲系统：由 Hb^-/HHb 和 $HbO_2^-/HHbO_2$组成，存在于红细胞中，含量仅次于碳酸氢盐缓冲系统，在缓冲挥发酸中发挥主要作用。

非挥发酸增加时，所有缓冲系统均可缓冲，但因碳酸氢盐缓冲系统缓冲效率最大，故主要靠碳酸氢盐缓冲系统缓冲；挥发酸增加时，因碳酸氢盐缓冲系统不能缓冲，只能靠非碳酸

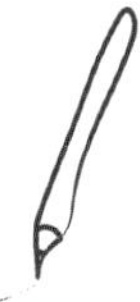

氢盐缓冲系统缓冲，因血红蛋白缓冲系统在非碳酸氢盐缓冲系统中含量最高，故主要靠血红蛋白缓冲系统缓冲（表5-1）。

因缓冲物质存在于细胞内、外，故体液的缓冲分为细胞外液缓冲和细胞内液缓冲。

细胞外液缓冲主要是血浆碳酸氢盐缓冲系统发挥作用，细胞内液缓冲主要是非碳酸氢盐缓冲系统发挥作用。而细胞内液的缓冲则伴随有细胞内外 H^+-K^+ 交换和（或）$HCO_3^--Cl^-$ 交换的进行，故细胞内液缓冲会继发引起血 K^+、血 Cl^- 的变化。在慢性代谢性酸中毒时，骨骼组织的钙盐分解增多，也参与对 H^+ 的缓冲，如：$Ca_3(PO_4)_2+4H^+ \rightarrow 3Ca^{2+}+2H_2PO_4^-$，在此反应中，每1mol磷酸钙可缓冲4mol的 H^+。

表5-1 体液缓冲系统的组成、含量及作用

<table>
<tr><th colspan="2" rowspan="2">缓冲系统的分类</th><th colspan="2">缓冲对的组成</th><th rowspan="2">占全血缓冲系统含量%</th><th rowspan="2">主要作用</th></tr>
<tr><th>缓冲酸</th><th>缓冲碱</th></tr>
<tr><td colspan="2">碳酸氢盐缓冲系统</td><td>$H_2CO_3 \rightleftharpoons H^+$</td><td>+ HCO_3^-</td><td>53</td><td>血浆缓冲非挥发酸</td></tr>
<tr><td rowspan="4">非碳酸氢盐缓冲系统</td><td>磷酸盐缓冲系统</td><td>$H_2PO_4^- \rightleftharpoons H^+$</td><td>+ HPO_4^{2-}</td><td>5</td><td>细胞内缓冲</td></tr>
<tr><td>蛋白质缓冲系统</td><td>$HPr \rightleftharpoons H^+$</td><td>+ Pr^-</td><td>7</td><td>血浆和细胞内缓冲</td></tr>
<tr><td rowspan="2">血红蛋白缓冲系统</td><td>$HHb \rightleftharpoons H^+$</td><td>+ Hb^-</td><td rowspan="2">35</td><td rowspan="2">细胞内缓冲挥发酸</td></tr>
<tr><td>$HHbO_2 \rightleftharpoons H^+$</td><td>+ HbO_2^-</td></tr>
</table>

（二）肺的调节作用

肺在酸碱平衡中的作用主要是通过改变肺泡通气量来调节 CO_2 的排出量，进而调节血浆 H_2CO_3 浓度，使 HCO_3^-/H_2CO_3 的比值维持相对稳定。肺泡通气量受呼吸中枢调控，呼吸中枢可接受外周化学感受器和中枢化学感受器的刺激而改变兴奋度。

1. 呼吸运动的外周调节 主动脉体和颈动脉体可感受 PaO_2、血 H^+ 浓度和 $PaCO_2$ 的变化，称外周化学感受器。当 PaO_2 降低、H^+ 浓度增高或 $PaCO_2$ 升高时，刺激外周化学感受器，反射性兴奋呼吸中枢，使肺泡通气量增加，反之则降低。

2. 呼吸运动的中枢调节 延髓腹外侧浅表部位对脑脊液中 H^+ 浓度变化敏感，称中枢化学感受器。当脑脊液 H^+ 浓度增加时，刺激中枢化学感受器，反射性兴奋呼吸中枢，肺泡通气量增加，反之则降低。由于血液中 H^+ 不易通过血脑屏障，故对中枢化学感受器的直接作用较弱。虽然 $PaCO_2$ 升高也不能直接刺激中枢化学感受器，但是由于 CO_2 是脂溶性物质，易于透过血脑屏障而改变脑脊液的pH，使 H^+ 浓度增加，故可发挥对呼吸运动的中枢性调节。

肺脏在酸碱平衡的调节作用中速度比较快，体液酸碱度发生变化几分钟后即出现呼吸频率和深度的变化，30分钟可达到高峰，发挥最大的代偿作用。

（三）肾的调节作用

肾在酸碱平衡中的作用是通过调节排酸保碱的量调控血浆中 HCO_3^- 的含量，维持血液pH在正常范围内。调节方式如下。

1. 重吸收滤液中的 HCO_3^- HCO_3^- 是体内最主要的碱，血浆中 $NaHCO_3$ 流经肾脏时，可自由通过肾小球滤过膜滤出，正常情况下，滤到原尿中的 HCO_3^- 80%~90%在近曲小管重吸收，其余在远曲小管和集合管重吸收。随尿液排出的不到滤出量的0.1%。滤液中 HCO_3^- 的重吸收具有重要意义，因为随尿丢失 HCO_3^- 等于向体内增加等当量的 H^+。滤液中 HCO_3^- 的重吸收在不同节段肾小管有所不同。

近曲肾小管上皮细胞管腔膜存在有 H^+-Na^+ 逆向交换体载体，即向肾小管腔分泌 H^+ 的

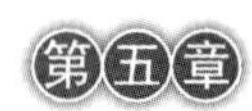

同时将小管液中的 Na^+ 反方向转运入细胞内。此 H^+-Na^+ 交换是一个继发性主动转运过程，能量来源于基侧膜的 Na^+，K^+-ATP 酶。该酶消耗 1 分子 ATP 可将细胞内 3 个 Na^+ 钠泵出，同时将细胞外 2 个 K^+ 泵入，使细胞内 Na^+ 处于低浓度状态，为 H^+-Na^+ 交换体提供转运势能。可见近曲小管泌 H^+ 属于钠依赖性泌 H^+。近曲小管上皮细胞分泌到管腔内的 H^+ 与滤液中 HCO_3^- 结合形成 H_2CO_3；一般情况下 H_2CO_3 脱水生成 CO_2 的反应相当缓慢，因近曲小管管腔面刷状缘富含碳酸酐酶，可将 H_2CO_3 迅速分解为 H_2O 和 CO_2，故在近曲小管液中没有 H_2CO_3 的堆积。解离出的 H_2O 随尿排出，脂溶性的 CO_2 则弥散进入肾小管上皮细胞。在近曲小管上皮细胞内，CO_2 和 H_2O 经碳酸酐酶的催化生成 H_2CO_3，H_2CO_3 解离成 H^+ 和 HCO_3^-。H^+ 经管腔摸 H^+-Na^+ 逆向交换载体分泌到管腔内，HCO_3^- 则与 Na^+ 经基侧膜 $Na^+-HCO_3^-$ 同向转运载体转运进入肾小管周围毛细血管。可见，滤液中 HCO_3^- 的重吸收是分两步进行：先将滤液中的 HCO_3^- 转化成 CO_2 进入肾小管上皮细胞，再在肾小管上皮细胞内形成一个新的 HCO_3^- 进入血液，完成一次泌 H^+ 和重吸收 HCO_3^- 的循环（图 5－1）。其结果是每分泌 1mol 的 H^+，也必然同时在血浆中增加 1mol 的 HCO_3^-。回吸收量的多少受碳酸酐酶的活性影响。碳酸酐酶的活性是 pH 依赖性的，体液偏酸性时活性增高，泌 H^+、重吸收 HCO_3^- 的作用加强，反之则减少。

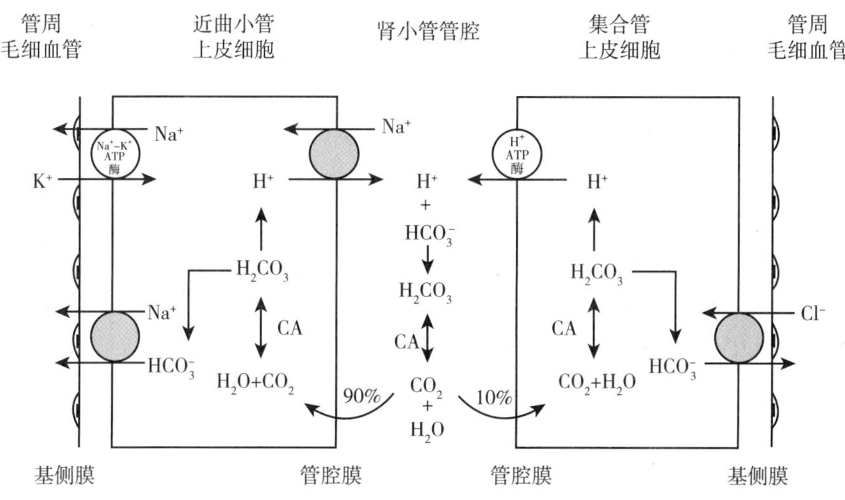

图 5－1　近曲小管和集合管泌 H^+、重吸收 HCO_3^- 过程

○表示主动转运；●表示继发性主动转运；CA 碳酸酐酶

近曲小管中未被回吸收的 HCO_3^- 到达远端小管和集合管后，也与 H^+ 结合形成 H_2CO_3；但远端肾单位小管腔内几乎不存在碳酸酐酶，因此小管液中将有 H_2CO_3 堆积的趋势，按照质量作用定律，H_2CO_3 的堆积将影响反应式 $HCO_3^- + H^+ \rightarrow H_2CO_3 \rightarrow H_2O + CO_2$ 向右进行，即影响 HCO_3^- 在远端肾单位的回吸收，但远端肾小管泌 H^+ 方式与近端小管不同，该部分闰细胞管腔膜存在 H^+-ATP 酶，闰细胞内 CO_2 和 H_2O 在碳酸酐酶的催化下生成 H_2CO_3，H_2CO_3 解离生成 H^+ 和 HCO_3^-。HCO_3^- 以 $Cl^--HCO_3^-$ 逆向交换的方式在基侧膜回吸收至血浆，H^+ 则通过管腔膜 H^+-ATP 酶主动分泌到管腔，此过程为非钠依赖性泌 H^+。H^+ 的主动分泌产生和维持了陡峭的尿液 H^+ 浓度，并以此推动 $HCO_3^- + H^+ \rightarrow H_2CO_3 \rightarrow H_2O + CO_2$ 向右进行。因此，尽管远端肾单位小管腔内几乎不存在碳酸酐酶，但并不妨碍对剩余 HCO_3^- 的回吸收。而且可根据机体需要改变 H^+ 分泌量，继而对尿液中 HCO_3^- 的重吸收量发挥调节作用（图 5－1）。

2. 肾小管管腔内磷酸盐酸化　原尿 pH 约 7.4，HPO_4^{2-} 与 $H_2PO_4^-$ 的比值是 4∶1，均与血液相近。当形成终尿时，尿 pH 降到 4.8，HPO_4^{2-} 与 $H_2PO_4^-$ 的比值最大可达 1∶99。这是因为原尿

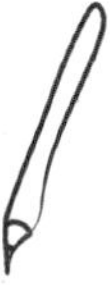

流经远端肾单位时，分泌到管腔的 H^+ 与小管液中的碱性 HPO_4^{2-} 结合，转变为酸性的 $H_2PO_4^-$，称为肾小管的远端酸化作用（distal acidification）。尿液中自由 H^+ 的浓度非常低，以酸性磷酸盐的形式排酸是肾脏排 H^+ 的重要方式，但其作用有限。随着 H^+ 的不断分泌，尿液 pH 降低。当尿液 pH 为 4.8 时，尿液中的磷酸盐几乎都已转变为 $H_2PO_4^-$，缓冲达到了极限，进一步增加排 H^+ 已不可能。尿液中酸性磷酸盐的排出量可在体外通过 NaOH 滴定而测出，故又称为可滴定酸。

3. NH_4^+ 的生成与排出 近端小管上皮细胞是产 NH_4^+ 的主要场所。肾小管上皮细胞内谷氨酰胺在谷氨酰胺酶（glutaminase，GT）的催化下，产生 NH_3 和谷氨酸。谷氨酸在脱氢酶的作用下生成 NH_3 和 α－酮戊二酸，后者进一步代谢生成 2 个 HCO_3^-。NH_3 与细胞内碳酸解离出的 H^+ 结合生成 NH_4^+，经过 NH_4^+－Na^+ 交换体由近端小管上皮细胞分泌入小管液中，同时换回小管液中 Na^+。进入近端小管细胞内的 Na^+ 则与细胞内的 HCO_3^- 通过基侧膜的 Na^+－HCO_3^- 载体同向转运入血液。分泌入管腔中的 NH_4^+ 大部分在髓袢升支粗段回吸收，在髓质分解成 NH_3。NH_3 是脂溶性的，顺其浓度梯度经远端肾小管弥散入肾小管管腔，与远端小管和集合管上皮细胞分泌的 H^+ 结合生成 NH_4^+（图 5－2）。NH_4^+ 为水溶性，不易通过细胞膜返回细胞内，而以 NH_4Cl 形式随尿液排出。可见肾脏以 NH_4^+ 的形式排出 H^+，是肾小管排酸保碱的另一种方式。NH_4^+ 的生成和排出是 pH 依赖性的，体液偏酸性，谷氨酰胺酶的活性增高，NH_4^+ 的生成增多，反之则减少；尿液的 pH 越低，NH_3 越容易向小管腔中扩散，与 H^+ 结合后排除的 NH_4^+ 越多。严重酸中毒时肾脏排出可增加 10 倍以上。

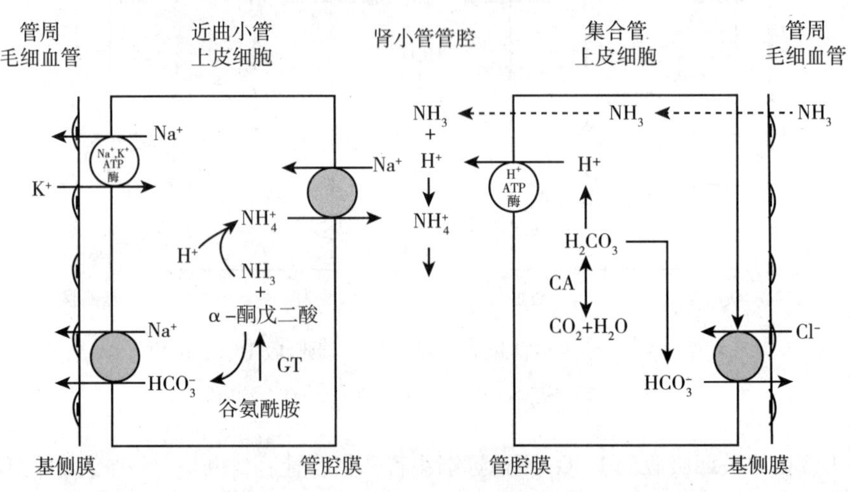

图 5－2 尿 NH_4^+ 的形成和分泌过程

○表示主动转运；●表示继发性主动转运；CA 碳酸酐酶；GT 谷氨酰胺酶

因为体内酸的生成量大于碱的生成量，所以生理情况下肾脏对酸碱平衡的维持首先是通过泌 H^+ 回吸收滤液中的 HCO_3^-，减少碱的丢失。然后以排滴定酸和 NH_4^+ 的方式将体内生成的酸排出体外，同时将肾小管上皮细胞内新生成的 HCO_3^- 转运到血液中，以补充缓冲酸负荷时消耗的碱。尿中排酸量＝滴定酸＋NH_4^+－随尿排出的 HCO_3^-。当体内酸负荷增加时，肾脏重吸收 HCO_3^-、泌 H^+、泌 NH_4^+ 增加，碱负荷增加时则相反。

综上所述，体液酸碱度的相对平衡是在上述几方面调节因素的共同作用下实现的。但在作用时间和程度上各有特点，汇总如下（表 5－2）。

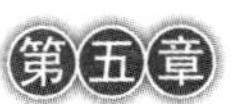

表 5-2 体液、呼吸和肾脏在酸碱平衡调节中的作用时间和特点

调节方式	发挥作用时间	作用特点
血浆缓冲	即刻发挥作用	不持久，只缓冲固定酸；对碱缓冲能力较弱
呼吸调节	数分钟开始，30 分钟达高峰	仅调节碳酸
细胞内液缓冲	3~4 小时后发挥作用	继发血 K^+、血 Cl^- 浓度改变
肾脏调节	数小时起作用，3~5 天发挥最大效能	作用持久，调节固定酸和 HCO_3^-

第二节 反映酸碱平衡状态的血气指标及酸碱平衡紊乱类型

通过血气分析仪测定动脉血的血气指标是临床上判断患者酸碱平衡状态的主要依据。常用的指标有：pH、动脉血 CO_2分压、标准碳酸氢盐、实际碳酸氢盐、缓冲碱和碱剩余等。

一、反映酸碱平衡状态的血气指标及意义

（一）H^+浓度和 pH

H^+浓度和 pH 是反映体液酸碱度的指标。由于血液中 H^+离子浓度很低（4×10^{-8}mol/L），广泛使用 pH 来表示。pH 等于 H^+离子浓度的负对数。

血液是缓冲液，pH 受缓冲对影响，特别是碳酸氢盐缓冲对。根据 Henderson - Hasselbalch 方程式：

$$pH = pKa + lg [HCO_3^-] / [H_2CO_3]$$

H_2CO_3由 CO_2溶解量（dCO_2）决定，等于溶解度（α）×$PaCO_2$。所以上述公式可以改写为：

$$pH = pKa + lg [HCO_3^-] / \alpha \cdot PaCO_2$$

pKa 是碳酸解离常数的负对数，在温度 38℃时约为 6.1；在血液中 CO_2的溶解度（α）为 0.03，HCO_3^- 是 24mmol/L，$PaCO_2$是 40mmHg，因此正常人动脉血 pH 值为：

$$\begin{aligned} pH &= pKa + lg [HCO_3^-] / \alpha \cdot PaCO_2 \\ &= 6.1 + lg [HCO_3^-] / 0.03 \cdot PaCO_2 \\ &= 6.1 + lg\ 24/0.03 \times 40 \\ &= 6.1 + lg\ 20/1 \\ &= 7.40 \end{aligned}$$

从式中可知，血液 pH 取决于 $[HCO_3^-]$ / $[H_2CO_3]$ 的比值，只要比值在（18~22）:1（平均 20:1）之间，pH 即在 7.35~7.45（平均 7.40）的正常范围内。pH 在正常范围内可见于以下三种可能：①生理性的酸碱平衡；②代偿性酸碱平衡紊乱：即血浆 HCO_3^- 或 H_2CO_3的浓度实际上已发生了改变，但通过机体的代偿和调节机制，使得血浆 $[HCO_3^-]$ / $[H_2CO_3]$ 的比值仍维持在（18~22）:1 之间；③酸中毒和碱中毒同时存在且程度大体相当时，pH 变化趋势相反，相互抵消。pH 小于 7.35 为失代偿性酸中毒，pH 大于 7.45 为失代偿性碱中毒。

上述公式反映 pH、HCO_3^- 和 $PaCO_2$三个参数的关系。Kassier 等将此方程简化成如下公式：

$$H^+ = 24 \times PaCO_2 / HCO_3^-$$

式中 $[H^+]$ 的单位是 nmol/L，$PaCO_2$/的单位 mmHg，HCO_3^- 的单位是 mmol/L。

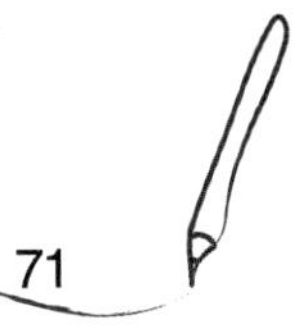

（二）动脉血 CO_2 分压

动脉血二氧化碳分压（partial pressure of carbon dioxide，$PaCO_2$）是指物理状态溶解在动脉血中的 CO_2 分子所产生的张力。二氧化碳在血液中有三种存在形式，包括物理溶解的 CO_2、水合形成的碳酸和化学结合的状态的 CO_2，即 HCO_3^- 中的 CO_2。实际上，碳酸分子只出现在二氧化碳和水的动态平衡中，其浓度比物理溶解的二氧化碳低得多（溶解 CO_2：H_2CO_3 = 340：1），CO_2 溶解量增加时，$PaCO_2$ 增高，水合形成碳酸也增加，故 $PaCO_2$ 可间接反映血液中碳酸的含量。由于 CO_2 通过肺泡膜的弥散速度很快，所以 $PaCO_2$ 相当于肺泡气 CO_2 分压（P_ACO_2），P_ACO_2 受肺泡通气量影响，因此 $PaCO_2$ 可以反映肺泡通气功能，是反映酸碱平衡状态中呼吸性因素的指标。通气不足时，$PaCO_2$ 升高；通气过度时，$PaCO_2$ 降低。$PaCO_2$ 高于正常范围，表示有 CO_2 在体内潴留，血浆中 H_2CO_3 浓度升高，见于呼吸性酸中毒或代偿后的代谢性碱中毒。若 $PaCO_2$ 低于正常范围，则表示肺泡通气过度，CO_2 排出过多，血浆中 H_2CO_3 浓度下降，见于呼吸性碱中毒或代偿后的代谢性酸中毒。

（三）标准碳酸氢盐、实际碳酸氢盐

标准碳酸氢盐（standard bicarbonate，SB）是指在标准条件下（温度38℃，血红蛋白氧饱和度100%，用 PCO_2 为40mmHg的气体平衡后）测得的血浆 HCO_3^- 含量。血浆 HCO_3^- 含量除了受体内固定酸负荷、碱性物质摄取及肾脏排酸保碱功能等代谢性因素影响外，还会受血浆中 H_2CO_3 含量影响。$PaCO_2\uparrow \rightarrow H_2CO_3\uparrow \rightarrow HCO_3^-\uparrow$，反之则降低。血浆经标准化后排除了呼吸因素的影响，因此，SB是反映酸碱平衡中代谢性因素的指标。正常为22～27mmol/L，平均为24mmol/L。升高见于代谢性碱中毒或者肾脏代偿后的慢性呼吸性酸中毒；降低见于代谢性酸中毒或者肾脏代偿后的慢性呼吸性碱中毒。

实际碳酸氢盐（actual bicarbonate，AB）是指隔绝空气的血液标本，在实际体温、血氧饱和度和 $PaCO_2$ 条件下测得的血浆 HCO_3^- 浓度。因检测条件与在体内的实际条件相同，因此受代谢和呼吸两方面因素的影响。

在无外呼吸功能异常的情况下，SB = AB，如果存在外呼吸功能异常则两者出现反差，AB > SB时，表明有 CO_2 潴留，见于呼吸性酸中毒和代偿后的代谢性碱中毒；AB < SB时，提示 CO_2 排出过多，见于呼吸性碱中毒和代偿后的代谢性酸中毒。

（四）缓冲碱

缓冲碱（buffer base，BB）是指血液中所有具有缓冲作用的碱性物质的总和。全血缓冲碱包括血浆和红细胞中的 HCO_3^-、Hb^-、HbO_2^-、Pr^- 和 HPO_4^{2-} 等。BB要求以氧饱和的全血在标准状态下测定，正常范围45～55mmol/L，平均为50mmol/L。因其在标准条件下检测，也排除呼吸的影响，故缓冲碱是反映代谢性因素的指标。原发性升高见于代谢性碱中毒；原发性降低见于代谢性酸中毒。在慢性呼吸性酸中毒或呼吸性碱中毒时BB可以出现代偿性升高或降低。

（五）碱剩余

碱剩余（base excess，BE）是指标准条件下（38℃、血氧饱和度100%、PCO_2 40mmHg），将1L全血标本滴定至pH 7.4时所消耗的酸或碱的量。若需用酸滴定表示受测血样的碱含量过多，称为碱过剩，消耗的酸用正值表示（+BE）；若需用碱滴定，说明受测血样的碱含量不足，称为碱缺失，消耗的碱用负值来表示（-BE）。全血BE正常值范围为-3.0～+3.0mmol/L。测定BE时排除了 $PaCO_2$ 升高或降低对酸碱平衡的影响，所以BE也是反映代谢性因素的指标。BE正值增大，见于代谢性碱中毒；BE负值增大，见于代谢性酸中毒。当慢性呼吸性酸中毒或慢性呼吸性碱中毒时，由于肾的代偿调节，BE可继发性升高或降低。

（六）阴离子间隙

阴离子间隙（anion gap，AG）是指血浆中未测定的阴离子（undetermined anion，UA）与未测定的阳离子（undetermined cation，UC）的差值，即 AG = UA - UC。

Na^+ 占血浆阳离子总量的 90%，称为血浆中可测定阳离子，除 Na^+ 之外的 K^+、Ca^{2+}、Mg^{2+} 等称为血浆中未测定阳离子；HCO_3^- 和 Cl^- 占血浆阴离子总量的 85%，称为血浆中可测定阴离子，除 HCO_3^- 和 Cl^- 之外的 Pr^-、HPO_4^{2-}、SO_4^{2-} 和有机酸阴离子等称为血浆中未测定阴离子。由于机体各体液相呈电中性，血浆中阳离子和阴离子的总当量数相等（图 5-3）。血浆阴阳离子平衡可表示为：

$$HCO_3^- + Cl^- + UA = Na^+ + UC$$

$$UA - UC = Na^+ - (HCO_3^- + Cl^-)$$

$$\begin{aligned} AG = UA - UC &= Na^+ - (HCO_3^- + Cl^-) \\ &= 140 - (24 + 104) \\ &= 12\text{mmol/L} \end{aligned}$$

可见，在实际计算时，AG 等于已测定阳离子与已测定阴离子之差（图 5-3）。

AG 正常范围为 10 ~ 14mmol/L，是一项反映血浆中固定酸含量的指标。AG 降低对诊断酸碱平衡紊乱价值不大，仅见于未测定的阴离子减少或未测定的阳离子增多时，如低蛋白血症等。AG 增高的意义较大，常见于有固定酸增多的情况，如乳酸中毒、酮体生成过多、磷酸盐和硫酸盐潴留及水杨酸中毒等。根据 AG 的变化，代谢性酸中毒分为 AG 增高型代谢性酸中毒和 AG 正常型代谢性酸中毒两类。目前多以 AG > 16mmol/L 作为判断是否有 AG 增高型代谢性酸中毒的界限，且有助于诊断混合型酸碱平衡紊乱。

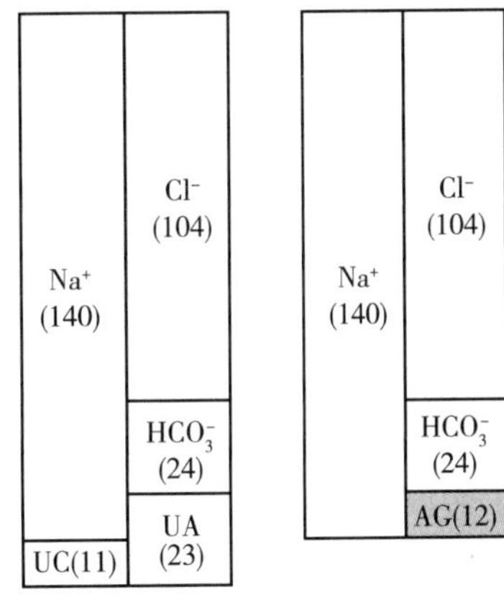

图 5-3　血浆阴离子间隙图解（单位 mmol/L）

知识链接

血气分析

血气一般是指血液中所含的 O_2 和 CO_2。检测其含量及理化状态可反映肺通气和肺换气功能以及酸碱平衡状态。自 20 世纪 50 年代末丹麦的 Poul Astrup 研制出第一台血气分析仪以来，血气分析技术一直在急性呼吸衰竭诊疗、外科手术、抢救与重症监护过程中发挥着至关重要的作用。血气分析仪有三个电极，可分别测出 O_2、CO_2 和 pH 三个数据，然后按照一定的公式推算出一系列参数。随着科学技术的迅猛发展，特别是计算机技术的渗透，血气分析仪的各项性能也得到极大的提高。计算的参数也不断增多，包括二氧化碳分压、二氧化碳总量、氧分压、氧饱和度、实际碳酸氢盐和标准碳酸氢盐、剩余碱、P_{50} 和 AG 等。目前血气分析是医学上用于判断机体酸碱平衡状况以及缺氧和缺氧程度等最重要的检验手段。血气分析的最佳标本是隔绝空气的动脉血。因需测定全血血气，所以必须抗凝，一般用肝素抗凝。血样宜在30分钟之内检测，否则，会因为全血中有活性的红细胞代谢，不断地消耗O_2，并产生CO_2，而影响结果的准确性。另外因为体温变化对氧分压有较明显的影响，检测时需进行“温度校正”，故对体温有变化者的血样送检时应标注实际体温。注意到上述影响因素才可得到准确的检测结果。

二、酸碱平衡紊乱分类

尽管机体对酸碱负荷在一定范围内有缓冲和调节能力，但在许多疾病或病理过程中，由于酸碱负荷过度、不足或机体调节功能障碍，可导致体液酸碱度稳定性破坏，称为酸碱平衡紊乱。酸碱平衡紊乱可以根据发生的原因、复杂程度和机体代偿情况分类。

血液的pH取决于HCO_3^-和H_2CO_3浓度的比值，pH = 7.4时HCO_3^-/H_2CO_3为20/1。根据血液pH的变化，可将酸碱平衡紊乱分为两大类：pH < 7.35称为酸血症，发生酸血症的原发病理生理学过程称为酸中毒；pH > 7.45称为碱血症，发生碱血症的原发病理生理学过程称为碱中毒。血浆中HCO_3^-含量主要受肾脏调节，代表代谢性因素，由HCO_3^-浓度原发性增高或降低引起的酸碱平衡紊乱称为代谢性酸碱紊乱。血浆中H_2CO_3含量主要受呼吸调节，代表呼吸性因素，由H_2CO_3浓度原发性增高或降低引起的酸碱平衡紊乱称为呼吸性酸碱紊乱。由此可将酸碱平衡紊乱分为四个基本类型（图5-4）。因为体内存在着一系列调节系统，当原发病使体内酸性或碱性物质的含量发生原发性改变时，其相对应的碱性或酸性物质的含量也会发生继发性的同向改变，以期缩小HCO_3^-/H_2CO_3比值的变化。如果通过机体的代偿，HCO_3^-/H_2CO_3的比值仍能维持在20/1，血液的pH处于正常范围之内，称为代偿性酸中毒或碱中毒。如果其代偿调节结果血液pH低于或高于正常范围，则称之为失代偿性酸中毒或碱中毒。

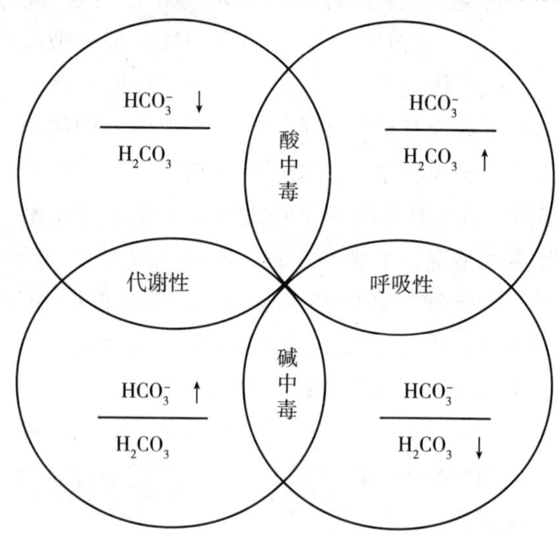

图5-4　四种单纯型酸碱平衡紊乱的命名原则

在临床实践中，出现酸碱平衡紊乱的患者病情往往非常复杂。如果患者只存在单一的酸碱平衡紊乱，称为单纯型酸碱平衡紊乱（simple acid - base disturbance）；如果两种或两种以上酸碱平衡紊乱同时存在，称为混合型酸碱平衡紊乱（mixed acid - bace disturbance）。

第三节　单纯型酸碱平衡紊乱

一、代谢性酸中毒

代谢性酸中毒（metabolic acidosis）是指由于被酸负荷消耗或直接丢失等原因引起的以血浆HCO_3^-原发性降低，血液pH降低为特征的酸碱平衡紊乱。代谢性酸中毒是临床上最常见的一种酸碱平衡紊乱类型。

（一）原因与机制

1. HCO_3^- 被固定酸消耗而减少

（1）固定酸生成过多

1）乳酸酸中毒（lactic acidosis）：各种原因引起的缺氧，使组织细胞内葡萄糖的有氧氧化障碍而无氧酵解增强，乳酸生成增多，发生乳酸性酸中毒，常见于休克、心力衰竭、严重贫血等，此外，严重肝脏疾病使乳酸转化利用障碍也可引起血浆乳酸过高。

2）酮症酸中毒（keto－acidosis）：多发生于糖尿病、严重饥饿及酒精中毒时。因葡萄糖利用减少或糖原储备不足，使脂肪分解加速，产生大量酮体（β－羟丁酸和乙酰乙酸为酸性物质），超过外周组织的氧化能力及肾排出能力时，发生酮症酸中毒。

（2）固定酸排出减少　严重的肾功能衰竭患者，肾小球滤过率（glomerular filtration rate，GFR）明显降低，降低到正常值的20%～25%以下，不能将机体在代谢过程中生成的固定酸如硫酸、磷酸等排出体外，而在体内蓄积。常见于急性肾功能衰竭少尿期、慢性肾功能衰竭晚期等。

（3）外源性固定酸摄入过多

1）水杨酸中毒：过量服用阿司匹林（乙酰水杨酸）时，可引起血浆中水杨酸根潴留。

2）含氯的成酸性药物摄入过多：长期或大量服用氯化铵、盐酸精氨酸或盐酸赖氨酸等药物，在体内代谢过程中可解离出 HCl。如氯化铵，经肝合成尿素，并释放出 HCl。

2. HCO_3^- 因直接丢失而减少

（1）经消化道丢失 HCO_3^-　肠液、胰液、胆汁中的 HCO_3^- 含量均高于血浆，因此，严重腹泻、肠道瘘管或肠道引流等均可导致含 HCO_3^- 的碱性消化液大量丢失。大面积烧伤时大量血浆渗出，也伴有 HCO_3^- 的丢失。

（2）经肾丢失 HCO_3^-　经肾小球滤出到原尿中的 HCO_3^- 90% 在近曲小管回吸收，该过程是建立在肾小管细胞泌 H^+ 的基础上。当肾小管泌 H^+ 障碍时，HCO_3^- 则回吸收减少，随尿排出而丢失。常见于：① 近端肾小管酸中毒（renal tubular acidosis －Ⅱ，RTA－Ⅱ型），其发病环节是由于 Na^+－H^+ 转运体功能障碍，碳酸酐酶活性降低，近曲小管上皮细胞重吸收 HCO_3^- 减少；② 碳酸酐酶抑制剂大量使用，可使肾小管上皮细胞内 H_2CO_3 生成减少，使 H^+ 的分泌和 HCO_3^- 重吸收减少；③ 肾功能减退，但肾小球滤过率在正常值的 25% 以上时，HPO_4^{2-}、SO_4^{2-} 磷酸等阴离子尚不至于发生潴留，此时发生酸中毒是由于肾小管泌 H^+ 减少。

3. 其他原因

（1）高钾血症　各种原因导致高血钾时，通过细胞内外 H^+－K^+ 交换，使细胞外 H^+ 增加，同时远曲小管上皮细胞泌 H^+ 减少，减少固定酸排出，引起代谢性酸中毒。

（2）血液稀释　快速大量输入葡萄糖或生理盐水，血浆 HCO_3^- 被稀释，引起稀释性代谢性酸中毒。

（二）分类

根据 AG 值的变化，将代谢性酸中毒分为两类：AG 增高型代谢性酸中毒和 AG 正常型代谢性酸中毒。

1. AG 增高型代谢性酸中毒　见于由除 HCl 以外其他的酸增多引起的代谢性酸中毒。临床常见于乳酸酸中毒、酮症酸中毒、急慢性肾功能衰竭时，磷酸、硫酸排泄障碍及水杨酸类药物中毒等。血浆 HCO_3^- 由于缓冲固定酸解离出的 H^+ 被消耗而降低，缓冲后生成的酸根离子（乳酸根、β－羟丁酸根、乙酰乙酸根、HPO_4^{2-}、SO_4^{2-} 和水杨酸根），均属于未测定的阴离子，使 AG 值增大而血 Cl^- 正常，所以又称为正常血氯型代谢性酸中毒。

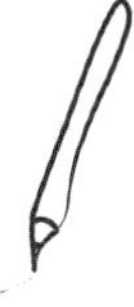

2. AG 正常型代谢性酸中毒

（1）HCl 增加引起的代谢性酸中毒　HCO_3^- 因缓冲 HCl 解离的 H^+ 被消耗而原发性降低，减少的 HCO_3^- 由 Cl^- 补充，使血氯浓度升高。

（2）HCO_3^- 直接丢失　①经消化道丢失 HCO_3^- 见于碱性消化液丢失。此时一方面因细胞外液容量减少，血液浓缩，血 Cl^- 增高，另一方面继发醛固酮分泌增多，后者促进结肠增加 Cl^- 的吸收。②经肾丢失 HCO_3^- 均见于肾脏泌 H^+ 障碍，此时肾小管 Na^+-H^+ 交换减少，更多的 Na^+ 与 Cl^- 伴随回吸收，致血 Cl^- 增高。故又称高氯型代谢性酸中毒。

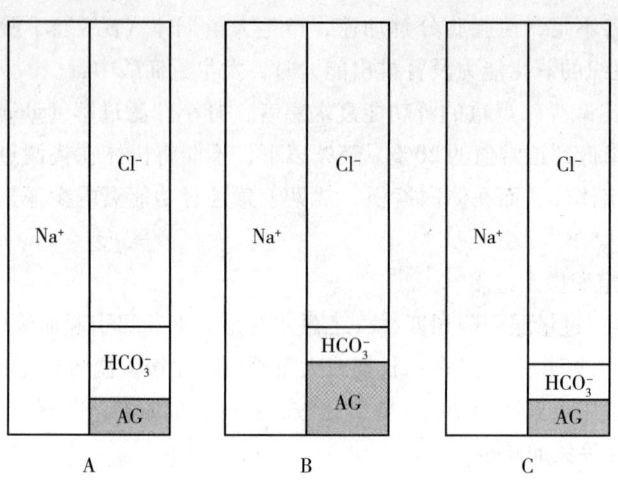

图 5-5　正常和两种代谢性酸中毒 AG 的变化

A. 正常 AG；B. AG 增高型（正常血氯型）代谢性酸中毒；C. AG 正常型（高血氯型）代谢性酸中毒

（三）机体的代偿调节

1. 血浆缓冲作用　固定酸增加时血浆 H^+ 浓度增加，H^+ 可被血液碳酸氢盐和非碳酸氢盐缓冲系统中的缓冲碱立即缓冲，如 $H^+ + HCO_3^- \rightarrow H_2CO_3$，$H_2CO_3$ 又可解离形成 H_2O 和 CO_2，CO_2 随呼吸经肺排出体外。HCO_3^- 及其他缓冲碱则因不断被消耗而减少。

2. 肺的调节作用　代谢性酸中毒时，由于血液 H^+ 浓度增加，以及血浆碳酸氢盐缓冲固定酸后生的 CO_2，刺激外周化学感受器，反射性兴奋呼吸中枢，使呼吸加深、加快。其代偿意义在于当代谢性酸中毒 HCO_3^- 原发性减少时，通过肺泡通气量增加，促进 CO_2 排出增多，血浆 H_2CO_3 浓度继发性降低，进而使血浆 HCO_3^-/H_2CO_3 的浓度比值趋近于 20∶1，血液 pH 趋向正常。代谢性酸中毒时 $PaCO_2$ 与血浆 HCO_3^- 变化关系：HCO_3^- 每降低 1mmol/L，$PaCO_2$ 降低 1.2mmHg。最大极限可使 $PaCO_2$ 降至 10mmHg。肺的代偿反应非常迅速，一般在代谢性酸中毒发生几分钟后即可出现深快呼吸，30 分钟后即达代偿，12～24 小时达到代偿高峰。故呼吸代偿是急性代谢性酸中毒最重要的代偿方式。

3. 组织细胞的调节作用　在代谢性酸中毒发生 2～4 小时后发生，大约 1/2 的 H^+ 进入组织细胞内，被细胞内液缓冲系统中的缓冲碱缓冲，降低血液 H^+ 浓度。为维持电中性，细胞内 K^+ 向细胞外移出。因此酸中毒易引起高钾血症。慢性肾衰竭患者或严重慢性代谢性酸中毒时，骨骼中的磷酸钙、碳酸钙释放入血，参与对 H^+ 的缓冲，但可引起骨质脱钙等骨骼病理变化。

4. 肾的调节作用　代谢性酸中毒时，肾小管上皮细胞中碳酸酐酶和谷氨酰胺酶活性增强，肾脏泌 H^+、泌 NH_3、NH_4^+ 增加，使尿中可滴定酸和 NH_4^+ 排出增多，同时 HCO_3^- 重吸收增多。肾脏的代偿调节作用较强、持续时间较久，但发挥作用较慢，一般需 3～5 天才能达到代偿高峰，是慢性代谢性酸中毒最重要的代偿方式。由肾功能障碍引起代谢性酸中毒，因肾脏的纠酸作用几乎不能发挥，故非常严重。

（四）反映酸碱平衡的指标变化趋势

代谢性酸中毒时 HCO_3^- 原发性降低，所以 AB、SB、BB 值均降低，BE 负值加大；经呼吸代偿调节后，H_2CO_3 继发性下降，$PaCO_2$↓，AB < SB；通过机体代偿性调节，若［HCO_3^-］/［H_2CO_3］的值接近于 20:1，则血浆 pH 可维持在正常范围，为代偿性代谢性酸中毒；若 pH 仍低于正常值范围，为失代偿性代谢性酸中毒（表 5－3）。

表 5－3　单纯性酸碱平衡紊乱常用检测指标变化

	pH	H^+	$PaCO_2$	SB	AB	BB	BE
代谢性酸中毒	↓	↑	⬇	⇓	⇓	⇓	负值加大
呼吸性酸中毒	↓	↑	⇑	⬆	⬆	⬆	正值加大
代谢性碱中毒	↑	↓	⬆	⇑	⇑	⇑	正值加大
呼吸性碱中毒	↑	↓	⇓	⬇	⬇	⬇	负值加大

注：⇓原发降低，⇑原发增高，⬇继发降低，⬆继发升高

（五）对机体的影响

代谢性酸中毒主要影响心血管系统、中枢神经系统和呼吸系统的功能活动。慢性代谢性酸中毒还可引起骨骼的改变。

1. 对心血管系统的影响

（1）心律失常　代谢性酸中毒时出现心律失常与血钾升高密切相关。血钾升高影响心肌电生理活动，引起各种心律失常，严重时可导致传导阻滞、甚至心室纤维性颤动和心搏骤停。

（2）心肌收缩力减弱　Ca^{2+} 介导心肌兴奋－收缩偶联。酸中毒时心肌收缩力减弱，其机制是 H^+ 与 Ca^{2+} 在多个层面上有抑制作用：①H^+ 抑制细胞外 Ca^{2+} 内流；②H^+ 抑制肌浆网释放 Ca^{2+}；③H^+ 可以竞争性地抑制 Ca^{2+} 与肌钙蛋白结合，导致心肌兴奋－收缩偶联障碍。

（3）血管对儿茶酚胺的反应性降低　酸中毒时，H^+ 的增加可使血管平滑肌对儿茶酚胺的反应性下降，引起小血管舒张，血压下降。毛细血管前括约肌舒张可以使真毛细血管网大量开放，血管床容量增大，回心血量减少，动脉血压下降，严重者可导致休克。所以纠正酸中毒、改善微循环是休克抢救的首要措施之一。

2. 对中枢神经系统的影响　中枢神经系统功能障碍的主要表现是抑制，如反应迟钝、嗜睡等，严重时可出现昏迷。其机制是：①H^+ 增多抑制生物氧化酶类的活性，氧化磷酸化过程减弱，ATP 生成减少，脑组织能量供应不足；②H^+ 增多使脑内谷氨酸脱羧酶活性增高，抑制性神经递质 γ－氨基丁酸生成增多。

3. 对骨骼的影响　慢性代谢性酸中毒时，如慢性肾功能衰竭患者，由于沉积于骨骼中的钙盐溶解释放入血，中和增多的 H^+ 发挥缓冲作用而影响骨骼的生长发育。小儿可出现骨骼生长延缓，严重者可发生肾性佝偻病和骨骼畸形。在成年人则可引起骨软化症、纤维性骨炎、骨质疏松，还易发生骨折。

4. 对呼吸系统的影响　代谢性酸中毒时，由于 H^+ 浓度升高，对外周化学感受器的刺激作用加强，呼吸中枢兴奋，引起呼吸加深加快，称为“Kussmaul 呼吸”。

5. 高钾血症　代谢性酸中毒时，由于 H^+－K^+ 交换，细胞外 H^+ 进入细胞内，K^+ 与其交换则逸出细胞外，同时肾小管上皮细胞排 H^+ 增多、而排 K^+ 减少，而引起高钾血症。

（六）防治原则

1. 去除病因，防治原发病　针对病因治疗原发病是治疗代谢性酸中毒的基本原则和主要措施，如纠正缺氧、补液扩容、注射胰岛素、纠正水、电解质平衡紊乱等。在治疗过程中，

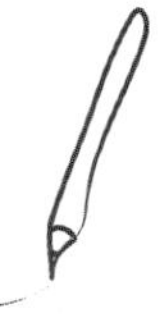

要注意保护呼吸和肾脏功能，让其发挥更大的代偿作用。

2. 补充碱性药物 补碱的作用不是纠正酸中毒这一病理生理过程的本身，而是为了减轻酸血症对机体的危害，因此，仅在原发病因不能迅速消除和（或）酸血症程度严重（$HCO_3^- <$ 16mmol/L），影响血流动力学时才需要补碱。

（1）碱性药物的选择　常用的碱性药物有碳酸氢钠、乳酸钠及三羟甲基氨基甲烷（tromethamine，THAM）。由于碳酸氢钠可直接补充血浆缓冲碱，作用迅速，是临床纠正代谢性酸中毒首选的碱性药物。乳酸钠可通过肝脏代谢生成碳酸氢钠发挥作用，肝功能不全或乳酸酸中毒时不宜使用。三羟甲基氨基甲烷是不含钠的有机胺碱性药，既可以缓冲固定酸（$THAM + HA \rightarrow THAM \cdot H^+ + A^-$），用于纠正代谢性酸中毒，又可缓冲碳酸（$THAM + H_2CO_3 \rightarrow THAM \cdot H^+ + HCO_3^-$），治疗呼吸性酸中毒。但其对呼吸中枢有抑制作用，治疗时要注意给药速度。

（2）补碱剂量　在临床上有很多补碱计算公式，但基本原则是剂量宜小不宜大。因为血pH恢复到7.25时，心肌收缩力对儿茶酚胺的反应性多可恢复，心律失常发生机会亦大为减少。

（3）速度不可过快　防止出现如下并发症。

1）低钾血症：如严重腹泻引发代谢性酸中毒时，既有HCO_3^-丢失，也有钾离子丢失。但酸中毒时，由于细胞内钾外流，血钾无明显降低，往往会掩盖缺钾情况。快速补碱易使细胞外的钾快速转移到细胞内，出现低血钾。故代谢性酸中毒补碱时应监测血钾情况，必要时要同时补钾。

2）手足搐搦：肾功能不全引起代谢性酸中毒，往往合并低钙血症（见肾功能衰竭），但在酸性环境下，结合钙可解离为钙与血浆蛋白，使游离钙增多。如果快速补碱纠正酸中毒，钙离子与血浆蛋白在碱性条件下可生成结合钙，使游离钙明显减少，而出现手足搐搦。

3）昏迷：快速大量补碱，使血浆中HCO_3^-急速增加，并因此抑制呼吸，使CO_2迅速潴留，CO_2是脂溶性的，在血中潴留后又很快弥散入脑，使脑内PCO_2增高，因HCO_3^-为水溶性，通过血脑屏障极慢，快速补碱后，脑中代酸未得到纠正（HCO_3^-未提高），却又增加了H_2CO_3量，使pH降低更明显，出现昏迷。

二、呼吸性酸中毒

呼吸性酸中毒（respiratory acidosis）是指由于CO_2呼出障碍或吸入过多引起的以血浆H_2CO_3浓度原发性增高，pH降低为特征的酸碱平衡紊乱。

（一）原因与机制

1. CO_2呼出障碍 各种原因引起的肺通气功能障碍而导致的体内CO_2潴留是引起呼吸性酸中毒的主要原因，临床上常见原因如下。

（1）呼吸中枢抑制　外伤性颅脑损伤、脑炎、脑血管意外、麻醉剂或镇静剂使用过量，等均可因呼吸中枢受到抑制，导致肺泡通气功能障碍，引起CO_2潴留。

（2）呼吸肌麻痹　急性脊髓灰质炎、脊神经根炎、有机磷中毒、重症肌无力、家族性周期性麻痹及重度低血钾时，因为呼吸运动动力减弱，肺通气量减少，引起CO_2排出障碍。

（3）胸部疾患　胸部创伤、胸廓畸形、严重气胸或胸膜腔积液等均可限制肺泡的扩张和回缩，使CO_2排出受阻。

（4）肺顺应性下降　见于肺纤维化、肺不张、肺实变等广泛的肺组织病变，因均可发生限制性通气障碍而发生呼吸性酸中毒。

（5）呼吸道阻塞　呼吸道内异物、溺水窒息、严重的喉头痉挛或水肿等原因，阻塞气道，气体流动阻力增大常造成急性呼吸性酸中毒。慢性阻塞性肺部疾患、支气管哮喘等则是慢性呼吸性酸中毒的常见原因。

（6）呼吸机使用不当　呼吸机通气量设置过小而使 CO_2 排出困难。

2. CO_2 吸入过多　通风不良的矿井、坑道内 CO_2 浓度高，长时间置内可因吸入 CO_2 过多引起呼吸性酸中毒。

（二）分类

呼吸性酸中毒按病程可分为急性和慢性两类。

1. 急性呼吸性酸中毒　常见于气道严重阻塞、急性心源性肺水肿、呼吸中枢抑制或呼吸肌麻痹引起的呼吸暂停以及急性呼吸窘迫综合征等。

2. 慢性呼吸性酸中毒　常见于气道或肺部慢性病变引起的慢性阻塞性肺疾病以及肺广泛性纤维化或肺不张，一般指 CO_2 高浓度潴留持续达 24 小时以上者。

（三）机体的代偿调节

呼吸性酸中毒时体内 H_2CO_3 浓度原发性增高，因其发病的主要环节是肺通气功能障碍，所以呼吸系统不能发挥代偿调节作用。另外，由于血液中碳酸氢盐缓冲系统不能有效的缓冲血浆中增加的 H_2CO_3，而非碳酸氢盐缓冲系统含量较低，所以血液缓冲系统对 H_2CO_3 的缓冲能力也极为有限。故呼吸性酸中毒时，早期主要靠细胞内缓冲，晚期主要靠肾脏调节。

1. 细胞内缓冲

（1）组织细胞的调节作用　急性呼吸性酸中毒时 CO_2 大量潴留，血浆 H_2CO_3 浓度升高。H_2CO_3 可解离为 H^+ 和 HCO_3^-，H^+ 通过 H^+-K^+ 交换进入组织细胞内，被细胞内蛋白质缓冲系统缓冲，解离出的 HCO_3^- 则留在血浆中，使血浆 HCO_3^- 浓度继发提高，同时 K^+ 移出细胞，易引发高钾血症。

（2）红细胞缓冲　由于血浆中的 CO_2 能够迅速弥散进入红细胞，在碳酸酐酶的作用下和 H_2O 生成 H_2CO_3，再解离成 H^+ 和 HCO_3^-。H^+ 不断被血红蛋白缓冲对缓冲，HCO_3^- 则与血浆中 Cl^- 交换而入血，使血浆 HCO_3^- 浓度升高，血 Cl^- 则降低。

通过上述细胞内缓冲这种代偿方式增加的血浆 HCO_3^- 量非常有限，一般 $PaCO_2$ 每升高 10mmHg，血浆 HCO_3^- 仅增高 0.7～1mmol/L，不足以维持血浆 HCO_3^-/H_2CO_3 在正常范围内，因此急性呼吸性酸中毒往往呈失代偿状态。

2. 肾脏的调节作用　慢性呼吸性酸中毒时，$PaCO_2$ 升高和 H^+ 浓度升高，肾小管上皮细胞内碳酸酐酶和谷氨酰胺酶活性增高，肾小管上皮细胞泌 H^+、泌 NH_3、NH_4^+ 增加，同时重吸收 HCO_3^- 增加，使血浆 HCO_3^- 浓度代偿性增加。通过肾脏和组织细胞的代偿作用，$PaCO_2$ 每升高 10mmHg，血浆 HCO_3^- 可代偿性增加 3.5～4.0mmol/L，能使血浆 HCO_3^-/H_2CO_3 的浓度比值接近 20:1，因此轻度或慢性呼吸性酸中毒时往往为代偿性呼吸性酸中毒。

（四）反映酸碱平衡的指标变化趋势

呼吸性酸中毒时，$PaCO_2$ 原发性升高。急性呼吸性酸中毒时肾脏来不及代偿，而细胞内缓冲提高血浆 HCO_3^- 又非常有限，SB、BB、BE 变化不大，故 pH 降低明显，为失代偿性呼吸性酸中毒。慢性呼吸性酸中毒时，由于肾脏发挥强大的代偿作用，HCO_3^- 代偿性升高较明显，表现为 AB、SB、BB 值均继发性升高，BE 正值增大。由于有 CO_2 潴留，AB > SB，pH 依据代偿情况可在正常范围内，为代偿性慢性呼吸性酸中毒；若 pH 仍低于正常范围为失代偿性慢性呼吸性酸中毒（表 5-3）。细胞缓冲可导致血 K^+ 增高，血 Cl^- 降低。

（五）对机体的影响

呼吸性酸中毒对机体的影响与代谢性酸中毒相似，也会引起心律失常、心肌收缩力降低，

外周血管扩张及高 K^+ 血症等，发生机制也相近。但中枢神经系统功能紊乱较代谢性酸中毒更为显著。可能的机制如下：

1. 脑脊液 H^+ 浓度显著增高 急性呼吸性酸中毒与急性代谢性酸中毒相比前者脑脊液 pH 降低较血液 pH 降低更为明显。呼吸性酸中毒是 CO_2 原发潴留。CO_2 为脂溶性，能迅速透过血脑屏障，使脑脊液中 H_2CO_3 含量与血液中几乎同步升高。血液中升高的 H_2CO_3 可由红细胞缓冲，而脑脊液中无红细胞，不能对升高的 H_2CO_3 进行有效的缓冲。另外脑脊液内 HCO_3^- 含量代偿性升高需要较长时间。因此，呼吸性酸中毒时脑脊液 pH 降低较血液 pH 降低更为显著。代谢性酸中毒是血浆 HCO_3^- 原发性减少。HCO_3^- 为水溶性，通过血脑屏障极为缓慢，脑脊液中 HCO_3^- 与血液达到平衡需较长时间，故急性代谢性酸中毒脑脊液 pH 降低不如血液 pH 降低明显。

2. CO_2 扩张脑血管 呼吸性酸中毒伴有 CO_2 潴留，高浓度 CO_2 能够直接扩张脑血管，使脑血流量增加、颅内压升高，严重时可引起视神经盘水肿，表现为持续性头疼，尤以夜间和晨起为甚。根据 CO_2 潴留的严重程度不同，早期主要表现为头痛、视觉模糊、烦躁不安和疲乏无力等。进一步发展则出现震颤、精神错乱、嗜睡甚至昏迷等，称为“CO_2 麻醉”或“肺性脑病”。

3. 严重缺氧 通气障碍是引起呼吸性酸中毒最常见的原因，通气是一个双向过程，呼气时 CO_2 排出，吸气时 O_2 摄入。故通气障碍引起呼吸性酸中毒时一定伴有严重缺氧。缺氧脑能量供给不足，中枢神经系统功能紊乱更为严重。

（六）防治原则

1. 积极治疗原发病，改善肺泡通气 针对不同病因，采取相应的治疗措施，治疗原发病，改善肺通气功能。如排除呼吸道异物、控制感染、解除支气管平滑肌痉挛以及使用呼吸机、呼吸中枢兴奋剂等，促进 CO_2 排出，使 $PaCO_2$ 下降到正常。对于慢性呼吸性酸中毒患者，切忌过急地使用人工呼吸机迅速排出体内潴留的 CO_2。因为慢性呼吸性酸中毒时肾脏发挥代偿调节，HCO_3^- 继发性增高，若 $PaCO_2$ 迅速下降到正常，而机体通过肾脏代偿升高的 HCO_3^- 来不及迅速排出体外，结果又转为代谢性碱中毒，使病情更加复杂化。

2. 谨慎补碱 慢性呼吸性酸中毒时，由于肾脏排酸保碱作用加强，血浆 HCO_3^- 含量代偿增高，此时如补碱过量，易合并代谢性碱中毒。特别是若使用 $NaHCO_3$，因 HCO_3^- 与 H^+ 结合后生成的 H_2CO_3，后者解离为 CO_2，在通气功能障碍时，CO_2 不能及时排出，可使血浆 $PaCO_2$ 进一步升高，诱发肺性脑病，加重病情。严重呼吸性酸中毒需要补碱时，可选用能缓冲 H_2CO_3 的三羟甲基氨基甲烷。

三、代谢性碱中毒

代谢性碱中毒（metabolic alkalosis）是指由于 H^+ 大量丢失或碱性物质摄入过多等原因引起的以血浆 HCO_3^- 原发性升高，血液 pH 升高为特征的酸碱平衡紊乱。

（一）原因与机制

1. H^+ 丢失过多

（1）经胃丢失 H^+ 见于严重呕吐及胃液引流，使含 HCl 的酸性胃液大量丢失。正常情况下，胃黏膜壁细胞富含碳酸酐酶，可催化 CO_2 和 H_2O 生成 H_2CO_3，进而解离为 H^+ 和 HCO_3^-。H^+ 与来自血浆的 Cl^- 形成 HCl，进食时分泌到胃腔中，HCO_3^- 则返回血液，使血浆中 HCO_3^- 一过性增高，称为“餐后碱潮”。当酸性食糜进入十二指肠后，在 H^+ 刺激下，十二指肠上皮细胞和胰腺生成 H_2CO_3，解离形成的 H^+ 返回血液，中和血液中来自于胃壁细胞的 HCO_3^-；解离形成的 HCO_3^- 进入消化道，与消化液中的 H^+ 中和。胃液大量丢失引起代谢性碱中毒的机制如下。

1）经消化道直接失 H^+：剧烈呕吐时，因大量丢失胃液中的 H^+，十二指肠细胞和胰腺因失去刺激而减少分泌，使血浆中来自胃壁细胞的 HCO_3^- 得不到来自十二指肠细胞和胰腺 H^+ 的中和，血浆 HCO_3^- 浓度增高。

2）继发肾脏失 H^+：呕吐还会引起 K^+、Cl^- 和体液的丢失。①失 K^+ 引起血 K^+ 下降，细胞内 K^+ 向细胞外转移，换回 H^+，结果使小管细胞内 K^+ 少 H^+ 多，肾脏泌 H^+ 增加；②失 Cl^- 引起低血 Cl^-，原尿中伴 Cl^- 回吸收的 Na^+ 减少，代之以 H^+-Na^+ 交换和 K^+-Na^+ 交换增加来促进 Na^+ 的重吸收。H^+-Na^+ 交换增加，肾脏排出大量 H^+。③失液可以引起继发醛固酮分泌增加，醛固酮不仅促进远曲小管和集合管的 K^+-Na^+ 交换，也促进 H^+-Na^+ 交换，结果肾脏失 H^+ 增加。上述因素引起肾失 H^+ 增加，HCO_3^- 同时回吸收也增加，使血浆 HCO_3^- 浓度增高，引起代谢性碱中毒。

（2）经肾丢失 H^+

1）使用某些利尿剂：长期使用髓袢利尿剂（呋塞米、依他尼酸）或噻嗪类利尿剂时，由于抑制了肾小管髓袢升支对 Cl^- 的主动重吸收，进而抑制 Na^+ 的被动重吸收，使远曲小管液中 Na^+ 含量增高，远曲小管和集合管细胞则通过增强 H^+-Na^+，K^+-Na^+ 交换的方式增加对 Na^+ 的重吸收，而 H^+、K^+、Cl^- 随尿排出增多；此外，由于远端肾小管的尿液流速增快，起到冲刷作用，使肾小管腔内 H^+ 浓度迅速降低，也促进了 H^+ 的排泌。肾泌 H^+ 增多，HCO_3^- 吸收入血增多，使血浆 HCO_3^- 浓度升高，发生代谢性碱中毒。

2）肾上腺皮质激素过多：见于原发性醛固酮增多（如肾上腺皮质增生或肿瘤）或继发性醛固酮分泌增多（如有效循环血量减少、创伤等）。醛固酮作用于集合管，可增加泌氢细胞的 H^+-ATP 酶活性，促进 H^+ 分泌。还可通过保 Na^+ 排 K^+，促进 K^+ 排泌而引起低钾性碱中毒。Cushings 综合征时糖皮质激素分泌过多，而糖皮质激素也具有盐皮质激素的活性，也可发生代谢性碱中毒。

总之，凡是能引起低 K^+、低 Cl^-、体液丢失的情况均可促进肾排出 H^+ 增加，引起代谢性碱中毒。

2. 外源性 HCO_3^- 负荷过多

（1）碱性药摄入过多　见于消化道溃疡的患者服用过量的 $NaHCO_3$；纠正代谢性酸中毒时静脉输入过多的 $NaHCO_3$、乳酸钠等。

（2）大量输入含柠檬酸盐抗凝剂的库存血　库存血多用柠檬酸盐抗凝，每单位血液（500ml）中含有 6.5mmol 的柠檬酸盐，在体内代谢大约可以生成 15mmol HCO_3^-。

3. 脱水　严重脱水会使细胞外液明显减少，血浆 HCO_3^- 浓度可因浓缩而增高，造成浓缩性碱中毒（contraction alkalosis）。

4. 低钾血症　低钾血症时因细胞外液 K^+ 浓度降低，细胞内 K^+ 向细胞外转移，同时细胞外的 H^+ 向细胞内移动，使细胞内 H^+ 浓度增高。肾小管上皮细胞内 H^+ 增多，泌 H^+ 增多，可引起代谢性碱中毒，而尿液呈酸性称为反常性酸性尿。

（二）分类

根据给予生理盐水治疗后代谢性碱中毒能否得到纠正，可将其分为两类，即盐水反应性碱中毒（saline – responsive alkalosis）和盐水抵抗性碱中毒（saline – resistant alkalosis）。

1. 盐水反应性碱中毒　指输入生理盐水可纠正的代谢性碱中毒。大部分代谢性碱中毒属于此类，如剧烈呕吐、胃液引流及大量使用利尿剂等引起的代谢性碱中毒。此时常伴有细胞外液容量减少和低血氯等。给予等张或半张的生理盐水后，通过补充细胞外液容量和补充 Cl^- 能够促进过多的 HCO_3^- 经肾排出，使碱中毒得到纠正。

2. 盐水抵抗性碱中毒 指不能用生理盐水纠正或不能耐受大量输液的代谢性碱中毒。常见于原发性醛固酮增多症、Cushing 综合征、严重低血钾及全身性水肿患者。

（三）机体的代偿调节

1. 血液缓冲系统的调节作用 代谢性碱中毒时，血浆 H^+ 浓度降低，OH^- 浓度升高，OH^- 可被血液缓冲系统中的弱酸（H_2CO_3、$HHbO_2$、HHb、HPr、$H_2PO_4^-$）所缓冲，而使 HCO_3^- 和其他缓冲碱浓度增高。但由于血液缓冲系统的组成成分中，碱性成分都远多于酸性成分（如碳酸氢盐缓冲系统中［HCO_3^-］/［H_2CO_3］为 20∶1），所以血液缓冲系统在碱中毒时的缓冲调节能力比较弱。

2. 肺的代偿调节 代谢性碱中毒时，由于细胞外液 H^+ 浓度降低，对外周化学感受器的刺激减弱，反射性地抑制呼吸中枢，呼吸运动变浅变慢，肺泡通气量减少，CO_2 排出减少，引起血浆 H_2CO_3 浓度和 $PaCO_2$ 继发性升高，以维持血浆［HCO_3^-］/［H_2CO_3］比值接近正常。一般血 HCO_3^- 浓度每增加 1mmol/L，$PaCO_2$ 增加 0.7mmHg。但这种代偿是有限的。因为呼吸受抑制不但引起 CO_2 潴留，还导致 PaO_2 降低。当 PaO_2 低于 60mmHg 时又可通过刺激外周化学感受器兴奋呼吸中枢，从而限制了 $PaCO_2$ 升高的程度，最高不能超过 55mmHg。所以很少能达到完全代偿。

3. 组织细胞的调节作用 代谢性碱中毒时细胞外液 H^+ 浓度降低，通过细胞内外离子交换，细胞内液的 H^+ 向细胞外转移，使细胞外液的 H^+ 浓度相应增加，细胞外液的 K^+ 进入细胞，继发低钾血症。

4. 肾的调节作用 生理情况下肾脏具有很强的排出过多 HCO_3^- 的能力，因为血浆 H^+ 浓度下降，pH 升高使肾小管上皮细胞内碳酸酐酶和谷氨酰胺酶活性减弱，肾小管上皮细胞泌 H^+、泌 NH_4^+ 减少，尿液中 HCO_3^- 重吸收也相应减少，随尿排出增多，血浆 HCO_3^- 浓度相应降低。故单纯由碱性物质摄入过多引起的代谢性碱中毒较少见，即使发生程度也较轻。但大多数代谢性碱中毒发生时肾脏都难以充分发挥代偿作用。因为引起代谢性碱中毒的原发病（如严重呕吐、大量利尿）不仅直接引起失 H^+，还同时造成机体低 K^+、低 Cl^-、体液容量不足，此时肾脏将被迫多排 H^+，从而干扰了 HCO_3^- 经肾排出，使代谢性碱中毒持续存在。“低钾、低氯、细胞外液容量不足”称为代谢性碱中毒的“维持因素”。

（四）反映酸碱平衡的指标变化趋势

代谢性碱中毒时，HCO_3^- 原发性升高，所以 AB、SB、BB 值均增加，BE 正值加大，pH 升高；经呼吸代偿调节后 $PaCO_2$ 继发性升高，由于有 CO_2 潴留，AB > SB。根据原发病的程度和肺与肾的代偿性调节的结果，血浆 pH 可维持在正常范围，为代偿性代谢性碱中毒；若 pH 仍高于正常范围，为失代偿性代谢性碱中毒（表 5－3）。

（五）对机体的影响

1. 对中枢神经系统的影响 严重的代谢性碱中毒可引起中枢神经系统兴奋症状，表现为烦躁不安、精神错乱、谵妄、意识障碍等。其发生机制与中枢抑制性神经递质 γ－氨基丁酸减少有关。碱中毒时，血浆 pH 升高，脑内谷氨酸脱羧酶活性降低，使 γ－氨基丁酸生成减少；而 γ－氨基丁酸转氨酶活性增高，使 γ－氨基丁酸分解增强。γ－氨基丁酸是中枢神经系统中最重要的抑制性递质，γ－氨基丁酸减少导致其对中枢神经系统的抑制作用减弱，出现中枢神经系统兴奋症状。另外，中枢神经系统兴奋也与脑组织缺氧有关。

2. 对血液系统的影响 碱中毒时，因血红蛋白氧解离曲线左移，血红蛋白与氧的亲和力增高，氧合血红蛋白不易将结合的氧释放，而造成组织缺氧。

3. 对神经肌肉兴奋性的影响 代谢性碱中毒时，血清总钙量无变化，但游离钙减少，神经肌肉应激性增高，表现为面部和肢体肌肉抽动、腱反射亢进及手足搐搦等。

4. 对呼吸系统的影响 代谢性碱中毒时，由于 H^+ 浓度降低，对外周化学感受器的刺激作用减弱，引起呼吸运动变浅变慢。

5. 低钾血症 当细胞外液 H^+ 降低时，细胞内 H^+ 逸出，而细胞外 K^+ 向细胞内转移，血 K^+ 降低。此交换发生在肾小管上皮细胞，肾小管上皮细胞内 H^+ 降低和 K^+ 增高，故 H^+-Na^+ 交换减少，而 K^+-Na^+ 交换增强，肾排 K^+ 增多导致血钾降低。。

（六）防治原则

1. 防治原发病同时去除代谢性碱中毒的维持因素 代谢性碱中毒时肾脏往往不能发挥调节作用是由于碱中毒的维持因素持续存在，所以纠正代谢性碱中毒的根本途径是去除代谢性碱中毒的维持因素。由于引起代谢性碱中毒的原因不同，维持因素不同，治疗措施也不同。

（1）盐水反应性碱中毒 其维持因素主要是有效循环血量不足和低血氯。生理盐水有扩容和提高血 Cl^-（生理盐水中 Cl^- 的浓度高于血 Cl^- 浓度）的作用，故生理盐水治疗有效。临床上可采用口服或静脉注射等张（0.9%）或半张（0.45%）的盐水。因同时还有低血 K^+ 的情况，最好的治疗方案是生理盐水加 KCl 静脉输入。

（2）盐水抵抗性碱中毒 ①原发醛固酮增多症：醛固酮增多是维持因素，此时醛固酮的增多非容量不足继发所致，给予生理盐水并不能抑制醛固酮分泌，故治疗无效。可采用醛固酮拮抗剂。②严重缺钾：低血钾是维持因素，生理盐水中没有钾，单纯使用生理盐水不能纠正缺钾，应补钾治疗。③全身性水肿者：因不能耐受大量输液，也不能采用生理盐水治疗，可采用碳酸酐酶抑制剂乙酰唑胺治疗，其机制是抑制肾小管上皮细胞内的碳酸酐酶活性，减少排泌 H^+ 和 HCO_3^- 重吸收，同时促进 Na^+ 排出增多，该治疗方案既达到纠正碱中毒的目的，也有助于减轻水肿。

2. 给予含氯酸性药物 严重的代谢性碱中毒可直接给予酸进行治疗。如可用 0.1mmol/L 的 HCl 缓慢静注。$HCl + HCO_3^- \rightarrow H_2CO_3 + Cl^-$，除直接降低血液 HCO_3^- 浓度外，还可提高血 Cl^- 浓度。此外，临床也使用盐酸精氨酸和盐酸赖氨酸治疗。

四、呼吸性碱中毒

呼吸性碱中毒（respiratory alkalosis）是指由于肺过度通气，CO_2 大量排出引起的以血浆 H_2CO_3 原发性降低，血液 pH 升高为特征的酸碱平衡紊乱。

（一）原因与机制

1. 低氧血症 吸入气氧分压过低（如初到高原时），以及外呼吸功能障碍如急性呼吸窘迫综合征、肺炎和肺水肿等，都可通过 PaO_2 降低而反射性刺激呼吸中枢，通气过度，导致 CO_2 排出增多。

2. 呼吸中枢异常兴奋 中枢神经系统疾病如脑血管意外、脑炎、脑外伤、脑肿瘤等均可刺激呼吸中枢引起过度通气。某些药物如水杨酸、氨等可直接兴奋呼吸中枢引起通气增强。革兰阴性杆菌引起的脓毒血症患者常可出现过度通气，可能与炎性产物刺激有关。

3. 精神性过度通气 癔症发作或小儿哭闹时，可引起精神性通气过度。

4. 机体代谢升高 甲状腺功能亢进、发热的患者，可因分解代谢亢进或体温升高刺激呼

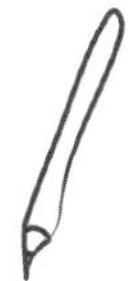

吸中枢兴奋，使通气过度，$PaCO_2$降低。

5. 人工呼吸机使用不当 呼吸机通气量设置过大，致患者 CO_2 排出过多。

（二）分类

呼吸性碱中毒按病程可分为急性和慢性两类。

1. 急性呼吸性碱中毒 一般指 $PaCO_2$ 在 24 小时内急剧下降而导致 pH 升高。见于人工呼吸机使用不当、高热和低氧血症时引起的过度通气。

2. 慢性呼吸性碱中毒 指持续的 $PaCO_2$ 下降超过 24 小时导致的 pH 升高。常见于慢性颅脑疾病、肺部疾患、肝脏疾患和缺氧等。

（三）机体的代偿调节

$PaCO_2$降低虽对呼吸中枢有抑制作用，但如刺激肺过度通气的原因持续存在，肺的代偿调节作用就不能发挥出来，急性呼吸性碱中毒主要依靠细胞内缓冲，慢性呼吸性碱中毒则主要依靠肾排酸减少进行代偿。

1. 细胞内缓冲

（1）组织细胞的调节作用 急性呼吸性碱中毒时，血浆 H_2CO_3浓度迅速降低，而 HCO_3^- 浓度相对升高。细胞内 H^+ 通过 H^+-K^+ 交换移出到细胞外与 HCO_3^- 结合生成H_2CO_3，使血浆 HCO_3^- 浓度相应降低，而 H_2CO_3浓度有所升高。同时细胞外 K^+ 移入细胞内，以维持电平衡，易引发低钾血症。

（2）红细胞缓冲 血浆中浓度相对较高的 HCO_3^- 可与红细胞内的 Cl^- 进行交换。HCO_3^- 进入红细胞后，与 H^+ 结合生成 H_2CO_3，H_2CO_3分解为 CO_2 和 H_2O，CO_2从红细胞内弥散进入血浆形成 H_2CO_3，此过程使血浆 H_2CO_3浓度有所回升，血浆 HCO_3^- 浓度相应降低。在 HCO_3^- 进入红细胞时，有等量 Cl^- 与其交换，因此呼吸性碱中毒时血 Cl^- 可增高。一般 $PaCO_2$ 每下降 10mmHg，血浆 HCO_3^- 浓度代偿性降低 2mmol/L，因此急性呼吸性碱中毒往往是失代偿的。

2. 肾脏的调节作用 慢性呼吸性碱中毒时，由于低碳酸血症持续存在，血浆 H^+ 浓度降低，肾小管上皮细胞内碳酸酐酶、谷氨酰胺酶活性降低，使得肾小管上皮细胞泌 H^+、泌 NH_3、NH_4^+ 减少，重吸收 HCO_3^- 减少，而随尿排出增多，引起血浆 HCO_3^- 浓度代偿性降低。$PaCO_2$ 每下降 10mmHg，血浆 HCO_3^- 浓度可代偿性降低 5mmol/L。

（四）反映酸碱平衡的指标变化趋势

急性呼吸性碱中毒时肾脏来不及代偿，细胞缓冲系统能力又较弱，所以急性呼吸性碱中毒常为失代偿性，表现为 $PaCO_2$原发性降低，AB、SB、BB、BE 无明显变化，而 pH 升高。慢性呼吸性碱中毒时，由于肾脏发挥代偿作用，HCO_3^- 下降较明显，表现为 AB、SB、BB 值降低，BE 负值增大。由于 CO_2呼出过多，AB < SB。pH 在正常范围内为代偿性慢性呼吸性碱中毒；若 pH 高于正常范围为失代偿性慢性呼吸性碱中毒（表 5－3）。

（五）对机体的影响

呼吸性碱中毒对机体的影响与代谢性碱中毒相似，可有低钾血症、神经肌肉应激性增高、组织缺氧和中枢神经系统功能障碍等症状。但急性呼吸性碱中毒时中枢神经系统功能紊乱的表现更为明显。患者更易出现气促、眩晕、四肢及口周围感觉异常、意识障碍及手足抽搐等。其发生机制除了碱中毒对脑功能的影响外，还与低碳酸血症引起脑血管收缩导致脑血流量减少有关。据报道 $PaCO_2$ 下降到 20mmHg，脑血流量可减少 30%～40%。

（六）防治原则

1. 防治原发病和去除引起通气过度的原因 大多数呼吸性碱中毒可自行缓解，如适当调整呼吸机的通气量和呼吸频率；对精神性通气过度的患者进行心理治疗或酌情使用镇静剂；对低张性低氧血症者给予吸氧治疗等。

2. 提高吸入气中 CO_2 浓度 对于急性呼吸性碱中毒患者可吸入含5% CO_2 的混合气体。也可通过反复屏气或者用纸袋罩在口鼻处的方法，提高血浆 H_2CO_3 浓度。

3. 对症处理 如有手足抽搐者可静脉注射葡萄糖酸钙进行治疗；有明显缺钾者应及时补钾。

案例讨论

临床案例 患者，女性，46 岁，患糖尿病 10 余年，因昏迷急诊入院。

查体：体温 36.9℃，脉搏 101 次/分，呼吸深大，28 次/分，血压 90/50mmHg。

实验室检查：血糖 10.1mmol/L，尿素 8.0mmol/L，[K^+] 5.6mmol/L，[Na^+] 145mmol/L，[Cl^-] 104mmol/L，[HCO_3^-] 10mmol/L，pH7.23，$PaCO_2$ 28mmHg，AB 9.9mmol/L，SB 10.9mmol/L，BE -18.0mmol/L；血及尿酮体阳性，尿糖阳性。心电图出现传导阻滞。

问题 1. 该患者发生了何种酸碱平衡紊乱？依据是什么？发病机制如何？

2. 该患者的阴离子间隙有无变化？什么原因造成的？
3. 患者心电图出现传导阻滞的可能机制是什么？
4. 患者为何出现昏迷？
5. 患者下一步的治疗措施应注意哪些方面？

第四节 混合型酸碱平衡紊乱

混合型酸碱平衡紊乱（mixed acid - base disturbance）是指患者同时存在两种或三种不同类型的酸碱平衡紊乱。如果是两种酸碱平衡紊乱同时存在称为双重酸碱平衡紊乱（double acid - base disorders）；如果是三种酸碱平衡紊乱同时存在称为三重酸碱平衡紊乱（triple acid - base disorders）。因在同一患者体内不可能同时存在呼吸性酸中毒和呼吸性碱中毒，所以，二重性酸碱平衡紊乱只有五种类型见表 5 - 4，三重性酸碱平衡紊乱只有两种类型。

一、双重混合型酸碱平衡紊乱

（一）酸碱一致型

1. 代谢性酸中毒合并呼吸性酸中毒

（1）原因 常见于有通气障碍同时伴有缺氧。①心跳和呼吸骤停；②慢性阻塞性肺疾患并发心衰、休克；③糖尿病酮症酸中毒并发肺部感染等。

（2）特点 由于代谢性和呼吸性因素均向着酸性方向发展，而 H_2CO_3 原发性升高不能通过肾脏代偿，血浆 HCO_3^- 浓度原发性减少也不能通过呼吸代偿，因此 pH 显著降低，SB、AB 及 BB 均降低，$PaCO_2$ 升高，AB > SB，血浆 K^+ 浓度升高，AG 增大。

2. 代谢性碱中毒合并呼吸性碱中毒

（1）原因 常见于高热、肝功能衰竭或脑外伤等同时伴有反复呕吐。

（2）特点 由于代谢性和呼吸性因素均向着碱性方向发展，而 H_2CO_3 原发性降低不能通过肾脏代偿，血浆 HCO_3^- 浓度原发性增高也不能通过呼吸代偿，因此 pH 显著升高，SB、AB 及 BB 均升高，$PaCO_2$ 降低，AB < SB，血浆 K^+ 浓度降低。

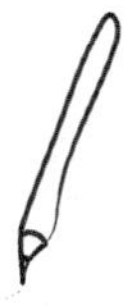

（二）酸碱相消型

1. 呼吸性酸中毒合并代谢性碱中毒

（1）原因　常见于慢性阻塞性肺疾患或肺源性心脏病患者，在通气未改善之前应用碱性药物过量，或伴有严重呕吐或长期使用排钾利尿剂。

（2）特点　由于酸中毒和碱中毒同时存在，血液 pH 向相反方向变化，血浆 pH 最终取决于两种紊乱的严重程度，可高、可低、也可正常。$PaCO_2$和血浆 HCO_3^-浓度都原发性升高，且都超出彼此代偿预测值的上限。患者 AB、SB、BB 均升高，BE 正值增大。

2. 代谢性酸中毒合并呼吸性碱中毒

（1）原因　常见于①糖尿病、肾功能衰竭、心肺疾病患者合并感染；②慢性肝功能衰竭并发肾功能衰竭；③水杨酸中毒。

（2）特点　由于酸中毒和碱中毒同时存在，血液 pH 向相反方向变化，血浆 pH 最终取决于两种紊乱的严重程度，可高、可低、可正常，$PaCO_2$和血浆 HCO_3^-浓度均原发性降低，且均小于彼此代偿预测值的下限。患者 AB、SB、BB 均降低，BE 负值增大。

3. 代谢性酸中毒合并代谢性碱中毒

（1）原因　常见于①急性胃肠炎患者剧烈呕吐合并腹泻。②肾功能衰竭或糖尿病患者伴剧烈呕吐。

（2）特点　两种紊乱使血浆 HCO_3^-浓度升高和降低的作用同时存在，彼此相互抵消，因而这三项指标的最终变化取决于何种紊乱占优势，可高、可低、也可正常。若 AG 增高性的代谢性酸中毒合并代谢性碱中毒，AG 增大。

表 5-4　二重型酸碱平衡紊乱的类型及特点

类　型	典型病例	$PaCO_2$	HCO_3^-	pH
相加型双重性酸碱失衡				
呼酸 + 代酸	心跳和呼吸骤停	↑	↓	↓↓
呼碱 + 代碱	肝功能衰竭伴反复呕吐	↓	↑	↑↑
相消型双重性酸碱失衡				
呼酸 + 代碱	阻塞性肺疾患伴剧烈呕吐	↑	↑	不定
呼碱 + 代酸	水杨酸中毒	↓	↓	不定
代酸 + 代碱	严重呕吐伴腹泻	不定	不定	不定

注：呼酸：呼吸性酸中毒　呼碱：呼吸性碱中毒　代酸：代谢性酸中毒　代碱：代谢性碱中毒
不定：决定于酸化和碱化的相对优势　↑：升高　↑↑：明显升高　↓：降低　↓↓：明显降低

二、三重混合型酸碱平衡紊乱

1. 呼吸性酸中毒合并 AG 增高性代谢性酸中毒和代谢性碱中毒　临床主要见于严重肺源性心脏病（通气障碍呼吸性酸中毒、心功能不全机体缺氧引起代谢性酸中毒）患者大量使用利尿剂（代谢性碱中毒）。特点是 $PaCO_2$明显增高，AG > 16mmol/L，HCO_3^-浓度一般也升高，Cl^-明显降低。

2. 呼吸性碱中毒合并 AG 增高性代谢性酸中毒和代谢性碱中毒　可见于糖尿病酮症酸中毒（AG 增高型代谢性酸中毒）合并脱水（浓缩性碱中毒）及因败血症导致换气功能加强（呼吸性碱中毒）。其特点为 $PaCO_2$降低，AG > 16mmol/L，HCO_3^-可高可低，Cl^-一般低于正常。

三重混合型酸碱平衡紊乱复杂且多变，必须在充分了解原发病的基础上，结合实验室检查结果，进行综合分析后才能得出正确诊断。

第五节 判断酸碱平衡紊乱的病理生理基础

由于病因和严重程度的不同，以及机体代偿调节能力的个体差异，临床上所见酸碱平衡紊乱往往更为复杂。在疾病过程中，一旦发生了酸碱平衡紊乱，会导致病情加重甚至危及生命，因此及时了解患者的酸碱平衡状态，尽早发现和正确判断酸碱平衡紊乱的类型，并进行有效的治疗是临床工作的重要环节。

在判断酸碱平衡紊乱时，患者的病史和临床表现能够提供发生原发变化的重要线索，血气检测结果是判断酸碱紊乱类型的决定性依据，了解机体的代偿方式、代偿范围及代偿限度是鉴别单纯型酸碱紊乱和混合型酸碱紊乱的条件。此外血清电解质检查也是有价值的参考资料。下面介绍一个判断酸碱平衡紊乱类型的6步法。

一、评价 pH

通过此评价可将酸碱紊乱从4种可能类型缩减为2种可能类型即是酸中毒还是碱中毒。

$pH < 7.35$，酸血症，提示肯定存在有酸中毒的情况，可能是代谢性酸中毒，也可能是呼吸性酸中毒，也可能两种情况都存在。

$pH > 7.45$，碱血症，提示肯定存在有碱中毒的情况，可能是代谢性碱中毒，也可能是呼吸性碱中毒，也可能两种情况都存在。

二、评价 $PaCO_2$

通过此评价可确定是代谢性的还是呼吸性的，将范围从上面2种类型中缩减为1种确切的酸碱平衡紊乱类型。但不排除合并有其他酸碱紊乱类型存在。

$pH < 7.35$ 酸血症：可能是 HCO_3^- 原发减少引起的代谢性酸中毒，也可能是 H_2CO_3 原发增多引起的呼吸性酸中毒。代谢性酸中毒通过呼吸代偿 $PaCO_2$ 继发性降低，呼吸性酸中毒 $PaCO_2$ 原发增高，故伴有 $PaCO_2 < 40mmHg$ 的酸血症一定存在代谢性酸中毒，伴有 $PaCO_2 > 40mmHg$ 酸血症一定存在呼吸性酸中毒。

$pH > 7.35$ 碱血症：可能是 HCO_3^- 原发增多引起的代谢性碱中毒，也可能是 H_2CO_3 原发减少引起的呼吸性碱中毒。代谢性碱中毒通过呼吸代偿 $PaCO_2$ 继发性增高，呼吸性碱中毒 $PaCO_2$ 原发减少，故伴有 $PaCO_2 > 40mmHg$ 的碱血症一定存在代谢性碱中毒，伴有 $PaCO_2 < 40mmHg$ 碱血症一定存在呼吸性碱中毒。

三、选择计算公式

依据已确定的酸碱紊乱类型使用合适的代偿公式进行计算（表5-5）。

表5-5 常用单纯型酸碱紊乱的预计代偿公式及代偿限值

酸碱紊乱类型	原发性变化	继发性代偿	预计代偿公式	代偿时限	代偿极限
代谢性酸中毒	$[HCO_3^-]\downarrow\downarrow$	$PaCO_2\downarrow$	$\Delta PaCO_2\downarrow = 1.2\Delta[HCO_3^-] \pm 2$	12～24小时	10mmHg
代谢性碱中毒	$[HCO_3^-]\uparrow\uparrow$	$PaCO_2\uparrow$	$\Delta PaCO_2\uparrow = 0.7\Delta[HCO_3^-] \pm 5$	12～24小时	55mmHg
呼吸性酸中毒	$PaCO_2\uparrow\uparrow$	$[HCO_3^-]\uparrow$			
急性			$\Delta[HCO_3^-]\uparrow = 0.1\Delta PaCO_2 \pm 1.5$	几分钟	30mmol/L
慢性			$\Delta[HCO_3^-]\uparrow = 0.35\Delta PaCO_2 \pm 3$	3～5天	42～45mmol/L

续表

酸碱紊乱类型	原发性变化	继发性代偿	预计代偿公式	代偿时限	代偿极限
呼吸性碱中毒	$PaCO_2$↓↓	$[HCO_3^-]$↓			
急性			$\triangle[HCO_3^-]\downarrow = 0.2\triangle PaCO_2 \pm 2.5$	几分钟	18mmol/L
慢性			$\triangle[HCO_3^-]\downarrow = 0.5\triangle PaCO_2 \pm 2.5$	3~5天	12~15mmol/L

注：①有"△"表示变化值，无"△"表示绝对值。②代偿极限：指单纯性酸碱紊乱代偿所能达到的最小值或最大值。③代偿时限：指体内达到最大代偿反应所需的时间。

四、确定是否存在其他酸碱紊乱类型

1. pH 不在正常范围内　一般继发性改变符合代偿规律者为单纯性酸碱平衡紊乱，不符合代偿规律者为混合性酸碱平衡紊乱。

（1）代谢性酸中毒　通过代偿 $PaCO_2$ 继发减少，若 $PaCO_2$ 实测值高于预测值，表明合并呼吸性酸中毒，因为通气有障碍才限制了 CO_2 排出，使呼吸代偿不足。若实测值低于预测值，表明合并呼吸性碱中毒，因为另有刺激过度通气的因素存在才会出现 CO_2 排出过多，使呼吸代偿过度。

（2）代谢性碱中毒　通过代偿 $PaCO_2$ 继发增高，若 $PaCO_2$ 实测值高于预测值表明合并呼吸性酸中毒，因为通气减少除了碱血症抑制呼吸外，还有其他阻止 CO_2 排出的因素存在，使呼吸代偿过度。若实测值低于预测值，表明合并呼吸性碱中毒，因为另有刺激过度通气的因素存在才会出现 CO_2 排出过多，使呼吸代偿不足。

（3）呼吸性酸中毒或呼吸性碱中毒　首先根据病史确定是用急性代偿公式计算还是用慢性代偿公式计算。呼吸性酸碱紊乱通过代偿 HCO_3^- 将随 $PaCO_2$ 的变化发生同向改变。如果 HCO_3^- 增加（呼酸时）或减少（呼碱时）的实测值大于预测值，表明合并代谢性碱中毒，因为代谢性碱中毒抑制 HCO_3^- 排出使其增多；如果实测值小于预测值，表明合并代谢性酸中毒，因为代谢性酸中毒消耗 HCO_3^- 使其降低。

2. pH 在正常范围内（7.36~7.44）　有以下三种情况。

（1）$PaCO_2 > 44$mmHg，$HCO_3^- > 27$mmol/L　见于呼吸性酸中毒合并代谢性碱中毒。可从这两种酸碱紊乱公式任选一个进行计算，会发现无论用哪个公式计算都出现实测值大于预测值。

（2）$PaCO_2 < 36$mmHg，$HCO_3^- < 21$mmol/L　见于呼吸性碱中毒合并代谢性酸中毒。可从这两种酸碱紊乱公式任选一个进行计算，会发现无论用哪个公式计算都出现实测值小于预测值。

（3）$PaCO_2$、HCO_3^- 均在正常范围内　见于代谢性酸中毒合并代谢性碱中毒，且程度一样。此时如果代谢性酸中毒是 AG 增高型代谢性酸中毒，证明此种类型酸碱紊乱的唯一线索就是 AG 增高。如果不是 AG 增高型代谢性酸中毒，则没有任何证据。

五、评价 AG

1. 通过 AG 的计算可以分析是否有潜在的代谢性酸中毒。

2. 计算"$\triangle AG - \triangle[HCO_3^-]$"判断是否存在其他的代谢性紊乱。

（1）$\triangle AG = \triangle HCO_3^-$，表明存在单纯 AG 增高型代谢性酸中毒。因为缓冲 HA 消耗的 HCO_3^-（$\triangle HCO_3^-$）正好被固定酸释放出的 A^-（$\triangle AG$）补充。

（2）$\triangle AG > \triangle HCO_3^-$，提示 AG 增高型代谢性酸中毒合并有低 Cl^- 型代谢性碱中毒。因为单纯 AG 增高型代谢性酸中毒增高的 AG（$\triangle AG$）应与减少的 HCO_3^-（$\triangle HCO_3^-$）相等，当

$\triangle HCO_3^-$减少很少，唯一的解释就是被另外来源的HCO_3^-补充。

(3) $\triangle AG < \triangle HCO_3^-$，提示AG增高型代谢性酸中毒合并有AG正常型代谢性酸中毒（高Cl^-型代谢性酸中毒），因为HCO_3^-的减少部分（$\triangle HCO_3^-$）除了被HA消耗，还被HCl消耗。

六、做出鉴别诊断

结合病史和临床表现，为每种拟判定的酸碱紊乱类型找出理论依据。如酸中毒多表现为淡漠嗜睡、血压偏低、心律失常、血钾增高；碱中毒多表现为烦躁不安、肌肉抽搐、精神错乱、低钾低氯等。

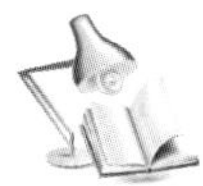

本章小结

机体通过缓冲系统对体液中H^+的缓冲、肺对H_2CO_3排出量的调控和肾脏对HCO_3^-重吸收及H^+的排泌量的调节等方式维持体内酸碱平衡。当酸碱负荷超出了机体的调节限度和/或机体的调节机制发生障碍，即可发生酸碱平衡紊乱。pH降低称酸中毒，pH升高称碱中毒，由呼吸调控的H_2CO_3原发增减引起的酸碱紊乱称呼吸性酸碱紊乱，由肾脏调控的HCO_3^-原发增减引起的酸碱紊乱称代谢性酸碱紊乱。单纯性酸碱平衡紊乱有四个类型：代谢性酸中毒、代谢性碱中毒、呼吸性酸中毒及呼吸性碱中毒。酸中毒主要表现为中枢抑制、心肌收缩力降低、心律失常、高钾等；碱中毒主要表现为中枢兴奋、神经肌肉应激性增高、缺氧、低钾等。但因呼吸性酸碱紊乱可使血浆CO_2量发生明显改变并对脑血流产生影响，故较代谢性酸碱紊乱中枢表现更为明显。两种以上酸碱紊乱同时存在称为混合性酸碱紊乱，但组合形式中呼吸性酸中毒和呼吸性碱中毒不可同时存在。酸碱平衡紊乱类型判断不仅要依靠化验指标，还要结合病史及临床表现。

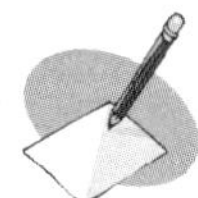

思考题

1. 动脉血pH正常是否表示无酸碱失衡？为什么？
2. 碳酸氢盐缓冲系统在调节体内酸碱平衡中具有哪些特点？
3. 试述代谢性酸中毒降低心肌收缩力的机制。
4. 为什么急性呼吸性酸中毒的患者中枢神经系统功能紊乱表现较代谢性酸中毒患者更明显？
5. 酸中毒是如何引起血钾浓度升高的？
6. 剧烈呕吐易引起何种酸碱紊乱？机制如何？最好的治疗方案是什么？机制如何？
7. 什么是反常性酸性尿？缺钾性碱中毒为什么会出现反常性酸性尿？

（陈　瑶　郝　雷）

第六章　糖、脂代谢异常

学习要求

1. 掌握　高血糖症、低血糖症的概念；高血糖症的病因及发病机制。脂代谢异常的病因及发病机制。

2. 熟悉　低血糖症的病因及发病机制；糖脂代谢异常时对机体的影响。

3. 了解　糖脂代谢异常防治的病理生理基础。

第一节　正常的糖、脂代谢

糖是人类食物的主要成分之一，具有极为重要的生理功能，不仅为机体提供能量，其中间产物可转变成其他含碳化合物如氨基酸、脂肪酸、核苷等，同时也是机体组织结构的重要组成部分，如糖蛋白和蛋白聚糖等。糖的消化吸收主要在小肠进行。正常情况下，通过机体的内在调节系统使糖代谢处于动态平衡状态，使机体血糖浓度的变化在一定的生理范围内（3.89～6.11mmol/L）。机体通过多种激素调节糖代谢，胰岛素是体内唯一的降糖激素，胰高血糖素、肾上腺素、糖皮质激素和生长激素等均能使血糖水平升高。当机体发生糖代谢紊乱时，可出现高血糖症（血糖浓度过高）或低血糖症（血糖浓度过低）。测定空腹血糖和尿糖是反映体内糖代谢状态的常用指标。

脂质（Lipids）又称脂类，是脂肪及类脂的总称，是一类不溶于水而易溶于有机溶剂（醇、醚、三氯甲烷、苯），并能为机体利用的重要有机化合物。血脂是血浆中脂质成分的总称，包括三酰甘油（triglycerides，TG）、磷脂、胆固醇、胆固醇酯和游离脂肪酸（free fatty acid，FFA）等。由于脂质不溶于水，需要和血液中的载脂蛋白（apolipoprotein，apo）结合在一起才能在血液中运输并进入组织细胞。脂蛋白（lipoprotein）是脂质成分在血液中存在、转运及代谢的形式。同时肠道吸收的外源性脂质、肝肠合成的内源性脂质及脂肪组织贮存的脂肪动员都需先经血液再到其他组织，因此脂代谢的核心是血脂代谢。血脂代谢紊乱表现为高脂蛋白血症和低脂蛋白血症，脂代谢异常可引起一些严重危害人体健康的疾病，如动脉粥样硬化性心脑血管疾病、肥胖症、脂肪肝或增加肿瘤发生的风险性等。

案例讨论

临床案例　李先生今年68岁，两年前无明显诱因而出现尿量较多，每天尿量约3500ml，经常自觉口渴而饮水增多，于是到当地医院就诊，门诊查空腹血糖为8.5mmol/L，诊断为“2型糖尿病”，嘱患者调整饮食，适量运动，给予口服降糖药物，密切监测血糖变化情况，定期复诊。

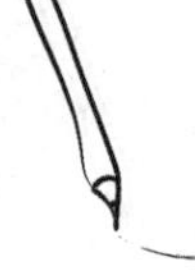

三个月后复诊，空腹血糖为3.5mmol/L，餐后2小时血糖为12.5mmol/L。医生询问患者三个月的血糖变化情况，患者未定时监测血糖，医生还询问李先生平时是否有心慌、出冷汗。患者记得曾有过数次餐前出现饥饿、心悸、出冷汗症状，因此，他早餐总是吃很多，以免中餐前出现饥饿。

两年后，患者因“受凉”后出现咳嗽、咳痰、乏力，随后出现恶心、呕吐，患者精神疲倦，呼吸深快，伴有烂苹果味。遂在当地医院住院治疗。

问题 1. 患者为什么会出现低血糖？

2. 患者为何会呼吸深快及伴有烂苹果味？

第二节 糖代谢异常

一、高血糖症

高血糖症（hyperglycemia）指空腹时血糖水平高于6.9mmol/L（125mg/dl）。当血糖浓度高于肾糖阈9.0mmol/L（160mg/dl）时，尿中则出现葡萄糖。

在某些生理情况下，可发生一过性的高血糖及尿糖，如情绪激动致交感－肾上腺髓质系统兴奋，肾上腺素等分泌增加，血糖浓度升高，出现情感性尿糖；或在甲亢时自主神经功能紊乱时，食物中的糖在胃肠道吸收过快，进餐之后出现暂时性的血糖增高而使尿糖增多。生理性高血糖及尿糖，无更多的临床意义。临床上常见的高血糖症主要是糖尿病（diabetes mellitus），是一组以高血糖为主要特征的代谢性疾病，系由胰岛素绝对或相对不足，或利用障碍引起的以糖、脂肪和蛋白质代谢紊乱为主要特征，可导致机体多个组织、器官出现慢性进行性病变、功能减退及衰竭。应激或病情严重时可出现急性严重代谢紊乱，如糖尿病酮症酸中毒、高血糖高渗状态等。

（一）病因与发病机制

1. 胰岛素分泌障碍 胰岛素的分泌功能和胰岛β细胞群的数量是调控和稳定血糖水平的基本条件。任何引起胰岛素分泌障碍的因素，均可使血液中胰岛素含量降低，而出现高血糖症。目前，已发现遗传因素、环境因素及自身免疫因素等均与胰岛β细胞的损害有关。

（1）遗传因素 遗传易感性在胰岛素分泌障碍发生中可能起到重要作用，某些相关的基因突变可促发或加重胰岛β细胞自身免疫性损伤过程。

1）组织相容性抗原基因：位于6号染色体上的组织相容性抗原（histocompatibility antigen，HLA）基因对胰岛素分泌障碍具有促进作用。HLA－Ⅰ类分子在绝大多数有核细胞中表达，由*HLA－A*、*HLA－B*和*HLA－C*基因编码，而HLA－Ⅱ类分子主要在巨噬细胞、树突细胞等抗原递呈细胞中表达，由*HLA－DP*、*HLA－DQ*和*HLA－DR*基因编码，此两类分子的主要功能是向CD_4^+和CD_8^+T细胞递呈已处理成为肽段的抗原。由于胰岛β细胞免疫耐受性（immune tolerance）的选择性丧失，可使其易于受到环境因素与特殊细胞膜抗原的相互作用的影响，进而发生自身免疫性损伤。目前认为，*DR3/4 DQB*1＊0302/*DQB*1＊0201是危险性最高性的基因型。大约65%的Ⅰ型糖尿病患者有*DR3/DR4*的表达，而*DQ*基因作为*DR*基因的等位基因表达频率亦有增加。

2）细胞毒性T淋巴细胞相关性抗原4基因（cytotoxic T lymphocyte－associated antigen－4，CTLA－4）：该基因参与控制T细胞增生和调节T细胞凋亡，编码T细胞表面的一个受体。该受体位于特异性T淋巴细胞表面，参与了多种T细胞介导的自身免疫紊乱。其基因的多态性

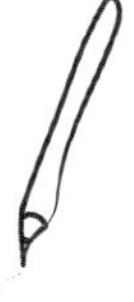

表达，可以激活各种T淋巴细胞，导致胰岛β细胞自身免疫反应性破坏。

3）叉头蛋白3基因：叉头蛋白（forkhead helix box，Fox）可调控多种基因的表达，其成员之一FoxP3主要参与体内免疫系统的调节，尤其对$CD_4^+CD_{25}^+$T细胞的发育和功能影响较为明显，在防止发生自身免疫反应中有重要作用。叉头蛋白3基因表达异常，使$CD_4^+CD_{25}^+$Treg细胞减少，使自身免疫耐受降低，引起胰岛β细胞选择性破坏。临床上可见因叉头蛋白3基因突变所导致的X染色体连锁的多发性内分泌腺疾病，带有该突变基因的新生儿在出生几天内就可发生1型糖尿病。

4）胸腺胰岛素基因表达：糖尿病易感基因位于8号染色体上的胰岛素启动区内，影响胸腺胰岛素基因表达，从而影响胸腺对胰岛素反应性T细胞的选择。胰岛β细胞破坏的易感性可能不是任何单一基因所能决定的，胰岛β细胞损伤与特异性*HLA*-2的联系，说明自体免疫过程中涉及CD_4^+T细胞。在把抗原肽向CD_4^+T细胞呈送，以及胸腺中CD_4^+T细胞所有组分的选择过程中，这些遗传物质都是至关重要的。

（2）免疫因素　由细胞免疫所介导的胰岛β细胞的进行性损害是引起胰岛素分泌不足的关键环节（90%左右），其原因主要有以下几点。

1）自身抗体形成：胰岛β细胞的损伤与自身抗体的产生有关。其中起主要作用的抗体包括胰岛素自身抗体（autoantibody to insulin，IAA）、抗胰岛细胞抗体（islet cell antibody，ICA）、抗谷氨酸脱羧酶抗体（antibody to glutamic acid decarboxylase，GADA）和抗酪氨酸磷酸酶抗体（antibody to tyrosine phosphatases，IA-2）等。大量胰岛β细胞出现自身免疫性损伤破坏可能是由于多种因素作用于辅助性T细胞（T helper cells，THcell），产生针对β细胞的特异性抗体，这些抗体可作为胰岛β细胞自身免疫损伤的标志物。

2）细胞免疫异常：在胰岛自身免疫性损伤过程中细胞免疫异常更显重要，可能的作用机制包括：①激活的T淋巴细胞使辅助性T淋巴细胞分泌针对相应抗原的各种抗体；②细胞毒性T淋巴细胞针对胰岛β细胞特殊抗原产生的破坏作用；③激活的T淋巴细胞、巨噬细胞释放多种细胞因子，在β细胞自身免疫损伤中起重要作用，如白细胞介素-1（interleukin-1，IL-1）能抑制β细胞分泌胰岛素。上述各种细胞因子的协同作用，进一步恶化胰岛β细胞自身免疫性损伤、并使破坏性的炎症反应放大。

3）胰岛β细胞凋亡：除自身免疫性损害造成的胰岛β细胞坏死外，多种细胞因子或其他介质（如细胞因子INF-α、IFN-γ、IL-1β）也可以通过诱导β细胞凋亡而损害胰岛β细胞，其作用途径包括：①INF-α和IFN-γ通过诱导胰岛β细胞一氧化氮合酶（nitric oxide synthase，NOS）mRNA表达来增加NO产生，同时INF-α可增强IL-1β诱导的NO释放，引起胰岛β细胞DNA链断裂，提示某些细胞因子在诱导β细胞凋亡的过程中具有协同作用；②通过Fas-FasL途径：FasL阳性浸润的T淋巴细胞通过释放IL-1β，诱导胰岛β细胞表达Fas，引起胰岛β细胞凋亡。③磷脂酶A2（phospholipase A2，PLA2）的激活可能与诱导胰岛β细胞凋亡有关。

（3）环境因素　病毒感染、化学损伤、饮食等环境因素都可造成胰岛β细胞的破坏，以病毒感染最为重要。

1）病毒感染：与胰岛β细胞损伤有关的病毒包括肝炎病毒、腮腺炎病毒、柯萨奇B4病毒、巨细胞病毒、风疹病毒等。其损伤机制可能为：①病毒首先造成β细胞的直接破坏，并在损伤后激发自身免疫反应，引起β细胞进一步损伤；②病毒作用于免疫系统，诱发自身免疫反应。③分子模拟作用使胰岛细胞失去免疫耐受，或刺激T细胞，引发胰岛β细胞的自身免疫反应。

2）化学损伤：四氧嘧啶、喷他脒等化学物质或药物通过对胰岛细胞的直接毒性作用选择性破坏胰岛β细胞；或通过作用于-SH基因直接导致胰岛β细胞溶解，并进一步诱导胰岛β

细胞的自身免疫反应，导致胰岛β细胞进一步损伤。

3）饮食因素：针对携带 *HLA DQ/DR* 易感基因的敏感个体。当抗原决定簇相似而又不完全相同时，通过诱发交叉免疫反应，而导致胰岛β细胞的自身免疫性损害。

在遗传、环境和免疫因素的影响下，胰岛β细胞发生的自身免疫性炎症反应和进行性损害，是导致血液中胰岛素含量绝对降低的中心发病环节。

2. 胰岛素抵抗 胰岛素抵抗（insulin resistance）是指各种原因使胰岛素促进葡萄糖摄取和利用的效率下降，机体代偿性的分泌过多胰岛素产生高胰岛素血症，以维持血糖的稳定。胰岛素抵抗的发病与遗传缺陷高度相关，根据这种缺陷相对于胰岛素受体的位置，可分为受体前、受体和受体后三个水平。

（1）受体前缺陷　主要指胰岛β细胞分泌的胰岛素生物活性下降，失去对受体的正常生物作用。

1）胰岛素基因突变：胰岛素基因的特定性表达具有十分复杂的网络式调控体系，通过5′端的上游调控序列，以及顺式作用元件和细胞内反式作用因子（转录因子）的相互作用来实现的。其中任何环节出现障碍，可使胰岛素原转变成胰岛素障碍，使变异胰岛素与受体的结合能力或生物活性降低。

2）胰岛素抗体（insulin antibody）形成：胰岛素抗体根据抗原的来源分为外源性和内源性抗体。外源性胰岛素抗体仅出现于接受过胰岛素治疗的患者，与胰岛素制剂的纯度有关。内源性胰岛素抗体可能系胰岛β细胞破坏所产生，对胰岛素生物活性有抑制作用。

（2）受体缺陷　是指细胞膜上的胰岛素受体数量减少，或者功能降低，不能与其受体正常结合，从而降低胰岛素的降糖作用。

1）胰岛素受体异常：现已发现，受体异常多由位于19号染色体短臂末端的胰岛素受体基因（insulin receptor gene，IRG）突变所致。包括插入和缺失突变、错义和无义突变以及复合重排等，导致受体的结构或功能异常，出现数量减少或活性降低。可见于特殊类型的胰岛素抵抗综合征的患者。

2）胰岛素受体抗体形成：有报道指出合并黑色棘皮症的胰岛素抵抗综合征患者其体内存在胰岛素受体抗体（insulin receptor antibodies，IRA）。此抗体可与机体细胞膜上的胰岛素受体结合，可与胰岛素竞争与其受体的结合。

（3）受体后缺陷　IRS－1和IRS－2是两种胰岛素受体底物存在于胰岛素敏感的组织细胞内，它们是传递胰岛素各种生物作用的信号蛋白。当胰岛素与受体结合后，激活酪氨酸蛋白激酶，并使多个酪氨酸残基磷酸化，进而使ISR－1能与细胞内某些靶蛋白结合，并使靶蛋白激活，调节细胞的代谢与生长（如激活多种蛋白激酶以及与糖、脂肪和蛋白质代谢有关的酶系）。胰岛素信号转导途径的异常在胰岛素抵抗发生中占有主要的地位（图6－1）。如受体后缺陷引起2型糖尿病。

胰岛素抵抗的发生机制复杂，涉及多因素之间的相互作用、影响（图6－2）。而胰岛素信号转导障碍则是产生胰岛素抵抗及高糖血症的主要发生机制，也是当今研究的热点。

3. 胰高血糖素分泌失调 胰高血糖素（glucagon）是由胰岛α细胞分泌的由29个氨基酸残基组成的直链多肽，其作用与胰岛素相拮抗，也是机体维持血糖稳态的关键性调节激素。胰岛素对胰高血糖素的调节具有两面性，既可通过降低血糖间接促进胰高血糖素分泌，也可通过旁分泌方式，直接作用于邻近α细胞，抑制其分泌；同时交感神经兴奋亦可促进胰高血糖素分泌。高胰高血糖素血症所致的肝葡萄糖生成（糖原分解和糖异生）过多是高血糖发病机制的重要环节。

（1）胰岛α细胞对葡萄糖的敏感性下降　长期高血糖可降低胰岛α细胞对血糖的敏感性，导致葡萄糖对胰高血糖素分泌的反馈抑制能力下降或丧失，使胰高血糖素分泌异常升高。

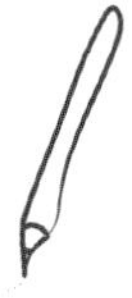

同时高血糖可以使胰岛 α 细胞产生近似于对血糖无反应的状况，原因可能是预先下调葡萄糖敏感位点。

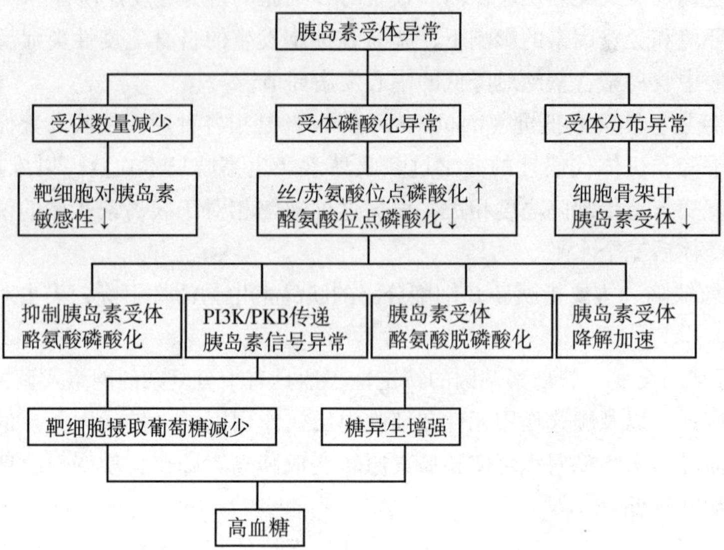

图 6－1　胰岛素信号转导途径异常

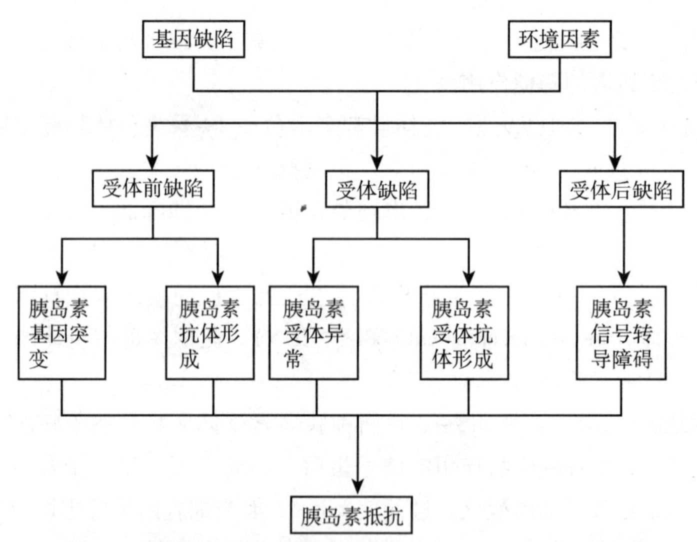

图 6－2　胰岛素抵抗的机制

（2）胰高血糖素分泌的抑制机制受损　胰高血糖素分泌抑制的主要因素是胰岛素通过旁分泌方式作用于胰岛 α 细胞使其分泌抑制，胰岛素缺乏造成其通过 IRS－1/PI3K 途径对胰高血糖素分泌的抑制作用减弱。

（3）胰高血糖素对 β 细胞的作用异常　胰高血糖素可以调节 β 细胞的 cAMP 生成，进一步激活肝细胞内的脂肪酶、磷酸化酶及与糖异生有关的酶系，加速糖原和脂肪分解及促进糖异生，同时减少胰岛素分泌。其作用机制可能是通过胰高血糖素受体和胰高血糖素样肽 1（glucagon like peptide－1，GLP－1）受体的双活化实现的。

（4）胰岛 α 细胞的胰岛素抵抗　糖尿病时高胰高血糖素血症与高胰岛素血症可同时存在，高胰岛素水平不能抑制胰高血糖素的分泌，提示胰岛 α 细胞存在胰岛素抵抗。α 细胞胰岛素抵抗是由于胰岛素受体后信号转导通路受损所致。

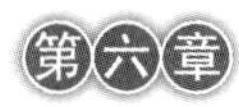

4. 其他因素

（1）肝源性高血糖　急慢性肝炎、肝硬化、脂肪肝等肝脏疾病，可引起血糖升高，糖耐量减退。其主要机制是：①胰高血糖素灭活减弱，糖代谢的酶系统破坏、功能结构改变，使糖的吸收和利用障碍；②继发性胰岛功能不全；③胰岛素抵抗；④肝病治疗中使用过多的大量皮质激素、利尿剂及高糖饮食等。

（2）肾源性高血糖　尿毒症、肾小球硬化等肾功能严重障碍时，使肝糖原分解增强，可引起高血糖。

（3）内分泌性高血糖　甲亢、库欣综合征、肢端肥大症、嗜铬细胞瘤等疾病，使甲状腺素、肾上腺素、糖皮质激素、生长激素等激素水平升高，拮抗胰岛素，而引起血糖升高。

（4）应激性高血糖　严重感染、大面积创伤、烧伤、外科手术、大出血、休克等应激状态时体内儿茶酚胺、皮质激素及胰高血糖素分泌增高而引起高血糖。

（5）妊娠高血糖　妊娠时胎盘可产生雌激素、黄体酮、胎盘生长激素和催乳素等多种拮抗胰岛素的激素，还能分泌胰岛素酶，加速胰岛素的分解。

（6）药物性高血糖　某些药物可明显升高血糖如重组人生长激素（recombinant human growth hormone，rhGH）、一些抗精神病药物、免疫抑制剂等。

（7）其他因素引起的高血糖　肥胖、高脂血症遗传病及有机磷中毒等，均可引起高血糖。

（二）高血糖对机体的影响

1. 代谢紊乱

（1）渗透性脱水和糖尿　①血糖升高引起细胞外液渗透压增高，使水从细胞内转移至细胞外，导致细胞内液量减少，引起细胞脱水。出现高渗性非酮症糖尿病昏迷。②血糖高于肾糖阈，使葡萄糖在小管液中的浓度升高，小管液中渗透压明显增高，使肾小管对水的重吸收减少，出现渗透性利尿和脱水，临床表现为糖尿、多尿和口渴。

（2）酮症酸中毒　高血糖症时，由于机体对葡萄糖的利用能力减弱，而引起脂肪分解加速，血中游离脂肪酸增加并产生大量的酮体，超过了酮体的利用，引起酮症酸中毒和高钾血症（图6－3）。

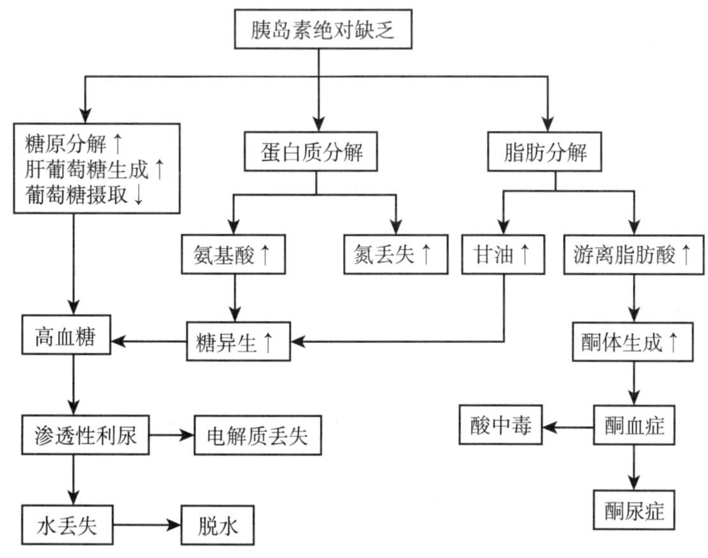

图6－3　胰岛素缺乏引起的机体代谢紊乱

2. 多系统损害　长期的高血糖会使蛋白质发生非酶促糖基化反应，糖化蛋白质与未糖化分子相互结合交联，使分子不断加大，进一步形成大分子的糖化产物。此反应多发生在半寿期较长的蛋白质，如胶原蛋白、晶体蛋白、髓鞘蛋白和弹性硬蛋白等，引起血管基底膜增厚、晶体混浊变性和神经病变等病理变化，导致相应的组织结构变化，是多系统损害的病理基础（图6-4）。

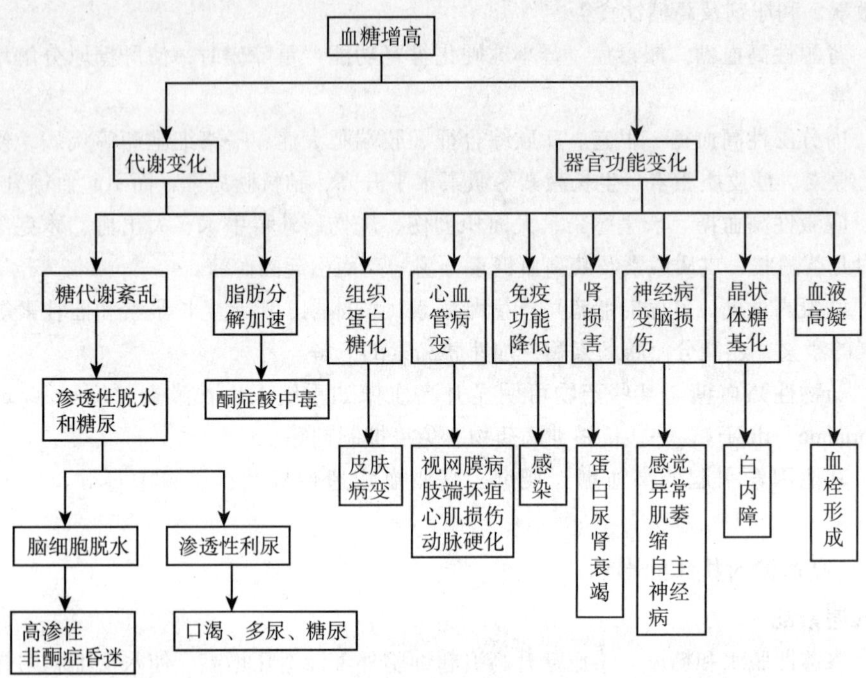

图6-4 高血糖对机体功能的影响

糖化血红蛋白

糖化血红蛋白（glycosylated hemoglobin，GHb）是人体血液中红细胞生存期间血红蛋白A（HbA）与己糖（主要是葡萄糖）结合的产物。由于所结合成分不同，糖化血红蛋白又分为HbA_1a（与磷酰葡萄糖结合）、HbA_1b（与果糖结合）、HbA_1c（与葡萄糖结合），HbA_1c含量最高，是临床上最常检测的部分。HbA_1c水平主要取决于血糖水平和高血糖持续时间，血糖和血红蛋白的结合生成糖化血红蛋白是不可逆反应，并与血糖浓度成正比，其代谢周期与红细胞寿命基本一致，因此HbA_1c水平能近似反映2~3个月的平均血糖水平，但不能提供每天的血糖变化情况。

（1）高血糖对心血管系统的影响　高血糖从多个方面影响心血管系统：①急性高血糖可引起心肌细胞凋亡，而导致心功能不全；②高血糖可引起内皮细胞黏附性增加、使新血管生成紊乱、导致炎症反应、血栓形成、血管渗透性增加等，其损害程度与高血糖的峰值成正比关系，高血糖还可通过诱导NO失活而损伤血管内皮细胞功能；③高血糖可以增加血液黏滞度、ANP水平；④高血糖引起血管基底膜增厚，主要表现在视网膜、肾、神经和心肌组织，其中尤以高血糖肾病和视网膜病变最为重要；而大血管病变可导致动脉粥样硬化的发生，主要侵犯主动脉、冠状动脉、脑动脉、肾动脉和肢体外周动脉等，引起冠心病、缺血性或出血性脑血管病、肾动脉硬化、肢体动脉硬化等。

（2）高血糖对神经系统的影响　高血糖所引起的神经病变其机制可能与高血糖所致的代谢异常或渗透压的改变有关。高血糖是急性脑损伤的促发因素之一，它在导致脑缺血的同时还可继发神经元的损伤、增加脑中风的概率。

（3）高血糖对血液系统的影响　高血糖可引起血液凝固性增高，易形成血栓。其发生机制是：①高血糖可增加 PAI－1 的活性，同时降低血纤维蛋白及组织纤溶酶原激活物的活性。高血糖还可改变细胞正常的氧化还原状态，使 $NADH^+/NAD^+$ 比率升高，降低 NO 的生物利用率，使 LDL 生成增加，激活促凝因子。②糖具有高黏度，不易水解同时又带有少量电荷，易吸附于红细胞的表面，使其表面电荷减少，红细胞与血浆之间的电位降低，增加全血黏度和血浆黏度。不利于组织灌流，造成组织缺血，易形成血栓性疾病，这是临床上高血糖病合并冠心病及其他慢性血管病变的重要病理基础之一。③高血糖导致氧和糖化血红蛋白的亲和力升高，引起组织缺氧，血黏度增高，血流速度减慢，易导致血栓形成。④高血糖使血液渗透压增高，血液黏度增加，使血液在流动过程中耗能增加；同时糖酵解途径受抑制，红细胞供能减少。耗能多供能少，使血流速度更加缓慢，易导致微循环功能障碍，血栓形成或引起栓塞。

（4）高血糖对免疫系统的影响　高血糖可导致吞噬细胞的功能降低。其发生机制为：①高血糖降低中性粒细胞和单核细胞的黏附、趋化、吞噬和杀菌等作用；②高血糖可增加血中超氧化物浓度及硝基酪氨酸（nitrotyrosine，NT）水平。血糖增高极易发生念珠菌和其他一些罕见的感染；长期尿糖阳性的女性易发生阴道炎。

（5）高血糖对眼晶状体的影响　高血糖时，由于晶状体肿胀，透明蛋白变性、聚合、沉淀，空泡形成，而导致白内障。其机制为：①过高的葡萄糖在晶状体内形成山梨醇和果糖致使晶状体内晶体渗透压升高，导致水进入晶状体的纤维中，引起纤维积水、液化而断裂；②代谢紊乱，致使晶状体内的还原型谷胱甘肽和 ATP 等含量降低、引起晶状体蛋白发生糖基化等。

（6）高血糖对其他器官、系统的影响　长期血糖增高可引起代谢紊乱、血管病变，导致骨和关节的病变，如关节活动障碍、骨质疏松等。组织蛋白糖基化作用（glycosylation）增加和血管病变，导致皮肤出现萎缩性棕色斑、皮疹样黄瘤。

（三）高血糖症防治的病理生理基础

1. 饮食治疗　合理饮食，减轻胰岛 β 细胞的负担，使胰岛功能得到适当恢复；减轻体重，改善代谢紊乱；减少降糖药物的剂量。

2. 运动疗法　长期、合理适量地运动可降低血中儿茶酚胺的水平，上调胰岛素受体数量，提高肌组织对葡萄糖的利用能力。同时，可以增强外周组织的脂蛋白酶活性，提高肌组织对脂肪酸的利用能力，改善脂代谢紊乱，降低血脂。

3. 药物治疗

（1）降糖药物　口服降糖药包括增加胰岛素敏感性或刺激胰岛素分泌的药物。如磺脲类药物（格列本脲、格列吡嗪、格列奇特等），其作用于胰岛 β 细胞膜上的 ATP 敏感钾离子通道（K_{ATP}）。血糖升高，葡萄糖被 β 细胞摄取利用，产生 ATP，K_{ATP}关闭，使细胞内钾离子外流减少，促进钙离子内流，增加细胞内钙离子浓度，刺激胰岛素释放，使血糖降低。二甲双胍可通过抑制肝葡萄糖输出，改善外周组织对胰岛素的敏感性，增加对葡萄糖的摄取和利用而降糖。通过激活一磷酸腺苷活化的蛋白激酶（AMPK）信号系统而发挥多方面的代谢调节作用。

（2）胰岛素治疗　应用外源性的胰岛素可快速有效地降低血糖浓度，控制高血糖症；作为体内胰岛素绝对缺乏的终身替代治疗，有可能延缓自身免疫对 β 细胞的损害。

在使用胰岛素降糖时，应密切监测血糖水平，防止因剂量过大而导致低血糖反应。严重时可因中枢神经系统的代谢被抑制引起昏迷和休克，即胰岛素休克。

（3）其他治疗　可进行干细胞治疗、胰腺移植、胰岛细胞移植等，以替代损伤的胰岛β细胞分泌胰岛素。

二、低血糖症

低血糖症（hypoglycemia）指空腹血糖水平低于2.8mmol/L（50mg/dl）。以血糖浓度过低、交感神经兴奋和脑细胞缺氧为主要表现的临床综合征，多种病因可引起低血糖症，表现为：①血糖低于极限；②出现以神经、精神症状为主的症候群；③给予葡萄糖后，症状立即缓解。

（一）病因及发病机制

低血糖症的中心发病环节为血糖的来源减少而去路增加，包括机体对葡萄糖的摄取减少、肝糖原分解和糖异生减少和（或）机体组织消耗利用葡萄糖增多两个方面。

1. 血糖来源减少

（1）营养不良　①各种原因引起的机体脂肪大量动员后，肝糖原储备减少，易致低血糖症发生；②重症肌萎缩患者，由于肌肉蛋白含量减低，使糖异生的原料减少，较难维持正常血糖浓度；③神经性厌食症患者病情发展出现严重肝功能损害时，也可出现自发性低血糖。

（2）肝功能衰竭　常见于肝硬化、肝癌晚期及重症肝炎的患者。可由于：①广泛的肝细胞损害致肝糖原合成不足，分解减少、糖异生障碍；②肝细胞对胰岛素的灭活减少，使血浆胰岛素水平增高；③肝癌或肝硬化时分解代谢增强对葡萄糖消耗增多；④雌激素灭活障碍，拮抗生长激素及胰高血糖素的作用。

（3）肾功能不全　肾脏正常时也可进行糖异生但能力较弱，长期饥饿时则大为增加，因此肾脏也是机体抵抗低血糖的主要器官之一。肾功能衰竭时使肾糖异生减少，同时对胰岛素的清除能力减弱而发生低血糖。其机制是多方面的，主要包括：①胰岛素分泌异常；②肝葡萄糖输出增加；③糖原异生底物不足；④肾脏对胰岛素清除率不足；⑤肾性糖尿丢失糖过多。

（4）升血糖激素缺乏

1）胰高血糖素反应下降：胰高血糖素对低血糖的反应性下降，负反馈调节机制受损，引起低血糖症。其机制是：①胰高血糖素与受体结合障碍，使糖原合成酶活性增高，肝糖原分解减少，血糖降低；②增加2，6－二磷酸果糖的合成，糖酵解增加，糖异生减少；③通过抑制脂肪组织内激素敏感性脂肪酶，减少脂肪动员；④抑制磷酸烯醇式丙酮酸羧激酶的合成，激活肝L型丙酮酸激酶，抑制肝摄取血中的氨基酸，从而抑制糖异生。

2）肾上腺素缺乏：肾上腺素主要在应激状态下发挥其血糖调节作用，加速糖原分解，升高血糖。肾上腺素减少可以引起应激性低糖血症。

3）糖皮质激素缺乏：肾上腺皮质功能减退，糖皮质激素分泌减少，引起①抑制蛋白分解，使肝脏糖异生原料减少，同时磷酸烯醇式丙酮酸羧激酶的合成减少；②促进肝外组织摄取和利用葡萄糖；③抑制脂肪组织动员，间接促进周围组织对葡萄糖的摄取，引起低血糖症。

2. 血糖去路增加

（1）血液中胰岛素增高

1）胰岛素自身抗体和抗胰岛素受体自身抗体形成：①胰岛素与抗胰岛素抗体结合，形成无生物活性的复合物，使胰岛素的降解减少，当胰岛素与抗体突然解离则可释放出大量游离胰岛素而造成低血糖症，如胰岛素自身免疫综合征（insulin autoimmunity syndrome，IAS），与胰岛素瘤、胰腺外巨大肿瘤（分泌异常的胰岛素样生长因子－Ⅱ）并列为引起自发性低血糖的三大主要原因；②抗胰岛素受体抗体具有比胰岛素强10倍的胰岛素活性，抗胰岛素受体抗体与胰岛素受体结合产生类胰岛素作用也可引起低血糖。

2）自主神经功能紊乱：多见于易情绪波动和神经质的中年女性，精神刺激、焦虑常可诱发。其发病可能是由于自主神经功能紊乱时，迷走神经紧张性增高使胃排空加速及胰岛素分泌过多引起。

3）与饮食相关的反应性低血糖：可能与进食后神经体液对胰岛素分泌或糖代谢失调有关。①肝硬化患者营养物质的快速消化吸收，胃切除术后食物排空速度加快，加快葡萄糖在肠道的吸收速度；刺激胰岛素大量分泌，但其分泌高峰晚于血糖高峰，多于进食后2小时左右出现；②早期2型糖尿病患者胰岛素快速分泌相出现障碍，胰岛素从胰腺β细胞释放延迟，表现为葡萄糖耐量试验（oral glucose tolerance test，OGTT）的早期为高血糖，继之发生迟发性低血糖。

（2）葡萄糖消耗过多　常见于剧烈运动或长时间重体力劳动后，尤其是自主神经紊乱或糖原储备不足者。临床还见于重度腹泻、高热和重症甲状腺功能亢进者。

（二）低血糖症对机体的影响

低血糖症主要影响机体的神经系统，尤其是交感神经和脑。

1. 对交感神经的影响　低血糖刺激交感神经兴奋分泌大量儿茶酚胺，一方面可刺激胰高血糖素的分泌导致血糖水平增高，另一方面又作用于β肾上腺素受体而影响心血管系统。表现为面色苍白、心动过速和血压升高、烦躁不安、大汗淋漓等交感神经兴奋的症状，伴冠状动脉粥样硬化性心脏病者可因低血糖而诱发心绞痛甚至心肌梗死。

2. 对中枢神经系统的影响　中枢神经系统对低血糖最为敏感。最初仅表现为精神活动轻度受损，继之出现大脑皮质受抑制症状，随后皮质下中枢和脑干相继受累，最终将累及延髓而致呼吸循环功能障碍。其机制为：①神经细胞所需能量几乎完全依赖于血糖提供；②脑细胞对葡萄糖的利用无须外周胰岛素参与。低血糖症时脑细胞能量来源减少，很快出现神经症状，称为神经低血糖（neuroglycopenia）。

3. 低血糖发作的警觉症状不敏感　反复发作的低血糖可使机体警觉的敏感性降低，出现无察觉性低血糖。同时在低血糖昏迷时，分泌物或异物误吸入气管可引发窒息或肺部感染，甚至诱发急性呼吸窘迫综合征。

（三）低血糖症防治的病理生理基础

临床上低血糖症常由药物引起，尤其是降糖药的使用不当，因此应加强药物的合理应用。反复严重低血糖发作且持续时间较长者，易引起不可恢复的脑损害，故应及早防治。

1. 病因学防治

（1）积极寻找致病原因　若因药物引起的应及时停药或调整用药品种和剂量，特别应注意胰岛素和半衰期较长的口服降糖药的用量。胰腺肿瘤可行肿瘤切除术。营养不良、肝肾疾病等所致的低血糖除对症处理外，应积极治疗原发病。

（2）摄入足够碳水化合物　进餐应定时、定量，保证摄入足够的复合碳水化合物（主要为各类主食），防止血糖出现剧烈的波动。

（3）避免剧烈运动及过度疲劳　当机体能量消耗急剧增高时，要补充营养；同时应注意适当减少降血糖药物的用量。

2. 低血糖发作时的处理原则　迅速补充葡萄糖，应立即摄入含糖较高的食物，如糖果、饼干、果汁等，恢复正常血糖水平，维护重要脏器功能是决定预后的关键。因此，在严重低血糖发作的当时，应及时静脉推注50%葡萄糖40～60ml，可迅速升高血糖。

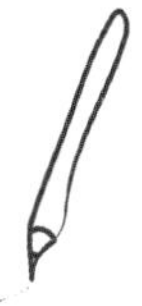

第三节　脂代谢异常

一、概述

（一）脂蛋白的组成、分类和功能

成熟的脂蛋白是球形颗粒，由含三酰甘油和胆固醇酯的疏水性核及含磷脂、游离胆固醇（free cholesterol，FC）、载脂蛋白的亲水性外壳组成。应用超速离心法根据脂蛋白密度不同可将血浆脂蛋白分为五类：乳糜微粒（chylomicron，CM）、极低密度脂蛋白（very low density lipoprotein，VLDL）、中间密度脂蛋白（intermediate density lipoprotein，IDL）、低密度脂蛋白（low density lipoprotein，LDL）和高密度脂蛋白（high density lipoprotein，HDL）。这五类脂蛋白的密度依次增加，而颗粒直径则依次变小。转运和代谢血浆中的胆固醇和三酰甘油是脂蛋白的一个主要功能。

（二）脂蛋白的正常代谢

1. 脂蛋白代谢相关的蛋白　载脂蛋白目前已报道有20余种，主要在肝脏和小肠黏膜细胞中合成，主要起到运载脂质的作用，其中临床意义较为重要且认识比较清楚的有apoA、apoB、apoC、apoD、apoE和apo（a）等。载脂蛋白在脂蛋白功能和代谢等方面具有非常重要的作用，主要表现在：①是多种脂蛋白代谢酶的调节因子；②作为配基与脂蛋白受体结合，使脂蛋白被细胞摄取和代谢；③与血浆脂质结合形成水溶性物质，成为转运脂类的载体。

血浆中还存在着一些蛋白质，如：胆固醇酯转运蛋白（cholesterol ester transfer protein，CETP）、磷脂转运蛋白（phospholipid transfer protein，PLTP）、微粒体三酰甘油转运蛋白（microsomal triglyceride transfer protein，MTP）等，能将三酰甘油和胆固醇酯在脂蛋白间进行转移。

2. 脂蛋白代谢相关的受体和酶　脂蛋白受体有多种，包括：apoE受体、LDL受体（LDL receptor，LDLR）、LDL受体相关蛋白（LDL receptor related protein，LRP）、VLDL受体和清道夫受体（scavenger receptor，SR）等。调节脂代谢的酶包括：脂蛋白脂酶（lipoprotein lipase，LPL）、卵磷脂胆固醇酰基转移酶（lecithin cholesterol acyltransferase，LCAT）、3-羟-3-甲基戊二酰辅酶A还原酶（3-hydroxy-3-methyl glutaryl coenzyme A reductase，HMG-CoAR）、肝脂酶（hepatic lipase，HL）和酰基辅酶A：胆固醇酰基转移酶（acylcoenzyme A：cholesterol acyltransferase，ACAT）等。这些受体和酶的缺乏或活性降低都可能影响脂蛋白代谢，导致脂代谢紊乱。

3. 脂蛋白代谢相关的途径　脂蛋白的代谢主要有三条途径分为外源性代谢途径、内源性代谢途径和胆固醇逆转运。外源性代谢途径是指经饮食摄入的胆固醇和三酰甘油在小肠中合成CM及其代谢过程；内源性代谢途径是指由肝合成的VLDL转变成LDL和IDL，以及LDL被肝或其他器官代谢的过程；胆固醇逆转运（reverse cholesterol transport，RCT）是指外周组织细胞中脂质以HDL为载体转运到肝脏进行分解代谢的过程。

（三）脂代谢异常的分型

脂代谢异常的主要形式是血脂代谢异常，血脂水平高于正常上限即为高脂血症（hyperlipidemia），一般我国成人以空腹血总胆固醇（total cholesterol，TC）≥6.22mmol/L（240mg/dl）和（或）三酰甘油≥2.26mmol/L（200mg/dl）为高脂血症的标准。由于血脂在血中以脂蛋白的形式存在和运输，因此，高低脂血症也表现为高低脂蛋白血症（hyperlipoproteinemia）；目前对低脂血症时血脂水平没有统一的标准，一般认为血浆总胆固醇低于3.10mmol/L

(120mg/dl) 为有临床意义的判断标准。

二、高脂蛋白血症

(一) 病因及影响因素

高脂蛋白血症主要受三方面的因素的影响：遗传（基因突变及基因多态性）、营养、代谢性疾病等。此外，年龄，不健康的生活方式如缺乏运动和酗酒等因素也可引起高脂蛋白血症。

1. 遗传性因素 脂代谢异常内在影响最重要的是遗传因素，包括遗传异质性和单基因突变导致的血脂异常。某些脂蛋白代谢酶（如 LPL）、脂蛋白受体（如 LDLR）和载脂蛋白（如 apoAⅠ、apoAⅤ、apoB100、apoCⅡ、apoCⅢ和 apoE）等的遗传性缺陷都能干扰脂蛋白的代谢，导致高脂蛋白血症。此外，三磷酸腺苷结合盒转运子 G5（ATP - binding cassette transporter G5，ABCG5）、枯草溶菌素转化酶 9（proprotein convertase subtilisin/kexin type 9，PCSK9）和 G8（ATP - binding cassette transporterG8，ABCG8）、LCAT、胆固醇 7α - 羟化酶 1、衔接子蛋白、脂酶成熟因子 1 等的基因突变均可导致血脂代谢紊乱。

2. 营养性因素 食物中的胆固醇、三酰甘油和饱和脂肪酸含量高均可导致血浆胆固醇和三酰甘油水平升高。例如，进食含糖食物过多，引起血糖升高，刺激胰岛素分泌增加，可促进肝脏合成三酰甘油和 VLDL 增加，引起血浆三酰甘油浓度升高。高糖饮食还可诱发 apoCⅢ基因的表达，而 apoCⅢ是 LPL 的抑制因子，可造成 LPL 的活性降低，从而影响 CM 和 VLDL 中三酰甘油的水解，引起高三酰甘油血症。

3. 代谢疾病性因素

（1）糖尿病 糖尿病患者血糖控制不良者常伴有高脂蛋白血症。1 型糖尿病由于胰岛素缺乏，LPL 活性受到抑制，使 CM 在血浆中聚积，可伴有高三酰甘油血症。2 型糖尿病常伴有胰岛素抵抗，使内源性胰岛素过多分泌，引起高胰岛素血症，减弱胰岛素对 LPL 的激活作用，引起三酰甘油水平升高。

（2）肾疾病 肾病综合征时由于脂蛋白合成增加和降解减少而发生高脂蛋白血症，主要表现为血浆 VLDL 和 LDL 升高，而肾衰竭、肾移植术后的患者常出现血浆三酰甘油升高、HDL 降低。

（3）甲状腺功能减退症 甲状腺激素水平可直接影响脂质代谢的各个环节，甲状腺功能减退时，脂质代谢异常主要表现为高胆固醇血症、高三酰甘油血症、高 VLDL、高 LDL、低 LDL 受体活性、低 LPL 活性等。

4. 其他因素

（1）酗酒 酗酒是导致血脂异常的危险因素。酒精可降低 LPL 的活性，增加体内脂质的合成率，使三酰甘油分解减慢，导致高三酰甘油血症。酗酒还会引起 LDL 和 apoB 显著升高，而 HDL 和 apoAⅠ显著降低，导致胆固醇代谢紊乱。

（2）缺乏运动 缺乏运动的人比坚持体育锻炼者血浆三酰甘油水平要高。体育锻炼可增加 LPL 的活性，升高 HDL 水平，并降低肝脂酶活性。长期坚持体育锻炼，还可以使外源性三酰甘油从血浆中清除增加。

（3）年龄 影响血脂水平的另一个重要因素就是年龄，随着年龄的增长，LPL 活性降低、肝细胞表面的 LDL 受体活性降低、数量减少，导致 LDL 分解代谢率降低。老化的肝细胞还降低饮食诱导的 apoB 合成，导致血浆三酰甘油水平升高。

此外，长期的吸烟、体重增加、精神紧张以及药物等多种因素均可引起血脂异常。

(二) 发生机制

脂代谢过程复杂，包括脂质的外源性摄取、内源性合成以及机体内脂蛋白、受体和酶相互作用等。正常情况下，血脂的合成和分解保持动态平衡，血脂可在一定的范围内变动。当脂蛋白合成与代谢及转运等过程发生障碍时，均可能导致血脂代谢异常。

高脂蛋白血症大部分是由于脂蛋白代谢相关基因突变，或与环境因素相互作用引起（原发性高脂蛋白血症），小部分是由全身性疾病所致（继发性高脂蛋白血症）。其发病机制如下（图6－5）。

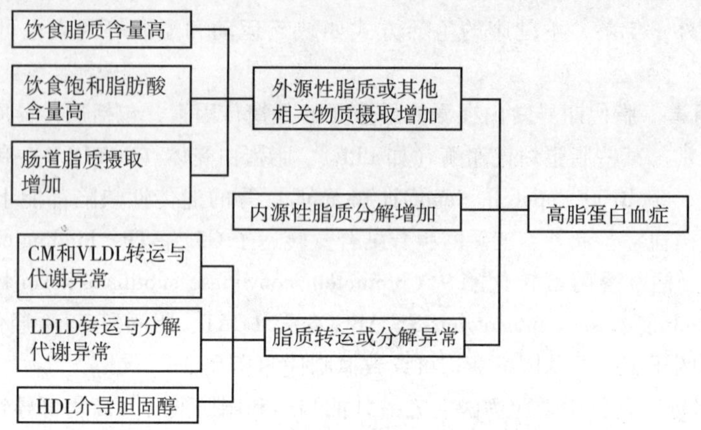

图6－5　高脂蛋白血症发生的机制

1. 外源性脂质或其他相关物质摄取增加

（1）摄入脂质含量高　饮食中脂质包括三酰甘油、胆固醇和磷脂等，食物源性胆固醇的摄入量占机体胆固醇来源的三分之一左右。食物源性脂质的摄取存在个体差异。机体可通过调节内源性胆固醇合成减少来平衡外源性胆固醇摄取的增加。长期的高脂饮食可导致血脂增高：①摄入大量三酰甘油，使小肠经外源性途径合成 CM 大量增加；②促使肝脏胆固醇含量增加，LDL 受体合成减少，脂质代谢减少；③促使肝脏经内源性途径合成 VLDL 增加。

（2）摄入饱和脂肪酸含量高　血液总胆固醇含量与饱和脂肪酸摄入量成正比。饱和脂肪酸摄入增加可引起胆固醇增高：①增加含 apoB 脂蛋白的产生；②降低细胞表面 LDL 受体活性。

（3）肠道脂质摄取增加　肠黏膜上皮细胞三种蛋白的表达与肠道脂质摄取有关：尼曼－匹克 C1 型类似蛋白 1（Niemann－Pick type C1 Like 1，NPC1L1）、ABCG5 和 ABCG8。正常情况下，谷固醇等植物固醇经肠道吸收很少（$<5\%$），ABCG5 和 ABCG8 能把吸收的几乎全部植物固醇重新排放回肠腔，并促使肝脏优先分泌植物固醇到胆汁。当 ABCG5 或 ABCG8 发生基因突变时，植物固醇的吸收在肠道成倍增加，胆固醇吸收中度增加，导致谷固醇血症发生，主要表现就是血液谷固醇含量显著增加，伴有 LDL 的增加。NPC1L1 的作用是参与肠道脂质吸收，抑制肠道 NPC1L1 基因表达能显著降低胆固醇的吸收和血液胆固醇水平。

2. 内源性脂质合成增加　占机体三分之二的胆固醇、三酰甘油、大部分载脂蛋白如 apoB100、apoC 和 apoE 等均在肝脏合成。肝脏脂蛋白合成增加的机制主要包括：①血液中胰高血糖素及皮质醇减少时，其对 HMGCoAR 的活性抑制作用减弱，胆固醇合成增加；②血液中胰岛素及甲状腺素增多时，能诱导肝 HMGCoAR 表达增加，胆固醇合成增加；③摄取高糖、高饱和脂肪后，肝脏胆固醇合成限速酶 HMGCoAR 活性增加，胆固醇合成增加；④肥胖或胰岛素抵抗等因素导致脂肪动员时，大量 FFA 释放进入血液循环，肝脏以其为底物合成 VLDL 增加。

3. 脂质转运或分解代谢异常　脂质转运和分解代谢过程中，CM 和 VLDL 及其受体主要转运和代谢三酰甘油，LDL 及其受体主要转运和代谢胆固醇，HDL 则在胆固醇逆转运中起着关键作用。参与这一代谢过程的主要因素是载脂蛋白、脂蛋白受体和脂酶等。遗传或环境因素对这些蛋白表达或活性的影响最终都将导致脂质转运或分解代谢障碍。

（1）CM 和 VLDL 转运与分解代谢异常　由于 CM 和 VLDL 都富含三酰甘油，所以在转运与分解代谢异常方面有些共同的机制。①LPL 活性表达异常。LPL 是分解脂蛋白中三酰甘油的限速酶，其基因突变可引起活性降低或不能表达正常，引起 CM 代谢障碍，导致高三酰甘油血症；胰岛素是 LPL 活性的重要调节因素，对脂肪组织 LPL 的活性有促进作用，而对骨骼肌 LPL 的活性有抑制作用。甲状腺功能减低、胰岛素抵抗或胰岛素缺陷型糖尿病，导致 LPL 活性降低，CM 和 VLDL 降解减少，血浆三酰甘油水平升高。②apoCⅡ表达与活性异常。apoCⅡ是 LPL 发挥活性所必需的辅因子，apoCⅢ则对 LPL 活性有一定抑制作用，基因突变造成 apoCⅡ表达减少或功能异常，LPL 不能被充分激活，CM 和 VLDL 中三酰甘油分解受阻，使得 CM 和 VLDL 水平上升。③apoE 基因多态性。E2、E3 和 E4 是 apoE 三个常见的等位基因，apoE 结合的受体包括 apoE 受体和 LDL 受体，二者与 apoE2 的结合力都差，使得含有 apoE 的脂蛋白 CM 和 VLDL 分解代谢障碍。

（2）LDL 转运与分解代谢异常　①LDL 受体基因突变。LDLR 基因突变通过不同的机制引起 LDL 代谢障碍。②apoB 基因突变。apoB 基因突变使 apoB100 受体结合域二级结构发生变化，与 LDL 受体的结合能力显著下降，LDL 经 LDL 受体途径降解减少。③LDL 受体表达减少或活性降低。常由肥胖、高胆固醇和高饱和脂肪酸饮食、老年人以及女性绝经后雌激素水平减少等因素引起。④VLDL 向 LDL 转化增加。LDL 受体活性下降，VLDL 经 LDL 受体途径分解代谢减少，使过多的 VLDL 转化为 LDL。

（3）HDL 介导胆固醇逆转运异常　CETP、LCAT、ABCA1 和 B 族Ⅰ型清道夫受体（scavenger receptor class B typeⅠ, SR－BI）等参与胆固醇的逆转运。编码这些蛋白的基因突变常导致胆固醇逆转运障碍。比如家族性 CETP 缺陷症，由于基因突变导致 CETP 缺乏，影响 HDL 中胆固醇酯转运到其他脂蛋白，造成胆固醇酯在 HDL 中积聚，表现为 HDL 浓度明显升高而 LDL 浓度偏低，总胆固醇浓度增加。LCAT 是参与脂质代谢的重要酶之一，主要作用是将胆固醇 3－OH 与卵磷脂 β 位脂肪酸相互作用，生成胆固醇酯。LCAT 缺乏症时导致游离胆固醇不能转变为胆固醇酯，HDL 的成熟过程受阻，胆固醇逆转运出现障碍。

（三）对机体的影响

1. 动脉粥样硬化　动脉粥样硬化（atherosclerosis，As）的基本病变是动脉内膜的脂质沉积，内膜灶状纤维化，粥样斑块形成，致管壁变硬、管腔狭窄，引起相应器官缺血性改变。病变中的脂质主要是胆固醇和胆固醇酯。As 危险因素众多，其中脂代谢紊乱导致的高脂蛋白血症是 As 发生的最基本的危险因素。

As 发生的基本过程如下：首先是各种危险因素导致血管内皮细胞结构和（或）功能障碍，血管壁通透性增加，血液中脂质向内膜下转运增加，同时血液中的单核细胞向内膜下浸润增加并分化为巨噬细胞。进入内膜下的脂质发生氧化修饰，氧化修饰的脂质具有多方面的致动脉粥样硬化的作用。

2. 非酒精性脂肪性肝病　非酒精性脂肪性肝病（non－alcoholic fatty liver disease, NAFLD）是指除外酒精和其他肝损伤因素所致的以肝细胞内脂质过度沉积为主要特征的临床病理综合征，主要包括三种：非酒精性脂肪性肝炎、单纯性脂肪肝、非酒精性脂肪性肝炎相关的肝硬化。脂代谢紊乱是 NAFLD 的主要危险因素之一，同时 NAFLD 也促进脂代谢紊乱的发生。目前主要是用“二次打击”学说解释 NAFLD 发生机制的。该学说认为第一次打击是由于各种致病因素引起肝脏脂代谢紊乱，三酰甘油在肝细胞内堆积导致肝脂肪变性，使得肝细胞对内、外源性损害因子的敏感性增强；二次打击主要为反应性氧化代谢产物增多，导致脂质过氧化增强，进而引起脂肪变性的肝细胞发生炎症、坏死甚至纤维化。

3. 肥胖　肥胖是指由于食物能量摄入过多或机体代谢异常而导致体内脂质沉积过多，造

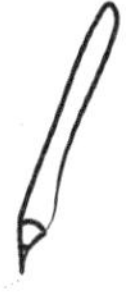

成以体重过度增长为主要特征并可能引起人体一系列病理、生理改变的一种状态。高脂蛋白血症时，脂质摄取或合成持续增加，使得脂肪组织中脂质贮存也相应增加，同时脂肪组织中脂质的动员分解降低，导致了脂质在脂肪组织中的大量沉积，诱发了肥胖的发生。

4. 对大脑的影响 大脑因为血脑屏障的存在而具有一个独立的脂质代谢系统，高脂蛋白血症可能通过两种机制影响脑组织脂质代谢：①血液中能通过血脑屏障且脂质合成必需的成分（如不饱和脂肪酸）进入增加，使得脑组织中脂质合成增加；②各种病因造成血脑屏障通透性增加，使本来不能通过血脑屏障的血脂进入脑组织异常沉积。

5. 对肾脏的影响 高脂蛋白血症对肾脏的损伤主要有两个方面：肾动脉粥样硬化病变和肾小球损伤。高脂蛋白血症导致肾动脉粥样硬化斑块形成，肾血流量减少，而引起肾性高血压的发生；若进一步发展造成肾动脉狭窄加重，肾脏发生缺血、萎缩、间质纤维增生，甚至肾梗死。高脂蛋白血症导致肾小球损伤的机制主要为：①脂质在肾小球细胞内或系膜基质中以脂滴的形式沉积，并发生氧化修饰，引起上皮细胞的损害和基底膜通透性增加，使肾小球通透性增加，出现蛋白尿；②脂质还可引起系膜细胞弥漫性增生，使系膜增宽，系膜基质合成增加，发生一系列炎症反应，造成小管间质纤维化和肾小球硬化。

（四）防治的病理生理基础

高脂血症的发生发展过程漫长，可导致多个器官出现病变。因此积极早期干预高脂血症的发生，可延缓或消除相应疾病的出现；药物应用或其他治疗方法，可控制脂代谢异常性疾病的临床症状和保护靶器官。

1. 消除病因学

（1）防治原发病 消除原发病因，合理应用药物控制，减少影响脂质在胃肠道的消化吸收、肝脏脂质的合成与分解等因素，可极大降低脂代谢异常性疾病的发病风险。

（2）控制其他影响因素 ①合理饮食是高脂蛋白血症防治的基础，避免超重或肥胖的发生，适当减少脂质的摄入，并控制其他能量物质如糖和蛋白质的摄入；②适度参加体力劳动和体育锻炼，避免长时间久坐不动；③培养良好的生活习惯，戒除烟酒。

2. 纠正血脂异常

（1）药物降脂 临床上多采用降脂药物防治脂代谢异常性疾病。单独或联合使用药物，针对脂质代谢在体内的不同环节加以干预。需要指出的是，降脂极大地降低了脂代谢异常性疾病发生的风险，但过度降脂引起的低脂蛋白血症可能带来的负面影响也必须引起足够重视。

（2）基因治疗 单基因突变是导致遗传性脂代谢异常的重要因素，尤其在高脂蛋白血症的发生中具有重要意义。矫正这些基因的异常表达，从而恢复正常的脂质代谢是脂代谢异常基因治疗的病理生理学基础。

3. 防止靶器官损伤

（1）促进靶器官胆固醇逆转运 促进胆固醇逆转运，减少脂质在靶器官的蓄积造成靶器官损伤是脂代谢异常性疾病防治的一个重要策略。

（2）保护靶器官 脂质在靶器官中的蓄积将通过各种机制导致靶器官的损伤。针对不同的损伤机制进行干预，从而减少靶器官损伤是临床防治的一个重要方面。

三、低脂蛋白血症

原发性低脂蛋白血症主要是基因突变等遗传因素引起，常为常染色体隐性遗传。继发性低脂蛋白血症影响因素众多，营养不良和消化不良、贫血、恶性肿瘤、感染和慢性炎症、甲亢、慢性严重肝胆和肠道疾病等均可引起低脂蛋白血症。需要指出的是，长时间大剂量降脂药物治疗也已成为低脂蛋白血症发生的一个重要影响因素。

（一）低脂蛋白血症主要发生机制

1. 脂质摄入不足 常见于饥饿、疾病、长期素食引起脂质摄入减少，以及各种原因引起的脂质消化与吸收不良。其主要机制是：①小肠吸收面积减少，如短肠综合征、胃结肠瘘等；②小肠黏膜原发性病变，影响黏膜上皮细胞对脂质的吸收、转运，造成乳糜泻；③小肠黏膜继发性病变，如克罗恩病、小肠炎症、寄生虫病等；④胰酶或胆盐缺乏造成的脂质消化不良，如胆道梗阻、胰腺疾病等；⑤小肠运动障碍，运动过速影响小肠吸收时间，运动过缓导致小肠细菌过度生长；⑥淋巴回流障碍，如淋巴管梗阻、淋巴发育不良等，使得乳糜微粒经淋巴进入血液循环受阻。

2. 脂质代谢增强 主要包括脂质的利用增加和分解增强。①脂质利用增加，贫血引起红细胞代偿性增加，使得作为细胞膜主要组成成分的胆固醇利用增加，导致血脂降低，而血脂降低又使得红细胞膜脆性增加，红细胞易破裂溶血，贫血进一步加重，形成恶性循环。②脂质分解增强，常见于甲状腺功能亢进、恶性肿瘤等引起的低脂蛋白血症。甲状腺激素具有刺激脂肪合成和促进脂肪分解的双重功能，总的作用是减少脂肪的贮存，降低血脂浓度。

3. 脂质合成减少 常见于严重的肝脏疾病，严重创伤或烧伤，以及各种原因引起的脂质合成所需原料减少。

4. 脂蛋白相关基因缺陷 脂蛋白相关基因缺陷是低脂蛋白血症发生的重要遗传学机制。遗传性低脂蛋白血症分为低α-脂蛋白血症和低β-脂蛋白血症。①低α-脂蛋白血症，主要包括家族性α-脂蛋白缺乏症（Tangier病）和LCAT缺乏症。Tangier病是一种常染色体隐性遗传病，由ABCA1基因突变所致。LCAT缺乏症虽然α-脂蛋白降低，但其游离胆固醇和总胆固醇水平是增加的。②低β-脂蛋白血症，主要包括无β-脂蛋白血症和家族性低β-脂蛋白血症，两者皆因apoB基因突变所致。其机制尚未完全清楚。

（二）低脂蛋白血症对机体的影响

1. 对血液系统的影响 血液系统中出现棘形红细胞，细胞膜脂质的降低导致红细胞的渗透脆性显著增加，红细胞出现自溶血现象，血小板活力下降，可伴有贫血和凝血机制异常，易引起脑出血。

2. 对消化系统的影响 个体出生后出现脂肪泻导致脂肪吸收不良，小肠肠壁细胞中充满脂滴，少数有肝肿大和转氨酶升高。

3. 对神经系统的影响 个体出生早期即出现精神运动发育迟缓，伸张反射和腱反射减弱，以及定位感觉丧失、步态不稳和语言障碍等。随着中枢和周围神经系统发生慢性退行性脱髓鞘，多数个体出现智力障碍、小脑性震颤、共济失调、肌肉软弱无力、视力减退、视野缩小、夜盲甚至全盲。

此外，低脂蛋白血症与多种肿瘤发生呈现明显相关性如：结肠癌、子宫内膜癌和肝癌等，这也解释了他汀类药物因降脂而具有潜在致癌性的原因，但不能证明其有直接因果关系。低脂蛋白血症还可导致各种病因造成的患者死亡率明显增加。

低脂蛋白血症在临床上比较少见，其主要防治措施是消除病因学因素、补充脂溶性维生素和保护靶器官。

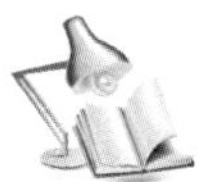

本章小结

高血糖症指空腹时血糖水平高于6.9mmol/L（125mg/dl）。为生理性和病理性两种类型，临床上常见的病理性高血糖症是糖尿病。低血糖症指空腹血糖水平低于2.8mmol/L（50mg/dl）。高糖血症的病因和发病机制与胰岛素分泌障碍、胰岛素抵抗、胰高血糖素失调及其他因

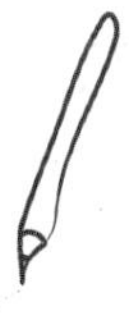

素等有关。低血糖症的病因和发病机制与血糖来源减少和血糖去路增加有关。

脂质是脂肪酸和醇作用生成的酯及其衍生物的总称，是一大类中性的脂溶性化合物。脂代谢紊乱是指各种遗传性或获得性因素干扰正常脂代谢造成血液及其他组织器官中脂类及其代谢产物的异常。

血脂水平高于正常上限即为高脂血症，一般我国成人以空腹血总胆固醇（total cholesterol，TC）≥6.22mmol/L（240mg/dl）和（或）三酰甘油≥2.26mmol/L（200mg/dl）为高脂血症的标准。高脂蛋白血症的病因及影响因素包括：遗传性因素、营养性因素、疾病性因素和其他因素。其发病机制为：脂质或其他相关物质摄取增加，内源性脂质合成增加，脂质转运或分解代谢异常。低脂蛋白血症的发生机制为：脂质摄入不足，脂质代谢增强，脂质合成减少，脂蛋白相关基因缺陷。

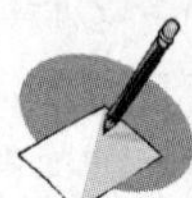

思考题

1. 胰高血糖素失调如何引起高血糖症？
2. 糖代谢异常为什么会引起渗透性脱水？
3. 高血糖对心血管系统有哪些影响？
4. 高血糖导致脑缺血损伤的机制是什么？
5. 低血糖发作时的处理原则是什么？
6. 高脂蛋白血症是怎样发生的？它对机体可产生哪些危害？
7. 简述高脂蛋白血症对肾脏的损伤。

（冯　华）

第七章 发　　热

学习要求

1. **掌握** 发热的相关概念或定义；病因及发病机制。
2. **熟悉** 发热过程中时相及机体功能、代谢改变。
3. **了解** 发热的生物学意义及防治原则。

第一节　发热的概念

正常生命活动是在相对稳定的体温条件下进行。通常正常成人体温维持在37℃左右，一昼夜上下波动的幅度不超过1℃，而体温的相对稳定则是在体温调节中枢的调控下实现的。

由于致热原的作用使体温调节中枢体温调定点（set point，SP）上移而引起的调节性体温升高（超过正常值0.5℃）时，就称之为发热（fever）。体温升高既可见于病理情况下（发热与过热），也可见于某些生理情况下，如剧烈运动、月经前期、心理性应激等，称为生理性体温升高，也称为非病理性发热（图7-1）。

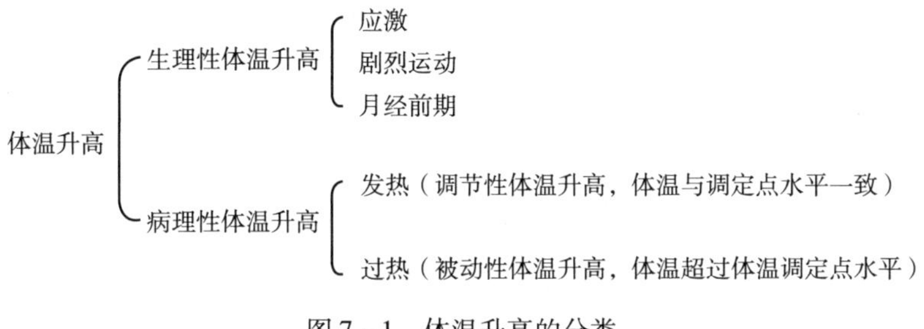

图7-1　体温升高的分类

发热时，体温调定点上移到一个新的较高水平，但体温调节功能仍属正常，体温调节中枢围绕这个新的调定点进行调节，原先合适的体温相对于新的调定点来说，已成为一种“冷”刺激，在体温调节中枢的调控下，机体通过多种途径如产热增加、散热减少等，来提高体温，以适应新的调定点。因此，发热的一个最显著也是最重要的特征就是体温调定点上移，其体温升高是一种调节性的体温升高，多数病理性体温升高（如传染性或炎症性发热）均属此类。但少数病理性体温升高则是被动的，其升高的水平可超过体温调定点的水平，是体温调节机构失控制或调节障碍的结果，称之为过热（hyperthemia）。过热时其体温调定点并未上移，这也是与发热最根本的区别（表7-1），其与体温调节障碍（体温调节中枢损伤），或散热障碍（皮肤鱼鳞病和环境高温所致的中暑等）及产热器官功能异常（甲状腺功能亢进）等有关。

表 7－1 发热与过热的比较

	过热	发热
病因	体温调节障碍、产热增加、散热障碍等	致热原
性质	非调节性体温升高	调节性体温升高
发病机制	体温调定点无变化	体温调定点上移
防治原则	物理降温	解热药治疗，辅以物理降温

发热不是独立的疾病，而是多种疾病的重要病理过程和临床表现，也是疾病发生的重要信号。在整个病程中，体温曲线变化往往反映了病情变化，对判断病情、评价疗效和估计预后，均有重要参考价值。

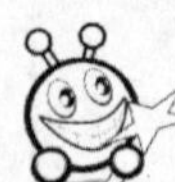

案例讨论

临床案例 男，20 岁，于 2004 年 4 月 10 日入院，因头痛、发热 2 天入院。查体：T 40.4℃、脉搏 90 次/分，血压 120/80mmHg，皮肤无出血点，心肺、腹部未发现异常。血常规 WBC 4.5×10^9/L、中性 79%、淋巴 21%，尿蛋白（+）。初诊：上呼吸道感染。经抗病毒、控制感染等治疗，高热不退，第 2 天胸部皮肤出现条索状出血点，球结膜水肿，血小板 73×10^9/L，考虑肾综合征出血热转传染科。查体：T 39.8℃，脉搏 90 次/分、血压 110/70mmHg，急性病容，"典型酒醉貌"，上胸及两腋下可见条索状及点状出血点，心肺无异常，腹部压痛，无反跳痛，移动性浊音阳性，血小板 52×10^9/L。诊断肾综合征出血热，期间曾出现消化道出血，少尿期尿量 50～100ml/24h，持续 2 天，尿素氮 20.2mmol/L、肌酐 576μmol/L，血小板 1.9×10^9/L，给予扩容，抗感染，预防性止血，免疫调节，成分输血及对症治疗，病情逐渐恢复，治愈出院。

问题 1. 该患者发热的主要病理过程是什么？

2. 患者发病的机制如何？

第二节 病因和发病机制

发热的机制比较复杂，其基本环节是发热激活物作用于产致热原细胞，使其产生和释放内生致热原（endogenous pyrogen，EP），EP 再作用于下丘脑体温调节中枢，在中枢发热介质的介导下，使体温调定点上移，引起机体产热增加和散热减少，从而引起体温升高。但发热机制中尚有许多细节未完全明确。

一、发热激活物

凡能激活体内产内生致热原细胞产生和释放 EP，进而引起体温升高的物质称为发热激活物（pyrogenic activator），包括外致热原（exogenous pyrogen）和某些体内产物。

（一）外致热原

来自体外的致热原称为外致热原，其种类繁多。

1. 细菌

（1）革兰阳性菌 主要有葡萄球菌、链球菌、肺炎球菌、白喉杆菌和枯草杆菌等，是常见的发热原因。其致热的方式主要包括：①外毒素：外毒素具有极强的致热性，如葡萄球菌释放的肠毒素、A 型溶血性链球菌的红疹毒素、白喉杆菌释放的白喉毒素等。②全菌体被细胞吞噬：给家兔注射活的或加热灭活的葡萄球菌均能引起发热，同时血中 EP 含量增加，表明细菌颗粒被吞噬后可诱生 EP。③肽聚糖：肽聚糖是革兰阳性菌细胞壁的骨架，亦具致热性。

（2）革兰阴性菌　主要是大肠杆菌、伤寒杆菌、淋球菌、脑膜炎球菌、志贺菌等。其致热成分主要是胞壁中所含的脂多糖（lipopolysaccharide，LPS），也称内毒素（endotoxin，ET）。LPS 由 O－特异侧链、核心多糖和脂质 A 三部分组成，其中脂质 A 是其致热性和毒性的主要部分。ET 是自然界中分布最广的外致热原，具有极强的致热性，给家兔或犬静脉注射 ET 后，在引起发热的同时，血清中可检测到大量 EP，体外实验也证明，ET 可刺激体外培养的白细胞产生和释放 EP。ET 耐热性高（干热 160℃ 2 小时才能灭活），一般方法难以清除，是血液制品和输液过程中的主要污染物。ET 的分子量很大（1000kD～2000kD），不易通过血脑屏障。

（3）分枝杆菌　典型菌群为结核杆菌。其全菌体及细胞壁中所含的肽聚糖、多糖和蛋白质都具有致热作用。

2. 病毒　人类的致病病毒多数为包膜病毒，常见的有流感病毒、SARS（severe acute respiratory syndrome）病毒、麻疹病毒、柯萨奇病毒等。将流感病毒或麻疹病毒注入家兔静脉内，可引起发热，同时血清中检测出内生致热原，将白细胞与病毒在体外一起培养也可产生 EP。用脂溶剂处理病毒，去除病毒包膜后，其感染性和致热性消失。包膜中的脂蛋白为主要的致热物质，血凝素（hemagglutinin）也具有致热性。

3. 真菌　真菌的致热因素是全菌体内所含的荚膜多糖和蛋白质。常见的有白色念珠菌感染所致的鹅口疮、肺炎、脑膜炎；组织胞质菌、球孢子菌和副球孢子菌引起的深部感染等。动物实验中还发现，无致病性的酵母菌也可引起发热。

4. 螺旋体　常见的有钩端螺旋体、回归热螺旋体和梅毒螺旋体。其发热与溶血素、细胞毒因子、外毒素和内毒素样物质以及代谢裂解产物有关。

5. 疟原虫　疟原虫感染人体后，其潜隐子进入红细胞并发育成裂殖子，当红细胞破裂时，大量裂殖子和代谢产物（疟色素等）释放入血，引起高热。

（二）体内产物

1. 抗原抗体复合物　实验证明，抗原抗体复合物对产 EP 细胞有激活作用。用牛血清白蛋白致敏家兔，然后将其血清转移给正常家兔，再用特异性抗原攻击受血动物，可引起后者明显的发热反应。但牛血清白蛋白对正常家兔无致热作用，表明抗原抗体复合物起了激活作用。

2. 类固醇　体内某些类固醇（steroid）产物对人体有明显的致热性，如：用睾酮的中间代谢产物—本胆烷醇酮（etiocholanolone）对人进行肌内注射时可引起明显的发热，但对犬、猫、大鼠、家兔和猴进行肌内注射时不引起发热，表明其致热有很强的种系特异性。本胆烷醇酮可能与人体某些不明原因的周期性发热有关。

3. 致炎物和炎症灶激活物　一些非致炎刺激物，如硅酸盐结晶和尿酸盐结晶等可刺激单核巨噬细胞分泌致热性细胞因子，引起炎症反应，其本身也可激活产致热原细胞产生和释放内生致热原；组织坏死可释放某些发热激活物，或者由组织坏死引起的无菌性炎症也可释放某些发热激活物，它们的性质尚不清楚，可见于心肌梗死、脾梗死、肺梗死等，亦见于手术后发热（非伤口感染）。

二、内生致热原

产 EP 细胞在发热激活物的作用下，产生和释放的能引起体温升高的物质，称之为内生致热原。

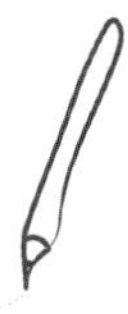

EP的产生和释放是一个复杂的过程，这一过程包括产EP细胞的激活、EP的产生和释放。可产生EP的细胞很多，主要包括单核细胞、巨噬细胞、内皮细胞、淋巴细胞、神经胶质细胞、肾小球膜细胞以及肿瘤细胞等，所产生的EP目前认为主要有以下几种。

1. 白细胞介素 -1（interleukin -1，IL -1） IL -1是一多肽类物质，分子量为17kD，不耐热，70℃ 30分钟即可灭活，目前已发现其有2种亚型：IL -1α 和 IL -1β。给鼠、家兔等动物静脉内注射IL -1可引起典型的发热反应，50ng/kg就可引起体温升高0.5℃，大剂量可引起双相热。在ET引起发热的动物，循环血内也有大量IL -1出现。IL -1通过相应的受体发挥生物学活性，其受体广泛分布于脑内，在靠近体温调节中枢的下丘脑外侧密度最高。

2. 肿瘤坏死因子（tumor necrosis factor，TNF） TNF也有两个亚型：TNF -α、TNF -β，它是巨噬细胞（主要分泌TNF -α，17kD）、淋巴细胞（主要分泌TNF -β，25kD）等产生和释放的一种蛋白质，多种致热原，如葡萄球菌、链球菌、内毒素等都可诱导其生成。TNF也不耐热，70℃ 30分钟失活。给家兔注射小剂量TNF（50 ~200ng/kg. w）可迅速引起单相热，大剂量（10μg/kg. w）可引起双相热，同时脑室内PGE含量增高。另外，TNF在体内和体外都能刺激IL -1的产生，TNF不同于ET，反复注射不出现耐受性。

3. 干扰素（interferon，IFN） 是由T -淋巴细胞、成纤维细胞、NK细胞等分泌的一种具有抗病毒、抗肿瘤作用的蛋白质，有多种亚型，与发热有关的是IFN -α 和 IFN -γ，分子量为15 ~17kD。目前临床上使用的干扰素（hIFN）由人类白细胞诱生，发热为其主要不良反应。实验证实，IFN -α 能刺激下丘脑产生PGE，从而引起发热。静脉注射IFN引起的发热是单峰热，峰值多出现在给药后的2小时，多次注射后可产生耐受性。IFN不耐热，60℃ 40分钟可灭活。

4. 白细胞介素 -6（interleukin -6，IL -6） IL -6是由单核 -吞噬细胞、淋巴细胞、内皮细胞、成纤维细胞等分泌的一种蛋白质，分子量为21kD，具有明显的致热活性，ET、病毒、IL -1、TNF、血小板生长因子等均可诱导其产生和释放。IL -6的致热作用较IL -1和TNF弱。

近年来发现白细胞介素 -2（interleukin -2，IL -2）可以诱导发热，但由于其发热反应出现较晚，并伴有血浆C -反应蛋白、ACTH、催乳素和生长素水平的升高，并能诱导人单核细胞产生TNF和IFN -γ，故有人认为IL -2本身不是一个真正的EP，更有可能是一个激活物。

此外，巨噬细胞炎症蛋白 -1（macrophage inflammatory protein -1，MIP -1）、睫状神经营养因子（ciliary neurotrophic factor，CNTF）、白细胞介素 -8（interleukin -8，IL -8）、内皮素（endothelin）等也被认为与发热有一定的关系，但还缺乏较系统的研究。

产EP细胞的激活、EP的产生和释放是一个复杂的基因表达调控和细胞信息传递过程。当与发热激活物结合后，产EP细胞即被激活，从而启动EP的合成。如LPS激活产内生致热原细胞，目前研究认为主要有两种方式：一种是在上皮细胞和内皮细胞，另一种是在单核、吞噬细胞。两种方式都是LPS首先与血清中LPS结合蛋白（lipopolysaccharide binding protein，LBP），形成复合物，不同的是，形成复合物后，前者LPS被LBP转移给可溶性CD14（sCD14），形成LPS -sCD14复合物再作用于细胞上的受体，使细胞活化；而后者则在LPS与LBP形成复合物后，再与细胞表面CD14（mCD14）结合，形成三重复合物，从而启动细胞内激活。然后跨膜蛋白Toll -like receptors（TLR）通过类似IL -1受体活化的信号转导途径将LPS信号转入细胞内，激活核转录因子（NF -κB），启动IL -1、TNF、IL -6等细胞因子的基因表达、合成内生致热原。EP在细胞内合成后即可释放入血。

三、发热时的体温调节机制

（一）体温调节中枢

目前认为，基本的体温调节中枢位于视前区－下丘脑前部（POAH），该区含有温度敏感神经元，主要参与体温的正相调节；中杏仁核（medial amydaloid nuleus，MAN）、腹中膈区（ventral septall area，VSA）和弓状核主要参与发热时的体温负相调节。当致热信号传入中枢后，启动中枢正负调节机制，一方面使体温上升，另一方面通过负性调节限制体温过度升高，正负调节综合作用的结果决定调定点上移的水平及发热的幅度和时程。因此，发热体温调节中枢是由正、负调节中枢构成的复杂的功能系统。

（二）致热信号传入中枢的途径

EP释放入血后，除了IL－1和TNF等水解产生的短肽可以直接透过血脑屏障，到达体温调节中枢引起发热外，大分子多肽难以透过，目前认为EP可能通过以下途径发挥作用。

1. EP通过血脑屏障直接转运入脑　EP虽然是一些难以透过血脑屏障的大分子，但一方面血脑屏障的毛细血管床部位存在着蛋白质分子的可饱和转运机制，可将相应的EP特异性地转运入脑；另一方面EP也可能从脉络丛部位渗入或易化扩散入脑，通过脑脊液循环分布到POAH，因此这是一条比较直接的途径，不过这些还需进一步证实。

2. EP通过下丘脑终板血管器作用于体温调节中枢　位于第三脑室视上隐窝上方的终板血管器（organum vasculosum laminae terminalis，OVLT）存在有孔毛细血管，对大分子物质有较高的通透性，且紧靠POAH，是血脑屏障的薄弱部位，EP可能由此入脑。但也有学者提出，EP是被分布在此处的巨噬细胞、神经胶质细胞等的膜受体识别结合，产生新的发热介质，而将致热原的信息传入POAH。

3. EP通过迷走神经向体温调节中枢传递发热信号　实验观测到，大鼠腹腔注入LPS后，迷走神经的传入纤维将外周的致热信号转送到中枢神经系统，导致脑内IL－1生成增多。切除膈下迷走神经或迷走神经肝支后，腹腔注射LPS或IL－1，不再引起发热。

（三）中枢调节介质

从静脉注入EP到体温升高，总有一段潜伏期，提示EP到达下丘脑体温调节中枢后，可能再通过某些中枢介质作用于发热中枢，使体温调定点上移，从而引起发热。能介导EP调节体温调定点的介质称为中枢性发热介质，包括正调节介质和负调节介质。

1. 正调节介质

（1）前列腺素E（prostaglandin E，PGE）　PGE是目前研究得最为透彻也是最重要的中枢性发热介质，主要依据是：①在EP引起发热时，脑脊液内PGE_2含量明显增加；②将PGE_2直接灌注入动物第三脑室、侧脑室或下丘脑前部可引起明显的发热反应，体温升高的潜伏期比EP性发热的潜伏期短；③下丘脑组织分别与IL－1、IFN或TNF进行体外培养，培养液中能检测到高浓度的PGE_2；④环氧合酶（cyclooxygenase，COX，PGE_2合成的关键酶）抑制剂阿司匹林、布洛芬等对IL－1α、IFN或TNF性发热有解热作用；⑤静脉注射LPS可诱导血管周围的小胶质细胞和脑膜的巨噬细胞表达COX，促进PGE_2的合成和释放，后者作用于紧邻的温度敏感神经元，引起调定点上移。

上述资料有力支持PGE_2是中枢性发热介质的观点，但PGE_2不是唯一的中枢发热介质，尚有其他中枢介质的参与。

（2）Na^+/Ca^{2+}比值　对于某些离子能影响动物的体温，早在20世纪20年代学者们就开始关注。至20世纪70年代，逐渐摒弃了其他离子调节体温的可能性，而主要集中于Na^+和Ca^{2+}两种离子上。实验表明，给多种动物脑室内灌注Na^+溶液可使体温很快升高，灌注Ca^{2+}

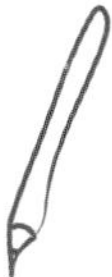

则使体温很快下降，脑室内灌注降钙剂（如 EGTA）也可引起体温升高。用$^{22}Na^{+}$和$^{45}Ca^{2+}$作为标志物灌注猫的脑室发现，在致热原引起发热时，$^{45}Ca^{2}$流向脑脊液，而$^{22}Na^{+}$则被保留在脑组织中，脑组织局部的Na^{+}/Ca^{2+}比值增高。上述资料表明，Na^{+}/Ca^{2+}比值改变在发热机制中可能起着重要的中介作用。近来的研究还发现，Na^{+}/Ca^{2+}比值改变不直接引起调定点上移，而是通过另一介质 cAMP 起作用，因此提出 EP 通过升高下丘脑体温调节中枢内Na^{+}/Ca^{2+}比值，使 cAMP 含量增加，引起体温调定点上移，可能是多种致热原引起发热的重要途径。

（3）环磷酸腺苷（cAMP） 目前已有越来越多的事实支持 cAMP 作为重要的发热介质：①外源性 cAMP（二丁酰 cAMP，Db－cAMP）注入猫、兔、鼠等动物的脑室内迅速引起发热，潜伏期明显短于 EP 性发热；②将内生致热原给家兔静脉注射可引起发热，在其脑脊液中 cAMP 含量明显增高；③注射磷酸二酯酶抑制剂在引起体温增高的同时，可增强内生致热原的发热效应；④内生致热原引起发热时脑脊液和下丘脑的 cAMP 浓度均明显增高，其增高的程度与体温呈明显的正相关，但环境高温引起的体温升高不伴有脑脊液中 cAMP 含量的增高。由于目前认为内生致热原可通过提高Na^{+}/Ca^{2+}比值，导致脑内 cAMP 的增高，故许多学者认为 cAMP 可能是更接近终末环节的发热介质。

（4）促肾上腺皮质激素释放素（corticotrophin releasing hormone，CRH） 是一种主要由室旁核和杏仁核的小细胞神经元分泌的神经激素。研究发现，CRH 抗体或 CRH 受体阻断剂可阻断某些 EP（如 IL－1β、IL－6 等）引起的发热，说明 CRH 介导发热反应。尽管 IL－1β 引起的发热可被 CRH 抗体阻断，但 IL－1α 引起的发热则是由 PGE_2 介导的，提示 EP 引起的发热在脑内可能存在有多种通路和机制。也有研究发现，在发热的动物脑室内给予 CRH 可使已经升高的体温下降。因此，目前倾向认为，CRH 可能是一种双相调节介质。

（5）一氧化氮（nitric oxide，NO） NO 作为一种新型的神经递质，广泛分布于中枢神经系统。研究发现，NO 介导的发热，其机制主要是作用于 POAH、OVLT 等部位，介导发热时体温的上升，通过刺激棕色脂肪组织的代谢活动导致产热的增加，抑制发热时负调节介质的合成与释放等三个方面。

2. 负调节介质 发热（非过热）时，体温升高很少超过 41℃，通常达不到 42℃，这种发热时体温上升的高度被限制在一定范围内的现象称为热限（febrile ceiling）。热限是机体重要的自我保护机制，对于限制体温无限上升而危及生命具有极其重要的意义。热限成因的基本机制是体温的负反馈调节，即体温正调节受限和负调节的加强。负调节介质是体温负调节的重要内容，现已证实，体温的负调节介质主要包括精氨酸加压素、黑素细胞刺激素及其他一些发热抑制物。

（1）精氨酸加压素（arginine vasopressin，AVP） 它是由下丘脑神经元合成的神经垂体肽类激素。实验证实，脑内微量注射或经其他途径注射 AVP，均具有解热作用。用 AVP 阻断剂或受体阻断剂阻断 AVP，可增强致热原的致热作用，说明 AVP 是一种重要的中枢体温负性调节介质。

（2）α－黑素细胞刺激素（α－melanocyte－stimulating hormone，α－MSH） α－MSH 又称 α－促黑激素，是腺垂体分泌的 13 肽激素，具有极强的解热作用，其解热作用比对乙酰氨基酚（扑热息痛）大 25000 倍。脑室内或静脉内注射 α－MSH 都有解热作用，在 EP 性发热期间，脑室中膈区 α－MSH 含量升高，说明 EP 在引起发热的同时，伴随体温负性调节介质合成增加，这可能是热限形成的重要原因。内源性 α－MSH 还能限制发热的高度和持续时间，阻断内源性 α－MSH 的作用，再给 IL－1 致热，其发热高度明显增加，持续时间显著延长。

（3）膜联蛋白 A1（annexin A1） 又称脂皮蛋白－1（lipocortin－1），是一种钙依赖性磷酸酯结合蛋白，在体内分布十分广泛，但主要存在于脑、肺等器官中。向大鼠中枢内注射重组的膜联蛋白 A1，可明显抑制 IL－1、IL－6、IL－8、CRH 诱导的发热反应，说明膜联蛋白 A1 是一种发热时体温负性调节介质。

（四）发热时体温上升的基本环节

发热是在发热激活物和 EP 作用下，体温正负调节相互作用的结果。其发病学机制包括三个基本环节：①信息传递，发热激活物作用于产致热原细胞，使后者产生和释放 EP，EP 作为“信使”，对下丘脑体温调节中枢发挥作用。②体温调定点上移，在 EP 的作用下，中枢介质释放，体温调定点上移，体温调节中枢 POAH 整合体温调节的正、负调节信息并发出冲动，作用于效应器。③效应部分，来自体温调节中枢的信号一方面通过运动神经引起骨骼肌紧张度增高或寒战，使产热增加；另一方面，经交感神经系统引起皮肤血管收缩，散热减少，使机体产热大于散热，体温升至与调定点相适应的水平，见图 7－2。

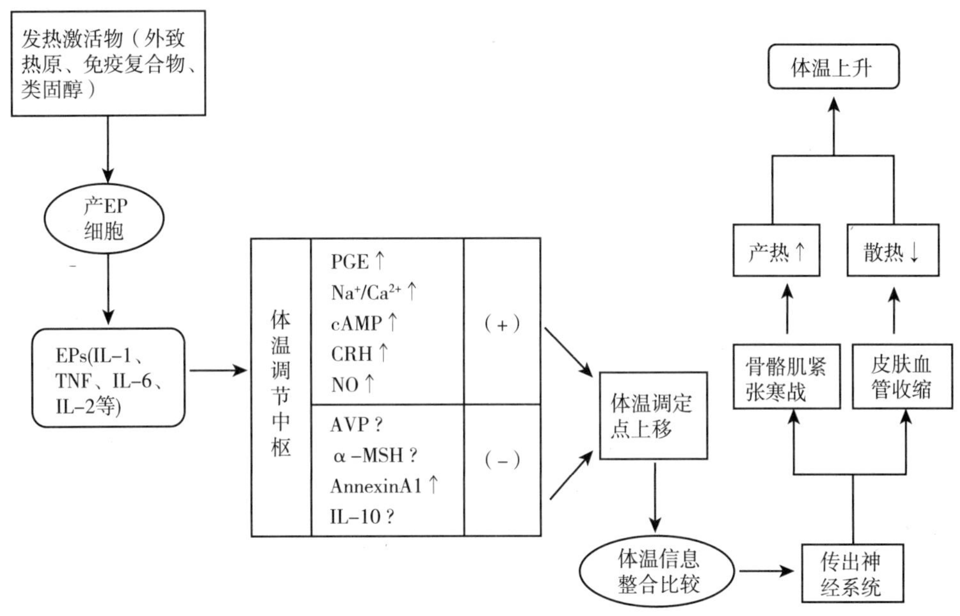

图 7－2　发热发病学基本环节

EP：内生致热原；PGE：前列腺素 E；cAMP：环磷酸腺苷；CRH：促肾上腺皮质激素释放素；NO：一氧化氮；AVP：精氨酸加压素；α－MSH：α 黑素细胞刺激素；annexinA1：膜联蛋白 A1

第三节　发热时相及热代谢特点

通常发热大致分为三个时相：体温上升期、高温持续期、体温下降期。

（一）体温上升期

此期热代谢特点是产热大于散热。

在发热的开始阶段，由于调定点上移，原来正常的体温变成了“冷刺激”，中枢对“冷”信息起反应，发出指令经交感神经到达散热中枢，引起皮肤血管收缩和血流减少，导致皮肤温度降低，散热随之减少。同时指令到达产热器官，引起寒战和物质代谢的增强，产热随之增加，产热大于散热，体温逐步升高。

此期的临床表现主要有畏寒、皮肤苍白、寒战和“鸡皮疙瘩”。由于交感神经兴奋，皮肤血管收缩，散热随之减少。此时皮肤血流减少，皮肤温度下降，刺激体表的冷感受器，信息传入中枢产生畏寒感觉；由于皮肤血流减少，皮肤呈现苍白；寒战是骨骼肌不随意的节律

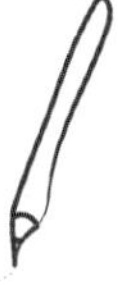

性收缩，产热率较高，代谢可比正常增加4～5倍，其冲动来自下丘脑，经脊髓侧索的网状脊髓束和红核脊髓束，通过运动神经传递到运动终板而引起。正常时它被来自POAH的热敏神经元的神经冲动所抑制，当POAH受冷刺激时，这种抑制被解除，随即发生寒战。皮肤温度的下降也可刺激冷感受器兴奋寒战中枢，寒战是此期产热的主要来源。另外，交感神经兴奋可使竖毛肌收缩而出现“鸡皮疙瘩”。故此期的热代谢特点是：机体一方面减少散热，另一方面增加产热，结果使产热大于散热，体温因而升高。

（二）高温持续期（高峰期）

此期的热代谢特点是产热大致等于散热。

当体温升高到新的调定点水平时，便不再继续上升，而是在这个与新调定点相适应的高水平上波动，所以称高温持续期，也称高峰期或稽留期（fastigium）。

此期主要临床表现为：患者自觉酷热，皮肤发红、干燥。因散热反应皮肤血管转为扩张，血流量增加，故患者皮肤发红，散热增加；由于温度较高的血液灌注使皮肤温度增高，热感受器将信息传入中枢使患者有酷热的感觉；皮肤温度的升高加强了皮肤水分的蒸发，因而皮肤和口唇比较干燥；产热增加主要为代谢率升高所致。此期由于体温上升达到新的调定点，故此期的热代谢特点是：体温与新的调定点相适应，寒战停止并开始出现散热反应，产热与散热在较高的水平上保持相对平衡。

此期的持续时间因病因不同而异，从几小时（如疟疾）、几天（如大叶性肺炎）到1周以上（如伤寒）。

（三）体温下降期

此期热代谢特点是产热小于散热。

当发热激活物、EP及发热介质得到控制或清除后，体温调节中枢的调定点返回到正常水平。此时血温高于调定点，热敏神经元发放频率增加，通过调节作用使交感神经的紧张性活动降低，皮肤血管进一步扩张，促进散热。患者常伴有明显的发汗，通过汗液的蒸发，可散发大量的体热，但大量出汗严重时可导致脱水，甚至循环衰竭，故应注意监护，补充水和电解质。在热敏神经元兴奋的同时，冷敏神经元受抑制，使产热减少。故此期热代谢特点是散热增强，产热减少，体温开始下降，逐渐恢复到与正常调定点相适应的水平。

此期的临床表现为出汗，皮肤比较潮湿，体温下降期持续几小时或一昼夜（骤退），甚至几天（渐退）。

第四节　代谢与功能变化

一、物质代谢的改变

体温升高时物质代谢加快。一般认为，体温每升高1℃，基础代谢率提高13%，发热时代谢率增高一方面是致热原的直接作用，另一方面是体温升高本身的作用所致。由于物质代谢的增强，持久发热的患者会出现明显的消瘦和体重下降。

（一）蛋白质代谢

发热患者体内蛋白质分解加强，尿氮比正常人增加约2～3倍，此时如果未能及时补充足够的蛋白质，将产生负氮平衡，蛋白质分解加强可为肝脏提供大量游离氨基酸，用于急性期反应蛋白的合成和组织修复。

（二）糖和脂肪代谢

发热时糖代谢加强，肝糖原和肌糖原分解增多，血糖因而增多，糖原储备减少。由于葡萄糖的无氧酵解也增强，组织内乳酸因而增加。发热时脂肪分解也明显加强，由于糖代谢加强使糖原储备不足，摄入相对减少，乃动员脂肪储备。另外，交感－肾上腺髓质系统兴奋性增高，脂解激素分泌增加，也促进脂肪加速分解，脂肪大量消耗导致消瘦。由于脂肪分解加强和氧化不全，有的患者可出现酮血症和酮尿。

（三）水、盐及维生素代谢

在发热的体温上升期，由于肾血流量的减少，尿量也明显减少，Na^+和Cl^-的排泄也减少；体温下降期因尿量的恢复和大量出汗，Na^+和Cl^-排出增加；高温持续期经皮肤和呼吸道水分蒸发的增加及退热期的大量出汗可导致水分的大量丢失，严重者可引起脱水。因此，高热患者体温下降期应及时补充水分和适量的电解质。

发热尤其是长期发热患者，由于糖、脂肪和蛋白质分解代谢加强，各种维生素的消耗也增多，应注意及时补充。

二、生理功能的改变

（一）中枢神经系统功能改变

高热（40～41℃）对中枢神经系统的影响较大，突出表现是头痛，有的患者可能出现烦躁、瞻妄、幻觉。6个月至4岁的小儿在高热时易出现全身或局部肌肉抽搐，称热惊厥，这可能与小儿中枢神经系统尚未发育成熟有关。高热惊厥多在高热24小时内出现，发病率相当高，约占儿童期惊厥的30%，且部分（约1/3）热惊厥可造成脑损伤，表现为智力滞后、癫痫等。有些高热患者神经系统可处于抑制状态出现淡漠、嗜睡等，可能与IL－1的作用有关，已有实验证明，注射IL－1能够诱导睡眠。

（二）循环系统功能改变

发热时热血对窦房结的刺激以及交感－肾上腺髓质系统兴奋，使心率加快。体温每上升1℃，心率约增加18次/分，儿童可增加得更快，但在某些疾病可例外，如伤寒，体温40℃时，心率仅为80～90次/分。心率加快除上述原因外，代谢增强、耗O_2量和CO_2生成量增多也是影响因素。心率加快可增加心输出量，有利于向代谢旺盛的发热机体提供更多的氧，但如果超一定限度（>150次/分），心输出量反而下降。心率过快和心肌收缩力加强还会增加心脏负担。心率过快和心肌收缩力加强还会增加心脏负担，因此，在心肌劳损或心脏有潜在病灶的人容易诱发心力衰竭。此外，某些发热激活物（如内毒素）、内生致热原（如TNF）可直接造成心肌和心血管功能损伤。应特别注意，在寒战期间，心率加快和外周血管的收缩，可使血压轻度升高；高温持续期和体温下降期外周血管舒张，血压可轻度下降。少数患者可因大汗而致虚脱，甚至循环衰竭，应及时预防。

（三）呼吸系统功能改变

发热时，由于血温升高和酸性代谢产物对呼吸中枢的刺激，呼吸中枢兴奋使呼吸加深加快，深而快的呼吸在增加散热的同时，也可引起呼吸性碱中毒。

（四）消化系统功能改变

发热时交感神经系统兴奋性增高，消化液分泌减少，各种消化酶活性降低，胃肠蠕动减慢，使食物的消化、吸收与排泄功能异常，因而表现食欲减退、恶心和呕吐等。胰液和胆汁分泌不足，可导致蛋白质、脂肪的消化不良，加之胃肠蠕动减弱，食物在胃肠腐败和发酵，产气过多，临床表现为腹胀、便秘等。另外，EP也可通过对下丘脑前列腺素的诱导而直接引起厌食、恶心。

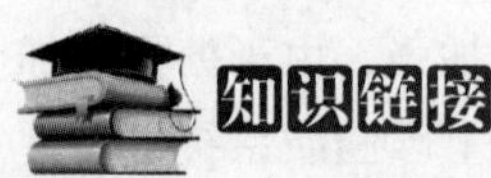

恒温动物与变温动物

体温不因外界环境温度而改变，始终保持相对稳定的动物，叫作恒温动物。如绝大多数鸟类和哺乳动物。而变温动物的体温随着周围温度的变化而变化，从而降低新陈代谢，以减低用于抗寒所损失的能量。如爬行类、两栖类、鱼类，还有一些虫子也是。变温动物的体内没有调温系统，自身不能保持恒温（不能恒定体温），要通过照射太阳等方式来保持体温，或者以行动来调节体温。恒温动物生长成熟比变温动物快，并且恒温动物将体温保持在一定的范围内可使体内的酶最大限度地发挥作用，并使身体的生长对于外界环境来说相对独立。虽然变温动物把食物转化成生长的效率比恒温动物高，但恒温动物可以连续生长（变温动物的生长会在食物极其短缺或温度很低的情况下停止）直至达到成年大小。恒温动物的高效活动可以维持身体对食物的高需求。同时恒温动物可以花更多的时间寻找食物和交配对象，并在较早的年龄达到性成熟。

三、急性期反应

机体在发热、感染、外伤、炎症、中毒等时，外周血白细胞数量增多、核左移，血浆中某些蛋白质的浓度升高等，这种反应称为急性期反应（acute phase response），这些升高的蛋白质称急性期反应蛋白或急性期蛋白。急性期反应时患者外周血白细胞计数、热休克蛋白表达、血浆微量元素浓度等均有所改变。实验发现，兔静脉注射 IL－1 和 TNF 后，在体温升高的同时，伴有血浆铁和锌含量的下降，血浆铜浓度和循环白细胞计数的增高。IL－1 是通过中枢和外周两种途径引起急性期反应，而 TNF 可能只通过外周靶器官起作用，IFN 静脉注射也引起铁和锌浓度下降。急性期反应是机体整体防御反应的一部分，而急性期反应蛋白具有多种功能。

第五节　发热的生物学意义

发热对机体有利，也有弊。

（一）有利方面

整体上来看，一定程度的发热有利于机体抵抗感染，清除对机体有害的致病因素。事实根据如下。

1. 从生物进化角度看，只有对机体的生存和种族延续具有重要意义的保守的反应，在漫长的进化中才可能会被保存下来。不但恒温的哺乳动物、鸟类有发热反应，非恒温的爬行类、两栖类及鱼类也有发热反应。从这个意义上来讲，发热是一种有益的反应。

2. 体温升高可提高传染病的生存率。实验证明蜥蜴或金鱼感染嗜水性产气单胞菌，体温升高者存活率较高，过热动物感染炭疽杆菌、痢疾杆菌，能比常温动物延缓死亡或提高生存率；发热时吞噬细胞的吞噬活性增强，中性粒细胞的趋化活性增强，T、B 细胞易于激活；EP 也可使循环内铁的水平降低，破坏或抑制微生物生长繁殖所需的微环境等。另外，一定的高温本身就可将一些对温度敏感的致病微生物杀灭，如淋球菌和梅毒螺旋体，就可被人工发热所杀灭。

3. 内生致热原大多是免疫调节的细胞因子，可增强机体的特异与非特异免疫反应，提高机体体液和细胞免疫反应。如发热时产 EP 细胞所产生的大量 EP（IL－1、TNF、IFN 等）除引起发热外，大多具有一定程度的抑制或杀灭肿瘤细胞的作用，因此，目前发热疗法已被用于肿瘤的综合治疗。

（二）不利方面

发热对机体有害方面包括以下3点。

1. 发热可使代谢旺盛的细胞、组织发生病理形态变化，出现颗粒变性、线粒体肿胀、内质网扩张、核蛋白体丢失等。

2. 孕妇发热可导致胎儿发育障碍，甚至畸形，婴幼儿发热可导致高热惊厥等功能损伤。

3. 发热增加组织能量消耗，加重器官负荷，甚至在原有疾病基础上诱发相应脏器的功能不全。

总之，一定程度的发热有利于机体抵抗感染，清除有害因素，但体温升高本身的危害，以及内生致热原和发热性中枢介质的不利作用，导致组织的能量消耗增加，器官负荷加重。高热持续时间过长，可导致心脏过度负荷、脱水、负营养平衡，严重者可出现器官功能障碍。因此，在讨论发热的生物学意义时，不能仅限于体温升高本身，还应看到发热激活物和EP对其他靶细胞的生物学效应。

第六节　发热防治的病理生理基础

（一）治疗原发病

积极治疗原发病可去除引起发热的原始动因，是退热的根本措施。疾病一旦确诊且治疗奏效，致热原被及时清除，则热自退。

（二）一般性发热不急于解热

由于热型变化可反映病情变化，并可作为诊断、评价疗效和估计预后的重要参考，对原因不明的发热患者，若体温不太高，或不太持久又不致有多大危害时，不应随便退热。对一般的发热，主要应针对物质代谢的加强和大汗脱水等情况，予以补充足够的营养物质、维生素和水。

（三）下列情况必须及时解热

1. 高热病例（>40℃）　高热使中枢神经细胞和心脏都可能受到较大的影响，尤其是小儿高热出现热惊厥时，应及早退热，一般小儿体温超过38.5℃就应采取退热措施。

2. 心脏病患者　发热容易诱发心力衰竭，因此，对于心脏病患者、心肌劳损患者以及潜在心肌损伤者，须及早解热。

3. 妊娠妇女　高热有致胎儿畸形的危险，同时由于妊娠妇女特殊的生理情况，发热会进一步增加心脏的负荷而诱发心力衰竭，故应及时退热。

4. 恶性肿瘤患者　持续发热加重病体消耗。

（四）解热措施

1. 药物解热　临床使用的解热药物主要是针对发热的几个环节：①干扰或阻断EP的合成和释放，包括抑制或减少激活物的产生或发挥作用；②阻碍或对抗EP对体温调节中枢的作用；③阻断发热介质的合成。临床常用的解热药物包括化学药物（如水杨酸盐类，其解热机制可能是作用于POAH附近使中枢神经元的功能复原，阻断PGE的合成等）和类固醇类（如糖皮质激素，其解热机制是抑制EP的合成与释放，抑制免疫反应和炎症反应等）。

2. 清热解毒　中草药也有一定的解热作用，可适当选用。

3. 物理降温　如戴冰帽、酒精擦浴四肢大血管部位等，可使体温暂时降低，主要在高热

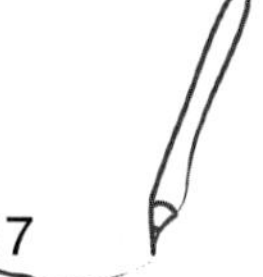

或病情危急时采用。值得注意的是物理降温时，由于EP、中枢介质等并未清除，体温调定点没有回到正常水平，只是暂时的体温降低，故一段时间后，体温有可能再次升高。

本章小结

发热是指在发热激活物的作用下使体温调节中枢体温调定点上移而引起的调节性体温升高（超过正常值0.5℃）。发热激活物作用于产致热原细胞，使其产生和释放内生致热原，内生致热原作用于下丘脑体温调节中枢，在中枢发热介质的介导下使体温调定点上移；同时中枢解热介质即负调节介质可限制体温上升的幅度。发热不是独立的疾病，而是多种疾病所共有的病理过程和临床表现，体温的变化往往与体内的疾病过程密切相关。通常发热大致分为三个时相：体温上升期、高温持续期、体温下降期。适度的发热有利于机体抵抗感染、清除有害致病因素，但高热或长期发热则引起机体一系列功能和代谢的改变。

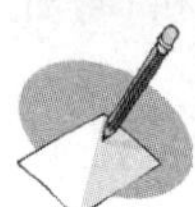

思考题

1. 发热与过热有何基本区别？
2. 什么叫外致热原？什么叫发热激活物？两者有什么关系？
3. 发热过程可分哪三个时相？每个时相热代谢有何特点？
4. 发热激活物主要有那些？它们共同的作用环节是什么？
5. 发热时机体有哪些代谢功能变化？

（屈顺林）

第八章 应 激

学习要求

1. 掌握 应激、应激原概念，应激反应的基本表现；LC/NE 及 HPA 轴的作用以及细胞体液反应中的热休克蛋白（HSP）和急性期反应蛋白（AP）的概念和功能；应激性溃疡的发病机制。

2. 熟悉 细胞体液反应中 HSP 和 AP 的来源及构成，应激时机体功能代谢的变化及与疾病的关系；机体其他神经内分泌的变化。

3. 了解 应激原和应激反应的分类，应激的发展历史及防治的病理生理基础。

第一节 概 述

一、应激的概念及发展

20 世纪 20 ~30 年代，美国生理学家 Cannon 通过大量动物实验，系统描述了机体在紧急状态下出现的战斗或逃跑（fight or flight）反应，并提出交感神经系统的兴奋是机体在紧急状况下起关键平衡作用的紧急学说（emergency theory）。应激（stress）一词是由加拿大生理学家 Hans Selye 于 1936 年引入到生物医学领域，他通过对应激时机体出现的肾上腺肿大、胃肠道溃疡、胸腺淋巴结退化等一系列非特异性变化的研究，提出了全身适应综合征（general adaptation syndrome，GAS）或应激综合征（stress syndrome）的概念，并将引起应激反应的刺激命名为应激原（stressor）。Cannon 和 Selye 的研究为应激的神经内分泌反应机制奠定了重要的实验和理论基础，此后，神经内分泌反应一直是应激研究的中心内容。

直到 20 世纪 60 ~70 年代，随着放射免疫技术和细胞、分子生物学技术的发展，应激的研究逐渐深入至细胞、亚细胞及分子水平。而与此同时，热休克蛋白和热休克反应的发现，不但弥补了应激领域中神经内分泌机制的某些不足，也在分子水平上证实了应激反应是进化过程中高度保守的生物现象。

随着生物医学模式的转变，心理、社会因素在应激和应激相关性疾病发生发展中的作用日益受到重视。研究表明，心理应激与疾病，尤其是心身疾病（psychosomatic disease）的发生密切相关，这也成为应激的一个重要研究领域。

总之，随着应激研究的不断深入，应激的概念也得到不断的修正和补充。目前认为，任何刺激因素只要达到一定的强度，除了引起与刺激因素直接相关的特异性变化外，还可以引起一组与刺激因素的性质无直接关系的全身性非特异性反应，即为应激或应激反应（stress response）。应激反应普遍存在于从单细胞生物到高等动物所有的生物体内，是机体适应、保护机制的重要组成部分。

二、应激原和应激反应的分类

应激原（stressor）是指能引起应激反应的各种体内、外刺激因素，根据应激原的种类、作用时间和强度不同，以及对机体的影响可将应激反应进行如下分类。

（一）躯体性应激和心理性应激

1. 躯体性应激（physical stress） 外环境的理化和生物学因素，如温度的剧变，射线、噪声、强光、电击、低压、低氧、中毒、创伤、感染等以及导致机体内环境紊乱或自稳态失衡（disturbance of homeostasis）的因素，如水、电解质、酸碱平衡紊乱、休克、缺氧、器官功能障碍等是引起躯体性应激的主要原因。

2. 心理性应激（psychological stress） 社会心理因素引起的应激称为心理性应激。如社会环境的不安定、工作压力、居住条件恶劣、家庭不和睦、人际关系复杂、失学、失业以及经历战争、灾难及恐怖事件等皆可引起心理应激反应。

躯体性应激和心理性应激之间并无截然的界限。因为很多应激原既可导致躯体应激，也可引起心理应激。如严重创伤和疾病能使患者产生严重焦虑情绪，引发心理改变，导致心理性应激；并且，由于应激时有中枢神经系统的参与，因此一些躯体应激也可引起个体情绪/认知/行为的变化，从而导致心理应激。

（二）生理性应激和病理性应激

适度的，持续时间不长的应激，如适度体育竞赛、工作压力。这种应激可以是机体激励机制的生理基础，有利于机体调动储备功能，提高机体的认知、判断和应对各种挑战的能力，所以也可称之为良性应激（eustress）。反之，强烈或作用持续时间过长的应激，可造成代谢紊乱和器官功能障碍而导致应激性疾病，也称为劣性应激（distress）。

（三）急性应激和慢性应激

急性应激（acute stress）是指机体受到突然刺激引起的应激反应。例如，突发的意外伤害、天灾人祸等所致的应激。过强的急性应激可诱发急性心、脑血管事件及精神障碍等疾病；应激原长时间、缓慢地作用于机体引起的应激反应为慢性应激（chronic stress）。慢性应激可导致生长发育障碍、产生抑郁、甚至诱发高血压等慢性疾病。

机体对应激原的反应还受个体遗传素质、个性特点、生活方式和经历等影响。因此，不同个体对同样应激原存在不同的敏感性和耐受性，对强度相同的应激原的反应程度也不同。

知识链接

全身适应综合征

全身适应综合征（general adaptation syndrome，GAS），也称应激综合征，是由加拿大生理学家 Selye 于 1936 年提出的。他发现剧烈运动、严重创伤等性质不同的有害刺激可引起一系列类似的神经内分泌变化，由此提出了全身适应综合征。GAS 分为三期：①警觉期（alarm stage）：以交感-肾上腺髓质兴奋为主，使机体处于“临战状态”。②抵抗期（resistance stage）：肾上腺皮质激素分泌逐渐增多，此时机体以防御性反应为主，随着时间延长，机体储备能力逐渐消耗。③衰竭期（exhaustion stage）：以肾上腺皮质激素分泌持续增高为主，机体抵抗能力耗竭。GAS 具有一定适应代偿意义，但严重时可导致机体多方面的紊乱与损伤。

GAS 对应激描述的理论基础是应激时的神经内分泌反应，但限于当时的研究条件，GAS 只重点描述了应激时的全身性反应，未能涉及应激时器官、细胞、基因水平的变化；而且，建立在动物实验基础上的 GAS 也未能对心理应激进行充分描述。随着对应激的深入研究，急性期反应、热休克蛋白等领域的研究及医学模式的转变，为认识应激的本质提供了更丰富的资料。

第二节　应激反应的基本表现及机制

应激反应是一种非特异的原始反应，从单细胞生物到哺乳动物都存在。应激时机体的变化涉及神经内分泌、功能代谢、细胞体液、基因水平等多层面广泛改变。

一、应激的神经内分泌反应

当机体受到应激原的强烈刺激时，应激的基本反应为一系列的神经内分泌改变，主要表现为蓝斑－交感－肾上腺髓质轴和下丘脑－垂体－肾上腺皮质轴的强烈兴奋，此外还可出现其他多种神经内分泌的变化。这些神经内分泌变化是应激反应时机体诸多功能代谢改变与临床表现的基础。

（一）蓝斑－交感－肾上腺髓质系统

1. 基本组成单元　蓝斑－交感－肾上腺髓质系统（locus ceruleus－norepinephrine/sympathetic－adrenal medulla axis，LC/NE）是应激时发生快速反应的重要神经内分泌系统，表现为血浆去甲肾上腺素（norepinephrine，NE）和肾上腺素（epinephrine）浓度迅速升高。该神经内分泌轴的基本组成单元为脑干的去甲肾上腺素能神经元（主要位于蓝斑）及交感－肾上腺髓质系统。去甲肾上腺素能神经元具有广泛的上行、下行纤维联系，其上行纤维主要投射到大脑边缘系统，是应激时情绪、认知、行为功能变化的结构基础；下行纤维主要分布于脊髓侧角，调节交感神经及肾上腺髓质中儿茶酚胺的分泌。

2. 基本效应　该系统的主要中枢效应与应激时的兴奋、警觉有关，并可引起紧张、害怕、焦虑或愤怒的情绪反应。这与上述脑区中去甲肾上腺素的释放有关。另外，蓝斑的去甲肾上腺素能神经元释放去甲肾上腺素还可以启动下丘脑－垂体－肾上腺皮质轴的活化。外周效应主要表现为血浆中去甲肾上腺素、肾上腺素及多巴胺等儿茶酚胺浓度迅速升高，从而发挥对机体多个系统功能以及代谢的调节作用。

3. 防御代偿意义　蓝斑－交感－肾上腺髓质系统的强烈兴奋主要参与调控机体对应激的急性反应，促使机体紧急动员，使机体处于一种唤起（arousal）状态，有利于机体应对各种应激原的刺激。

（1）对中枢神经系统的作用　刺激中枢神经系统的兴奋和警觉，使机体调动最佳状态来抵抗突发的有害事件。

（2）对心血管系统的兴奋调节作用　心率增快、心肌收缩力增强和外周阻力增加，从而提高心输出量和血压。由于外周血管中α受体分布密度的差异，使皮肤、腹腔内脏及肾等血管收缩，而脑血管口径无明显变化，冠状血管和骨骼肌血管扩张，可使血液重新分布，保证心脏、脑和骨骼肌的血液供应，从而保证应激时的组织供血更充分、合理。

（3）对呼吸系统的调节作用　儿茶酚胺可舒张支气管，增加肺泡通气量，有利于在应激时给机体提供更多的氧。

（4）对物质代谢的影响　儿茶酚胺通过兴奋α受体使胰岛素分泌减少、通过兴奋β受体使胰高血糖素分泌增加，从而促进糖原分解、脂肪动员，以满足机体增加的能量需求。

（5）对其他激素分泌的影响　儿茶酚胺对多种激素的分泌有促进作用，如促肾上腺皮质激素（adrenocorticotropin，ACTH）、生长激素、甲状腺素、肾素、促红细胞生成素等，进而使机体更广泛地动员各方面的机制应对应激时的各种改变。

4. 不利影响　强烈、持续的交感－肾上腺髓质系统的兴奋也会对机体带来一些负面影

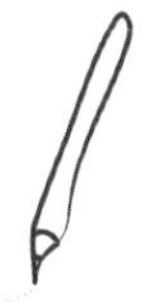

响：①能量消耗和组织分解明显增加；②腹腔内脏血管痉挛缺血；③增加心肌耗氧量，引发心肌损伤和致死性心律失常等；④儿茶酚胺可使血小板数目增多，促进血小板凝聚，增加血栓形成的倾向；⑤儿茶酚胺增多可引起自由基产生增多，引起机体脂质过氧化增强；⑥引起机体焦虑、抑郁、愤怒等不良情绪和行为改变。

（二）下丘脑-垂体-肾上腺皮质激素系统

1. 基本组成单元 下丘脑-垂体-肾上腺皮质（hypothalamus - pituitary - adrenal cortex system，HPA）主要由下丘脑的室旁核（paraventricular nucleus of hypothalamus，PVN）、腺垂体和肾上腺皮质组成。室旁核作为该神经内分泌轴的中枢位点，其上行神经纤维主要与杏仁复合体、海马结构、边缘皮质有广泛的往返联系，向下则通过分泌促肾上腺皮质激素释放激素（corticotropin - releasing hormone，CRH）作用于腺垂体，刺激其分泌促肾上腺皮质激素（adrenocorticotropin，ACTH），ACTH 作用于肾上腺皮质，促进糖皮质激素（glucocorticoid，GC）的分泌（图 8-1）。

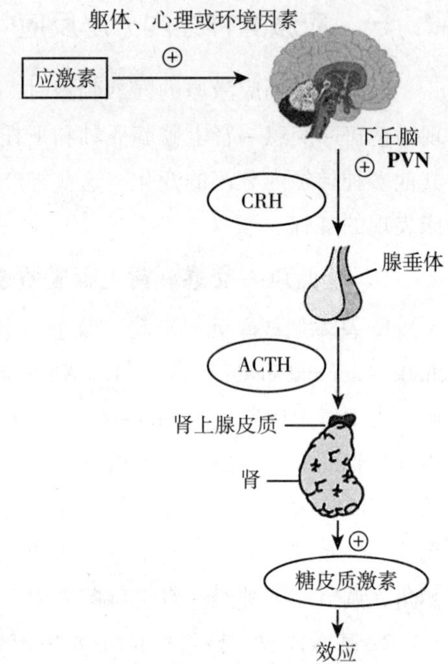

图 8-1 HPA 轴的基本组成

2. 基本效应 HPA 兴奋释放的中枢介质为 CRH 和 ACTH。CRH 可能是应激时最核心的神经内分泌激素。由于 CRH 神经元与杏仁复合体的中心核团有致密的神经纤维联系，而杏仁复合体是应激时情绪反应的关键脑区，因此 CRH 的中枢效应是调控应激时的情绪行为反应。目前认为，适量的 CRH 使机体兴奋或有愉快感，但 CRH 大量的增加，特别是慢性应激时 CRH 持续增加则出现焦虑、抑郁、食欲减退、学习与记忆能力下降等适应机制障碍，这是重症慢性患者的共同表现。CRH 的另一个中枢效应是促进内啡肽释放。并且，CRH 还可促进蓝斑中去甲肾上腺素能神经元的活性，使 HPA 轴与 LC/NC 轴产生相互影响。HPA 轴兴奋的外周效应主要是由 GC 分泌增多而引起。正常人每日 GC 的分泌量为 25～37mg，应激时 GC 分泌量迅速增加。例如，外科手术后患者的 GC 分泌量可增加 3～5 倍，若术后无并发症，血浆 GC 可在 24 小时内恢复至正常水平。如果应激原持续存在，如大面积烧伤患者，其血浆 GC 浓度增高可持续 2～3 个月。临床上可通过检测患者血浆皮质醇水平及尿中皮质醇的代谢产物 17-羟类固醇的浓度来作为判断患者应激的指标。

3. 防御代偿意义 动物实验表明，切除双侧肾上腺的动物应激时极易死亡；但仅除去肾上腺髓质而保留肾上腺皮质，动物在应激状态下仍可生存。并且，给摘除肾上腺的动物补充 GC，可使动物恢复抗损伤能力。血浆皮质醇浓度常作为判断应激的指标。这表明，应激时 GC 的增加对于提高应激动物的抵抗力具有重要意义。

（1）升高血糖 ①GC 促进蛋白质分解，增强糖异生；②GC 降低肌肉组织对胰岛素的敏感性而抑制外周组织对葡萄糖的利用；③GC 对儿茶酚胺、胰高血糖素及生长激素等的脂肪动员、糖原分解起允许作用（permissive action），即上述激素所引起的脂肪动员、糖原分解等效应必须依赖于足量的 GC 存在。

（2）维持循环系统对儿茶酚胺的反应性 GC 对儿茶酚胺的允许作用表现为 GC 本身并不引起心脏兴奋及血管收缩，但必须有其存在，儿茶酚胺才能发挥其对心血管系统的正性调节作用。

（3）稳定细胞膜及溶酶体膜 GC能诱导巨皮质素（macrocortin）的产生，巨皮质素即脂调蛋白（lipomodulin），能够抑制磷脂酶 A_2 的活性，故可减少磷脂酶的降解，减少花生四烯酸、前列腺素及白三烯的生成，具有稳定细胞膜及溶酶体膜的作用，对细胞发挥保护作用。

（4）抗炎作用 目前认为GC不仅能抑制如前列腺素、白三烯、5-羟色胺等炎症介质、细胞因子的合成释放，抑制嗜中性白细胞的活化，而且还可诱导多种抗炎介质的产生。研究已经表明，GC的抗炎作用主要是通过糖皮质激素受体（glucocorticoid receptor，GR）对促炎及抗炎介质基因表达水平的调控得以实现。

4. 不利影响 糖皮质激素的持续增加也会对机体造成一系列不良影响：①抑制免疫反应，慢性应激时胸腺、淋巴结缩小，机体的免疫力下降，易发生感染；②抑制生长发育，慢性应激时，生长激素受到抑制可造成儿童生长发育迟缓。GC升高还使靶细胞对胰岛素样生长因子产生抵抗，造成伤口愈合不良；③抑制性腺轴，GC可抑制促性腺激素释放激素（Gn-RH）及黄体生成素（LH）的分泌，导致内分泌紊乱和性功能减退；④抑制甲状腺轴并产生一系列代谢改变，如血脂升高、血糖升高，并参与形成胰岛素抵抗等；⑤行为改变，如抑郁症、异食癖及自杀倾向等。

（三）中枢神经系统在应激反应中的整合作用

中枢神经系统是应激反应的调控中心。机体对大多数应激原的感受都包含认知因素，例如，丧失意识的动物在遭受躯体创伤时，可不出现应激时的多数神经内分泌改变；昏迷患者对大多数应激原包括许多躯体损伤的刺激也不出现应激反应，这说明中枢神经系统，特别是中神经系统的皮层高级部位在应激反应中具有重要的调控整合作用。如前所述，与应激最密切相关的中枢神经系统包括：大脑皮层、边缘系统、杏仁体、海马、下丘脑、脑桥的蓝斑等结构。这些部位在应激时可出现活跃的神经传导、神经递质和神经内分泌的变化，并出现相应的功能改变。

传统观点认为，应激反应是不依应激原而变、固定模式、普遍适用的非特异性神经内分泌变化。但越来越多的研究表明，中枢神经系统确实存在应对不同应激原（如束缚、冷应激、胰岛素引发的低血糖、出血、疼痛）的特异性应激通路和回路，这表明机体在应对不同应激原时，通过中枢神经系统协调神经内分泌系统的各组成部分，以适应应激反应不同的需要。

（四）其他神经内分泌变化

1. β-内啡肽 β-内啡肽（endophine）主要在腺垂体合成，也可在其他组织细胞（如免疫细胞）中产生。β-内啡肽和ACTH都来自前阿黑皮素原（pro-opiomelanocortin，POMC）这一共同的前体，因此β-内啡肽的升高程度和ACTH水平相平行，都在下丘脑CRH的刺激下释放，并受到血浆GC水平的反馈调节。β-内啡肽不但能抑制ACTH与GC的分泌，而且可以抑制交感-肾上腺髓质系统的活性，在某种程度上减轻了HPA和交感-肾上腺髓质系统的过度兴奋。β-内啡肽有很强的镇痛作用，多种应激原（创伤、休克、感染等）可使其分泌增多，可减轻创伤患者的疼痛及其诱发的其他不良应激反应。

2. 胰高血糖素和胰岛素 如前所述，应激时血浆中儿茶酚胺水平升高，通过作用于胰岛的α细胞使胰高血糖素（glucagon）分泌增多，作用于胰岛的β细胞抑制胰岛素（insulin）的分泌，其综合作用的结果是血糖升高。应激时外周组织还可出现胰岛素抵抗，其机制可能与应激时产生的大量糖皮质激素和细胞因子（如TNF-α）能干扰胰岛素的信号转导途径及效应有关。胰岛素抵抗的生理意义在于减少胰岛素依赖组织（如骨骼肌）对糖的利用，以保证创伤组织和胰岛素非依赖组织（如脑、外周神经等）能获得充分的葡萄糖。

3. 醛固酮与抗利尿激素 应激时交感-肾上腺髓质系统的兴奋可使肾血管收缩而激活肾

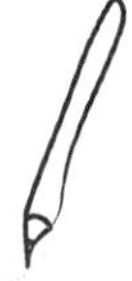

素-血管紧张素-醛固酮系统，使血浆中醛固酮增多；运动、情绪紧张、创伤、疼痛、手术等应激原可引起抗利尿激素（antidiuretic hormone，ADH）分泌增加。ADH和醛固酮增多可促进肾小管上皮细胞对水和钠的重吸收，减少尿量，有利于应激时血容量的维持。

应激时其他神经内分泌的变化总结如下表（表8-1）

表8-1 应激时其他激素的变化

激素名称	合成部位	变化
β-内啡肽（endophine）	腺垂体等	↑
胰高血糖素（glucagon）	胰岛α细胞	↑
醛固酮（Aldosterone）	肾上腺皮质	↑
抗利尿激素（ADH）	下丘脑室旁核	↑
催乳素（Prolactin）	腺垂体	↑
生长素（growth hormone）	腺垂体	急性应激↑ 慢性应激↓
胰岛素（insulin）	胰岛β细胞	↓
促甲状腺释放激素（TRH）	下丘脑	↓
促甲状腺激素（TSH）	腺垂体	↓
T_3、T_4	甲状腺	↓
黄体生成素（LH）	腺垂体	↓
卵泡刺激素（FSH）	腺垂体	↓
促性腺激素释放激素（GnRH）	下丘脑	↓

二、应激的细胞体液反应

细胞受到有害刺激时所产生的适应性反应称为细胞应激（cellular stress）。应激原诱发细胞内信号转导，激活特定转录因子和相关基因、合成多种应激蛋白，从而保护细胞。

（一）热休克反应和热休克蛋白

机体在热刺激或其他应激原作用下所表现出的以基因表达改变和热休克蛋白生成增多为特征的防御适应反应称为热休克反应（heat shock response，HSR），是最早发现的细胞应激。热休克蛋白（heat shock protein，HSP）首先在果蝇体内发现。1962年，Ritossa等将果蝇的培养温度由25℃提高至30℃，30分钟后发现果蝇唾液腺染色体蓬松或膨突，当时推测这些区带基因的转录加强并可能有某些蛋白质的合成增加。后期研究证实，从遭受热休克的果蝇幼虫唾液腺染色体中分离得到几种新的蛋白质，故命名为热休克蛋白。后来研究发现，其他应激原如缺血、缺氧、感染、活性氧、酸中毒、寒冷、饥饿等也能诱导HSP的生成，所以又称“应激蛋白”（stress protein，SP），但由于这类蛋白最早是在受热处理的果蝇体内发现的，所以习惯上仍称之为HSP。目前认为，热休克蛋白是指热应激（或其他应激）时细胞新合成或合成增加的一组蛋白质，主要在细胞内发挥作用，属非分泌型蛋白质。

1. HSP的基本组成 HSP是一个分子量介于8~110kD的大家族，按其分子量分成若干个家族，如HSP90、HSP70和HSP27等，其中与应激关系最为密切的是HSP70家族。HSP普遍存在于从细菌到人类的整个生物界（包括植物），在进化过程中高度保守。按其生成方式可分为结构性（为细胞的结构蛋白，正常时即存在于细胞内）和诱生性（由各种应激原诱导生成）HSP。

2. HSP的功能 结构性HSP的主要功能为帮助新生蛋白质正确折叠、移位，协助受损蛋白质修复或移除，对细胞产生非特异性保护作用，从而增强细胞对应激原的耐受能力。因此，

HSP 也被称为“分子伴娘”（molecular chaperone）。目前观点认为，新生蛋白质要形成正确的三维结构和正确定位，必须有精确的时空控制，而该功能主要由各种“分子伴娘”完成。

诱生性 HSP 是指在正常状态下表达与合成很少，而应激时表达与合成增加的 HSP。应激状态下，受损或变性蛋白质的疏水区域重新暴露在分子表面，可形成蛋白质聚集物，对细胞造成严重损伤。HSP 通过其 C 末端的一个相对可变的基质识别序列与新合成的尚未折叠的肽链或变性蛋白暴露的疏水区域结合，并依赖其 N 端的 ATP 酶活性，利用 ATP 促成这些蛋白质的正确折叠和运输；促进变性蛋白的复性，防止它们的凝聚；而当蛋白质损伤严重不能复性时，则协助蛋白酶系统对它们进行降解。诱生性 HSP 主要与应激时受损蛋白质的修复和移除有关。

3. HSP 基因表达的调控 HSP 的诱导生成是细胞中的热休克因子（heat shock factor，HSF）与热休克蛋白基因上游的热休克元件（heat shock element，HSE）结合的结果。HSF 是胞质/胞核中的一种转录因子，在非应激细胞中 HSF 以单体形式存在于胞质中，与 HSP70 结合，不表现转录活性。应激状态下，受损或变性蛋白质与 HSP70 结合使 HSF 游离并激活，激活的 HSF 形成活性的三聚体转入核内，与核内热休克蛋白基因上游的 HSE 结合，启动该基因的转录活性，诱导 HSP 的合成（图 8－2）。

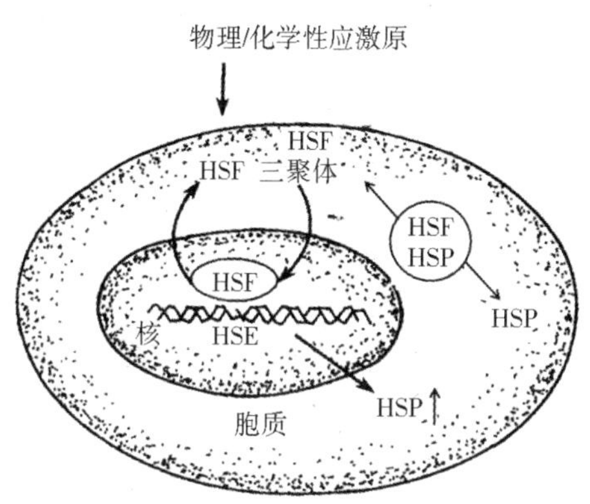

图 8－2 热休克蛋白的基因表达调控

知识链接

其他类型的细胞应激

除了热应激外，常见的细胞应激还包括氧化应激、基因毒性应激、低氧应激、渗透性应激以及内质网/线粒体等细胞器水平的应激。

1. 氧化应激（oxidative stress）是一种由活性氧（reactive oxygen species，ROS）增多和（或）清除减少导致 ROS 相对超负荷引起的细胞应激反应。ROS 作为应激原能激活多条细胞内的信号转导通路和转录因子诱导含锰离子的超氧化物歧化酶（Mn－SOD）、过氧化氢酶和谷胱甘肽过氧化物酶等的表达，从而清除 ROS，产生对细胞特异性的保护作用。同时，还能增强多种抗凋亡基因的表达，增加细胞非特异的抗凋亡能力。但如果活性氧生成过多，或者细胞抗氧化的能力不足，ROS 激活的一些信号分子和通路也可以诱导细胞凋亡。

2. 内质网应激是指各种应激原作用于细胞后引起内质网中错误折叠或未折叠蛋白质堆积以及 Ca^{2+} 平衡紊乱，致使内质网应激蛋白转录增加、其他蛋白翻译减少，蛋白质降解增多等一系列反应，称之为内质网应激反应（endoplasmic reticulum stress response），是近年来受到较多关注的亚细胞水平的应激反应。内质网应激是细胞防御适应反应的重要组成部分，也是细胞损伤及死亡的重要机制。

（二）急性期反应和急性期反应蛋白

感染、大手术、创伤或烧伤等许多应激原可使机体在短时间内出现体温升高、血糖升高、补体升高、外周血白细胞数增高、核左移及血浆中某些蛋白质浓度升高等，这种反应称为急性期反应（acute phase response，APR）。急性期反应时血浆中浓度迅速变化的一些蛋白质称

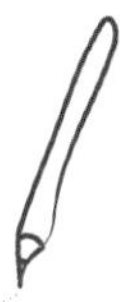

为急性期反应蛋白（acute phase protein，APP），属于分泌型蛋白质。急性期反应时减少的蛋白质被称为负急性期反应蛋白，如白蛋白，运铁蛋白等。APP 主要由肝细胞合成，单核吞噬细胞、成纤维细胞亦可产生少数急性期反应蛋白。

APP 的种类很多，正常血浆中 APP 浓度较低。急性期反应时增加的蛋白主要包括：①C－反应蛋白（C－reactive protein，CRP）：CRP 是最早发现的 APP，主要由白介素－6 诱导，在肝脏合成。CRP 在急性期反应时升高程度与应激原刺激呈正相关且半衰期较短，所以临床上常将 CRP 作为判断炎症性疾病活动的指标。②蛋白酶抑制蛋白：α1 -抗胰蛋白酶、α1 -抗糜蛋白酶等。③凝血与纤溶相关蛋白：凝血酶原、纤溶酶原、纤维蛋白原、因子Ⅷ等。④转运蛋白：血浆铜蓝蛋白、血红素结合蛋白、结合珠蛋白等。⑤补体成分。⑥其他蛋白质：纤维连接蛋白、血清淀粉样蛋白、α1 酸性糖蛋白等。负急性期反应蛋白主要有白蛋白、前白蛋白、运铁蛋白等。

APP 生物学功能十分广泛，主要包括以下 5 点。

1. 抑制蛋白酶活化，减少组织的损伤 感染、创伤时，体内蛋白水解酶增多，引起组织损伤。α_1－抗糜蛋白酶、α_1－抗胰蛋白酶等蛋白酶抑制物可抑制应激时蛋白水解酶对组织的损伤作用。

2. 抗感染、抗损伤 C 反应蛋白、补体成分的增多可加强机体的抗感染及清除异物和坏死组织的能力。例如，CRP 不但与细菌细胞壁结合，起抗体样调理作用，还可激活补体经典途径，促进细胞吞噬功能。

3. 参与凝血和纤溶 急性期反应时增加的凝血因子和纤维蛋白原可在组织损伤早期促进凝血，也有利于阻止病原体及其毒性产物的扩散。而增加的纤溶酶原在凝血后期能促进纤溶系统的激活，有利于纤维蛋白凝块的溶解和组织的修复。

4. 结合、运输功能 铜蓝蛋白、血红素结合蛋白等可与相应的物质结合，避免过多的游离 Cu^{2+}、血红素等对机体的危害。

5. 其他 如铜蓝蛋白能活化超氧化物歧化酶，有清除氧自由基，减轻氧化应激损伤的作用。

第三节　应激时机体功能代谢的变化

应激时机体可以出现一系列生理、心理反应，这些反应会导致机体功能和代谢改变，以保护机体适应变化的内外环境。

一、物质代谢的变化

应激时物质代谢的主要特点是分解代谢增加，合成代谢减少，即代谢率明显升高。应激时机体的高代谢状态主要与儿茶酚胺和肾上腺皮质激素分泌增加有关（图 8－3）。

1. 糖代谢 由于应激时儿茶酚胺、胰高血糖素、糖皮质激素等分泌增加，促进糖原分解和糖异生，同时胰岛素相对不足和胰岛素抵抗使机体对葡萄糖的利用减少，所以主要表现为高血糖，甚至出现糖尿，称为应激性高血糖或应激性糖尿。

2. 脂肪代谢 应激时儿茶酚胺、胰高血糖素等促进脂肪分解的激素分泌增多，使脂肪分解代谢加强，同时组织对脂肪酸利用增加，可出现血中游离脂肪酸和酮体升高。

3. 蛋白质代谢 应激时肾上腺皮质激素分泌增加、胰岛素分泌减少，使蛋白质分解加强，合成减少，尿素氮排出量增加，出现负氮平衡。

上述物质代谢的改变有利于机体在应激时产生更多的能量以应付“紧急情况”。但如果持续时间过长，可造成机体消瘦、低蛋白血症、贫血、创口愈合迟缓，抵抗力降低等后果。

因此对严重的、持续时间长的应激反应患者，要注意补充营养物质和胰岛素。

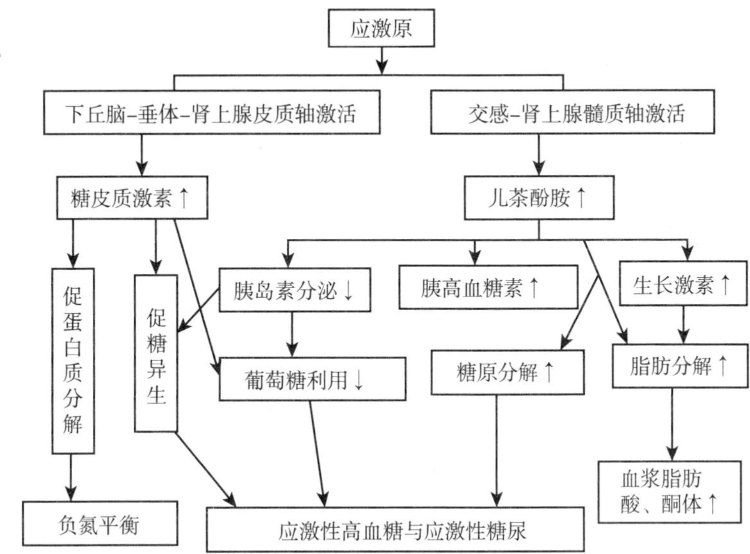

图 8－3 应激时糖、脂肪、蛋白质代谢改变及其主要机制

二、系统器官功能变化

1. 中枢神经系统功能的改变和异常 如前所述，中枢神经系统是应激反应的调控中心。应激时 LC/NE 和 HPA 轴的适度兴奋有助于集中注意力、维持良好的情绪和提高认知能力。但过于强烈持久的应激可引起中枢神经系统的功能障碍，出现紧张焦虑、情绪低落、学习能力下降、厌食，严重者可发展为抑郁甚至自杀倾向以及创伤后应激障碍等。

2. 免疫系统功能的改变和异常 免疫反应是应激反应的重要组成部分。应激时机体的神经内分泌及细胞、体液变化对免疫系统有重要的调控作用。同时，免疫系统对神经内分泌系统也有反向调节作用。

（1）神经内分泌激素对免疫系统的调控作用 机体免疫细胞上有参与应激反应的大部分激素及神经递质的受体。例如，巨噬细胞和 T 淋巴细胞、B 淋巴细胞中发现有包括肾上腺素受体和糖皮质激素受体（glucocorticoid receptor，GR）在内的多种神经－内分泌激素受体的表达，因此神经内分泌系统可通过神经纤维、神经递质和激素正向或负向调节免疫系统的功能。

（2）应激时免疫系统对神经内分泌的调节作用 当免疫系统接受非识别性应激原（细菌、病毒等）刺激后，可通过产生多种神经内分泌激素和细胞生长因子，改变神经－内分泌系统的活动。例如，干扰素（interferon，IFN）可与阿片受体结合，产生阿片肽样的镇痛作用；肿瘤坏死因子（tumor necrosis factor，TNF）可促使星形胶质细胞表达脑啡肽，并促进下丘脑分泌 CRH；IL－1 可直接作用于 CNS，使体温升高，代谢增加，食欲降低，促进 CRH、GH、TSH 的释放而抑制催乳素、LH 的分泌等。由于免疫细胞的游走性，这些神经内分泌激素和细胞因子不但在局部产生较为显著的免疫防御反应，还可以进入循环系统产生相应的内分泌激素样作用。

急性应激反应时，外周血吞噬细胞数目增加，活性增强，补体、C 反应蛋白等一些可调节免疫功能的急性期反应蛋白升高。但持续强烈的应激反应常造成机体的细胞免疫和体液免疫功能抑制甚至功能紊乱。应激时机体糖皮质激素和儿茶酚胺分泌增加最为明显，两者对免疫系统主要都显示抑制效应，因此持续应激通常会造成免疫功能障碍，甚至诱发自身免疫性疾病。

3. 心血管系统功能的改变和异常 应激时，儿茶酚胺、糖皮质激素、血管紧张素Ⅱ和抗利尿激素等被大量合成释放，引起心率增快，心肌收缩力加强，心输出量增加，血压升高，以保证应激状态下机体的血液供应。但是无论是躯体应激还是心理应激，如过于强烈或持久均可对心血管系统产生不良影响，如引起冠脉痉挛、血小板聚集、血液黏滞度升高，从而导致心肌缺血及心肌梗死。强烈的精神应激可引起心律失常及猝死。

4. 消化系统的功能改变 应激时，出现食欲减退，目前研究认为这可能与 CRH 分泌增多有关。部分病例亦可出现进食增加，但其机制尚未阐明。胃酸分泌可升高、正常或降低，胃黏液蛋白减少。应激时还可发生胃肠运动的改变，例如，儿童在情绪紧张时可出现胃部不适；在某些个体，心理应激可诱发肠平滑肌功能紊乱，出现腹痛、腹泻或便秘等症状。严重应激还可导致应激性溃疡的发生。

5. 血液系统的改变 急性损伤性应激时，血液的非特异性抗感染能力增强，表现为外周血中白细胞数目增多、核左移。凝血纤溶活性改变，表现为血小板数目增多、黏附力增强，全血和血浆黏度升高，纤维蛋白原、凝血因子、血浆纤溶酶原等多种参与凝血纤溶的物质增多，所以既有抗感染和防止出血的防御作用，又有促进血栓形成和诱发 DIC 等不利影响。

慢性应激时患者红细胞寿命缩短、血红蛋白含量减少，出现类似于缺铁性贫血的表现。其机制可能与单核吞噬细胞系统对红细胞的破坏加速有关。虽然血清铁降低，但与缺铁性贫血不同的是其骨髓中的铁含量正常甚至增高，补铁治疗无效。

6. 内分泌和生殖系统异常 内分泌功能改变是应激反应的重要组成部分。例如，持久的应激，由于具有升高血糖作用的激素持续增加，可诱发糖尿病。慢性心理应激使儿童分泌生长激素减少，可导致生长发育迟缓。慢性心理应激使性激素分泌减少和性腺对性激素敏感性降低，引起性功能减退，月经失调等。

7. 泌尿系统的改变 应激时泌尿系统的主要变化是由于交感神经兴奋、肾素－血管紧张素－醛固酮系统兴奋和抗利尿激素分泌增多引起的肾缺血、少尿、尿比重增高和水钠排出减少，因此应激时，泌尿功能的主要变化表现为尿量减少，尿比重升高，水钠排泄减少。

第四节　应激与疾病

应激反应过强或者反应时间过长，无论是躯体的还是心理的，都可导致严重的代谢异常和器官功能紊乱，从而发生疾病，即应激可引起、诱发和加重疾病。习惯上，应激作为病因引发的疾病称为应激性疾病，如应激性溃疡。以应激作为发病条件或诱因的疾病称为应激相关疾病，如原发性高血压、动脉粥样硬化、冠心病等。与应激有关的疾病大致可分为两大类，一类是躯体疾病，另一类是心理、精神障碍。近年来，人们在关注躯体应激的同时，也越来越重视心理应激对疾病的影响。

一、应激性溃疡

应激性溃疡（stress ulcer）是一种典型的应激性疾病。它是指机体在受到严重创伤、大手术、败血症、脏器病变以及过强的心理应激等应激后而出现的急性胃肠黏膜病变，其表现为胃、十二指肠黏膜表浅糜烂及点状出血，严重者可发生急性溃疡并伴有大量出血。应激性溃疡一般在严重应激原作用数小时内出现，其发病率可达 80% 以上。如强烈应激持续时间短，溃疡可在短期内愈合且不留疤痕。但是，如严重创伤、休克及败血症等强烈应激持续存在，患者并发应激性溃疡大出血，其死亡率则明显升高。

应激性溃疡的发生机制与以下因素有关。

1. 胃肠黏膜缺血 这是应激性溃疡形成的最基本条件。应激时由于交感－肾上腺髓质系统兴奋，血液发生重新分布使胃肠黏膜缺血缺氧，黏膜的缺血程度常与病变程度呈正相关。

黏膜缺血使上皮细胞能量不足，不能产生足量的碳酸氢盐和黏液而使肠黏膜的屏障功能减弱。

2. 胃腔内 H^+ 向黏膜内的反向弥散　这是应激性溃疡形成的必要条件。黏膜缺血造成黏膜上皮细胞能量代谢障碍，使黏膜细胞间的紧密连接及覆盖于黏膜表面的碳酸氢盐-黏液层屏障功能明显减弱，与此同时，胃腔内 H^+ 顺浓度梯度向黏膜内反向弥散。如果在胃黏膜血流灌注良好的情况下，反向弥散至黏膜内的 H^+ 可被血流中的 HCO_3^- 中和或被血流运走，从而防止 H^+ 对黏膜细胞的损害。但在黏膜缺血情况下，弥散至黏膜内的 H^+ 不能被 HCO_3^- 中和、及时运走，进而使黏膜组织的 pH 明显降低，造成黏膜损伤。

3. 其他损伤因素包括　①应激时明显增加的糖皮质激素导致蛋白质的分解大于合成，胃上皮细胞更新减慢，再生能力降低；②应激时机体发生酸中毒可使胃肠黏膜细胞中的 HCO_3^- 减少，削弱了黏膜对 H^+ 的缓冲能力；③胆汁逆流在胃黏膜缺血的情况下可损害黏膜的屏障功能；④一些损伤性应激时，氧自由基对胃肠黏膜上皮的损伤也与应激性溃疡的发生有关。

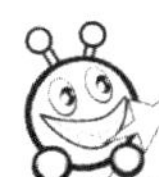

案例讨论

临床案例　患者李某，男性，35 岁，工厂锅炉爆炸致头面颈、躯干、四肢及臀部烫伤，伤后即感创面疼痛、胸闷、心慌、呼吸困难等，无昏迷、恶心与呕吐等不适，伤后 30 分钟送往当地医院救治，行抗休克补液等对症处理，休克期相对平稳度过后于伤后 48 小时转至上级医院治疗。入院时患者意识清楚，精神、饮食、睡眠欠佳，尿量约 70ml/h。全身创面肿胀明显，有大小不等水疱，疱液清，大部分腐皮已脱落，创面基质红白相间，触痛感迟钝。肢体末端温度偏低，末梢循环尚可。

检查：体温 37.9℃，脉搏 123 次/分，呼吸 23 次/分，血压 138/80mmHg（1mmHg = 0.133kPa），白细胞计数 $14.6 \times 10^9/L$，中性粒细胞 0.89，血小板计数 $40.0 \times 10^9/L$，血糖 7.2mmol/L，血钾 4.0mmol/L，血钠 134.7mmol/L，血氯 107.4mmol/L，血钙 1.54mmol/L，血磷 0.73mmol/L，血镁 0.79mmol/L。

入院 24 小时后感上腹部不适并突然出现咖啡色稀水样便，最多一次量约 800ml，隐血试验阳性，每高倍镜视野下红细胞 10～15 个、脓细胞 10～12 个。

问题　1. 该患者处于什么病理状态？可做哪些临床诊断？

2. 患者为何突然出现咖啡色稀水样便？其发病机制如何？

3. 患者神经-内分泌系统有何变化？与咖啡色稀水样便发生有何关系？

4. 患者下一步的治疗措施应注意哪些方面？

二、心身疾病

随着“生物医学模式”向“生物-心理-社会医学模式”的转变，人们对心理社会因素对健康和疾病的影响作用日益重视，并逐渐形成了以系统研究心身疾病（psychosomatic disease）为主要内容的学科-心身医学（psychosomatic medicine）。狭义的心身疾病是指心理社会因素在疾病发生、发展过程中起重要作用的躯体器质性疾病，如原发性高血压和溃疡病。而心理社会因素在疾病发生、发展过程中起重要作用的躯体功能性障碍则被称为心身障碍（psychosomatic disorders），如偏头痛、神经性呕吐等。广义的心身疾病则包括以上两种情况。

心身疾病种类繁多，近年来，心身疾病的范畴有所扩大。目前认为，与情绪心理应激因素关系密切的有原发性高血压、动脉粥样硬化、心律失常、支气管哮喘以及消化性溃疡等。

（一）原发性高血压

高血压的发病涉及多种致病因素。长期持续的心理应激（如噪声、持续紧张、心情焦虑等）是原发性高血压的重要发病因素。应激导致血压升高的机制为：①交感－肾上腺髓质系统和肾素－血管紧张素及抗利尿激素分泌增加，使外周小动脉持续收缩，外周阻力增加；②醛固酮及抗利尿激素分泌增加引起钠、水潴留，增加循环血量；③糖皮质激素持续升高可使血管平滑肌对儿茶酚胺的升压作用更敏感；④血管长期收缩可导致管壁增厚，加大了外周血管的阻力；⑤应激引起遗传易感性的激活。

（二）动脉粥样硬化

高血压、高血脂及糖尿病等是动脉粥样硬化的重要危险因素。社会心理应激可直接或间接地升高上述危险因素的水平，因而促进动脉粥样硬化的发生。例如，应激时的血压升高可导致动脉血管内皮细胞受损，促进脂质沉积及血小板黏附聚集；应激导致的糖皮质激素的持续升高能引起代谢的改变，血脂水平升高。应激时上述变化都有助于促进脂质沉积及动脉粥样硬化斑块的形成。

（三）心律失常和心源性猝死

临床上发现，在某些强烈的心理应激如突然的噩耗、惊吓、盛怒等情绪应激下，某些患者发生严重心律失常及猝死。愈来愈多的学者认为，在心血管急性事件的发生中，心理应激已被认为是一个“扳机”，成为触发急性心肌梗死、严重心律失常和心源性猝死的重要诱因，其可能的机制与以下因素有关：①应激引起交感—肾上腺髓质的强烈兴奋，引起冠状动脉收缩、痉挛，降低心室颤动的阈值；②在冠脉已有病变的基础上引起心肌电活动异常，诱发心律失常，特别是致死性的心室纤颤是导致心源性猝死（cardiac sudden death，SCD）的首要原因；③急性应激反应还可以使血液黏滞度升高、凝固性增强，促进粥样斑块处的血栓形成，诱发急性心肌缺血、心肌梗死。

应激与心血管系统疾病的关系总结见图 8－4。

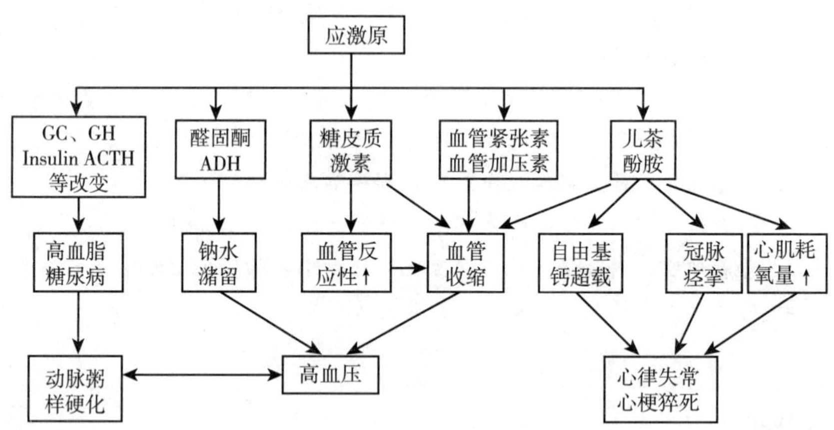

图 8－4　应激与心血管系统疾病的关系

三、应激相关心理、精神障碍

应激反应涉及中枢神经系统，尤其是和大脑边缘系统及下丘脑有密切的联系。因此，绝大多数应激反应都会产生心理、精神上的相应变化。

（一）应激反应对认知功能、情绪及行为的影响

社会心理应激对认知功能产生明显影响。一定程度的良性应激可使机体保持唤起状态，对环境变化产生积极反应；良性应激也有利于神经系统的发育，增强个体的认知功能。但持续的劣性应激可损害认知，例如噪音环境的持续可使儿童学习能力下降。

（二）心因性精神障碍

心因性精神障碍是一种由心理社会因素所造成的精神障碍。其发病原因主要与以下因素有关：①精神因素，生活环境中如遇到急剧或持久的精神创伤或生活事件，这些心理社会因素是引起心因性精神障碍主要的原因；②个性特征，并非所有受到强烈刺激的个体都会出现精神症状，这说明个体的个性特点、易感素质、神经类型甚至价值观、伦理道德观等在应激时精神障碍的发生过程中都会发挥一定的作用。根据临床表现和病程长短，心因性精神障碍可分为以下几类。

1. 急性心因性反应　急性心因反应（acute psychogenic reaction）是指由于急性而强烈的心理社会应激原作用后，在数分钟和数小时内所引起的功能性精神障碍。患者精神障碍的症状表现为不同程度的意识障碍，伴有强烈的精神运动性兴奋或抑制。例如：不言不语。对周围事物漠不关心；或者兴奋，紧张恐惧或叫喊，无目的地奔跑，甚至痉挛发作。上述病程持续时间较短，一般在数天或一周内缓解。研究显示，急性心因性反应在严重交通事故、暴力伤害和集体性大屠杀等灾难事件中发病率较高。

2. 延迟性心因性反应　延迟性心因反应（delayed psychogenic reaction）又称创伤后应激障碍（post - traumatic stress disorder，PTSD），是指经历了严重而剧烈的精神打击（如经历恐怖场面、重大交通事故、残酷战争、凶杀场面或被强暴等恶性生活事件或地震、海啸等重大自然灾害）而引起的延迟出现或长期持续存在的精神障碍，一般在遭受打击后数周至数月后发病。

流行病学调查显示，PTSD 可发生于任何年龄，最常见于青年人，女性发病率约是男性的 2 倍。PTSD 的发病机制尚不明确，可能与神经内分泌轴的功能障碍以及脑内某些神经递质的异常改变有关。

PTSD 的临床表现有三大核心症状：①闯入性症状，包括易做噩梦及易触景生情等反复重现的创伤性事件重演；②激惹性增高症状，表现为睡眠障碍或易惊醒，易出现心慌、出汗等惊恐反应，易激惹、易发怒；③回避症状，表现为努力避免有关能引起此创伤的场景、事物及话题，甚至出现“选择性遗忘”，不与周围人接触，对一般事物反应麻木。也有患者出现焦虑和抑郁情绪，少数患者甚至会出现自杀意念。

3. 适应障碍　（adjustment disorder）是指由严重应激性事件或持续不愉快的环境所致的短期以抑郁、焦虑、烦躁等情绪障碍为主，伴有社会适应不良等表现的心理障碍，病程一般不超过 6 个月。

第五节　病理性应激防治的病理生理基础

1. 去除应激原　任何应激原已明确的病理性应激反应，都应及早排除应激原。例如控制感染，减少出血，修复创面，清除有害物质以及尽快摆脱社会心理应激原的持续刺激。

2. 糖皮质激素的应用　在严重创伤，感染，败血症休克等应激状态下，适当应用糖皮质激素具有重要的防御保护作用。对应激反应低下的患者，适当补充糖皮质激素也能有助于机体度过应激反应的危险期。

3. 补充营养　应激时机体的高代谢率以及营养物质的大量分解，对机体造成巨大消耗，患者常出现低蛋白血症。因此，可以经胃肠道或静脉适当补充氨基酸或白蛋白等营养液。

4. 心理治疗　对于精神、心理应激原所致的躯体疾病或精神、心理障碍，心理治疗具有重要的意义，也可根据患者的症状采用抗焦虑和抗抑郁等药物治疗，但以低剂量、短疗程为宜。

本章小结

本章从应激反应的研究历史入手，引出应激是与刺激因素性质无直接关系的全身性非特异性反应的重要概念。简单介绍应激和应激原分类之后，重点分层次阐述了应激反应的基本表现及机制。应激的神经内分泌表现是应激反应机制的基本理论基础，本章主要从其基本组成、效应；对机体的防御代偿意义及不利影响等几个方面重点介绍了蓝斑－交感－肾上腺髓质系统和下丘脑－垂体－肾上腺皮质激素系统，在此基础上，对中枢神经系统在应激反应中的整合作用以及其他神经内分泌变化进行了简单归纳总结。应激的细胞体液反应是应激的另一重要机制，本章的思路是从热休克蛋白和急性期反应蛋白的基本组成以及功能的角度对其重点阐述，并同时引出热休克反应和急性期反应的概念。本章的另一部分内容主要是探讨应激与疾病的关系。为了更好地介绍应激性或应激相关性疾病的发生，首先对应激时机体功能代谢的变化进行介绍，包括物质代谢和系统器官的功能变化。在充分理解应激时机体变化的基础上，进一步引出应激与疾病的关系，其中应激性溃疡作为典型的应激性疾病，在本章中结合病例讨论分析其发生的原因及机制。同时，从应激与心血管系统疾病的关系角度介绍了心身疾病与应激的关系，并对应激相关心理、精神障碍进行了简单阐述。

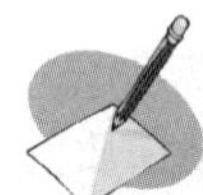

思考题

1. 何为应激？为什么说应激是非特异性全身反应？
2. 蓝斑－交感－肾上腺髓质系统在应激反应中的主要效应；对机体的防御代偿意义及不利影响有哪些？
3. 下丘脑－垂体－肾上腺皮质激素系统在应激反应中的主要效应；对机体的防御代偿意义及不利影响有哪些？
4. 何为热休克反应和热休克蛋白？应激反应时热休克蛋白的功能有哪些？
5. 何为急性期反应和急性期反应蛋白？应激反应时急性期反应蛋白的功能有哪些？
6. 以应激性溃疡为例介绍应激性疾病的概念，并阐述应激性溃疡的发生机制。
7. 以原发性高血压为例介绍心身障碍的概念，并分析应激与原发性高血压的关系。

（王新红）

第九章　缺　　氧

学习要求

1. **掌握**　缺氧的概念；常用血氧指标；缺氧的类型、原因、发病机制。
2. **熟悉**　缺氧时机体的功能代谢变化。
3. **了解**　影响机体对缺氧耐受性的因素。

氧是维持生命活动所必需的物质。氧的获得和利用是一个复杂的过程，包括外呼吸、气体的运输和内呼吸三个过程。组织供氧量 = 动脉血氧含量 × 组织血流量，组织耗氧量 = （动脉血氧含量 - 静脉血氧含量） × 组织血流量。

组织因得不到充足的氧，或不能够充分利用氧，而引起细胞发生功能代谢和形态结构异常变化的病理过程，称为缺氧（hypoxia）。缺氧是临床常见的病理过程，是造成细胞损伤的最常见原因，是多种疾病导致死亡最重要的原因之一。正常机体内氧的贮备量极少，仅为1500ml，而成年人每分钟需氧量约为250ml。故机体呼吸、心跳停止数分钟内就可能死于缺氧。

第一节　常用的血氧指标及其意义

临床上常用血氧指标来反应组织供氧与耗氧的情况。

一、血氧分压

血氧分压（partial pressure of oxygen，PO_2）为物理溶解于血液中的氧所产生的张力。正常时动脉血氧分压（PaO_2）为100mmHg（13.3 kPa），静脉血氧分压（PvO_2）为40mmHg（5.33 kPa）。PaO_2取决于吸入气的氧分压和肺的外呼吸功能，PvO_2取决于组织摄取氧和利用氧的能力。

二、血氧容量

血氧容量（oxygen binding capacity，CO_2max）是指在氧分压为150 mmHg，温度为38℃时，100ml血液中血红蛋白（Hb）充分氧合后的最大携氧量。正常值约为20ml/dl，取决于血液中血红蛋白的质（与氧结合的能力）和量，血氧容量的高低可反映血液携带氧的能力。

三、血氧含量

血氧含量（oxygen content，CO_2）为100ml血液中实际所含的氧量，包括物理溶解的氧和血红蛋白结合的氧。CO_2取决于氧分压和氧容量。正常时动脉血氧含量（CaO_2）约为19ml/dl，静脉血氧含量（CvO_2）约为14ml/dl。动 - 静脉血氧含量差（the difference between CaO_2 and CvO_2，$Da-vO_2$）反映组织细胞对氧的利用量，取决于组织细胞从单位容积血液中摄取的氧量，正常时约为5ml/dl。

四、血氧饱和度

血氧饱和度（oxygen saturation，SO_2）为血红蛋白与氧结合的百分数。正常时动脉血氧饱和度（SaO_2）约为95%，静脉血氧饱和度（SvO_2）约为70%。氧饱和度主要取决于氧分压。氧解离曲线是指反映氧分压和血氧饱和度之间关系的曲线，大致呈S形。氧解离曲线可反映血红蛋白与氧的亲和力。当酸中毒、二氧化碳分压（PCO_2）升高、红细胞内2，3－二磷酸甘油酸（2，3－DPG）增多或体温升高时，可使血红蛋白与氧的亲合力下降，导致相同氧分压下氧饱和度降低，氧解离曲线右移，反之则左移（图9－1）。2，3－DPG增多使氧解离曲线右移的机制：①2，3－DPG与脱氧血红蛋白结合，稳定脱氧血红蛋白的空间结构，阻碍其与氧结合；②2，3－DPG不能透过红细胞，2，3－DPG增多，红细胞内pH下降，使血红蛋白与氧的亲和力下降而易于解离，促使氧的释放量增加，使组织供氧增加。P_{50}为在一定体温和血液pH条件下，氧饱和度为50%时的氧分压。P_{50}代表血红蛋白与氧的亲和力，正常值为3.47kPa～3.6kPa（26～27mmHg）。氧解离曲线右移时P_{50}增大，反之则减小，如红细胞内2，3－DPG浓度增高1mmol/g血红蛋白，P_{50}将升高约0.1kPa。

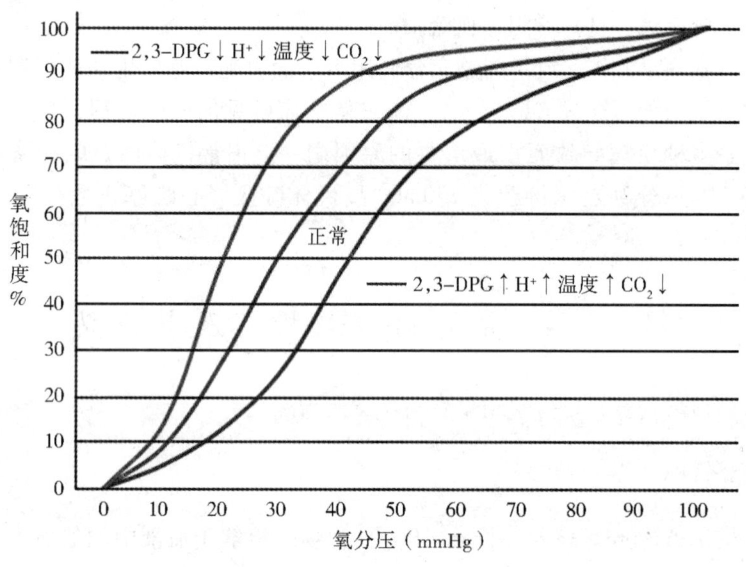

图9－1　氧解离曲线及其影响因素

第二节　缺氧的类型、原因和发病机制

氧从外界大气中吸入肺，弥散入血，再与血红蛋白结合，通过血液循环输送到全身，最后被组织细胞所摄取利用，在此过程中任何一个环节发生异常均可引起缺氧。根据缺氧的原因和血氧变化特点，一般将缺氧分为四种类型。

一、低张性缺氧

低张性缺氧（hypotonic hypoxia）的主要特点是PaO_2下降、CaO_2减少，又称为乏氧性缺氧（hypoxic hypoxia）。

（一）原因与机制

1. 吸入气氧分压过低　多发生在攀登海拔3000～4000m以上的高原、高空飞行时防护不佳，或在通风不良的矿井、坑道中作业及吸入低氧混合气体等。由于吸入气的 PO_2 过低，使肺泡气 PO_2 和 PaO_2 降低，弥散入组织的氧减少，造成组织细胞缺氧。

2. 外呼吸功能障碍　由于肺的通气和（或）换气功能障碍，引起 PaO_2 下降和血氧含量降低所致缺氧。见于呼吸道狭窄或阻塞、胸腔疾病、肺部疾病、呼吸肌麻痹及呼吸中枢抑制等。

3. 静脉血流入动脉血　见于某些先天性心脏病，如法洛四联症、房间隔或室间隔缺损同时伴有肺动脉高压时，右心的压力高于左心，出现右向左分流，右心的静脉血未经氧合作用就直接流入左心的动脉血中，导致 PaO_2 下降。

（二）血氧变化特点

低张性缺氧时，CO_2max 正常，PaO_2、CO_2 和 SO_2 均下降，$Da-vO_2$ 正常或缩小。由于血液与细胞间的 PO_2 差减小，等量血液弥散给组织的氧量减少，故 $Da-vO_2$ 一般是减少的；慢性缺氧时，组织利用氧的能力代偿性增强，$Da-vO_2$ 也可变化不明显。PaO_2 和 CO_2 过低时，血液中氧弥散入细胞线粒体的速度减慢，引起细胞缺氧。PaO_2 降至 60mmHg（8.0kPa）以下，SO_2 及 CaO_2 显著下降，引起组织缺氧。

低张性缺氧时，动、静脉血中氧合血红蛋白浓度均下降，脱氧血红蛋白浓度由正常时的2.6g/dl 增加到 5g/dl 以上时，皮肤和黏膜呈青紫色，称为发绀（cyanosis）。在血红蛋白正常的人，发绀与缺氧同时存在，可根据发绀的程度大致估计缺氧的程度。当血红蛋白过多或过少时，发绀与缺氧常不一致。例如重度贫血患者，血红蛋白可降至 5g/dl 以下，出现严重缺氧，但不会出现发绀。红细胞增多者，血中脱氧血红蛋白超过 5g/dl，出现发绀，但可无缺氧症状。

二、血液性缺氧

血液性缺氧（hemic hypoxia）是指由于血红蛋白含量减少或性质改变，而致血液携带氧的能力下降引起的缺氧。此型缺氧的 CaO_2 下降而 PO_2 正常，故又称为等张性缺氧（isotonic hypoxia）。

（一）原因与机制

1. 贫血　各种原因引起的严重贫血，由于单位容积血液内红细胞和血红蛋白数量减少，血液携带氧减少所致缺氧，称为贫血性缺氧（amenic hypoxia）。贫血时，虽然 PaO_2 正常，但血液中红细胞和 Hb 数量减少，当血液流经毛细血管时，PO_2 降低较快，氧向组织弥散的速度很快减慢，引起组织缺氧，$Da-vO_2$ 低于正常。

2. 一氧化碳中毒　一氧化碳（CO）与血红蛋白结合形成碳氧血红蛋白（HbCO）。一氧化碳与血红蛋白的亲和力是氧与血红蛋白的亲和力的 210 倍，即使吸入较低浓度的一氧化碳就可产生大量碳氧血红蛋白；一氧化碳与血红蛋白中的某个血红素结合后，将增加其余 3 个血红素对氧的亲和力，并能抑制血红蛋白与氧的结合，使氧的释放量减少，致大量血红蛋白失去运氧能力；一氧化碳还能抑制红细胞内糖酵解，使 2，3-DPG 生成减少，氧解离曲线左移，导致氧合血红蛋白不易释放出结合的氧，进一步加重组织缺氧。

3. 高铁血红蛋白血症　亚硝酸盐、过氯酸盐、磺胺类、高锰酸钾等氧化剂中毒时，可使血红素中的二价铁氧化成三价铁，形成高铁血红蛋白（menthemoglobin，$HbFe^{3+}OH$），导致高铁血红蛋白血症。高铁血红蛋白中的 Fe^{3+} 因与羟基结合牢固，失去结合氧的能力，而且当血红蛋白分子中的四个 Fe^{2+} 中有一部分被氧化成 Fe^{3+} 后，剩余的 Fe^{2+} 虽能结合氧，但不易解离，导致氧离曲线左移，使组织缺氧。食入含大量硝酸盐腌菜或变质蔬菜后，肠道细菌将硝酸盐还原为亚硝酸盐，吸收后，血液中 $HbFe^{3+}OH$ 达到 1.5g/dl 时，皮肤黏膜可呈现青紫色，

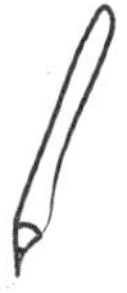

称为肠源性发绀（enterogenous cyanosis）。

4. 血红蛋白与氧的亲和力异常增强 输入大量库存血时，由于库存血液中红细胞2，3－DPG含量较低，使血红蛋白与氧结合增加，氧解离曲线左移；输入大量碱性液时，使血液pH升高，可使血红蛋白与氧的亲和力增强，氧不易释放，从而引起缺氧。

（二）血氧变化特点

血液性缺氧时，PaO_2正常，CO_2max和CaO_2均下降，Da－vO_2小于正常。由血红蛋白与氧的亲和力增强引起的缺氧比较特殊，其CO_2max和CO_2可不低，组织缺氧是由于血红蛋白与氧的亲和力较大，结合的氧不易释出所致，Da－vO_2小于正常。严重贫血的患者面色苍白，一氧化碳中毒的患者皮肤黏膜呈樱桃红色，高铁血红蛋白血症的患者皮肤黏膜可出现咖啡色或青石板色，单纯由血红蛋白与氧亲和力增高引起的缺氧，毛细血管中脱氧血红蛋白量少于正常，因此亦无发绀。

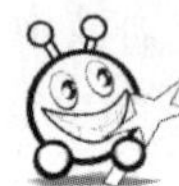

案例讨论

临床案例 患者女性，44岁，菜农。因于当日清晨6时在蔬菜温室为火炉添煤时，昏倒在温室里。1小时后被其丈夫发现，急诊入院。

患者以往身体健康。

体检：体温37.4℃，呼吸20次/分，脉搏113次/分，血压13.0/9.33kPa（100/70mmHg），神志不清，嘴唇呈樱红色。其他无异常发现。

实验室检查：$PaO_2$12.7kPa，血氧容量10.7ml%，动脉血氧饱和度95%，HbCO30%。

入院后立即吸O_2，不久渐醒。给予纠酸、补液等处理后，病情迅速好转。

问题 1. 致患者神志不清的原因是什么？简述发生机制。

2. 属于哪种类型缺氧？有哪些血氧指标符合？

三、循环性缺氧

循环性缺氧（circulatory hypoxia）是指由于血液循环障碍，组织的血液灌流量不足，致使组织供氧量减少而引起的缺氧，又称低动力性缺氧（hypokinetic hypoxia）。

（一）原因与机制

1. 全身性血液循环障碍 见于心力衰竭、休克、大出血等。心输出量减少，组织灌流不足而发生缺血缺氧，或静脉回流不畅发生淤血性缺氧，由于单位时间内流过毛细血管的血量减少，弥散到组织、细胞的氧量减少，导致组织缺氧。严重时，患者可因心、脑、肾等重要器官功能衰竭而死亡。

2. 局部性血液循环障碍 见于心血管疾病如动脉粥样硬化、血栓形成、栓塞、瘀血、血管痉挛或血管炎等。由于血流缓慢，血液流经毛细血管的时间延长，单位容量血液弥散到组织的氧量增多，静脉血的氧含量下降，导致Da－vO_2增大。

（二）血氧变化特点

循环性缺氧时，PaO_2、CO_2max、CaO_2和SO_2均正常，Da－vO_2增大。由于血流缓慢，组织、细胞从单位血液中摄取的氧量相对增加，使毛细血管中还原血红蛋白含量增多，易出现发绀。全身性血液循环功能障碍使肺组织受累，如左心衰竭引起肺淤血，或休克引起急性呼吸窘迫综合征时，可合并呼吸性缺氧，使PaO_2和CO_2下降。

四、组织性缺氧

组织性缺氧（histogenous hypoxia）是指各种原因引起生物氧化障碍，使组织、细胞利用氧的能力下降所致的缺氧。

（一）原因与机制

1. 组织中毒 氰化物、磷、硫化物等毒物引起组织中毒性缺氧。氰化物中毒时，KCN、NaCN、HCN、NH_4CN 等可通过消化道、呼吸道或皮肤进入体内，CN^-迅速与氧化型细胞色素氧化酶的 Fe^{3+}结合为氰化高铁细胞色素氧化酶，使之不能还原，导致呼吸链中断，阻断生物氧化。

2. 线粒体损伤 大剂量放射线照射、细菌毒素及吸入高压氧等。放射线、细菌毒素通过作用于线粒体造成对细胞的损伤，高压氧的吸入通过生成过多的氧自由基损伤线粒体，不仅导致能量代谢障碍，而且导致细胞功能障碍甚至死亡。

3. 维生素缺乏 某些维生素如维生素 B_1、维生素 B_2、泛酸、烟酰胺等的严重缺乏，引起呼吸酶合成障碍，从而影响氧化磷酸化过程。机体 ATP 的主要来源是线粒体的氧化磷酸化，当作为磷酸化酶辅酶的维生素缺乏时，呼吸酶合成减少，从而影响氧化磷酸化过程。

（二）血氧变化的特点

组织性缺氧时，PaO_2、CO_2max、CaO_2和 SO_2均正常，$Da-vO_2$减小。由于细胞生物氧化过程受损，不能充分利用氧，PvO_2和 CvO_2均增高，使 $Da-vO_2$减小。毛细血管中氧合血红蛋白含量增加，患者皮肤、黏膜可呈鲜红色或玫瑰红色。

缺氧虽可分为以上四种类型，但临床常见的缺氧常为混合性缺氧。如大量失血可出现循环性缺氧，复苏时大量输液使血液稀释进而出现血液性缺氧，若并发呼吸系统功能障碍可发生低张性缺氧。各型缺氧血氧变化的特点见表 9-1。

表 9-1 各型缺氧血氧变化特点

缺氧类型	PaO_2	CO_2max	CaO_2	SaO_2	$Da-vO_2$
低张性缺氧	↓	N	↓	↓	↓或 N
血液性缺氧	N	↓或 N	↓或 N	N	↓
循环性缺氧	N	N	N	N	↑
组织性缺氧	N	N	N	N	↓

注：↓降低，↑升高，N 正常。

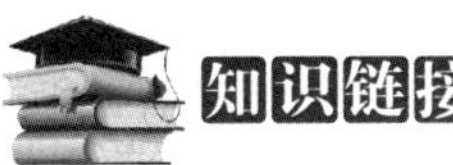

高原反应

高原反应是人到达一定海拔高度 3~4 小时后，身体为适应因海拔升高而造成的气压差、含氧量少、空气干燥等变化，从而产生的自然生理反应，海拔高度一般达到 2700 米左右时，就会有高原反应。高原反应的症状一般表现为：头痛、气短、胸闷、厌食、微烧、头昏、乏力等。部分人因含氧量少而出现：嘴唇和指尖发紫、嗜睡、精神亢奋、睡不着觉等不同的表现。部分人因空气干燥而出现：皮肤粗糙、嘴唇干裂、鼻孔出血或积血块等。

第三节　缺氧时机体的功能和代谢变化

缺氧时机体的功能和代谢变化，包括机体对缺氧的代偿性反应和由缺氧引起的功能和代谢障碍。轻度或慢性缺氧时，可引起机体代偿性反应；急性缺氧时，机体来不及代偿，或严重缺氧机体代偿不全，可引起损伤性反应，表现为组织代谢障碍和各系统功能紊乱，影响重要器官系统时，可危及生命。

一、代偿反应

轻度缺氧和慢性缺氧时，当 PaO_2降至60mmHg（8kpa）以下时，可引起机体的代偿反应。

（一）呼吸系统的代偿反应

呼吸系统代偿反应主要表现为呼吸加深加快，肺通气量增加。其发生机制与以下因素有关。

1. 动脉血氧分压降低　PaO_2降低（<60mmHg），刺激外周颈动脉体和主动脉体的化学感受器反射性地引起呼吸中枢兴奋，使呼吸运动增强，呼吸加深加快。深而快的呼吸可增加每分钟肺通气量，使肺泡内 PO_2升高，利于氧弥散入血，使 PaO_2升高。

2. 动脉血二氧化碳变化　缺氧伴 $PaCO_2$升高时，可刺激外周和中枢化学感受器，使呼吸加深加快，肺泡通气量增加，有利于二氧化碳呼出。但过度通气可降低 $PaCO_2$，减少二氧化碳对中枢化学感受器的刺激，从而限制肺通气量的增加。

3. 胸廓呼吸运动增强　胸廓呼吸运动的增强使胸腔内负压增大，可促进静脉回流，增加心输出量和肺血流量，有利于氧的摄取和运输。

（二）循环系统的代偿反应

1. 心输出量增加　心输出量增加可提高机体的供氧量，对急性缺氧有一定的代偿意义，其发生机制主要为：①心率增快，心肌收缩力增强：PaO_2降低可引起胸廓运动增强，刺激肺牵张感受器，抑制心迷走神经，反射性兴奋交感神经，儿茶酚胺分泌增加，使心率增快，心肌收缩力增强，心输出量增加；②回心血量增加：缺氧可使呼吸加深加快，胸腔内负压增大，从而使回心血量增加，心输出量增加。

2. 肺血管收缩　肺循环的特点是流量大、压力低、阻力小、容量大，有利于使流经肺的血液充分氧合。肺泡气 PO_2下降可引起局部肺小动脉收缩，称为缺氧性肺血管收缩（hypoxic pulmonary vasoconstriction，HPR）。HPR 在人及牛、犬、猪等多种动物普遍存在，其生理学意义在于减少缺氧肺泡周围的血流量，使这部分血流转向通气充分的肺泡，有利于维持肺泡通气与血流的适当比例，从而维持较高的 PaO_2。缺氧引起肺小动脉收缩的机制与以下因素有关：①交感神经兴奋。肺小动脉 α－肾上腺受体密度高，与去甲肾上腺素的亲和力大。缺氧时，交感神经兴奋，经肺血管的 α 受体引起血管收缩反应。有实验表明，肺血管平滑肌的 α_1 肾上腺素受体基因的表达受氧分压调节。缺氧后肺血管 α 受体增加，β 受体减少。②缩血管物质增多，舒血管物质减少。肺组织产生的或循环系统中的多种血管活性物质可作用于肺血管，影响肺小动脉的舒缩状态。缺氧时，体液因子中 TXA_2、内皮素、AngⅡ等缩血管物质产生增多，而一氧化氮、前列环素、肾上腺髓质素、心房利钠因子等舒血管物质减少，结果导致肺血管收缩。③缺氧抑制肺血管平滑肌钾通道。肺动脉平滑肌细胞上有电压依赖性钾通道（Kv），Ca^{2+}激活钾通道（K_{Ca}）和 ATP 敏感性钾通道（K_{ATP}），其中 Kv 是决定肺动脉平滑肌细胞静息膜电位的主要钾通道，急性缺氧可抑制钙通道开放，使 K^+外流减少，细胞膜去极化，电压控制的钙离子通道开放，Ca^{2+}内流增多引起血管收缩。钾通道开放剂和钙离子通道阻断剂均可抑制 HPR。此外，缺氧可使肺动脉平滑肌细胞膜对 Na^{+}、Ca^{2+} 的通透性增高，促使 Na^{+}、Ca^{2+} 内流，导致肌细胞兴奋性与收缩性增高。

3. 血流重新分布 缺氧时因交感神经兴奋和组织缺氧产生的代谢产物（如乳酸、腺苷、PGI_2等）的作用，引起皮肤和内脏小血管收缩，而心、脑血管扩张，血流量增加。这种血流重新分布，可保证重要器官的血液供给，具有重要的代偿意义。

4. 组织毛细血管密度增加 长期慢性缺氧时，细胞生成缺氧诱导因子－1 增加，诱导血管内皮生长因子（vascular endothelial growth factor，VEGF）等基因高表达，进而促使毛细血管增生，密度增加，尤其以脑、心脏和骨骼肌更明显。缺氧时，ATP 生成减少，腺苷增多，腺苷刺激血管生成，使毛细血管增生，密度增大，缩短了氧的弥散距离，增加细胞供氧量。

（三）血液系统的代偿反应

1. 红细胞增多 急性缺氧时，交感神经兴奋，使肝、脾等器官的血管收缩，储存血液进入体循环，增加血液红细胞和血红蛋白的数量。慢性缺氧时红细胞增多主要是由骨髓造血功能代偿性增强所致。低氧能刺激肾小管旁间质细胞产生并释放促红细胞生成素（erythropoietin，EPO），使骨髓造血功能增强，加速红细胞增殖、分化和成熟。红细胞增多可增加血液的血氧容量和动脉血氧含量，使组织的供氧量增加。但红细胞过度增多，可使血液黏度增高，从而增加肺血流阻力和右心负荷。

2. 氧解离曲线右移 缺氧时氧解离曲线右移，即血红蛋白与氧的亲和力下降，有利于将结合的氧向细胞释放。氧解离曲线右移是由缺氧使糖酵解增加，2，3－DPG 合成增多引起。若氧解离曲线过度右移，可导致动脉血氧饱和度明显下降，使血红蛋白携带氧的能力降低，因而失去代偿意义。

（四）组织细胞的代偿反应

1. 细胞利用氧的能力增强 慢性缺氧时，细胞内线粒体数目和膜的表面积增加。生物氧化的相关酶如琥珀酸脱氢酶、细胞色素氧化酶含量增多和活性增强，提高了组织细胞利用氧的能力。

2. 糖酵解增强 缺氧时，ATP 生成减少，ATP/ADP 比值降低，可激活磷酸果糖激酶，在一定程度上加强糖酵解过程，减少氧的消耗。

3. 肌红蛋白增加 肌红蛋白在体内的总量较多，肌红蛋白与氧的亲和力比血红蛋白大，是机体重要的储氧蛋白。慢性缺氧可使肌肉中肌红蛋白数量增加，组织细胞对氧的摄取和储存能力增强，提高细胞耐受缺氧的能力。当氧分压下降时，肌红蛋白可释放大量的氧供组织细胞利用。此外，肌红蛋白增多还可使氧在组织中的弥散速度增加。

4. 低代谢状态 缺氧 ATP 合成减少，细胞的能量消耗减弱，如糖、蛋白质合成减少，离子泵功能受抑制，使细胞处于低代谢状态，节约能量，利于细胞在缺氧的环境生存。

二、机体功能和代谢障碍

严重缺氧，当动脉血氧分压低于 30mmHg（4kpa）时，可导致组织代谢障碍，器官出现功能紊乱，甚至引起死亡。

（一）呼吸系统功能障碍

急性低张性缺氧可以引起肺水肿。高原肺水肿是指进入 4000m 高原后 1～4 天内，出现咳嗽、胸闷、头痛、呼吸困难、粉红色泡沫痰、肺部湿罗音、皮肤黏膜发绀，甚至神志不清。高原肺水肿的发生与肺动脉高压及肺微血管壁通透性增高相关，发病机制为：①缺氧时交感神经兴奋，外周血管收缩，回心血流量增加，肺血流量增多，液体漏出；②缺氧时肺血管收缩，肺血流阻力增加，肺动脉高压，毛细血管内压增高，引起肺水肿；③缺氧时肺血管收缩强度不一，肺血流分布不均匀，在肺血管收缩较轻或不发生收缩的部位，肺泡毛细血管血量增加，流体静压增高，引起肺水肿；④缺氧时损伤肺微血管内皮细胞，血管壁通透性增加，引起肺水肿。严重缺氧时，动脉血氧分压过低可直接抑制呼吸中枢，出现中枢性呼吸衰竭，呼吸运动减弱，肺通气量减少，如周期性呼吸和潮式呼吸等。

（二）循环系统功能障碍

严重缺氧可引起循环系统功能障碍，长时间缺氧可引起心脏形态学改变，发生高原性心脏病、肺源性心脏病等，进而引起心力衰竭。缺氧引起循环障碍的机制与以下因素相关。

1. 肺动脉高压 慢性缺氧可使肺小动脉长期收缩，肺血管中膜平滑肌肥大，血管硬化，形成肺动脉高压。肺泡缺氧所致的肺血管收缩反应，缺氧导致红细胞增多等因素使肺血流阻力增加，出现肺动脉高压，引起右室后负荷增加，导致右心室肥大，甚至心力衰竭。

2. 心肌收缩与舒张功能障碍 严重缺氧可使心肌收缩蛋白破坏和 ATP 生成减少，损伤心肌的收缩与舒张功能，因同时存在肺动脉高压，患者常先表现为右心衰竭，严重时出现全心衰竭。

3. 心律失常 严重缺氧可引起窦性心动过缓、期前收缩，甚至发生心室纤颤。PaO_2 明显降低可经颈动脉体反射性地兴奋迷走神经，导致窦性心动过缓，缺氧时心肌细胞静息膜电位降低，兴奋性、自律性增高，传导性降低出现期前收缩、室颤等心律失常。

4. 回心血量减少 长期慢性缺氧，乳酸、腺苷等代谢废物在体内堆积，外周血管扩张，发生淤血，进而引起回心血量减少，心输出量下降。严重缺氧可直接抑制呼吸中枢，胸廓运动减弱，静脉回流减少。回心血量减少又进一步降低心输出量，使组织供血供氧量减少。

（三）中枢神经系统功能障碍

脑重仅占体重的 2% 左右，而脑血流量约占心输出量的 15%。脑组织所需能量主要依靠葡萄糖的有氧氧化，但脑内葡萄糖和氧的贮备量较少，脑组织的代谢率高，脑耗氧量约为机体总耗氧量的 23%，因此脑对缺氧最敏感，尤其是大脑皮质。

急性缺氧可直接损伤中枢神经系统的功能，缺氧初期大脑皮质抑制过程减弱，兴奋过程相对占优势，出现头痛、情绪激动、思维力、记忆力、判断力降低或丧失，运动不协调以及定向力障碍。严重时可有躁动、惊厥、意识障碍。随着缺氧加重或时间延长，皮质由兴奋逐渐转为抑制，表现为表情淡漠、反应迟钝、昏迷甚至死亡。慢性缺氧时，易出现疲劳、嗜睡、注意力不集中、记忆力、判断力降低及精神抑郁等症状。缺氧引起中枢神经系统功能障碍的机制较复杂，神经细胞膜电位降低、神经介质合成减少、ATP 生成不足、酸中毒、细胞内游离 Ca^{2+} 增多、溶酶体酶释放以及细胞水肿等，均可导致神经系统功能紊乱。

（四）缺氧性细胞损伤

1. 细胞膜的损伤 细胞膜是细胞缺氧最早损伤的部位。缺氧时 ATP 生成不足，离子泵转运障碍及自由基作用使细胞膜对离子的通透性增高，离子顺浓度差通过细胞膜，出现 Na^+ 内流使细胞水肿，K^+ 外流发生高钾血症，Ca^{2+} 内流引起钙超载，抑制线粒体功能，激活磷脂酶，导致溶酶体的损伤及其水解酶的释出，加重细胞的损伤。

2. 线粒体的损伤 细胞内约 80% ~90% 的氧在线粒体内用于氧化磷酸化产生 ATP，仅 10% ~20% 的氧在线粒体外用于生物合成、降解和生物转化。轻度缺氧或缺氧早期，线粒体的呼吸功能代偿性增强。严重缺氧首先影响线粒体外的氧利用，使神经介质的生成和生物转化过程降低。当线粒体部位氧分压降至临界点 1mmHg（<0.1kpa）时，其呼吸功能降低，ATP 生成进一步减少。严重缺氧时，线粒体可出现肿胀、嵴断裂崩解、钙盐沉积、外膜破裂和基质外溢等变化。

3. 溶酶体的损伤 缺氧时细胞内 ATP 生成减少及细胞内酸中毒，可使溶酶体膜磷脂被分解，膜通透性增高，使溶酶体肿胀、破裂，大量溶酶体酶释出，导致细胞及其周围组织的溶解、坏死。此外，细胞内水肿，氧自由基的作用也参与溶酶体损伤。

严重缺氧时，除上述系统功能障碍外，肝、肾、消化、内分泌等的功能均可受影响。

第四节 影响机体对缺氧耐受性的因素

机体在不同的条件下对缺氧的耐受性不同，缺氧的发生和发展，除取决于引起缺氧的原因、程度外，还与多种因素的影响有关。

1. 缺氧的类型、速度和持续时间 在各种缺氧类型中，以急性组织中毒性缺氧危害最大。如氰化物引起的组织中毒性缺氧，可导致机体死亡。而慢性贫血引起的血液性缺氧，即使血红蛋白减少1/2，患者仍可耐受。缺氧持续时间短，机体的功能和代谢易于恢复，缺氧持续时间长，可造成组织细胞严重损伤。

2. 年龄 不同年龄对缺氧的耐受性差别很大。老年人因全身血管逐渐硬化，血管阻力增加，血流速度减慢；同时由于肺组织纤维化和老年性肺气肿，使肺泡通气量减少。故老年人对缺氧耐受性较低，缺氧引起的损伤也更严重。

3. 机体的代谢和功能状态 机体代谢率高时，耗氧量大，对缺氧的耐受性差。中枢神经系统是机体耗氧最多的系统，当其兴奋性增强时，如发怒、悲痛、思虑过度等都将使耗氧量显著增加；一些疾病如甲状腺功能亢进、发热、恶性肿瘤等均可使机体代谢率增高，耗氧量增加；健康人在寒冷、运动、过度疲劳时代谢率也增高，使机体耗氧量增多，从而降低对缺氧的耐受性。反之，体温降低、神经系统的功能抑制等能降低耗氧量而使缺氧耐受性升高，故心脏外科采用低温麻醉以延长手术所必需的阻断血流时间。

4. 机体的代偿适应情况 机体对缺氧的代偿有显著的个体差异，心、肺疾病及血液病患者，对缺氧的耐受性低。此外，代偿能力可以通过锻炼提高，长期参加体力劳动和体育锻炼可使心肺功能增强，氧化酶活性增高，血液运氧能力提高，增强了机体对缺氧的耐受性。

第五节 缺氧治疗的病理生理基础

缺氧治疗的主要原则是针对病因治疗和纠正缺氧。

1. 去除病因 去除病因或消除缺氧的原因是缺氧治疗的前提和关键。对高原脑水肿患者应尽快脱离高原缺氧环境；对慢性阻塞性肺病、支气管哮喘、严重急性呼吸综合征等患者应积极治疗原发病，改善肺的通气和换气功能；对先天性心脏病患者，应及时进行手术治疗；对各类中毒引起缺氧的患者，应及时解毒。

2. 氧疗 通过吸入氧分压较高的空气或纯氧治疗疾病的方法为氧疗（oxygen therapy）。氧疗是治疗缺氧的首要措施，已在临床医疗中得以广泛应用。氧疗对各种类型的缺氧均有一定的疗效，但对不同类缺氧的疗效不尽相同。吸氧能有效提高肺泡气氧分压，促进氧在肺中的弥散与交换，提高动脉血氧分压、血氧含量和氧饱和度，因而对高原、高空缺氧以及因肺通气功能和（或）换气功能障碍等引起的低张性缺氧是非常有效的。大多数急性高原病患者经吸氧、休息后，症状缓解，甚至痊愈。常压氧疗对由右向左分流所致缺氧的作用较小，因为吸入的氧无法对经动静脉短路流人左心的血液起氧合作用。但吸入纯氧可使血浆中物理溶解的氧量从0.3ml/dl增至2.0ml/dl，从而使动脉血氧含量增加10%左右，高压氧疗（3个大气压）可使血浆中物理溶解的氧增至6ml/dl. 这时如果心输出量正常，则可维持整个机体的需氧量。血液性缺氧和循环性缺氧患者动脉血氧分压和氧饱和度均正常，此时氧疗的作用主要是通过提高动脉血氧分压、增加血液中溶解的氧量，改善对组织的供氧。此外，由于血液、

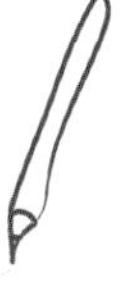

组织液、细胞及线粒体之间的氧分压差是驱使氧弥散的动力，当氧分压增大时，氧的弥散速度加快。CO 中毒患者吸入纯氧特别是高压氧不仅可使血液氧分压增高，而且氧与 CO 竞争与血红蛋白结合，可促使碳氧血红蛋白解离，治疗效果较好。组织性缺氧时组织的供氧是正常的，此时的主要问题是细胞对氧的利用障碍，氧疗的效果不及其他类型的缺氧。

3. 防止氧中毒 氧疗虽然对治疗缺氧十分重要，但如果长时间吸入氧分压过高的气体则可引起组织、细胞损害，称为氧中毒（oxygen intoxication）。氧中毒的发生主要取决于吸入气氧分压而不是氧浓度。吸入气氧分压（PiO_2）与吸入气体的压力（PB）和氧浓度（FiO_2）成正比，$PiO_2 = (PB-47) \times FiO_2$（其中 47 为水蒸气压力 mmHg）。在高气压环境下（高压舱、潜水），以及长时间、高流量、吸入纯氧时容易发生氧中毒，临床工作中应加以重视。氧中毒的发生与活性氧的毒性作用有关。正常情况下，进入组织、细胞的氧有少部分在代谢过程中产生活性氧（包括超氧阴离子、过氧化氢、羟自由基和单线态氧），并不断被清除。当供氧过多时，活性氧的产生增多，超过机体的清除能力，引起组织、细胞损伤。

本章小结

组织因得不到充足的氧，或不能够充分利用氧，而引起细胞发生功能代谢和形态结构异常变化的病理过程，称为缺氧。根据缺氧的原因和血氧变化特点，一般将缺氧分为四种类型：低张性缺氧、血液性缺氧、循环性缺氧和组织性缺氧，前三种缺氧属于供氧不足，组织性缺氧属于用氧障碍。各型缺氧病因、机制和血氧变化特点有所不同，但都对机体的功能和代谢产生了影响。通过学习本章，重点掌握缺氧的概念、类型以及各型缺氧的病因、发病机制及血氧变化特点，缺氧对机体呼吸系统、循环系统、血液系统和组织细胞的代偿反应和损伤性变化，熟悉常用的血氧指标及其意义，了解氧疗、氧中毒以及影响机体对缺氧耐受性的因素。同时结合临床讨论、相关知识链接，让学生更好地了解生活中的缺氧反应，为临床缺氧性疾病的诊断和防治奠定基础。

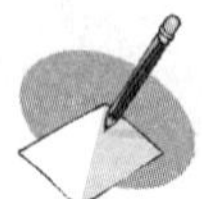

思考题

1. 缺氧可分为几种类型？各种类型的血氧变化特点是什么？
2. 试述缺氧时循环系统的代偿性变化。
3. 低张性缺氧时呼吸系统有何代偿反应？其机制和代偿意义是什么？
4. 感染性休克合并 ARDS 会发生哪些类型缺氧？
5. 缺氧细胞可发生哪些代偿性和损伤性变化？

（刘慧萍）

第十章 血栓形成与疾病

学习要求

1. 掌握 血栓及血栓形成的概念、条件和机制；血栓的分类、病理生理特点、转归及其对机体的影响；血栓形成与常见疾病发生发展的关系；DIC 的概念、病因、发病机制及临床表现。

2. 熟悉 血栓形成的过程；凝血－抗凝、纤溶－抗纤溶系统组成成分及其功能；血管内皮细胞、血小板、血细胞、凝血因子等在血栓形成过程中的作用；血栓前状态的概念和分类；DIC 的分期和分型。

3. 了解 遗传性易栓症；DIC 防治的病理生理基础。

第一节 概 述

在活体的心脏或血管腔内，血液发生凝固或血液中的某些成分相互黏集，形成固体质块的过程称为血栓形成（thrombosis），所形成的固体质块称为血栓（thrombus）。血栓主要由血小板、纤维蛋白和血细胞构成，包括生理止血血栓和病理血栓。

一、止血血栓

正常状态下，当某种原因使血液从血管或心腔中溢出时，机体会出现生理性止血，即血液从血管内流出，短时间内出血自行停止的现象。生理性止血包括三个过程：一是血管本身的应激性收缩，以减小创口；二是血管内膜损伤，激活血小板使其黏附聚集于损伤处；三是血浆中凝血系统的激活，在局部引起血液凝固，形成一个由沉积的血小板、纤维蛋白、血细胞组成的栓子填塞伤口，防止血液从血管或心腔过多流出，这个栓子即止血血栓。随即血管内纤维蛋白溶解系统激活，凝血过程中形成的纤维蛋白降解；同时激活的凝血因子也不断地被单核－巨噬细胞系统所吞噬，防止止血血栓继续扩大引起血管阻塞。这一过程是机体受到损伤时的正常生理反应。临床上通常所说的血栓是病理状况下的产物，故为病理血栓。

二、血栓前状态

血栓前状态（prethrombotic state，PTS）是指多种致病因素引起的血液促凝物质浓度过高，抗凝物质和纤溶物质浓度降低等血液学改变的一种病理生理状态。即虽存在有利于血栓形成的条件，但尚未形成血栓，或者有少量血栓正处于溶解的情况，也可称为血栓前期。PTS 可长期存在，不具有特异性临床特征。主要的病理生理改变为血管内皮细胞受损，血液流速减慢，血液成分异常。具体表现为血小板黏附聚集性增高，凝血因子激活；抗凝蛋白含量减少或结构异常；纤溶成分活性减弱等。PTS 虽然发病隐匿，无明显临床表现，但发生率高，危害性很大，早期发现可预防血栓相关性疾病的发生。

血栓前状态是血栓性疾病的发病基础，可分为遗传性和获得性两种。前者是指由于患者本身与凝血、抗凝和纤溶有关的基因突变造成，天生就易出现血栓形成倾向。有些患者很年轻，却患有冠心病或心肌梗死，便与其相关。后者获得性是指后天体内产生易导致血栓形成的物质，获得性血栓前状态主要与血管壁异常、血液成分的改变、血流异常等相关。如冠心病、多颗粒性早幼粒细胞白血病、肾病综合征及恶性肿瘤等。临床多见的产科疾病也与血栓前状态有一定的关联，以习惯性流产为例，女性在妊娠后，为避免产后出血，体内的各种调节机制发生正常的生理性改变，在大量雌激素的促进作用下，血液中部分凝血因子浓度会显著升高，抗凝因子水平和纤溶活性会有所下降，使妊娠期处于一个生理性血栓前状态，以免分娩胎盘剥离时，母体血液丢失过多。因此妇女在妊娠期间，在一定的诱因下，较常人更易出现病理性高凝血活性，即血栓前状态。这种状态继续发展可形成微血栓，导致胎盘纤维沉着、胎盘梗死灶，胚胎缺血缺氧，最终出现胚胎发育不良或流产。

血栓前状态只有通过实验室检测才能明确诊断，可先做筛选试验，检测血浆凝血酶原时间（PT）、血小板数（BPC）、部分凝血活酶时间（APTT）等，再做特异实验指标检测，如D－二聚体、纤维蛋白（原）片段 F_{1+2} 等。

三、血栓的分类

血栓可在心脏和血管腔内任何部位发生，在发生的不同时相其组成的成分亦有所区分。根据组成成分及外观可以分为白色血栓、混合血栓、红色血栓和透明血栓；根据其形成部位不同可以分为动脉血栓、静脉血栓、心房室血栓和微血管血栓。

（一）按组成成分及外观分类

1. 白色血栓（pale thrombus） 为延续性血栓的起始部，即血栓的头部，与血管壁紧密联系。主要由大量黏附在内皮细胞损伤处的血小板和少量网状的纤维蛋白沉积而成，又称为血小板血栓。多发生于血流量大，流速较快的动脉、心瓣膜和心腔内。临床上常见于风湿性或感染性心内膜炎和动脉粥样硬化，血栓表现为瓣膜上的赘生物或脂质斑块。肉眼观察呈灰白色结节状，表面粗糙有波纹，界限明显，质硬。显微镜下可见许多血小板小梁聚集，周围有大量中性粒白细胞黏附，形成边层。

2. 混合血栓（mixed thrombus） 为延续性血栓的体部，其形成过程为在白色血栓形成后不断增长，致其下游的血流速度明显减慢并形成涡流，再次堆积成一个或多个以血小板为主的凝集块。这期间凝血因子被大量激活，血小板凝集块之间发生凝固，纤维蛋白形成网状结构网罗大量红细胞。此过程交替进行，于是形成了肉眼可见、呈粗长条状灰白色和红色条纹相间、与血管壁黏连的混合血栓（又名层状血栓）。用手触之，可感觉其干燥，弹性较差易断裂。显微镜下主要由珊瑚状的血小板小梁和充满红细胞的纤维蛋白网所构成，并见血小板小梁边缘有较多的中性粒白细胞黏附。临床主要见于二尖瓣狭窄和心房纤维颤动等。

3. 红色血栓（red thrombus） 常见于延续性血栓的尾部，多发生在血流速度缓慢甚至停止处。其形成过程与血管外凝血过程相同。肉眼观察呈暗红色，较容易辨别。显微镜下可见纤维蛋白网内充满了红细胞。根据形成时间分为新鲜红色血栓和陈旧红色血栓。前者触之湿润，有弹性。后者颜色更暗，干燥，无弹性且易于脱落造成栓塞。临床可见于陈旧性脑梗死等。

4. 透明血栓（hyaline thrombus） 主要由纤维蛋白组成，多见于微循环小血管管腔内，数量多，个体小，肉眼不可见。但可通过显微镜观察到，临床上常见于弥散性血管内凝血。

（二）按形成部位分类

1. 动脉血栓（arterial thrombus） 在动脉管壁上形成的血栓，大多是以动脉粥样硬化为发生基础。由于动脉中血流速度快，所以即使凝血过程被激活，在局部也不能积蓄足够的凝血酶，只有在动脉粥样硬化斑块破溃、内皮细胞受损时才会使血小板黏附、聚集，造成管腔狭窄，使得局部积蓄有效浓度的凝血酶，从而使纤维蛋白原转变成纤维蛋白而形成血栓。此外，医源性因素也是导致动脉血栓形成的原因，如人造血管移植、动脉造影、血液透析的动静脉瘘、动脉内留置导管、大动脉反搏气囊导管应用等。

2. 静脉血栓（venous thrombus） 由各种原因所致小腿静脉回流压力降低、血液黏度增加、血小板增加和血液凝固性增高而致静脉腔内形成的血栓。多发生于下肢或盆腹腔手术后、严重外伤、急性感染、妊娠、恶性肿瘤、心脏病患者，尤以左侧下肢最为常见，多在术后第2周发生，常为卧床少动的患者。

3. 心房室血栓（atrial ventricular thrombus） 通常指在心房和/或心室内形成的血栓。一般左心房附壁血栓常见于房颤、二尖瓣狭窄等患者；左室附壁血栓的形成多是继发于急性心肌梗死之后，是急性心肌梗死的常见并发症之一。心房室附壁血栓形成后心脏疾病本身影响的可能很小，主要是可能会出现血栓的脱落，从而出现体循环动脉栓塞的可能性大，最常见的栓塞部位是脑，导致脑卒中发生。

4. 微血管血栓（microvascular thrombus） 是在微循环的血管中由血小板、白细胞或纤维蛋白互相黏集而成的一种均质无结构的微小血栓，一般为纤维蛋白血栓，亦可为血小板血栓。主要通过微循环检测仪发现，而肉眼和一般的X光、B超、心电图很难看到。微血管血栓随血液流向全身，轻者可被激活的纤溶酶溶解，仅造成短暂缺血性组织损伤；若广泛而持久者，则可造成相应脏器的局灶性坏死，导致器官功能障碍。常受累的器官有肾、肺、脑、心、肝、胃肠道等。

四、血栓的转归

血栓的转归，取决于血栓形成的原因、部位、时间、程度及代偿性侧支循环建立情况。一般分为以下三种情况。

1. 软化、溶解与吸收 血栓在形成过程中，可不断地向远、近端滋长和蔓延。但在纤溶酶（plasmin）的作用下，血栓会发生软化和溶解。纤溶酶可使纤维蛋白凝块在酶的作用下得以软化降解，小血栓可被完全溶解和吸收，大血栓则可被部分溶解，或与血管壁的黏附紧密度下降，受血流冲击脱落形成栓子，随血液流动，造成局部血液循环障碍，甚至形成栓塞。如裂解的小栓子随血入肺，引发肺栓塞。

2. 机化与再通 血栓形成数天后，成纤维细胞由血管破损处向血栓内长入，形成柔软湿润的肉芽组织，逐渐取代血栓黏附在血管壁上，这一过程称为血栓机化。在血栓机化过程中，水分丧失，组织收缩，血栓干燥出现裂隙。新生的内皮细胞被覆于裂隙表面，形成新的血管。在血流冲击下，使血栓阻塞处获得再通。但通血量比较少，不能有效地使血液流畅通过，称不完全再通，加之血栓残余结构的纤维蛋白网的存在，易再次发生血栓。

3. 钙化 血栓形成后，既未被软化吸收，又未被完全机化，而是发生钙盐沉积称之为钙化。动静脉皆可发生，形成动脉石或静脉石。

知识链接

静　脉　石

静脉石是指静脉血栓钙盐沉积，是静脉内壁的钙化斑，静脉的直径没有变化，但管腔因为异物而狭窄，可造成回流不好。一般主要是导致局部的症状，对于静脉石的治疗主要是手术和介入治疗。

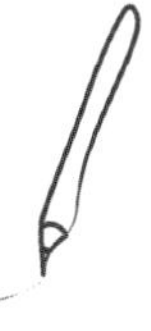

第二节　血 栓 形 成

一、血栓形成的因素

19 世纪中期德国病理学家 Virchow 提出了血栓形成的三个条件，即血栓形成主要涉及血管壁损伤、血流状态的改变和血液成分的异常三个方面。尽管百余年来，血栓形成的新成果不断涌现，但是 Virchow 血栓形成学说至今仍被沿用，只是内涵不断丰富。

（一）血管形态的改变

作为运输血液的通道，血管在人体功能调节以及各种疾病的发生发展中发挥了重要的作用。除毛细血管外血管壁皆由内、中、外膜三层结构组成，起分隔血液与组织液、调节血压和血流及抗血栓形成等作用。其中，抗血栓作用主要依赖于血管壁内膜层的结构完整性和血管内皮细胞（vascular endothelial cell，VEC）的功能正常。VEC 单层铺衬于血管内壁，可合成分泌大量的生物活性物质调节血管平滑肌舒缩、血小板活化、凝血 - 抗凝血系统以及纤溶 - 抗纤溶系统功能平衡等。

1. VEC 损伤　VEC 为单层扁平上皮，构成血管内壁，维持着血管内膜的光滑。除了具有屏障作用以保证血液、组织液中物质的正常交换作用外，还具有抗血栓形成和促血栓形成双重特性。

正常情况下 VEC 以抗血栓形成为主。①其表面有一层由含唾液酸的糖蛋白和糖脂组成带负电荷的细胞外衣，血小板同样具有这层外衣，所以两者互相排斥，从而阻止血小板在血管壁黏附聚集，抑制血小板的活化。②VEC 分泌抑制血小板黏集和舒张血管平滑肌的生物活性物质，如二磷酸腺苷酶（ADP 酶），将 ADP 活化为腺嘌呤核苷酸，抑制血小板聚集；以 L - 精氨酸和分子氧作为底物，在 NO 合酶作用下生成一氧化氮（nitricoxide，NO），以及通过环氧化酶及前列环素合成酶途径代谢花生四烯酸（arachidonic acid，AA），合成前列环素（prostacyclin，PGI_2），后两者可协同舒张血管平滑肌。③VEC 合成分泌抗凝物质，如凝血酶调节蛋白（thrombomodulin，TM）、蛋白 C（Protein C，PC），两者可和蛋白 S（Protein S，PS）协同作用，抑制激活的凝血因子Ⅴ（coagulant factor，CFⅤ）和凝血因子Ⅷ（CFⅧ）；VEC 膜上含有硫酸乙酰肝素，可与抗凝血酶（anti - thrombin，AT）结合对抗凝血酶活性。④VEC 分泌组织型纤溶酶原激活物（tissue - type plasminogen activator，t - PA）促进纤维蛋白溶解。⑤参与抑制外源凝血途径，通过合成分泌组织因子途径抑制物（tissue factor pathway inhibitor，TFPI），抑制组织因子与凝血因子Ⅶ（CFⅦ）结合。此外，VEC 还可以通过摄取和降解一些有促进血小板聚集的活性胺类物质如儿茶酚胺，从而抑制血栓形成。

当受激惹或损伤时，VEC 则表现促血栓形成特性为主。如各种因素导致血管壁完整性受到破坏时，相应部位的 VEC 受损暴露出内皮下的胶原，可引发大量血小板黏附、聚集于内皮下组织，同时激活凝血因子Ⅻ（CFⅫ）启动内源性凝血途径。再如 VEC 受内毒素、凝血酶等的刺激下，细胞表面能表达组织因子（tissue factor，TF），TF 是一种跨膜糖蛋白，它与因子Ⅶ/Ⅶa 结合，形成的复合物激活凝血因子Ⅸ、Ⅹ，启动外源性凝血途径。此外，VEC 还可以合成分泌血小板活化因子（platelet activating factor，PAF）促进血小板活化，分泌血管性假血友病因子（von willebrand factor，vWF）桥联血小板促进血小板聚集，分泌纤溶酶原激活物抑制物 - 1（plasminogen activator inhibitor - 1，PAI - 1）抑制纤维蛋白（原）降解。

2. 动脉粥样硬化（Atherosclerosis，As）　As 是动脉硬化中最常见的类型，是动脉的一种慢性、非炎症性和增殖性病变，主要累及体循环系统的大中动脉，导致血管壁的损伤。As 在病情发生发展过程中，容易引发血栓形成。虽然关于该病变的发生机制有多种学说，包括脂质浸润学说，血栓形成学说，炎症学说等，其共同关键点都是血管内膜损伤。As 的病理特点是受累动脉血管组织形态发生病理变化，血管壁从内膜开始病变，出现增厚变硬，弹性减弱，管腔缩小，在动脉内膜下有积聚的呈黄色糜粥样的脂质斑块。As 发生后血流速度在全身或局部减慢、形成涡流，进一步加重血管壁损伤；同时，VEC 由抗凝血转变为促凝血特性，引起血小板聚集黏附在内膜上，启动凝血与纤溶系统，形成附壁血栓；血栓的形成反过来加重 As 的进展。

（二）血流状态的改变

正常的血流中，血液的流动是分层次的，血液中的有形成分如红细胞、白细胞、血小板在中间流动，称之为轴流。血浆分布在轴流的两边，称之为边流，有效地阻隔了血小板、血细胞与血管内膜的接触。

当血液流变学改变，血流速度缓慢或者停滞时，血液轴流受到影响，形成漩涡，血小板容易析出，卷入边流与 VEC 接触，沉淀并黏集于血管壁处；缓慢的血流速度不仅影响血液成分的流动位置，也影响着 VEC 的结构和功能改变，电镜下可发现，其胞质出现空泡，整个细胞失去结构；细胞下的胶原纤维充分暴露，沉积的血小板在生物活性因子的作用下与其黏附；凝血因子Ⅴ、凝血酶等凝血因子在局部的浓度也随之增高。静脉因为血流速度缓慢呈漩涡状，位置相对表浅容易受压，管腔内血液黏度较高，并具有静脉瓣，所以静脉血栓的发生率就远远高于动脉，其中下肢静脉的血栓又比上肢静脉血栓多，特别是位于骨盆和腓肠肌的静脉；而心和动脉血流流速快，血栓难形成，但在一些器质性的心脏瓣膜病中也会出现血栓，如二尖瓣狭窄时的左心房，久病卧床、久坐状态或血管受压狭窄等情况也易多发血栓。

（三）血液成分的改变

血液由血浆和血细胞按照一定的比例组成，当其成分发生改变时，会对血栓形成带来影响（图 10－1）。

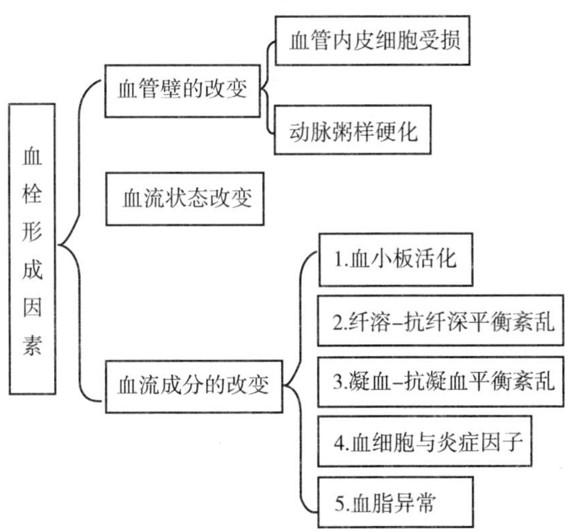

图 10－1　血栓的形成因素

1. 血小板活化　血小板是血液循环中较小的细胞成分，呈两面微凸的圆盘状，平均直径 2～3μm，虽无细胞核，但有特定的形态结构和生化组成。在伤口止血、炎症反应及器官移植排斥等生理、病理生理过程中发挥作用，其中最重要的作用是参与血栓形成。血小板的活化是动脉血栓形成最关键的环节。正常生理状态下，血小板是静止的。当机体由于自身或外界因素导致血管内膜受损时，破损的血管内膜下胶原首先与血小板接触并将其活化，主要表现在以下三个方面。

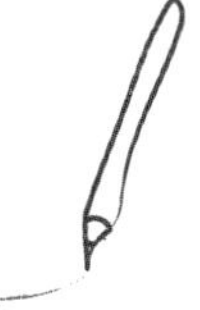

（1）黏附反应　活化的血小板发生变形，表面黏性增强，紧密黏附于血管破损处。

（2）释放反应　活化的血小板黏附在管壁，释放生物活性物质进入血液，如血栓烷 A_2（thromboxane A_2，TXA_2）、ADP、5 - 羟色胺（5 - Hydroxytryptamine，5 - HT）、血小板第 4 因子（platelet factor 4，PF_4）、β - 血栓球蛋白（β - thromboglobulin，β - TG）、凝血酶敏感蛋白（thrombin sensitive protein，TSP）、CFⅤ、CFⅦ、CFⅫ等。

（3）聚集反应　血小板释放的某些活性物质，促使了更多的血小板黏附聚集，如 ADP、胶原，TXA_2和凝血酶等。大量聚集的血小板和纤维蛋白相互结合，吸附多种凝血因子促进凝血发生。与此同时，血小板膜上的第 3 因子（磷脂）也暴露，相互聚集，为凝血因子激活提供了最适宜的平台，有助于凝血酶的形成，加速血液凝固。血凝块形成后，活化的血小板还具有收缩蛋白的作用，和凝血因子ⅩⅢ一起使血凝块形成坚实的血栓。

2. 凝血 - 抗凝血平衡紊乱　正常情况下，机体凝血 - 抗凝血系统功能保持动态平衡。凝血系统由凝血因子Ⅰ（纤维蛋白原）、Ⅱ（凝血酶原）、Ⅲ（组织因子）、Ca^{2+}、Ⅴ、Ⅶ、Ⅷ、Ⅸ、Ⅹ、Ⅺ、Ⅻ、ⅩⅢ组成，以无活性的酶原形式存在于血液中。凝血过程的启动通常包括Ⅻ接触活化的内源性凝血途径和组织因子与凝血因子Ⅶ结合后的外源性凝血途径，使凝血因子Ⅹ活化形成活化的凝血因子Ⅹ（Xa），Xa 与 Ca^{2+} - Va - PL（血小板膜磷脂）形成凝血酶原激活物将凝血酶原转变为凝血酶（Ⅱa）、Ⅱa 水解纤维蛋白原生成纤维蛋白（图 10 - 2）。临床中妊娠、创伤感染、长期服用避孕药、恶性肿瘤、大面积烧伤等因素均可通过内源性途径或外源性途径活化凝血因子，使其在血液中浓度升高，促使血小板活化、机体凝血活性增强，抗凝活性减低。

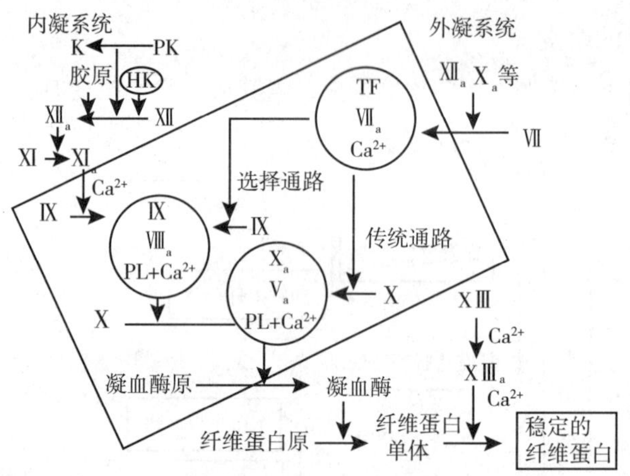

图 10 - 2　血液凝固机制

PK：激肽释放酶原　TF：组织因子　K：激肽释放酶　HK：高分子激肽原　PL：细胞膜磷脂

O：分子复合物　□：细胞膜磷脂相活化反应

抗凝血系统包括单核 - 巨噬细胞和丝氨酸蛋白酶抑制物、肝素、AT、TM - PC 系统以及 TFPI，其中单核 - 巨噬细胞对凝血因子如组织因子、Xa 等以及可溶性纤维蛋白单体具有吞噬、清除作用。抗凝血系统功能下降主要表现如下。

（1）AT 减少或缺乏　①AT 是一种消耗性抗凝血分子，肝素在体内发挥抗凝血作用必须与 AT 等分子结合，AT 消耗性减少多见于肾病和消化道疾病，也见于 DIC 患者和肝素治疗的患者；②AT 合成减少，主要见于各种肝脏疾病（肝炎、肝硬化）、口服避孕药、接受门冬酰胺酶（L - asparaginase）治疗、服用左旋咪唑等；③遗传性 AT 缺陷症，基因异常是 AT 缺乏症的发病原因，由于血浆中 AT 浓度或活性降低，导致血液凝固性升高。

（2）肝素辅因子 - Ⅱ（Heparin Cofactor Ⅱ，HCⅡ）缺乏症　原发性 HCⅡ缺乏可导致脑

梗死发生和反复的静脉血栓形成；获得性 HCⅡ缺乏症往往由于消耗增多，可见于 DIC、肝病、肾移植。

（3）活化蛋白 C 辅助因子Ⅱ缺陷症　由于凝血因子Ⅴ基因发生点突变，使活化蛋白 C 不能作用于该切点而失去降解凝血因子Ⅴ的作用，致使血液抗凝活性下降，易导致血栓形成。大约有 40% 发生静脉血栓。

（4）蛋白 C 缺陷症　①遗传性蛋白 C 缺陷症，基因异常是导致本症的原因，主要遗传方式多为常染色体显性遗传。纯合子的新生儿中这种缺陷表现为暴发性紫癜，易发生血栓栓塞性皮肤坏死，该病患者肺栓塞、下肢深静脉血栓形成较多见，往往有反复静脉血栓形成史。②获得性蛋白 C 缺陷症，主要见于维生素 K 缺乏、严重肝病或服用抗维生素药物（如双香豆素等）导致的肝脏合成减少，或 DIC、深部静脉血栓及大手术后等消耗过多，或在成人呼吸窘迫综合征、重度感染、血管内皮损伤等疾病中，因 TM 减少而导致蛋白 C 活化障碍。

（5）蛋白 S 缺陷症　遗传性蛋白 S 缺陷症的特征是静脉血栓形成，在此类疾病的发病率为 5% ~10%。继发性蛋白 S 缺乏多由于妊娠、口服避孕药、急性炎症及维生素 K 缺乏导致。

（6）抗磷脂综合征（anti - phospholipid syndrome，APS）是指由抗磷脂抗体引起的一组临床征象的总称，主要表现为血栓形成、习惯性流产、血小板减少等。抗磷脂抗体是一组能与多种含有磷脂结构的抗原物质发生反应的抗体，包括抗心磷脂抗体（anti - phospholipikantibodies，APA）、狼疮抗凝物（lupusanticoagulant，LA）、抗磷脂酰丝氨酸抗体（anti - phosphatidylserine antibody，APSA）。

3. 纤溶 - 抗纤溶平衡紊乱　纤溶（纤维蛋白溶解）是指血液凝固过程中形成的纤维蛋白或纤溶蛋白原被纤溶酶分解液化的过程，是体内重要的抗凝血过程。纤溶系统主要由下列物质组成：①组织型纤溶酶原激活物（t - PA），一种丝氨酸蛋白酶，由 VEC 合成，激活纤溶酶原，此过程主要在纤维蛋白上进行；②尿激酶型纤溶酶原激活物（u - PA），由肾小管上皮细胞和 VEC 产生，可以直接激活纤溶酶原而不需要纤维蛋白作为辅因子；③纤溶酶原（PLG），是一个单链的 β - 球蛋白，分子量约为 80，000 ~ 90，000。它在肝、骨髓、嗜酸粒细胞和肾中合成，然后进入血液中。成年人含量为 10 ~ 20mg/100ml 血浆。它在血流中的半衰期为 2 ~ 2.5 天。当血液凝固时，PLG 大量吸附在纤维蛋白网上，在 t - PA 或 u - PA 的作用下，被激活为纤溶酶，促使纤维蛋白溶解。④纤溶酶（PL），一种丝氨酸蛋白酶，具有降解纤维蛋白和纤维蛋白原，水解因子Ⅱ、Ⅴ、Ⅶ、Ⅷ、Ⅹ、Ⅺ等凝血因子，水解补体等作用。⑤纤溶抑制物，包括纤溶酶原激活抑制剂（PAI）和 α2 抗纤溶酶（α2 - AP）。PAI 能特异性与组织型纤溶酶原活化物（t - PA）以 1:1 比例结合，从而使其失活，同时激活 PLG，主要有 PAI - 1 和 PAI - 2 两种形式；α2 - AP 由肝脏合成，与 PL 以 1:1 比例结合形成复合物，抑制 PL 活性；FXIII 使 α2 - AP 以共价键与纤维蛋白结合，减弱纤维蛋白对 PL 作用的敏感性。⑥纤维蛋白原（Fg），是参加止血、血栓形成的主要物质，纤维蛋白凝块又是血栓的主体，由于其分子量比较大，且易在血液中形成网状结构，所以又与血浆黏度有密切关系。Fg 增高时血液黏度增大，产生血栓的可能性也加大，在动脉壁受损和 As 发生时，Fg 可在其表面上沉积，是血栓性疾病独立的危险因素。纤维蛋白溶解基本过程可分为两个阶段：即纤溶酶原的激活与纤维蛋白的降解。正常情况下，血浆中纤溶酶原无活性，只有在激活后转变成纤溶酶才能分解纤维蛋白，清除血栓。当出现纤溶酶原结构或功能异常或纤溶酶原激活物释放障碍，机体纤溶活力降低，纤维蛋白（原）清除能力下降，加重血栓形成。但在纤溶的过程中，纤溶系统过度亢进，凝血因子和血小板又大量被消耗时，容易引发迟发性出血。引起纤溶系统功能平衡改变的原因有：①纤溶酶原活化物释放缺陷，如 VEC 合成释放 tPA 障碍导致反复深静脉血栓形成；②异常纤溶酶原血症，为常染色体显性遗传，出现纤溶酶原分子异常，由于活化纤溶酶的量减少，而导致纤维蛋白（原）溶解能力下降，从而易发生血栓形成；③PAI 过

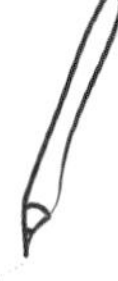

多，为常染色体显性遗传，可能与基因缺陷有关；也可见于获得性 PAI 过多，在冠心病，尤其在心肌梗死、高血压、糖尿病、不稳定型心绞痛、As 中均见有 PAI－1 活性增高。

4. 白细胞和红细胞 白细胞主要在以下几方面参与血栓形成：①白细胞无色呈球形，有细胞核，体积比红细胞大，通过微血管时，流通速度比较慢，容易滞留在微血管内，引起血液流动迟缓，甚至停滞。而且白细胞的变形能力决定了血管中白细胞的流通程度，当其活化后会出现伪足突起，还会增加细胞质硬度，在微血管内流通能力更加低下。②白细胞具有黏附于 VEC 表面的能力，黏附受体可受白三烯 B4、5－HT、胶原、激肽、肾上腺素等物质刺激，在短时间内受体迅速上调；在正常生理情况下，该作用并不明显，但在血流缓慢的静脉中较为多见，特别是静脉发生淤滞或闭塞。③活化的白细胞具有促凝作用，其表达分泌的促凝物质分别通过内源性和外源性凝血途径促凝，如单核细胞合成分泌组织因子进入血液中能够迅速引起局部血栓形成；活化的单核细胞还可释放出多种细胞因子如反应性超氧代谢物使一氧化氮灭活而降低 VEC 抗凝血功能，释放白介素－1、蛋白水解酶、肿瘤坏死因子、胶原酶以及阳离子蛋白原，引起 VEC 损伤，血管平滑肌舒张功能下降，并使血小板与中性粒细胞黏附、聚集及激活。临床上急性白血病患者由于白细胞急剧升高而存在严重的凝血－抗凝血功能紊乱，并发 DIC。

红细胞可增加血液黏度，影响血液循环从而在血栓形成中发挥作用，具体表现在以下几个方面。①物理作用：红细胞与血小板的碰撞，加强了向血管内壁输送血小板的速度与频率。红细胞数量增多、变形能力下降时，这种作用就越明显。②化学作用：释放 ADP 引起血小板聚集，这主要是在高切应力下发挥作用。红细胞的存在，也能加强血小板释放反应。③红细胞聚集：在心肌梗死、Waldenström 巨球蛋白血症等疾病中，血液循环中可见巨大的成堆红细胞聚集体，在微循环里它们有类似血小板聚集体的作用，影响微循环的血液正常灌注。④全血黏度增高：红细胞是决定血液黏度的主要因素；红细胞可变形能力的下降以及数量的增高均可使全血黏度增高。血液黏度增高时，流动速度缓慢、血流阻力增高，造成组织缺血、缺氧、各种代谢产物蓄积。

5. 血脂（包括膜磷脂产物） 血脂是血浆中脂类的统称，包含胆固醇、三酰甘油以及磷脂等类脂物质。血脂广泛存在于人体中，是机体基础代谢所必需的物质。其中能引起严重危害的主要是胆固醇异常，尤其是低密度脂蛋白（LDL－C）过高。如果血液中有过多的 LDL－C 沉积于动脉血管壁，就会导致血管壁粥样斑块形成，斑块不断增大，使动脉逐渐狭窄甚至阻塞，临床上引发心绞痛、心肌缺血、中风甚至猝死。体内凝血过程的发生需要膜磷脂的存在，凝血酶激活物引起凝血酶原水解为凝血酶时有赖于膜磷脂、Ca^{2+} 和凝血因子 V 复合物的作用。

二、血栓形成的过程

血栓是在血液流动的状态下形成的，是机体在某种内部或外部因素的影响下，VEC 受到损伤，内皮下的胶原表面和组织因子裸露，与流动的血液直接接触，从而触发静息状态下的血小板紧密黏附在血管破损处，由此启动血栓形成过程。在血小板黏附的损伤局部，血小板被不断的活化聚集，逐渐覆盖内皮的缺损部分，同时开始释放反应，即主动外排生物活性物质，释放出 ADP、TXA_2等，以募集更多的血小板黏附聚集。血小板之间也通过纤维蛋白不断结合，稳固连接成血小板血栓。内皮损伤而暴露的组织因子和活化的血小板，激活凝血因子，启动内源性及外源性凝血途径，产生凝血酶。凝血酶不仅将可溶性的纤维蛋白原水解，生成纤维蛋白单体再聚合成不溶性纤维蛋白，使聚集的血小板小梁更加牢固地黏附在血管壁上，加速凝血过程，稳定血小板血栓。凝血酶还激活了纤溶酶原使其水解成纤溶酶，引发纤溶系统的启动。血小板血栓的形成，导致血液在血管内流动受阻，容易在血栓的下游处形成涡流，除了使血小板小梁再次堆积外，还会导致该处的凝血酶浓度升高，即意味着有更多的纤维蛋白生成，纤维蛋白交织成纤维蛋白网，网罗大量以红细胞为主的血细胞停留在血栓处，形成血栓体部。最后由于局部血流流速缓慢或者停止，导致血液凝固，形成血栓尾部（图10－3）。

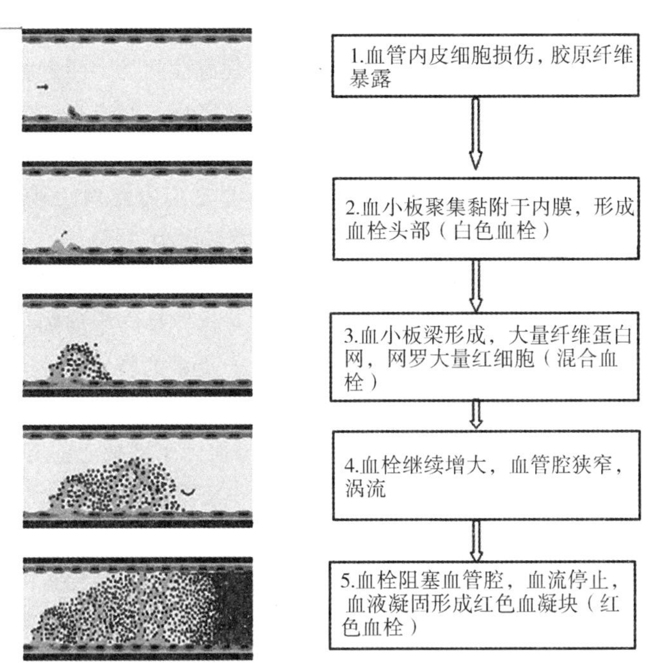

图10－3　血栓形成过程

第三节　血栓形成与疾病

一、血栓形成对机体的影响

血栓形成对机体的影响取决于血栓形成的部位、大小、类型以及血栓阻塞血管腔的程度。

1. 阻塞血管　血栓会造成不同程度的管腔堵塞。当其不完全阻塞管腔时，血液循环受阻，引起局部器官缺血萎缩，功能受损；完全阻塞血管，并未能建立有效的侧支循环供血时，则引起局部组织缺血性坏死。如血栓发生在冠状动脉，易导致心肌供血不足出现心肌梗死；如发生在脑动脉则引起脑梗死；发生在肠系膜静脉则可导致出血性肠梗死。但发生在肢体浅表静脉血栓时，由于浅表静脉丰富的侧支循环，通常不引起临床症状。

2. 栓塞　血栓在未机化前，可整体或部分脱落形成栓子随血流运行，造成组织器官栓塞。心脏瓣膜上形成的血栓最常出现脱落。若栓子内含有细菌，可引起栓塞组织的败血性梗死或脓肿形成。

3. 心瓣膜变形　心瓣膜血栓机化后，造成心脏瓣膜黏连、变形，弹性减弱等，使瓣膜狭窄或关闭不全。临床常见于风湿性心内膜炎。

4. 广泛性出血　微循环内广泛微血栓形成后可引起弥散性血管内凝血，机体出现广泛性出血，休克，器官功能衰竭等危重症状。

血栓形成虽然对机体会带来了许多伤害，但在某些特定的条件下，它也可以对机体起到保护作用。①止血作用，避免机体大量出血。血栓形成可在病变侵蚀处，堵塞裂口防止出血，如肺结核空洞或胃十二指肠溃疡时，血栓的形成可避免大出血。②防止病原微生物扩散。血

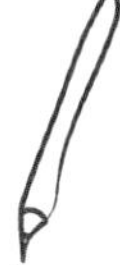

栓形成一定程度上可以防止病原微生物扩散，当炎症病灶小血管内有血栓形成时，血栓的黏附包裹可防止细菌及其毒素的蔓延扩散。

二、遗传性易栓症

易栓症是指由于遗传性因素或者继发于某种疾病的获得性因素的缺陷，使患者容易引起血栓形成和血栓栓塞的病理生理状态。分为遗传性和获得性两类，两者的共同特点是具有血栓易发倾向，血栓类型皆多以静脉血栓栓塞性疾病形式出现，但也有部分会发生动脉血栓疾病。两者的差别在于前者有血栓家族史，具有终身易于血栓形成的倾向，轻微激惹即可生成难以治疗的血栓，并反复出现。后者获得性易栓症，是在原发疾病的基础上发生血栓形成，可见于抗磷脂综合征、肾病综合征、骨髓增殖性肿瘤及红斑狼疮等。

遗传性易栓症这一术语最早出现于1965年所报道的一个挪威家族性的血栓形成。指某些遗传因素影响了个别机体对血栓形成的易感性，这种易感性是终生伴随的，至今已发现了多种遗传性凝血相关因子异常的病例，均具有单一因子受累的特点。常见遗传性易栓症有：①先天性凝血抑制物缺乏：包括遗传性抗凝血酶缺陷症、遗传性蛋白C缺陷症、遗传性蛋白S缺陷症等；②凝血因子缺陷：凝血酶原基因突变，凝血因子Ⅻ缺乏症等；③纤溶蛋白缺陷：异常纤溶酶原血症、纤溶酶原活化抑制物-1（PAI-1）增多等；④代谢缺陷：高同型半胱氨酸血症（MTHFR突变）等。临床观察可见，血栓形成后，组织器官结构功能均受到程度不一的损害，部分脏器由于缺血出现衰竭或坏死，及时的治疗如溶栓抗凝，虽可对疾病的进展起到一定的干预作用，但对患者的预后和生存质量可带来一定的负面影响。因此，对于血栓栓塞性疾病，血栓形成前的危险评估以及对容易形成血栓的高危人群的早期排查显得更为重要。遗传性易栓症的诊断，可以有效地加强对普通人群血栓风险预测，高危人群得到早期预防。有下列情况的人群建议接受遗传性易栓症筛查：有明确的家族血栓史，特别是家族曾有多人出现静脉血栓；形成血栓时年龄较轻，尤其小于50岁者；血栓形成前无明显诱因，并反复出现者；在少见部位出现血栓者如下腔静脉、肠系膜静脉、肝、肾静脉等；及出现新生儿暴发性紫癜，复发性不良妊娠的患者。并且对存在遗传性易栓症患者的一级亲属，在发生获得性易栓疾病或存在获得性易栓因素时，建议进行相应遗传性缺陷的检测。尽管目前一些血栓性疾病的遗传因素所占比重尚不明确，如冠心病、脑梗死等，但具有明显的遗传特质。不同人种、不同地区的遗传因素有着显著差别，比如抗凝蛋白缺陷是我国人群最常见的遗传性易栓症，而因子V Leiden异常是国外人群中有较高发病率的遗传性易栓症，在国内却少见。因此我们今后的研究将提高对我国国人常见的遗传性易栓症的认识和诊治，做到有效的预防血栓形成。

三、动脉血栓形成与疾病

某些疾病的发生，可破坏血管壁结构的完整性，改变血液成分，导致血栓形成。血栓形成可发生在体内任何血管，或栓子脱落随血液流动到其他部位，引起局部血管阻塞，局部组织器官供血不足，发生功能障碍。血栓形成和疾病发展两者互为影响。特别是动脉血栓形成，是许多心脑血管等疾病的导火索。动脉血栓早期多为血小板血栓，主要由血小板和纤维蛋白组成。常发生于冠状动脉、脑动脉、肠系膜动脉及肢体动脉等血流较快且血管壁有受损，或血管形态异常部位。研究发现，多数发生动脉血栓形成的血管都存在As病变。由于动脉血流量大，血压高，流速快，即使凝血功能被激活，在血流的冲击下，血小板和凝血因子也很难在局部大量聚集，产生足够的凝血酶。因此只有在As的基础上，血管结构和完整性发生改变，血流受到阻碍，同时VEC受到损伤，使血小板黏附、聚集，发生释放反应，激活凝血系统，产生相当浓度的凝血酶，使纤维蛋白原转变成纤维蛋白，才可形成血栓。基于以上病理生理特点，预防动脉血栓要从预防 As 病变、稳定 As 斑块开始，或使用有效抗栓药物，防止在斑块破裂后形成血栓堵塞血管，引发相应的组织器官功能障碍。动脉血栓的形成除了某些先天因素外，不良的饮食生活习惯、大量摄入高脂肪食物、吸烟、酗酒、缺乏运动等引发的高脂血症、高血压、糖尿病等都是其形成的重要诱因。

动脉血栓引发的疾病，一般都突然发病，病情较急，可能出现局部剧烈疼痛，如心绞痛、腹痛等。发生阻塞的部位，会因组织缺血、缺氧导致功能结构异常，如心肌梗死、心力衰竭、意识障碍及偏瘫等；若血栓脱落则会引起阻塞的脏器发生相应的病变。以下将介绍动脉血栓最常见的两种疾病。

1. 急性冠脉综合征 急性冠脉综合征（acute coronary syndrome，ACS）作为常见的严重的心血管疾病之一，是一组由急性心肌缺血引起的临床综合征。包括急性心肌梗死（AMI）、不稳定型心绞痛（unstable angina UA），其中 AMI 又分为 ST 段抬高的心肌梗死（ST elevation myocardial infarction STEMI）及非 ST 段抬高的心肌梗死（non ST elevation myocardial infarction NSTEMI）。两者在病理生理上的差异，在于 ST 段抬高型为血栓完全阻塞动脉血管，而非 ST 段抬高型为血栓不完全堵塞动脉，两者在临床表现和治疗策略上有一定的区别。急性冠脉综合征多见于 40 岁以上的中老年人，男性较多，以及有高血压、糖尿病、高脂血症史或冠心病家族史的患者。绝大多数 ACS 是冠状动脉粥样硬化斑块不稳定的结果，其病理基础是冠状动脉粥样硬化斑块由稳定转为易损斑块，易损斑块纤维帽较薄、脂核大、富含炎症细胞和组织因子，加上血流对斑块表面的冲击及管内压力升高等其他因素的干扰，斑块容易发生痉挛、破裂，导致血小板聚集，凝血系统激活，继而引发完全或不完全闭塞性血栓形成，阻碍冠状动脉血流运行，使其在心肌供血与需血之间发生矛盾，不能满足心肌代谢的需求。当血栓造成冠状动脉分支或主干狭窄，心肌血供不足时，可发生急剧的，暂时的缺血缺氧，出现心绞痛。一旦出现持久性缺血达 20 ~ 30 分钟以上，心肌细胞发生缺血坏死，即为急性心肌梗死（AMI）。急性冠脉综合征还有极少数可由非 As 性疾病所致，如动脉炎、外伤、血栓栓塞、先天异常或心脏介入治疗并发症等。ACS 患者典型表现为发作性胸骨后闷痛，伴有压迫感或烧灼感，疼痛向左上臂及肩部放射，呈间断性或持续性，特别注意区分心绞痛和心肌梗死。当疼痛持续时间 > 10 ~ 20 分钟，含服硝酸甘油不能完全缓解时常提示 AMI。实验室检查可见心肌损伤标志物发生变化如肌钙蛋白，肌酸激酶同工酶（CK - MB）上升，且其变化情况与心肌梗死范围及预后明显相关。心电图出现明显异常，包括 ST 段抬高，病理性 Q 波，T 波倒置等。该病发病急，病情重，可导致低血压休克，心力衰竭、猝死。但若能及时去除病因，采取有效抗栓治疗或者介入治疗，则可大大减少并发症，提高存活率，改善患者的预后。

2. 脑血栓 可分为两种情况，第一种是指血液中源于身体其他部位的栓子脱落，随血液流动进入脑动脉阻塞血管，导致局部脑组织供血不足，发生缺血性坏死，出现局灶性神经功能缺损。其发病在脑内，病根却在脑外，定义为脑栓塞。导致脑栓塞的栓子主要来自大动脉或心脏，可分为心源性栓子（如心脏瓣膜病、感染性心内膜炎、心肌梗死等产生的血栓）和非心源性栓子（如脂肪栓子、空气栓子、羊水栓子、血管硬化斑块脱落等），临床表现以意识障碍，偏瘫为主。第二种是脑血管本身病变，大多是在脑动脉内膜粥样病变的基础上，血管壁增厚、血液成分改变、血液黏稠度增加、血流速度缓慢等因素的作用下，诱发脑血栓形成。脑动脉管腔狭窄或被阻塞，局部血流受阻，导致脑组织供血不足发生软化坏死的一种常见疾病，定义为脑血栓形成。根据脑血栓形成的部位，临床分为颈内动脉系统血栓形成和锥 - 基底动脉系统血栓形成。其中大脑中动脉作为颈内动脉分支中最粗大的一支，最容易发生血栓形成。脑血栓形成多发生在中年以后，起病缓慢，多在安静和睡眠状态下发病，病情呈渐进性，以半身不遂和语言不利，感觉障碍等一系列中枢神经症状为主，重者可出现意识障碍。其发病一般具有明显诱因，包括吸烟、酗酒、摄入高脂高糖饮食、缺乏体育运动等。这

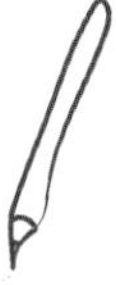

些诱因导致机体出现血压偏高、血液黏度增加，血液呈血栓前状态等异常状况，最终促使脑血栓形成。

四、静脉血栓形成与疾病

静脉血栓形成的发生率远远高于动脉血栓形成，据统计，两者比例达4:1。静脉血栓临床多见，主要在于静脉血流速度缓慢，再加上机体由于自身或外界致病因素的作用，使VEC受损，血小板和凝血因子容易在局部聚集，形成高浓度的凝血酶，促使更多纤维蛋白原转化成纤维蛋白。长期卧床、大手术术后、中重度创伤、肥胖、口服避孕药、静脉曲张等均是静脉血栓形成的诱因，特别是长期卧床的患者，容易出现下肢静脉血栓。静脉血栓形成导致机体局部功能受到影响，受累局部血液回流不畅甚至堵塞，引发淤血、水肿或坏死。

静脉血栓通常多以深静脉血栓出现，以下肢最为常见，也可以发生在身体其他部位，包括股静脉、腘静脉、肠系膜静脉及门静脉等。临床表现可见血栓形成的局部肿胀、疼痛，皮肤温度降低，但凹陷性不明显；远端血液随着血栓不同程度的阻塞血管，形成回流障碍出现远端水肿、胀痛、皮肤颜色改变等。可以根据下肢肿胀的部位及超声波检查，确定血栓形成的大概位置。多数下肢深静脉血栓形成（Deep venous thrombosis，DVT）具有独特的三大症状，即下肢不对称肿胀、疼痛性质呈坠痛或钝痛感和浅静脉曲张。但也有部分下肢深静脉血栓无明显临床表现，称为“寂静型”DVT，可以肺栓塞为首发表现。因下肢静脉吻合支较多，易于建立侧支循环代偿，所以较少发生坏死。只有在下肢发生突然完全性髂-股静脉血栓时，则会发生“股青肿”，即深静脉血管堵塞，肢体肿胀，压迫股动脉，造成动脉痉挛或闭塞，下肢出现缺血及组织坏死，肢体有坏死截肢的危险。静脉血栓容易发生脱落，形成栓子，可以随静脉血移动到各个组织器官，造成局部功能受损，大块脱落则可造成致命性的威胁。

五、微（小）血管血栓形成与疾病

微血管血栓主要是指发生在微小动脉、毛细血管和微小静脉的血栓。其突出的病理特点为小血管内皮细胞病变，表现为内皮细胞受损、管腔狭窄，血液循环中出现促凝因子和血小板聚集，形成血栓。微血管血栓以纤维蛋白的沉积为主，又名透明血栓。微血管血栓可由于微循环障碍，引起血管内凝血；也可由脱落的栓子堵塞局部小血管，引起相应疾病。如堵塞位于眼底血管，可引起视力减退或失明；堵塞位于内耳血管则引起耳聋、耳鸣，听力下降等。当促凝物质大量进入微循环时，可以造成大范围的微血栓形成，引起弥散性血管内凝血，最终引起机体循环障碍，甚至发生多系统器官功能衰竭，危及生命。

视网膜动脉阻塞（retinal artery occlusion，RAO）指视网膜中央动脉或其分支阻塞。视网膜中央血管为视网膜内层营养的唯一来源，同样也是终末动脉，分支间无吻合。因此一旦发生阻塞，视网膜内层血供中断，不能建立有效的侧支循环。显微镜下可见视网膜内层细胞胞膜破裂，核染色质堆积，细胞自溶及液体脱失。毛细血管内皮细胞及壁间细胞变性，留下大片无细胞、无功能的毛细血管区。导致视网膜内层急性缺血，发生变性坏死，引发视力严重下降甚至永久丧失，是眼科致盲的急症之一。RAO可分为两类，一类是中央动脉主干阻塞，临床表现为一只眼突然发生无痛性完全失明，瞳孔散大，直接对光反射消失，间接对光反射存在。另一类是分支阻塞，视野某局部受到遮挡，视网膜栓子的阻塞部位呈灰白色水肿。视网膜血管发生阻塞的直接原因与微血管血栓形成有着密不可分的关系，再加上眼压增高、眶内肿物使血管受压迫等其他因素。该病多发生在伴有心血管疾病的老年人，且发病者常有外伤、偏头痛、凝血功能异常、炎症等明显诱因，表现为视力突然急剧下降，有些患者会出现暂时性单眼一过性黑矇，反复发作，最后导致视力丧失。视网膜中央动脉栓塞作为一种眼科急症，一旦确诊，应迅速恢复视网膜的血供，避免不可逆的视力下降甚至丧失。可采取的措施包括降低眼压、吸氧、使用血管扩张剂等，同时要积极治疗原发病。当药物治疗效果不明显时，可以结合高压氧治疗。

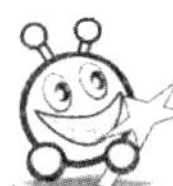

案例讨论

临床案例 某女，27 岁，因妊娠 8 个多月，见红 3 小时于 2014 年 7 月 20 日入院，入院时产妇体温、脉搏、呼吸、血压均正常。产妇于 2014 年 7 月 21 日凌晨 1 点开始腹痛，4 小时后阵发性疼痛加剧送入产房待产，上午 7 点产妇出现阴道流血，胎心 40～60 次/分，怀疑胎盘早期剥离，胎儿宫内窘迫。经家属同意，入手术室抢救，行剖宫产手术，术中见子宫不完全性破裂，腹腔内积血 500ml，血尿。胎儿娩出已死，产妇情况一直不好，上午 10 点行子宫全切，产妇血压不稳。

上午 11 点紧急化验，Hb 60g/L，RBC 2.7×10^{12}/L，血小板 80×10^{9}/L，外周血见裂体细胞，尿蛋白（+++），RBC（++），纤维蛋白原 1.37g/L，凝血酶原时间 47 秒，3P 试验阳性。经全力抢救，输全血 1.4L，血压仍进行性下降，中午 12：40 呼吸心跳完全停止，宣告抢救无效死亡。

问题 1. 患者为什么死亡？

2. 试分析疾病发生的主要病理过程和诊断依据？

第四节　弥散性血管内凝血

一、DIC 的定义与发病因素

1. 弥散性血管内凝血（disseminated intravascular coagulation，DIC） 是一种可由多种原因所引起，以凝血功能异常为主要特征的复杂病理生理过程。具体是指在许多疾病的基础上，各种致病因素损伤微血管体系，引起大量促凝物质入血，凝血功能过度活化，凝血与抗凝系统功能失衡，微血管内形成广泛的血栓，进而血小板、凝血因子被大量消耗，引发继发性纤维蛋白溶解功能增强，发生的一种全身性血栓－出血综合征。主要表现为出血、休克、器官功能障碍和微血管病性溶血性贫血等临床危象。大多数 DIC 病例的病情复杂，病势凶险，常危及患者生命。

2. 发病因素 DIC 是一个病理生理过程或是一种综合征，不是一个独立的疾病，而是在许多疾病进展过程中产生，所以诱发 DIC 的病因大部分来自于多种基础疾病。

（1）感染　感染性疾病为导致 DIC 最常见、最重要的原因，其中最易引起 DIC 的为革兰阴性、革兰阳性细菌感染，如绿脓杆菌、大肠杆菌、金黄色葡萄球菌、伤寒杆菌、溶血性链球菌等，此外真菌、病毒、原虫及其他寄生虫感染均可引起。

（2）恶性肿瘤　同样是诱发 DIC 发生的常见原因，肿瘤细胞分泌出大量的黏蛋白、组织因子等分泌物，促进凝血和诱发 DIC 发生。并且在肿瘤治疗的手术或化学治疗过程中，随着肿瘤细胞的破坏，上述物质可大量释放，激活外源性凝血途径引起凝血。恶性肿瘤引发的 DIC 多发生于肿瘤晚期，易反复出现，预后不良。

（3）创伤及手术　根据临床观察，可发现许多外科手术，特别是大手术，如器官移植等均可能引起 DIC。骨折、挤压伤综合征、大面积烧伤、冻伤、电击伤、毒蛇咬伤等创伤也均能让有凝血活性的因子通过破坏的血管，进入血液循环，从而促进血液凝固。

（4）产科疾病　一些常见的产科意外如子宫破裂、羊水栓塞、胎盘早剥等，可导致大量

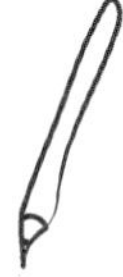

的组织因子进入血液循环，促使 DIC 发生。并且其起病急，来势凶猛，若处理不及时，易危及生命。

（5）全身各系统疾病　心血管系统的恶性高血压、心肌梗死、先天性心脏病等均可引发 DIC，特别以肺源性心脏病并发 DIC 最多见；消化系统的急性重型肝炎、重症肝硬化、急性坏死性胰腺炎等；内分泌系统的糖尿病酮症酸中毒也易并发 DIC；免疫性疾病如系统性红斑狼疮，呼吸系统的重症肺功能不全，泌尿系统的急性肾衰竭等等，都能引发 DIC 的发生，DIC 又进一步加重原发疾病，致使疾病预后不良。

（6）其他　异型输血发生的溶血反应，严重输液反应、一氧化碳中毒、癫痫持续状态、新生儿硬肿症等也可引发 DIC。

DIC 的常见病因见表 10－1。

表 10－1　DIC 的常见病因

病因类型	主要原发病或病理过程
感染性疾病	感染性疾病是 DIC 最重要最常见的病因，革兰阴性或阳性菌感染、败血症等；病毒性肝炎、流行性出血热等
恶性肿瘤	肝癌、胃癌、白血病、胰腺癌、结肠癌、食管癌、胆囊癌等
妇产科疾病	流产、妊娠中毒症、子痫及先兆子痫、胎盘中期剥离、羊水栓塞、子宫破裂、宫内死胎、腹腔妊娠、剖宫产手术绒毛膜上皮癌、卵巢癌、子宫颈癌、恶性葡萄胎等
手术及创伤	大面积烧伤，严重软组织创作，挤压伤综合征，前列腺、肝、脑、肺、胰腺等脏器大手术，器官移植术等
全身各系统疾病	恶性高血压、心肌梗死、急性重型肝炎、重症肝硬化、急性坏死性胰腺炎等
其他	某些毒蛇或有毒动物咬伤、某些昆虫叮咬等

二、DIC 的发生机制

临床上引起 DIC 的病因很多，但就其发生机制而言，主要如下。

1. 凝血酶原酶形成、血管内凝血发生

（1）VEC 损伤引起接触活化，启动内源性凝血系统　在细菌或病毒感染引起的败血症、抗原抗体复合物损害出现全身性红斑性狼疮、休克持续出现缺血缺氧、代谢性酸中毒等病情进展过程中，均可对 VEC 造成损伤，使血管内皮下胶原纤维暴露，促使血小板凝集和凝血因子Ⅻ活性部分丝氨酸残基暴露使其活化。甚至某些细菌、病毒、药物等和活化的血小板在特定的条件下也具有直接激活凝血因子Ⅻ的作用，如内毒素，最终都引发凝血酶原酶的形成，诱发内源性凝血过程。各种致病因素激活凝血因子Ⅻ诱发内源性凝血系统激活，是 DIC 发病机制中的重要一环。

（2）组织损伤，启动外源性凝血系统　在外科大手术、产科意外、严重创伤、烧伤、恶性肿瘤后期等情况下，均会有严重组织损伤坏死或产生代谢产物，释放组织因子之类物质。组织因子进入血液后，与血浆中的凝血因子Ⅶ结合，激活凝血因子Ⅹ（Ⅹa），Ⅹa 与 Ca^{2+}、凝血因子Ⅴ和血小板磷脂相互作用，形成凝血酶原激活物，激活外源性凝血过程，与内源性凝血系统一起，导致血管内凝血。目前认为在 DIC 的发病过程中，组织因子释放引起的外源性凝血系统激活是造成 DIC 的主要途径。以宫内死胎为例，当胎儿的坏死组织在子宫内滞留超过 5 周，DIC 的发生率可达 50% 左右，这是因为坏死的胎儿组织释放组织因子，后者大量进入母体循环，启动外源性凝血系统。此外有人证明，当肿瘤组织坏死时，释放出一种蛋白酶，如某些腺癌能分泌一种含有唾液酸的黏蛋白，它可直接激活凝血 X 因子，从而启动凝血连锁反应。

（3）血细胞和血小板大量破坏，促凝物质释放　DIC 发展过程中，多种致病因素会导致血细胞及血小板受到损伤，使其释放出促凝物质，如磷脂蛋白、血小板 3 因子（PF3）等，加速凝血过程。在急性溶血、异型输血、疟疾时，红细胞被大量破坏并伴有较强的免疫反应，导致抗原－抗体复合物的形成，可发生 DIC。大量 ADP 被释放，触动血小板释放反应，使 PF_3进入血液循环，促进凝血。同时红细胞膜内大量的磷脂也有促凝作用及促进血小板的释放功能。此外，实验研究表明，正常的中性粒细胞和单核细胞内也有促凝物质。内毒素可使中性粒细胞合成并释放组织因子入血，通过外源性凝血系统的启动而引起 DIC。在患有急性早幼粒细胞性白血病的患者体内，此类白血病细胞胞质中含有大量凝血活酶样物质，当白血病细胞大量坏死或经化疗杀伤时，这些物质就会释放入血，同样可通过启动外源性凝血系统引发 DIC。血小板则在 DIC 的发生发展中起最重要的作用，某些致病因素如内毒素、细菌、病毒、抗原抗体复合物等都可通过直接损伤血小板，使其活化，激活的血小板不仅可以黏附、聚集在 VEC 破损处，还可以直接激活凝血因子Ⅻ，启动内源性凝血系统，并释放一些代谢产物如腺苷二磷酸、TXA_2诱导血小板聚集，加速 DIC 形成过程。

2. 纤溶酶激活，继发性纤溶产生　正常生理情况下，在凝血过程出现的同时，继发性纤溶随之产生，即活化的凝血因子Ⅻ或外源及内源性致病因素如某些细菌、病毒、内毒素等多条途径使纤溶酶原水解为纤溶酶，后者将沉积在血管上的纤维蛋白分解，清除附着在管壁上的血凝块，让分解物随血流运走。当 DIC 发生时，继发性纤溶功能过度增强，使微血栓溶解的同时，也加剧了机体凝血功能的障碍，致使凝血－抗凝失调进一步加重，加之血小板和凝血因子在凝血过程中被过度消耗，所以临床上 DIC 患者最常见表现为广泛性出血（图 10－4）。

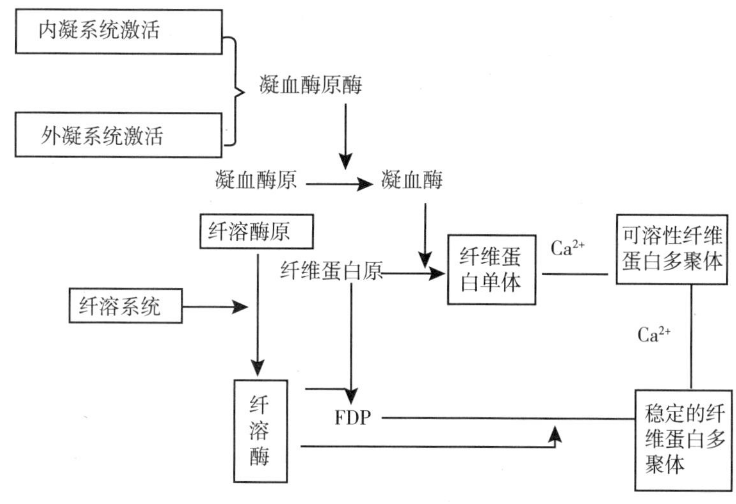

图 10－4　凝血与纤溶系统

三、DIC 的临床表现（弥散性血管内凝血的功能代谢变化）

DIC 可由不同的基础疾病诱发，但除原发病特征外，其临床表现基本相似。主要表现是出血、休克、栓塞、溶血、器官功能障碍五方面的表现。

（一）出血（Hemorrhage）

出血是 DIC 最常见最突出的临床表现，据不完全数据统计，其在 DIC 病情进展中发生率可达到 80～90%，是 DIC 诊断的重要依据之一。往往是突然的、自发的，弥散性血管内大量出血，仅少数隐匿者出血不明显。患者可有多部位出血倾向，如皮肤、牙龈、呼吸道、消化道或穿刺、注射部位和外伤创口等，并且出血程度不一，轻者仅表现为局部渗血如皮肤黏膜

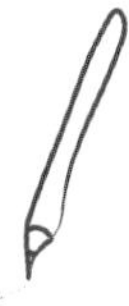

出血、紫癜、瘀斑，重者可发生多部位出血，如胃肠道、胸膜等内脏出血或中枢神经系统、颅内出血等。流出的血液呈不凝固状态，如注射部位渗血不止，伤口部位出血汹涌，找不到出血点等情况。其机制主要为：①DIC 病情进展过程中，血管内广泛形成微血栓，导致大量的凝血因子和血小板被消耗，凝血功能出现障碍引发出血，故 DIC 又称为消耗性凝血病（consumptive coagulopathy）；②活化的凝血因子Ⅻ（Ⅻa）可激活纤溶系统，引起继发性纤溶亢进，纤溶酶可溶解微血栓纤维蛋白凝块，还能水解多种凝血因子和凝血酶原，使凝血因子进一步减少，加剧出血；③纤维蛋白原在纤溶酶作用下生成的多肽碎片（纤维蛋白降解产物）具有抑制凝血酶和抑制血小板聚集的作用，使出血加重；④在 DIC 发生发展过程中，各种诱因引起的休克、缺氧、酸中毒、自由基等多种因素的作用可使微小血管管壁受损、通透性增高。

（二）休克与低血压

休克与低血压是 DIC 又一临床常见表现，多见于 DIC 急性期，某些病因引起的 DIC 也常引起休克，如内毒素血症、严重烧伤等。但以革兰阴性杆菌败血症引起的 DIC 较多见。DIC 所致的休克起病突然，伴有全身多发性出血倾向，但休克的程度与出血量不成比例。休克出现一般是病情严重、预后不良的征兆，容易出现重要脏器的功能衰竭，甚至多器官功能衰竭，所以常规抗休克治疗效果不明显。休克发生的机制是，DIC 发生后广泛的微血栓形成，肺、肝及周围微血管阻塞，肺动脉压及门脉压增高，回心血量明显减少，使心输出量降低；又加之大量出血，血容量下降，心输出量和组织血流灌注量显著减少，机体供血不足；同时在 DIC 形成过程中，引起肾上腺素能神经兴奋，产生多种血管活性物质激肽、组胺等，使微血管扩张，通透性增高，血浆外渗，血压下降。

（三）血栓栓塞

在 DIC 病情发展过程中，患者出现出血和休克时症状明显，要做到及时干预。微血管内由于凝血块阻塞微血管，出现栓塞的早期症状却较隐匿，其特征是多呈弥散性，出现在小动脉、小静脉或毛细血管内，大血管栓塞较少。血栓在身体各器官出现的概率非常大，一旦明显发病时，治愈效果差。当微血管内有广泛的血栓时，可堵塞血管，形成微循环障碍，导致组织器官灌注不足、缺血缺氧、代谢功能障碍，甚至功能衰竭。

依据栓塞部位，常分为：①皮肤黏膜栓塞，最典型且易被发现。引起干性坏死，出现于指足、（趾）鼻、颊及耳部发绀。②肺栓塞，多为急性呼吸窘迫综合征（ARDS），表现为突然发作的呼吸困难、胸闷、发绀等。③肾栓塞，肾小球循环内有广泛血栓时，可出现急性肾功能衰竭，表现为腰痛、少尿甚至无尿及尿毒症。④脑栓塞，可引起抽搐、意识障碍，甚至昏迷，严重者发生脑水肿或脑疝；脑垂体栓塞形成，则发生功能减退。⑤肝栓塞，若不累及肝静脉栓塞，一般不发生致命性的肝功能衰竭。以上栓塞由于程度、持续时间不同，常有不同的表现。

（四）溶血

DIC 早期溶血常较轻微，不易察觉，但后期在血象中可发现破碎的和一些形态各异的红细胞。因为 DIC 时，血管内凝血，使微血管管径变小、扭曲，当红细胞强行通过血管狭窄处及内皮细胞裂缝处时，会受到挤压、冲击等机械性损伤，红细胞发生破裂或变形，所以在血液循环中出现各种形态特殊红细胞碎片，称为裂体细胞（schistocyte），呈星形、多角形、球形等不同形态的。不管是在急性 DIC 还是慢性 DIC 病情发展过程中，这些挤压过的红细胞，很易破裂发生溶血。血液检查时可发现红细胞计数下降，网织红细胞计数增高。由于出血和红细胞破坏，DIC 患者还可能会出现贫血，这种贫血除具备溶血性贫血的一般特征外，在外周血涂片中还可见到形态各异的裂体细胞，故又称为微血管病性溶血性贫血（microangiopathic hemolytic anemia）。

（五）器官功能障碍（Organic dysfunction）

DIC 时，微血管内广泛微血栓形成，引发血栓栓塞，出现微循环障碍，可以导致机体多个组织器官血流灌注减少，而发生一过性或持久性功能障碍甚至衰竭。临床上常出现脏器功能障碍的不同症状，如发热、呼吸困难、少尿、低血压、意识障碍等。当组织、器官因微循环障碍原因，造成两个或两个以上器官功能障碍或衰竭时，DIC 则极易引发多器官功能衰竭（MOF），MOF 是一种病因繁多、发病机制复杂、病死率极高的临床综合征。一般在经受严重损害（如严重疾病、外伤、手术、感染、休克等）后出现，是与应激密切相关的急性全身性器官功能损害。MOF 常是 DIC 引起死亡的重要原因。

四、DIC 的分期与分型

（一）分期

DIC 是一个有明显诱因引发的病理生理过程，根据其特点及发展进程，一般可分为以下三期。

1. 高凝期　此期大量凝血因子激活，血小板聚集，血液中凝血酶含量增多，导致微血栓的形成。血液此时表现为凝血功能亢进状态，为 DIC 的早期改变，血液凝固性增高。实验室检查可发现凝血时间明显缩短，血小板的黏附性增高。多见于慢性型 DIC 中，也可见于亚急性型，急性型不明显。此期系发病之初，机体的凝血因子活性增高，各脏器微循环中有血栓形成，部分患者可无明显临床症状。

2. 消耗性低凝期　此期在 DIC 进展过程中持续时间比较长，微血管中发生弥散性血管内凝血，微血栓广泛形成，由于高凝期凝血功能异常及纤溶酶的降解作用，使凝血因子、血小板被大量消耗，血液凝固性降低，实验室检查可发现凝血时间显著延长。血小板明显减少，多种凝血因子水平低下甚至不能测出，临床表现上出现严重程度不一的出血症状。本期在急性型及亚急性型较为明显。

3. 继发性纤溶亢进期　此期凝血过程渐趋减弱，纤溶过程被激活并逐渐加强。造成继发性纤维蛋白溶解，出血症状更明显，该期大多有严重程度不同的出血，严重者出现休克或单个或多个脏器功能衰竭的临床症状。该期除仍有前一期实验室指标变化的特征外，纤溶酶原测定试验显示纤维蛋白溶解亢进的相关指标的变化也十分明显。

DIC 病理发展进程的三期并不是严格分开的，而是相互交叉，但可以依据实验室指标检测区别。DIC 的分期及各期特点见表 10－2。

表 10－2　DIC 的分期及各期特点

分期	基本特点	表现
高凝期	凝血系统被激活，血液中凝血酶含量增加，导致微血栓形成	血液呈现高凝状态
消耗性低凝期	血小板和凝血因子大量消耗，二者的减少继发纤维蛋白原减少，导致纤溶系统激活并逐渐加强	凝血功能减低，表现出不同程度的出血症状
继发性纤溶亢进期	纤溶系统异常活跃，纤维蛋白降解产物形成且具有很强的抗凝作用	散在性、广泛性出血

（二）分型

引起 DIC 发生的病因有很多，可以按照其发生发展速度及病情变化将 DIC 分为以下各型。

1. 急性型、亚急性型、慢性型 根据DIC的发病缓急，症状轻重，持续时间长短可分为三型：急性型，亚急性型，慢性型。各型的主要特点如下（表10-3）。

（1）急性型 DIC常突然起病，通常在数小时至1~2天内发生，病势凶险，进展速度快，持续时间短，分期不明显。临床表现以出血和血压下降休克为主，甚至危及生命。常见于各种严重感染如革兰阴性菌感染引起的败血症，暴发型流行性脑脊髓膜炎、产科意外，流行型出血热，输入不合血型急性溶血等。实验室检查结果明显异常。

（2）亚急性型 DIC在数天或数周内逐渐形成，急性起病，一般无休克，常伴有微血管栓塞症状。临床表现介于急性型和慢性型之间。病情较急性型缓和，进展较缓慢，常见于恶性肿瘤转移，白血病等。

（3）慢性型 在DIC发展进程中较少见，起病缓慢，病程长，可达数月甚至数年，高凝血期较明显；该型临床症状不显著，如仅在皮肤或黏膜处见瘀斑，所以容易被误诊或漏诊。临床诊断较困难，有时仅有实验室检查异常，往往在尸解后作组织病理学检查时才被发现，在一定条件下，可转化为急性型。常见于恶性肿瘤和慢性溶血性贫血等。

表10-3 根据DIC发生速度分型

DIC类型	临床特点	发病及病程	常见疾病
急性型	以出血和血压下降休克为主，症状明显，病情迅速恶化，实验室检查出现明显异常	起病急，常在数小时至1~2天内发生	严重感染性疾病、产科意外、严重创伤、异型输血等
亚急性型	一般无休克，但伴有微血管栓塞症状。临床表现介于急性型和慢性型之间	数天或数周内逐渐发生	恶性肿瘤转移，白血病等
慢性型	症状不显著，有些仅在皮肤或黏膜处见瘀斑，易被误诊或漏诊	起病缓慢、病程长	恶性肿瘤、慢性溶血性贫血等

2. 代偿型、失代偿型和过度代偿型 在DIC病情发展过程中，虽然血浆凝血因子与血小板不断被消耗，但是同时也存在一定的代偿性反应，如骨髓和肝脏增加血小板和凝血因子的生成。因此根据代偿情况，可将DIC分为以下三型。

（1）代偿型 见于慢性DIC早期，无特殊临床表现或表现不明显，实验室检查无明显异常。因凝血因子与血小板的消耗与生成间基本上保持平衡。但若病情持续加重，则可转化为失代偿型。

（2）失代偿型 见于急性DIC，凝血因子和血小板被迅速大量消耗，机体代偿不能维持平衡。实验室检查可见血小板计数与凝血因子明显减少。患者出现出血、休克等临床表现明显。

（3）过度代偿型 于慢性DIC或DIC的恢复期，凝血因子和血小板的生成速度多于消耗。实验室检查凝血因子暂时性增高；血小板减少不明显。患者的临床症状不明显。但与代偿型相似，在一定条件下，也可转化为失代偿型。

五、DIC诊断与防治的病理生理基础

（一）DIC诊断

DIC是在一些原发病的基础上发生的。在其病情发展过程中，不同类型的DIC在不同时期，临床表现和实验室检测指标反应也大不相同，由此可见DIC的病情改变十分复杂，因此要做到明确诊断DIC，必须要进行密切观察，综合判断，特别是应注意以下三个方面。

1. 存在易于引起DIC出现的基础疾病 如感染、恶性肿瘤、重大创伤等，是诊断DIC的首要标准，有助于做到早明确诊断，早干预纠正。

2. 注意观察临床表现 此项对于慢性和非代偿性及过度代偿型这三类无明显临床征象的

DIC 诊断无重要意义，但可以作为明确急性型和失代偿型 DIC 诊断参考条件。特别是出现以下临床表现者，可帮助明确诊断。

（1）有不明缘由的多发性出血倾向。

（2）微循环障碍，如皮肤苍白，嘴唇、脸颊发绀，全身湿冷等。

（3）突然出现在原发病中难以解释的低血压或休克，并用一般的抗休克治疗无明显效果者。

（4）反复出现多发性微血栓症状和体征，如表浅部位的皮肤、黏膜栓塞导致的指、足趾等处发绀、坏死等。

（5）予以抗凝治疗有效者。

（6）原因不明的肺、肾、脑等脏器一次性或不可逆性功能障碍。

3. 实验室指标 在前面两个基础上，实验室检查指标是诊断 DIC 的最重要的最直观的方法。①血小板计数 $<100\times10^9/L$ 或进行性下降，或有两项以上体内血小板活化指标的增高。②凝血酶原时间（PT）延长或缩短 3 秒以上。③血浆纤维蛋白原水平 $<1.5g/L$ 或呈进行性下降。④ 3P 试验阳性：3P 试验即鱼精蛋白副凝试验，其方法是，将鱼精蛋白加入受检血浆后，可与 FDP 结合，使血浆中原与 FDP 结合纤维蛋白单体分离并相聚合而凝固，形成可见的白色沉淀。这种不需要酶的作用而使纤维蛋白单体聚合的现象称为副凝试验。或血浆 FDP > 200mg/L。⑤ D－二聚体检查：D－二聚体是纤溶酶分解纤维蛋白的产物。原发性纤溶亢进时，血中 FDP 升高，但 D－二聚体并不升高。继发性纤溶时，才会产生 D－二聚体。目前认为该检查是 DIC 诊断的重要指标，特别血浆 D－二聚体水平较正常增高 4 倍以上。溶栓药物使血栓溶解，D－二聚体检查则会呈明显升高趋势。⑥纤溶酶原含量及活性降低。⑦ AT 含量及活性降低，血浆因子Ⅷ促凝活性 < 50%。在众多指标中最具有代表性的是前三项同时有异常。

（二）DIC 防治

诱发 DIC 的基础疾病有很多种，病情发展变化也非常大，治疗方案各不相同。但 DIC 的防治最主要离不开以下几方面。

（1）防治原发病，消除诱因　预防和去除引起 DIC 的基础疾病是防治 DIC 的根本措施，对病情做具体的分析，根据不同的矛盾采用不同的方法去解决。如控制感染、纠正酸中毒等。临床观察发现，能将基础病治愈或控制的 DIC 患者，预后好于不能控制或治愈基础疾病者。

（2）改善微循环障碍　采用扩充血容量、解除血管痉挛等措施及早疏通阻塞的微循环。

（3）抗凝治疗　为 DIC 治疗过程中，最重要的一步。在高凝期可应用抗凝药物如肝素、低分子右旋糖酐、阿司匹林等阻止凝血过程。出血倾向十分严重的患者，可输新鲜血液或补充血小板等凝血物质以及使用纤溶抑制剂止血。并保持患者呼吸道通畅吸入氧气，给予适量的强心药；避免应用血管收缩药和使血液黏稠的药物。

本章小结

本章从四个方面进行了阐述，首先介绍血栓形成、血栓的概念，进而引出血栓前状态的相关内容。简单介绍了血栓的分类和转归，血栓根据组成成分及外观可分为白色血栓、混合血栓、红色血栓和透明血栓；根据其形成部位不同可分为动脉血栓、静脉血栓、心房室血栓和微血管血栓。血栓的转归和结局有这几种：软化、溶解与吸收；机化与再通及钙化。其次重点讲述了血栓形成的三个条件，即血管壁的损伤、血流状态的改变和血液成分的异常。简单描述了血栓形成的过程。血栓形成与疾病是本章的点睛之笔，从血栓形成对机体的影响入

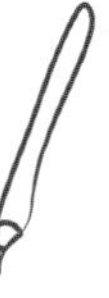

手，引出遗传性易栓症；动脉血栓形成与疾病；静脉血栓形成与疾病；微血管血栓形成与疾病等内容。紧密联系临床。最后阐述了本章重点内容DIC，从发病因素、发病机制、临床表现、分期与分型和诊断与防治的病理生理基础等几个方面重点介绍了弥漫性血管内凝血。DIC是一种由多种原因所引起，以凝血功能失常为主要特征的复杂病理过程。DIC临床表现主要是出血、休克、栓塞、溶血、器官功能障碍。其中出血是最常见临床表现。DIC可分为高凝期、消耗性低凝期、继发性纤溶亢进期三期。在本章中还结合病例讨论分析其发生的原因、机制及诊断依据，加强了与临床的联系。

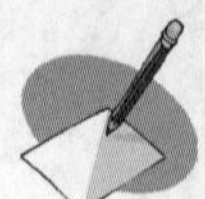

思考题

1. 简述DIC的发生机制？
2. 产科意外为何易发生DIC？
3. 为什么DIC的患者会出现广泛的出血？
4. DIC患者的临床表现及发生机理是什么？
5. 何谓血栓前状态？
6. 常见的遗传性易栓症有哪些？
7. 简述血栓形成的条件？
8. 简述血栓的类型及构成？
9. 血栓的结局有哪些？血栓形成对机体有什么影响？

（葛金文）

第十一章　休　　克

学习要求

1. 掌握　休克的概念、分类与特点；休克的发展过程及各期微循环改变的机制与意义；休克各期的临床表现。

2. 熟悉　休克时细胞的变化；多器官功能障碍综合征（MODS）的概念、分型和器官代谢与功能变化；全身炎症反应综合征（SIRS）的概念、病因。

3. 了解　SIRS 的分期与发生机制；休克和 MODS 防治的病理生理基础。

第一节　概　　述

休克是英语 shock 的音译。该词源于希腊文，原意是指机体受到强烈“打击”或“震荡”后出现的一种危急状态。1731 年法国医师 Henri Francois Le Dran 首次将 shock 应用于医学来描述患者因创伤而引起的临床危重状态。至今，对休克的研究已有二百多年的历史，经历了四个主要发展阶段（表 11－1），不断指导着临床实践中对休克患者的诊断与治疗，从而提高了休克救治的成功率。

1. 描述症状阶段　1895 年，Warren 和 Crile 从临床角度提出“休克综合征”的概念，将休克患者的临床表现描述为“面色苍白或发绀、四肢湿冷、脉搏细速、脉压减小、尿量减少、神志淡漠和血压降低”，这些生动具体的描述至今仍对休克的临床诊断有重要意义。

2. 认识急性循环紊乱阶段　第一、二次世界大战期间，很多战士伤亡于休克，引起医学界的关注，并开始系统探究休克的发病机制。当时的重大进展是提出“急性循环紊乱”的概念，认为休克的关键是“血管运动中枢麻痹和动脉扩张，全身血液循环调节紊乱而引起低血压（收缩压 <80mmHg），血压降低导致组织器官血液灌流减少，继而出现功能、代谢和结构的变化”，并主张应用肾上腺素类缩血管活性药物抢救。通过临床实践证实，部分患者在应用肾上腺素治疗后血压回升而获救，但有些患者的病情反而进一步恶化，主要死亡原因是急性肾功能衰竭，短期内引起肾脏泌尿功能障碍，常以少尿为特征，又称“休克肾”。

3. 创立微循环障碍学说阶段　20 世纪 60 年代，Lillehei 等通过大量的动物实验对休克的发病机制进行研究，发现不同病因引起的休克都有一共同的发病环节，即有效循环血量减少，组织血液灌流量不足，因此提出了休克的“微循环障碍学说”，认为“休克发生时交感－肾上腺髓质系统强烈兴奋，而不是交感衰竭或麻痹，休克发生发展的关键在于微循环血流减少而不是血压降低，血压降低是有效循环血量减少的结果和表现”；此外，Hardway 等提出休克晚期的难治与微循环发生弥散性血管内凝血有关。因此主张在救治休克患者时，充分输血和补液扩容为首要，尤其针对失血、失液等病因，可联合应用血管活性药甚至扩血管药以改善微循环灌流量，临床实践中证实此法较大地提高了救治率。但是，补液扩容用量的多少因临床经验不足，加之监测手段落后，一度曾因扩容不当，使患者肺循环负荷过重而发生肺水肿，甚至诱发或加重急性肺功能衰竭，致患者死于“休克肺”。

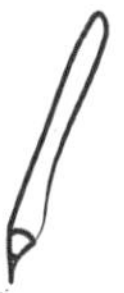

4. 研究细胞分子机制阶段 20世纪80年代以来，休克的研究热点从低血容量性休克转向感染性休克。针对感染性休克的细胞、亚细胞和分子水平研究休克的发病机制以来，发现休克的发生与许多具有促炎或抗炎作用的体液因子有关，提出“全身炎症反应综合征”的概念，以及休克难治与“多器官功能障碍综合征”有关。即便是非感染性休克，其病情进展也与肠源性内毒素血症引发的播散性炎症细胞活化有关，同样必须积极预防全身瀑布式炎症反应的扩大。因此提出应尽早抑制过度的炎症反应，防治多器官功能障碍与衰竭，以提高休克患者的生存率。

表11－1 休克研究的发展阶段

阶段	理论进展	临床意义
描述症状	“休克综合征”的临床表现	对休克的诊断有重要意义
认识急性循环紊乱	休克的关键是“血管运动中枢麻痹和动脉扩张引起低血压，引起组织血流减少”	采用肾上腺素类缩血管活性药抢救部分患者，但一些患者死于“休克肾”
创立微循环障碍学说	不同病因的休克关键在于“有一共同的发病环节即有效循环血量减少，微循环血液灌流不足，而引起血压降低”；休克难治与“弥散性血管内凝血”有关	充分输血和补液扩容为首要，结合应用血管活性药甚至扩血管药救治，较大提高救治率，如扩容不当可诱发或加重急性肺功能衰竭，致患者死于“休克肺”
研究细胞分子机制	感染性休克的发生与非感染性休克病情的进展均与许多具有促炎或抗炎作用的体液因子有关，提出“全身炎症反应综合征”的概念；休克难治与“多器官功能障碍综合征”有关	尽早抑制过度的炎症反应，防治“多器官功能障碍与衰竭”，以提高患者生存率

现代研究认为，休克是指机体在严重失血或失液、创伤或烧伤、感染等各种强烈致病因素作用下，有效循环血量急剧减少，组织微循环灌流量严重不足，引起细胞损伤和多器官功能障碍甚至衰竭的全身血液循环和微循环调节紊乱性病理过程。

第二节 休克的分类与特点

休克的原因很多，有不同的分类方法。按照发生始动环节分类有助于临床工作中根据不同的发病环节与机制提出针对性治疗方案；按照病因分类有助于及时认识和祛除患者的病因，并尽早针对原发病治疗；按照血流动力学特点分类则有助于判断患者病情的进展程度与预后。

一、按始动环节分类

当各种病因引起血容量减少、血管床容积增大或心输出量急剧降低这三个环节中一个或几个方面发生变化时，都可使有效循环血量锐减，组织有效灌流量减少，因此组织灌流量不足是不同类型休克共同的发生环节。通常，按照发生始动环节的不同可将休克分为低血容量性休克、分布异常性休克和心源性休克这三种类型，各有其常见病因与临床特点（图11－1）。

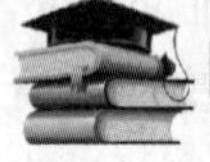

知识链接

有效灌流量

机体保证正常的组织微循环有效灌流量主要取决于三个方面：

1. 充足的血容量　正常成年人的血量相当于体重的7%～8%，体重为60kg的人，血量为4.2～4.8L。

2. 正常的血管舒缩功能保证正常的血管床容积　正常机体约有20%的毛细血管交替

开放就足以维持细胞的生理代谢需要，微循环中80%的毛细血管处于关闭状态，毛细血管网中的血量仅占总血量的6%左右。

3. 正常的心泵功能保证正常的心输出量　心脏的节律性收缩和舒张对血液的驱动作用称为心脏的泵功能或泵血功能，正常成年人在安静状态下，心输出量约5～6L，剧烈运动时可达25～30L。心脏的节律性兴奋的发生、传播以及收缩和舒张的协调交替活动与心脏的生物电活动密切相关，一旦心律失常发生可引起心泵功能不全使心输出量降低。此外，凡是能影响心搏出量和心率的因素均可影响心输出量：①心搏出量的多少取决于心室收缩的前负荷（心室舒张末期充盈的血容量，即静脉回心血量）、心室收缩的后负荷（大动脉血压）和心肌收缩力等，当静脉回心血量不足、高血压或心肌收缩力减弱时，可导致心搏出量下降；②一定范围内，心率加快可使心输出量增加，但是如果心率过快，超过160～180次/分，将使心室舒张期明显缩短，心室充盈量明显减少，因此心搏出量也明显减少导致心输出量下降。

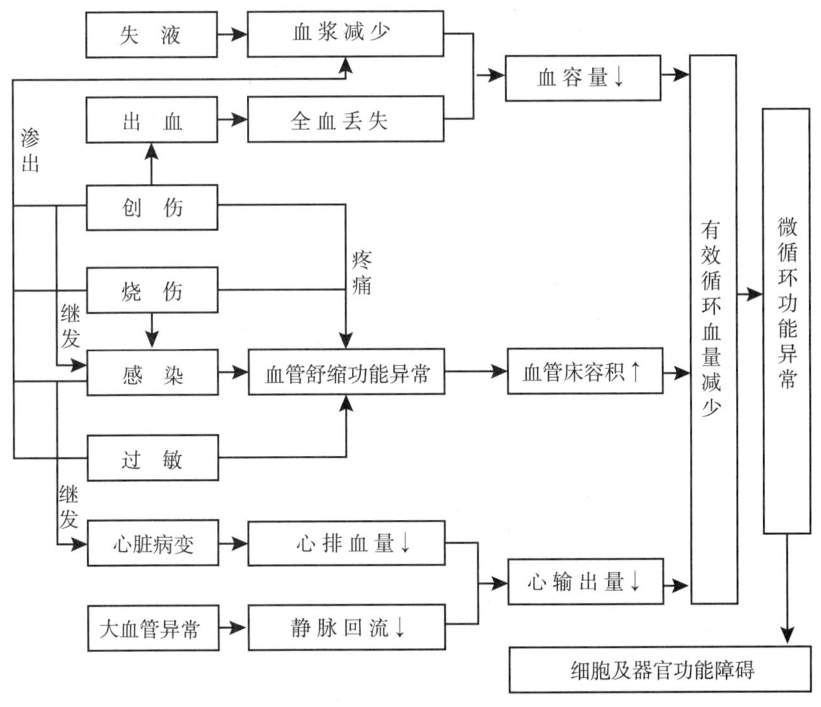

图11－1　休克发生的病因与环节

（一）低血容量性休克

低血容量性休克（hypovolemic shock）是指由于失血、失液、烧伤或创伤等病因使大量体液丢失或血管通透性增加，导致血容量急剧减少而引起的休克。一旦血容量急剧减少，就会引起静脉回流不足，心输出量减少且血压下降，继而压力感受器的负反馈调节冲动减弱，交感神经兴奋使外周血管收缩。因此低血容量性休克临床上出现高阻力性休克（high－resistance shock）“三低一高”的典型表现，即中心静脉压（central venous pressure，CVP）、心排出量（cardiac output，CO）、动脉血压（arterial blood pressure，ABP）降低，而总外周阻力（total peripheral resistance，TPR）增高。由于皮肤血管收缩，血流量减少，使皮肤温度降低，故又称“冷休克”，这种高阻力性休克临床最多见。低血容量性休克早期因为代偿机制的作用，可维持动脉血压和心脑血供。进展到休克失代偿期，外周循环衰竭表现为皮肤温度变化、血压下降、脉压变化、心率加快、少尿和神志变化。

（二）分布异常性休克

分布异常性休克（maldistributive shock）是指感染、过敏、强烈的神经刺激（如疼痛）等病因通过内源性或外源性血管活性物质的作用，使血管床容积异常扩大，大量血液淤滞在舒张的小血管特别是腹腔内脏的小血管内，有效循环血量相对不足而引起的休克，也称为血管源性休克（vasogenic shock）。血管失去收缩性，可能是神经性的（交感缩血管功能受抑制）或体液性的（血液中存在扩血管物质）。见于神经源性休克、过敏性休克和脓毒性休克，其中脓毒性休克最常见，与严重的、暴发性的感染有关，死亡率很高。机体的血管床全部开放时的容量远远大于血液量，仅肝脏毛细血管全部开放就能容纳全身血液量。一旦血管床容积异常扩大，临床上常出现低阻力性休克（low - resistance shock）的典型表现，血压呈进行性下降，而皮肤血管扩张，血流量增多，使皮肤温度升高，潮红而温暖，故又称“暖休克”。

（三）心源性休克

心源性休克（cardiogenic shock）指由于心肌源性或非心肌源性病因使心脏泵血功能衰竭，心输出量急剧减少，有效循环血量下降，不能维持正常组织灌流量所引起的休克。心肌源性病因即心脏本身的病变；非心肌源性病因包括压力性或阻塞性病因及心脏射血受阻的病变。心源性休克时，心泵功能衰竭增加了容量负荷，使CVP和肺毛细血管楔压（pulmonary artery wedge pressure，PCWP）升高，患者的皮肤等组织血流量明显减少，皮肤温度下降，苍白而湿冷，属于“冷休克”。

二、按病因分类

按病因休克可分为失血性休克、失液性休克、烧伤性休克、创伤性休克、感染性休克、过敏性休克、神经源性休克和心源性休克，此分类法是目前临床上常用的分类方法。将病因与始动环节结合起来进行分类，更有利于临床对休克的诊断和治疗。

（一）失血

大量失血可引起失血性休克（hemorrhagic shock），临床常见于外伤、消化道溃疡、食管－胃底静脉曲张破裂（肝硬化晚期并发症）、宫外孕及产后大出血等。

失血性休克特征明显：①首先，失血后是否发生休克取决于失血量和失血速度：通常15～20分钟内失血少于全身总血量10%～15%（约500ml）时，机体可通过代偿使血压和组织灌流量保持基本正常；如果快速失血超过总血量的20%（约1000ml），就会失代偿，可引起心输出量和平均动脉压下降而发生休克；当失血超过总血量的45%～50%，往往迅速导致死亡；②其次，失血性休克分期较明显：其发病过程通常包括微循环缺血期、微循环淤血期和微循环衰竭期三个阶段，各期有不同的微循环变化特点和临床表现；③另外，失血性休克容易并发急性肾功能衰竭和肠源性内毒素血症，这是失血性休克由进展期向难治期发展的重要原因之一。

（二）失液

失液性休克（dehydratic shock）也就是虚脱（collapse），主要见于剧烈呕吐、腹泻及肠梗阻、胃肠引流术、大量出汗、大量胸水或腹水（抽放不当）、糖尿病多尿及肾功能不全多尿期等脱水情况，导致大量体液丢失。尤其是严重低渗性脱水，液体从细胞外液向渗透压相对较高的细胞内转移，引起细胞外液进一步减少，血容量和有效循环血量的锐减，使患者很容易出现直立性眩晕、血压下降、四肢厥冷和脉搏细速等外周循环衰竭的症状，需及时救治。

（三）烧伤

大面积烧伤时可伴有大量血浆渗出，导致体液持续丢失，有效循环血量减少，如得不到及时补充，将引起烧伤性休克（burn shock）。烧伤性休克早期的发生主要与低血容量和疼痛的刺激有关；由于失去皮肤对病原微生物的天然屏障作用，患者晚期常因继发感染而发展为感染性休克。

（四）创伤

严重创伤可引起创伤性休克（traumatic shock）。在战争时期、意外事故和地震等自然灾害中经常见到这类休克。休克的发生不仅与大量失血和失液导致的低血容量有关，还和剧烈疼痛的刺激及组织坏死性炎症有关。

（五）感染

严重的病原微生物（如细菌、病毒、立克次体和真菌等）感染均可引起感染性休克（infectious shock）。感染是指微生物侵入人体组织，并在体内定植和产生炎症病灶的病理过程。如循环血液中存在活体细菌，且血培养呈阳性时称为菌血症；如因感染而引起全身炎症反应综合征，称为脓毒症（sepsis）。严重的脓毒症患者，即便给予充足的补液复苏仍无法纠正其持续性低血压时，称为脓毒性休克（septic shock），见于大叶性肺炎、流行性脑脊髓膜炎、细菌性痢疾和腹膜炎等。在革兰阴性细菌引起的休克中，细菌释放的内毒素（endotoxin），其有效成分脂多糖（lipopolysaccharide，LPS）起主要作用，给动物注入 LPS 可复制内毒素性休克（endotoxic shock）的动物模型。临床实践中，感染性休克与脓毒性休克或败血症休克这几个概念并没有本质区别。

感染性休克的死亡率高达60%，其发生机制目前尚未阐明。在感染这一病理过程中，炎症病灶中的病原微生物及释放的各种毒素均可刺激炎症细胞活化，肥大细胞、单核-巨噬细胞、中性粒细胞、内皮细胞等过度表达并释放大量的炎性介质（细胞因子及血管活性物质等），与休克发生的三个始动环节均有关：①一些炎症介质可增加毛细血管通透性，使血浆大量外渗，血容量减少；②一些炎症介质可引起血管扩张，使血管床容积增大；③细菌毒素及炎症介质均可直接损伤心肌细胞，引起心脏泵血功能障碍，心输出量不足。

（六）过敏

部分过敏体质者在注射某些药物（如青霉素）、血清制剂、疫苗以及接触某些物品（如花粉）或进食某些食物（如海鲜）后可发生过敏性休克（anaphylactic shock）。其发病机制主要是Ⅰ型变态反应，过敏原刺激机体产生的免疫球蛋白 E（IgE）和抗原在肥大细胞表面结合，引起组胺、5-羟色胺、补体 C3a/C5a 和前列腺素类等血管活性物质大量释放入血，启动休克发生的两个始动环节，即：①导致血管平滑肌舒张、血管床容积增大；②使毛细血管通透性增加，引起血浆外渗，血容量减少。过敏性休克因发病急骤，动脉血压进行性下降，如不及时注射缩血管药（如去甲肾上腺素）抢救，可导致心、脑血供不足而死亡。

（七）强烈的神经刺激

强烈的神经刺激可导致神经源性休克（neurogenic shock）。剧烈的疼痛、高位脊髓麻醉或损伤、中枢镇静药过量均可抑制血管运动中枢的交感缩血管功能，使阻力血管舒张，血管床容积增大，有效循环血量不足，血压往往暂时下降。有学者认为这种休克仅为低血压状态（hypotensive state），其预后较好，常不需治疗而自愈。

（八）心脏和大血管病变

心脏和大血管病变及心外阻塞性病变均可引起心输出量急剧减少，有效循环血量和组织灌流量显著下降，发生心源性休克（cardiogenic shock）。心脏和大血管病变见于大面积的急性心肌梗死、急性心肌炎、心肌病、室壁动脉瘤破裂、严重的心律失常（房颤与室颤）、瓣膜性心脏病及其他严重心脏病的晚期。心脏外部的压力性或阻塞性病因见于急性心包填塞、心脏肿瘤和张力性气胸等，而肺血管栓塞、肺动脉高压等病因可妨碍心脏射血，这些非心肌源性病因引起的心源性休克又称为心外阻塞性休克（extracardiac obstructive shock），由于血流不能通过中心循环（大静脉、心或肺），右心压力将升高，导致心脏舒张期充盈受限，静脉回流障碍，心脏泵血量会迅速减少。

三、按血流动力学特点分类

按照血流动力学的特点即心输出量和外周阻力的关系，可将休克分为高排低阻型休克、低排高阻型休克和低排低阻型休克。以感染性休克为例，一般先表现为高排低阻型休克，继而发展为低排高阻型休克，晚期都会演变为低排低阻型休克。

（一）高排低阻型休克

高排低阻型休克即暖休克，为感染等病因引发的机体高代谢和高动力循环状态，以心输出量增加、总外周阻力降低、脉搏缓慢有力、血压稍降低或正常、脉压增大（>40mmHg，舒张压下降明显）、皮肤淡红或潮红且温热而干燥、尿量减少等为特征。感染性休克发生早期变化的可能机制如下：①内毒素等可直接兴奋交感－肾上腺髓质系统，儿茶酚胺分泌增多，一方面虽使心输出量增加，但另一方面又使皮肤等微循环动－静脉吻合支大量开放；②另外，机体在轻度感染或感染初期以产生扩血管炎症介质为主，使外周血管扩张。感染性休克可发展为低排高阻性休克，两者的比较见表 11－2。

表 11－2　高排低阻型休克与低排高阻型休克的比较

	高排低阻型	低排高阻型
心输出量	高	低
外周阻力	低	高
血压	稍降低或正常	无明显降低
脉压	增大（>40mmHg）	缩小（<30mmHg）
皮肤	血流增多而温热	血流减少而湿冷
尿量	减少	少尿或无尿

（二）低排高阻型休克

低排高阻型休克即冷休克，患者常表现为心输出量减少、总外周阻力增高、脉搏细速、血压下降、脉压较低（<30mmHg，收缩压下降明显）、皮肤苍白或发绀、四肢湿冷、少尿或无尿，类似于一般低容量性休克。随着感染性休克的发展，可由高排低阻型转变为低排高阻型休克，其发生机制与以下因素有关：①病原微生物及毒素、炎症介质等可造成心肌的直接损伤，以及休克早期组织灌流不足引起的缺血缺氧性酸中毒，均可使心肌收缩力减弱，心输出量减少；休克中期血液瘀滞使回心血量不足，心输出量进一步减少；②心输出量减少使有效循环血量减少，且血压下降通过机体的颈静脉窦、主动脉弓的压力感受器，使交感－肾上腺髓质系统强烈兴奋，儿茶酚胺分泌增加，外周血管阻力增高；此外，血管紧张素、血管升压素等缩血管物质分泌也增多，进一步使外周血管阻力升高。另外，大多数心源性休克患者属于低排高阻型休克，表现为外周阻力增高，主要与血压下降，抑制减压反射引起交感－肾上腺髓质系统兴奋，使外周小动脉收缩等因素有关。

（三）低排低阻型休克

低排低阻型休克的血流动力学特点是心输出量降低，总外周阻力也降低，因而血压降低明显，实际上是失代偿的表现。常见于各种类型休克的晚期阶段。例如，心源性休克晚期患者，可由于心肌梗死、心室舒张末期压力增高且容积增大，使心室壁的牵张感受器受刺激，反射性抑制交感神经活动，导致外周阻力降低。

第三节　休克的发展过程及微循环变化与机制

休克研究史上占据重要地位的微循环障碍学说认为，各种不同类型休克发生的共同基础是组织微循环处于低灌流状态。

微循环是指微动脉和微静脉之间微血管内的血液循环，是血液与组织进行物质交换的基本结构和功能单位。微循环结构包括微动脉、后微动脉、毛细血管前括约肌、真毛细血管（或称迂回通路）、直捷通路（或称通血毛细血管）、动－静脉短路和微静脉（图 11－2A）。由微动脉、后微动脉以及毛细血管前括约肌组成毛细血管前阻力血管，决定微循环的灌入血量，并参与调节全身性血压和血管床容积。直捷通路是连接毛细血管前、后阻力血管的非营养性血管，骨骼肌中多见，其作用是促进血液快速回流返回心脏。动－静脉短路是血液由微动脉直接流入微静脉的非营养性血管，多分布在皮肤、手掌、足底和耳廓，其口径变化与体温调节有关。在大多数的情况下，血液通过毛细血管前阻力血管进入真毛细血管，最后回流到微静脉即毛细血管后阻力血管，真毛细血管是组织与血液进行物质交换的营养性血管，微静脉主要决定微循环的流出血量，参与调节回心血量。

微循环尤其是真毛细血管的灌流量取决于毛细血管前阻力与后阻力血管的舒缩状态，主要受神经－体液的调节：①交感神经支配微动脉、后微动脉和微静脉平滑肌上的肾上腺素能 α 受体，α 受体兴奋时平滑肌收缩，血液灌流减少；②全身性体液因子如儿茶酚胺、血管紧张素Ⅱ、血栓素 A_2（thromboxane A_2，TXA_2）、内皮素等可引起微血管收缩；③局部性体液因子组胺、缓激肽、腺苷、前列环素、内啡肽、肿瘤坏死因子（tumor necrosis foctor，TNF）和一氧化氮（nitric oxide，NO）等可引起微血管舒张；④乳酸等酸性代谢产物的堆积可降低微血管平滑肌对缩血管物质的反应性，使微血管舒张。

正常生理情况下，全身缩血管物质的浓度很少变化，微循环的舒缩活动和灌流量主要由局部产生的舒血管物质进行反馈调节，控制微血管平滑肌特别是毛细血管前括约肌的节律性舒缩和真毛细血管的交替开放。收缩的微循环一旦使局部扩血管产物（如乳酸、腺苷等代谢产物）堆积增多便反馈性开放，开放的微循环增加灌流后，清除或稀释了扩血管物质，微循环则再次收缩，如此交替开放以保证正常的血管床容积和组织灌流量。

休克这一病理过程中，神经－体液因素通过改变微循环尤其是毛细血管前括约肌的舒缩节律，导致微循环灌流发生异常变化，造成细胞和器官的损伤。下面以失血性休克为例，根据微循环的变化与机制、意义与后果及临床表现的不同特征，将休克这一病理过程分为三期：微循环缺血期、微循环淤血期和微循环衰竭期。

一、微循环缺血期

休克早期是微循环缺血期，又称微循环缺血性缺氧期（ischemic hypoxia stage），也是休克代偿期（compensatory stage）。

（一）微循环的变化

微循环缺血期的主要变化有：①小血管持续收缩或痉挛，特别是皮肤、腹腔内脏、肾脏的微动脉、后微动脉和毛细血管前括约肌的收缩更明显，使毛细血管前阻力增加；②大量真毛细血管网关闭，微循环内血流速度显著减慢，组织灌流量明显减少；③血液主要通过直捷通路或异常开放的动－静脉吻合支回流，使营养性血流减少，非营养性血流增加。此期微循环灌流特点是：少灌少流，灌少于流，组织呈缺血缺氧状态（图 11－2B）。

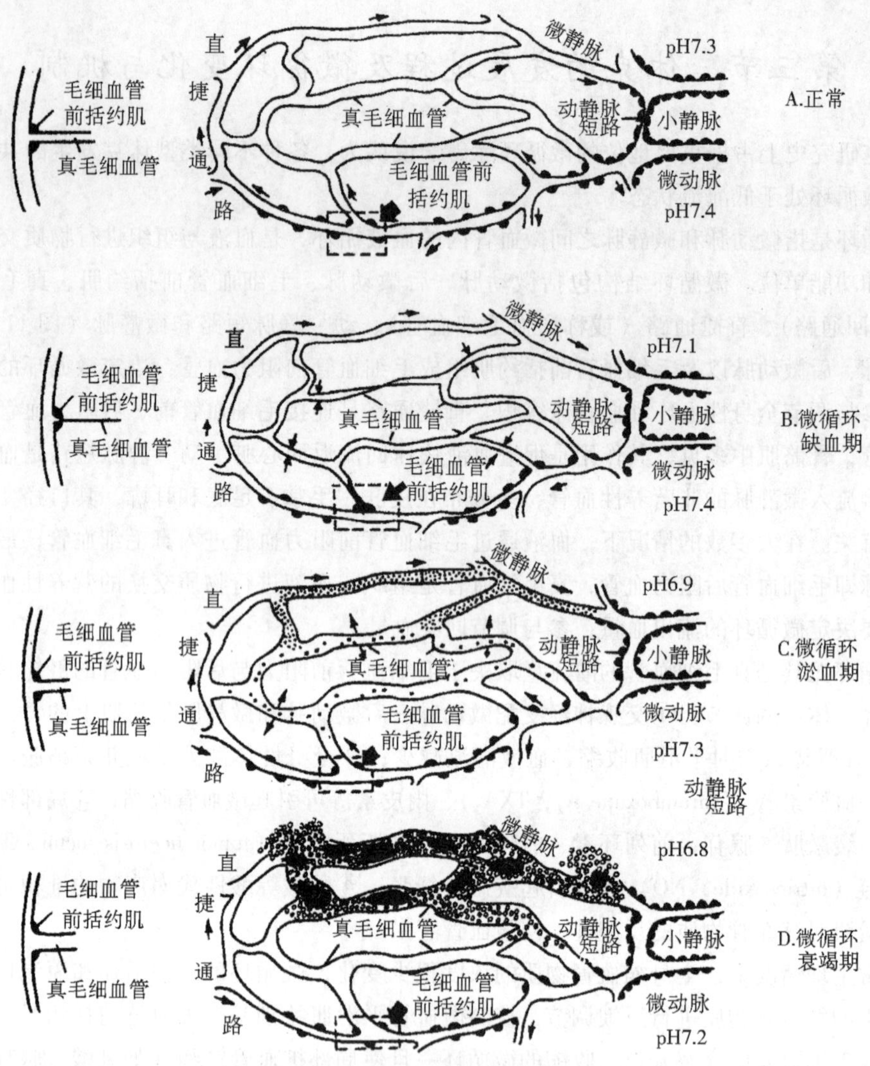

图 11-2　休克各期微循环变化示意图

（二）微循环变化的机制

1. 交感神经兴奋　有效循环血量减少导致交感-肾上腺髓质系统强烈兴奋是微循环变化的全身性神经-体液机制。儿茶酚胺（肾上腺素和去甲肾上腺素）大量释放入血：①作用于α受体，使皮肤、骨骼肌、腹腔内脏及肾脏等组织器官的小血管明显收缩和痉挛，尤其是毛细血管前阻力的增加使微循环真毛细血管灌流量减少，导致组织缺血缺氧；②作用于β受体，引起大量动-静脉短路开放，血液大部分直接从微动脉流入微静脉；微循环真毛细血管灌流量进一步锐减，加重组织缺血缺氧。当然，不同原因的休克引起的交感-肾上腺髓质系统兴奋的机制并不完全相同，除了失血、失液和心泵功能不全时心输出量减少和血压降低可刺激交感神经兴奋以外，创伤、烧伤性休克时疼痛的刺激，感染性休克时内毒素的刺激均可直接兴奋交感神经。

2. 其他体液因子释放　休克早期体内还可产生其他缩血管活性物质。①血管紧张素Ⅱ（angiotensinⅡ，AngⅡ）：血容量减少和交感-肾上腺髓质系统的兴奋，还可激活肾素-血管紧张素系统，产生大量血管紧张素Ⅰ和Ⅱ，其中血管紧张素Ⅱ的缩血管作用最强，比去甲肾上腺素约强10倍。②血管加压素：又称抗利尿激素，在血容量减少及疼痛刺激时分泌增加，对内脏小血管有收缩作用。③血栓素A_2：细胞膜磷脂降解时由花生四烯酸在环加氧酶作用下生成，具有强烈的缩血管作用。④内皮素：由血管内皮细胞产生，具有强烈而持久的收缩小血管和微血管的作用；⑤白三烯类物质：细胞膜磷脂降解时由花生四烯酸在脂加氧酶作用下生成，具有收缩腹腔内脏小血管的作用。

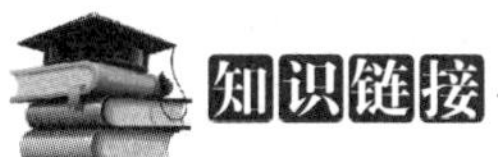

血 压

血压是血管内流动的血液对血管侧壁的压强，即单位面积上的压力。通常所说的血压是指动脉血压。动脉血压的形成条件包括四个方面：①心血管系统有足够的血液充盈是前提条件；②心脏射血是必要条件；③外周阻力即小动脉和微动脉对血流的阻力，是大动脉血压的维持条件；④主动脉和大动脉的弹性储器作用，是减小动脉血压在心动周期中的波动幅度的重要因素，使收缩压不会升得过高，而舒张压不会过度降低。

动脉血压可用收缩压、舒张压、脉压和平均动脉压等数值来表示。收缩压（systolic pressure）是指心室收缩期中期达到最高值时的血压。舒张压（diastolic pressure）是指心室舒张末期动脉血压达最低值时的血压，主要反映外周阻力的大小。脉搏压简称脉压（pulse pressure），是指收缩压和舒张压的差值。平均动脉压（mean arterial pressure）是指一个心动周期中每一瞬间动脉血压的平均值。由于心动周期中舒张期较长，所以平均动脉压更接近舒张压。通常以上臂测得的肱动脉血压代表动脉血压。在安静状态下，我国健康青年人的收缩压为100～120mmHg，舒张压为60～80mmHg，脉压为30～40mmHg。

（三）微循环变化的代偿意义

休克早期，不同原因引起的交感－肾上腺髓质系统的兴奋对机体具有明显的代偿意义，有助于维持动脉血压和保证重要生命器官（如心、脑）的血供。

1. 维持动脉血压　主要通过以下四方面机制来实现。

（1）外周阻力增高　交感神经兴奋使儿茶酚胺分泌增多，全身小血管收缩明显，使外周阻力增高，有助于动脉血压的回升。

（2）心输出量增加　休克早期，心脏本身仍有足够血供的前提下，交感神经兴奋可使心率加快，心肌收缩力加强，心输出量增加，也有助于动脉血压的维持。

（3）自身输血　休克早期神经－体液机制启动的缩血管反应，使肌性微静脉、小静脉和肝脾等储血器官的容量血管收缩，可以迅速而短暂地减少血管床容积，起“自身输血”的作用，是休克时增加回心血量的“第一道防线”，有利于动脉血压的维持。

（4）自身输液　休克早期毛细血管前阻力血管（包括微动脉、后微动脉和毛细血管前括约肌）比后阻力血管（微静脉）对儿茶酚胺的反应更敏感，导致毛细血管前阻力大于后阻力，使毛细血管流体静压下降，组织液回流入血管，起“自身输液”的作用，是休克时增加回心血量的“第二道防线”，同样有利于动脉血压的维持。

2. 保证心、脑血供　动脉血压的维持和血流重新分布是休克早期保证心、脑血供的主要机制。

不同器官的微循环对儿茶酚胺反应的不均一性导致了血流重新分布。当机体有效循环血量减少时，交感神经兴奋使外周血管收缩明显且血流减少，而脑动脉和冠状动脉收缩不明显，其血流量仍能稳定在基本正常的水平。此机制与以下因素有关：①皮肤、骨骼肌、腹腔内脏及肾脏等组织器官的交感缩血管纤维分布多，血管α受体密度高，小血管收缩明显；②冠状动脉虽然也有交感神经支配，但以β受体为主，激活时反而引起冠状动脉舒张；③脑动脉α受体密度低，主要通过自身调节维持脑血流量的相对正常，在血压不低于60mmHg的情况下，脑血管可根据局部扩血管代谢产物（如 H^+、CO_2、腺苷等）的变化调整血管舒缩状态。

（四）临床表现

此期患者的临床症状和体征常与机体的代偿反应直接相关。①面色苍白、四肢湿冷是由于皮肤血流减少所致；②肾脏和腹腔内脏血流量减少使尿量减少、肛温下降；③由于休克早期心脑血供可以正常，所以神志一般是清楚的，但常显得烦躁不安；④休克早期因创伤、出血、感染及疼痛等刺激，可引起呼吸加深加快，通气量增加，导致呼吸性碱中毒；⑤由于交感神经兴奋，使心率加快，动脉血压可维持正常或略降低或略升高，而外周阻力增加使脉压明显变小，且脉搏细速如线状脉。因此，血压下降不是判断早期休克的临床指标，脉压变小才是早期休克重要的诊断依据之一。

失血性休克早期是休克的可逆阶段，应及早消除病因和始动因素，及时补充血容量和恢复循环血量，以改善组织微循环。如患者未得到及时治疗，病情将继续发展而进入失代偿的休克进展期。

案例讨论

临床案例 患者胡某，女性，35 岁，停经 50 余天，1 周前阴道少量流血以为月经来潮，3 天前出现腹部胀痛，昨夜腹部疼痛加剧，并腹泻、晕倒，伴畏寒、冷汗，入院时神志尚清。查体：脉搏 110 次/分，血压 102/76mmHg，四肢湿冷，下腹膨隆，右下腹压痛、肌紧张、反跳痛；继而患者昏迷，此时心率 130 次/分，血压 70/46mmHg。血常规示：白细胞计数 15.6×10^9/L，红细胞计数 1.53×10^{12}/L，血红蛋白 56g/L，血小板计数 215.0×10^9/L；凝血结果示：PT（凝血酶原时间）18 秒、APTT（活化部分凝血酶时间）40 秒；B 超检查提示盆腹腔大量积液，右下腹低回声包块；尿妊娠试验（+）；腹腔穿刺不凝血 10ml；3－P 试验（+）、D－二聚体 >200μg/L。血腹探查，术中见右侧输卵管间质部妊娠破裂。

问题 1. 患者发生休克的原因是什么？

2. 患者处于休克的什么时期？

3. 患者为何神志尚清继而转为昏迷？

4. 对患者须采取哪些必要的治疗措施？

二、微循环淤血期

休克进展期是微循环淤血期，又称微循环淤血性缺氧期（stagnant hypoxia stage），是可逆性失代偿期（decompensatory stage）。

（一）微循环的变化

微循环淤血期的主要变化有：①毛细血管前阻力减小，微动脉、后微动脉和毛细血管前括约肌的收缩逐渐减弱，逐渐扩张；②血液大量涌入真毛细血管网，血浆外渗；③毛细血管后阻力增加而大于前阻力，微静脉端出现血流缓慢，红细胞聚集，白细胞滚动、黏附、贴壁嵌塞，血小板聚集，血黏度增加等，使微循环流出道阻力增加。此期微循环灌流特点是：灌而少流，灌大于流，组织呈淤血缺氧状态，缺氧更为严重（图 11－2C）。

（二）微循环变化的机制

1. 微血管扩张

（1）酸中毒 长期微血管收缩、微循环缺血引起组织持续而严重的缺氧，使乳酸和 CO_2

堆积，发生酸中毒。酸中毒导致血管平滑肌对儿茶酚胺的反应性降低，血管舒张。

（2）局部扩血管物质生成增多　长时间缺血缺氧使局部扩血管物质（如组胺、腺苷、K^+、缓激肽等）增加，引起血管扩张。

（3）内毒素　肠道长时间缺血缺氧后通透性增加，使细菌内毒素入血而发生肠源性内毒素血症，刺激炎症细胞活化产生大量 NO、TNF 等扩血管炎症介质。

2. 血液淤滞

（1）血液流变学改变　缺氧、酸中毒、内毒素等因素刺激白细胞和血管内皮细胞活化，大量表达炎症介质和黏附分子，白细胞滚动、贴壁、黏附于微静脉内皮细胞上，增加微循环流出通路的血流阻力，导致血流淤滞。

（2）血液浓缩　缺血、缺氧期产生的组胺、缓激肽等血管活性物质使毛细血管通透性增高，加上血液涌入真毛细血管后毛细血管流体静压增高，使血浆外渗、血液浓缩、血黏度增大、红细胞聚集、血小板黏附聚集，导致微循环血流更加缓慢，血液淤滞甚至泥化（sludge）。

（三）失代偿及恶性循环的形成

进入休克期后，机体在休克早期的代偿机制逐渐消失，整个循环系统功能恶化。随着微血管扩张，外周阻力降低，“自身输血”与“自身输液”均停止，同时丧失“血流重新分布”这一“移缓救急”的代偿作用。动脉血压进行性下降，一旦低于 50mmHg 时，心、脑血管即丧失对血流量的自身调节作用，冠状动脉和脑动脉血液灌流量急剧减少，心、脑血供不足。回心血量和有效循环血量的进一步减少，则形成恶性循环。

（四）临床表现

休克进展期患者的主要临床表现与微循环的扩张和血液的淤滞密切相关。①微循环淤血性缺氧，使脱氧血红蛋白增多，皮肤黏膜出现发绀或花斑；②肾脏血流量严重不足，出现少尿甚至无尿；③脑部血液灌流明显减少导致中枢神经系统功能障碍，患者神志淡漠甚至昏迷；④动脉血压进行性下降明显，脉压进一步下降，出现静脉萎陷，心搏无力，心音低钝，脉搏仍细速。

对休克进展期患者除病因学治疗外，首先应立即使用升压药以恢复心、脑血供，还应注意纠正酸中毒，以提高血管对缩血管活性药物的反应性，同时充分输液以扩充血容量，充分扩容的基础上恰当使用血管活性药物甚至扩血管药物可改善微循环。若积极救治得当，仍然可逆转病情，所以又称为可逆性失代偿期。如果病情再进一步加重，则进入休克晚期。

三、微循环衰竭期

休克晚期是微循环衰竭期（microcirculatory failure stage），又称弥散性血管内凝血期（DIC 期），是休克难治期（refractory stage），不可逆期（irreversible stage）。

（一）微循环的变化

休克微循环衰竭期的主要变化有：①微血管麻痹性扩张，对血管活性物质失去反应，微循环血流停止，不灌不流；②毛细血管虽大量开放，组织却几乎不能与血液进行物质交换，得不到氧气和营养；③毛细血管无复流现象（no - reflow phenomenon）：休克晚期微血管形成 DIC，即使大量输血补液，血压回升，但毛细血管血液仍不能恢复流动。此期微循环灌流特点是：血流停止，不灌不流，毛细血管无复流，组织严重缺血、缺氧（图 11 - 2D）。

（二）微循环变化的机制

1. 微血管麻痹性扩张　机制尚未阐明，可能与酸中毒、NO 局部扩血管物质的释放以及氧自由基等炎症介质对血管内皮细胞和血管平滑肌的损伤有关。近年来研究发现，休克晚期

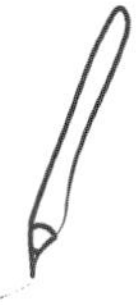

血管平滑肌细胞（vascular smooth muscle cell，VSMC）内 H^+ 及 NO 增多，而能量 ATP 减少，引起 ATP 敏感性钾通道（K_{ATP}）的开放，而 K^+ 外流增多导致超极化阻滞，抑制电压依赖性钙通道的开放，使 Ca^{2+} 内流减少，同时酸中毒也抑制 Ca^{2+} 内流，使兴奋－收缩耦联障碍，VSMC 失去对缩血管活性物质如儿茶酚胺的反应性，微血管松弛扩张，血压进行性下降。

2. 毛细血管无复流 毛细血管无复流与微血管阻塞有密切相关性：①DIC 时弥散性血栓形成；②炎症反应时，引起血管内皮肿胀致微血管管腔狭窄，组织细胞肿胀致微血管受压迫；③血流动力学改变所致血细胞嵌顿，均可导致微血管阻塞，无法恢复血流。

3. 休克晚期诱发 DIC DIC 以广泛的小血栓形成为特征，认为 DIC 的形成与休克时生成的毒素等产物有关，造成微循环血流淤滞和凝血级联反应的过度激活。与以下因素有关：①血液高凝状态：血液流变学的改变，血液浓缩使血细胞聚集、血黏度增高，加上血流缓慢、酸中毒加重，均使血液处于高凝状态。②凝血系统激活：缺氧、酸中毒、细菌毒素等可直接损伤血管内皮细胞，暴露胶原而激活因子Ⅻ，启动内源性凝血途径；同时，严重创伤、烧伤及感染过程中组织细胞大量破坏可释放大量组织因子，活化的单核细胞和血管内皮细胞也过度表达释放组织因子，从而启动外源性凝血途径。③血细胞破坏，血小板激活：休克过程中，内毒素等对红细胞的破坏可释放 ADP 等因子，并过度激活血小板的黏附和释放反应，促进凝血过程。

（三）微循环衰竭的严重后果

微血管麻痹性扩张、毛细血管无复流以及 DIC 的形成，均导致全身多器官持续低灌流，组织细胞大量变性坏死。细胞的损伤又进一步释放溶酶体酶以及产生活性氧，加重肠源性内毒素血症和炎症反应综合征，造成多系统器官功能障碍甚至衰竭，恶性循环的形成是晚期休克难治的重要原因。

（四）临床表现

休克晚期患者病情危重，濒临死亡，主要表现为以下三个方面。

1. 循环衰竭 与休克早期和进展期比较见表 11－3，休克晚期患者的临床表现有以下特征：①意识模糊或昏迷；②呼吸困难，CO_2不能及时清除可发生呼吸性酸中毒；③口唇发绀、四肢冰冷；④心音低弱、脉搏细弱而频速、血压严重下降或测不到、CVP 降低、静脉塌陷；⑤多器官功能障碍或衰竭，无尿或少尿等。

2. 并发 DIC 一旦发生 DIC，广泛微血栓形成，继而可出现广泛性出血、微血管病性溶血性贫血，常见多部位皮下瘀斑。并非所有休克患者都会发生 DIC，一旦发生 DIC，会使休克进一步恶化，与休克互为因果而形成恶性循环。

3. 重要器官功能障碍 DIC 和持续严重的低血压使累及的重要器官包括心、脑、肺、肝、肾等均可发生功能代谢障碍（详见第五节）。

表 11－3 休克各期临床表现的比较

分期	皮肤	尿量	神志	动脉血压	脉搏
早期	苍白湿冷	少尿	尚清，烦躁不安	正常、降低或升高，脉压变小	细速，线状脉
进展期	发绀或花斑	少尿甚至无尿	淡漠甚至昏迷	进行性下降，脉压变小	无力，细速
晚期	口唇发绀，四肢冰冷	无尿或少尿	昏睡或昏迷	严重下降或测不到	细弱而频速

第四节 休克时细胞的变化与分子机制

有学者曾提出休克细胞（shock cell）的概念，认为休克的发生除了神经－体液变化外，还与细胞损伤时细胞、亚细胞及分子水平的变化有关。强烈的外周血管收缩保证了心、脑血供，却引起外周组织血液灌流量下降、细胞代谢障碍、乳酸生成增多，最终导致细胞死亡。休克一旦发生后，微循环功能即出现变化，能否逆转休克过程、患者能否存活主要取决于细胞水平的变化。

一、细胞代谢紊乱与机制

（一）糖酵解增强

休克时微循环障碍，组织低灌流和细胞缺氧，使糖有氧氧化受阻，无氧酵解增强，ATP生成明显减少，乳酸生成显著增多。

1. 细胞水肿和高钾血症　ATP生成不足，细胞膜上钠泵运转失灵，使进入细胞内水、Na^+增多，而细胞外K^+增多，引起细胞水肿和高钾血症。

2. 代谢性酸中毒　乳酸生成增加，同时肝功能障碍不能充分摄取乳酸转变为葡萄糖。高乳酸血症是休克时造成代谢性酸中毒的主要原因。

（二）高代谢状态

创伤等原因引起的休克早期，机体防御性应激反应可表现为高动力循环和高代谢状态，此时所需氧耗量增加，能量消耗增加。糖原、脂肪和蛋白质分解代谢增强，合成代谢减弱，可出现一过性高血糖和糖尿，血中游离脂肪酸、三酰甘油和酮体等增多，血中氨基酸水平升高，尿氮排出增加，出现负氮平衡。当机体所需的氧耗量与实测氧耗量出现差距时，导致组织氧债（oxygen debt）增大，而加重缺氧。氧债的大小与器官功能衰竭的程度密切相关。氧债增大的原因主要是组织摄氧不足，由于微循环内微血栓形成阻断了血流，毛细血管丧失自我调节能力，同时组织炎症性水肿也使氧弥散距离增大。

二、细胞结构损伤与机制

休克时细胞损伤见图11－3。

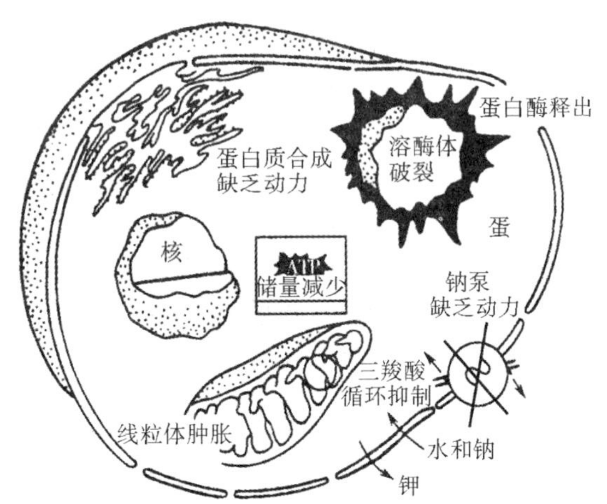

图11－3　休克时细胞损伤示意图（引自人民卫生出版社）

（一）细胞膜的损害

细胞膜是休克时细胞最早发生损伤的部位。缺氧、ATP减少、酸中毒、高血钾、内毒素、溶酶体酶的释放、活性氧、炎症介质和细胞因子等都可损伤细胞膜，引起离子泵功能障碍或膜通透性增高，水、Na^+和Ca^{2+}内流使细胞水肿，K^+外流使跨膜电位明显下降。

（二）线粒体的损害

目前认为线粒体是休克时最先发生变化的细胞器。线粒体表现为肿胀、致密结构和嵴消失、钙盐沉积和膜破坏。线粒体损伤可造成呼吸链障碍和细胞氧化磷酸化障碍，使 ATP 合成明显减少，能量供应不足。

（三）溶酶体破裂

休克时缺血缺氧、酸中毒、内毒素等对溶酶体膜的直接损伤，氧自由基对溶酶体膜磷脂的过氧化作用等，导致溶酶体肿胀、破裂，溶酶体酶释放。溶酶体的酶性成分可水解蛋白质引起细胞自溶；进入血液循环后，可消化血管内皮基底膜，增加微血管通透性；还可激活激肽系统、纤溶系统等，扩大炎症效应，加重休克。

休克时细胞除出现代谢紊乱、功能障碍与结构损伤以外，甚至可发生死亡。全身细胞除发生变性坏死外，均可发生凋亡。严重的创伤和感染常使机体产生大量的氧自由基和炎症介质，首先引发中性粒细胞、单核巨噬细胞、淋巴细胞的凋亡，继而脏器的实质细胞及血管内皮细胞也先后发生凋亡。休克时细胞凋亡是细胞损伤的一种表现，也是重要器官功能障碍甚至衰竭的病理生理基础。

第五节　多器官功能障碍和衰竭

休克时由于微循环障碍引起严重的持续性缺血、缺氧和酸中毒，加上失控的全身炎症反应，使各器官系统出现显著的代谢与功能变化，可累及肺、肾、肝、胃肠道、免疫系统、心、脑等。特别是脓毒性休克常常迅速进展至失代偿期而并发多器官功能障碍甚至衰竭，且不可逆转，是休克患者死亡的主要原因。

一、多器官功能障碍综合征

（一）概述

多器官功能障碍综合征（multiple organ dysfunction syndrome，MODS）是指由于失控的全身性炎症反应，机体在短时间内同时或相继并发两个或两个以上器官功能障碍，机体内环境的稳定必须靠临床干预才能维持的临床综合征。这一概念是 1991 年由美国胸科医师学会（American College of Chest Physicians，ACCP）与危重病医学会（Society of Critical Care Medicine，SCCM）联合提出的。

MODS 是一个从早期器官功能轻度障碍到晚期器官功能衰竭的进行性动态发展过程。20 世纪 70 年代初曾有外科学者提出多器官衰竭（multiple organ failure，MOF）或多系统器官衰竭（multiple system organ failure，MSOF）的概念。相比之下，MOF 和 MSOF 侧重于强调器官衰竭这一终点，而 MODS 的概念更能反映器官损伤从轻到重的全过程，包括器官衰竭前的状态，更强调临床早期诊断和早期干预。

在高风险人群中，MSOF 的发生率为 6% ~7%，平均死亡率大约为 70%。患者死亡率与衰竭器官的数目是相关的，2 个器官衰竭时死亡率约 60%，3 个器官衰竭时死亡率约 80%，4 个器官衰竭时死亡率可达 100%。其中很大一部分患者死于呼吸衰竭或肾功能衰竭。MSOF 是大手术和创伤患者的主要死亡原因。在重症监护病房（intensive care unit，ICU）约有 50% ~ 80% 患者死于 MSOF。

（二）分型

根据临床发病过程，MODS 可分为两种类型。

1. 单相速发型（原发型）　损伤因子直接引起 MODS。病程呈单相，器官功能损伤只有一个高峰。患者病情发展较快，如在休克复苏后12～36小时内发生，可能与氧自由基大量释放的缺血-再灌注损伤机制有关。

2. 双相迟发型（继发型） 原发因子第一次打击作用后经过一个缓解期，器官功能有所恢复，但3～5天后可能因脓毒症又受到致炎因子泛滥的第二次打击。病程呈双相，有两个高峰。第二次病情较重常可导致患者死亡。

（三）器官代谢与功能变化

MODS过程中，几乎任何一个重要器官或系统都可能发生功能和代谢障碍，从而威胁患者的生命。

1. 肺功能障碍 急性肺损伤是MODS患者最早出现的临床症状，往往发生于创伤或感染后的24～72小时内，发生率高达83%～100%。轻症患者表现为肺功能不全，动脉血氧分压（arterial partial pressure of oxygen，PaO_2）下降，反射性深快呼吸。重症患者常表现为急性呼吸窘迫综合征（acute respiratory distress syndrome，ARDS），出现进行性低氧血症和呼吸困难、发绀和肺扩张受限，PaO_2常下降至50mmHg以下，从而导致急性呼吸衰竭甚至死亡。尸检时可见肺重量增加，呈褐红色，镜下可见间质性肺水肿、肺泡水肿、充血、出血、微血栓形成及局部肺不张和透明膜形成等重要病理变化，又称休克肺（shock lung）。

休克肺发生急性肺损伤，以肺泡-毛细血管膜通透性改变为特征，发生间质性肺水肿和严重的缺氧，氧疗无效。休克肺的易于发生与以下机制有关：①肺是全身静脉回流系统的主要过滤器，也是重要的代谢器官，如果回流的代谢产物、酒类物质在肺部得不到清除、灭活或转化，就会直接损伤肺组织；②在创伤和感染过程中，坏死组织和内毒素可激活肺部的巨噬细胞、中性粒细胞和补体系统，这些成分可沉积或黏附于微血管内皮细胞，导致肺血管阻塞；而这些细胞产生的血管活性物质和炎症介质削弱了肺的防御功能，使细菌更易从呼吸道侵袭入机体。

2. 肝功能障碍 感染引起的MODS患者很容易在肺功能障碍后继发严重肝损伤。肝脏是机体重要的防御器官，肝脏严重受损时，其清除毒素及合成蛋白质的功能发生障碍，会使病情恶化并形成恶性循环，死亡率几乎可达100%。肝功能障碍常以黄疸和肝功能不全为特征，由于肝脏本身强大的代偿能力，往往不容易早期及时发现。引起肝损伤的因素如下：①休克时有效循环血量减少可引起肝脏微循环灌流不足，使肝实质细胞和Kupffer细胞的能量代谢异常；②多种致病因素可使细菌及毒素移位入血，随血流到达肝脏后可直接损伤肝脏实质细胞，也可刺激Kupffer细胞活化，合成并释放TNF、白介素（interleukin，IL）等多种炎症介质，进一步损伤肝实质细胞。

3. 肾功能障碍 MODS患者常在肺功能和肝功能障碍后继发肾功能障碍，发病率约40%～55%。临床以急性肾功能衰竭多见，尿量变化可不明显，伴有血清肌酐和尿素氮水平持续增高。急性肾衰竭初期，以肾小球滤过率下降为特征，后期可出现蛋白尿、细胞脱落管型。引起肾损伤的因素如下。①肾缺血：机体有效循环血量减少时，血流重新分布使肾血流量减少，位于皮质的肾小球和位于髓质的肾小管因供血不足而先后受损，肾小管对缺血特别敏感。②肾毒素：血液循环中的肾毒性物质（如血红蛋白、内毒素）可导致急性肾小管坏死。一旦发生急性肾小管坏死，即使恢复正常肾血流，也难以在短期内恢复肾功能，只有在肾小管上皮细胞修复再生后才能恢复肾功能。急性肾功能衰竭又称为休克肾（shock kidney），常常预后不佳，是休克的重要并发症，是引起患者死亡的重要原因。

4. 胃肠道功能障碍 各型休克过程中，胃肠道因微循环缺血、淤血及DIC形成，使正常的蠕动功能减弱，消化腺分泌抑制，黏膜糜烂，可出现应激性溃疡，甚至坏死而出血。肠黏膜上皮受损，肠道屏障功能削弱，增加对肠道细菌和毒素的通透性。肠道细菌迅速繁殖并产生大量内毒素，细菌和内毒素透过肠黏膜移位，可侵入门静脉系统直接损伤肝脏功能，或激活 Kupffer 细胞引发全身炎症反应；也可进入全身血液循环引起肠源性菌血症或肠源性内毒素血症，从而使病情加重，引起更严重的脓毒症和休克。

5. 免疫系统功能障碍 通常在 MODS 早期，免疫系统激活后释放补体 C3a 和 C5a 入血，增加毛细血管通透性，并可激活白细胞或其他免疫细胞。特别在内毒素性休克中，内毒素可与血浆中的抗体形成免疫复合物（immune complex），免疫复合物既可激活补体系统释放过敏毒素等一系列血管活性物质，又可沉积于多个器官的微血管内皮细胞上，吸引、活化多形核白细胞释放大量毒素，从而引发非特异性炎症反应，导致细胞变性坏死和器官功能障碍。而在 MODS 晚期，免疫系统功能全面受抑制，感染容易播散。由于此期中性粒细胞、单核-巨噬细胞的吞噬和杀菌功能下降，辅助性 T 细胞/抑制性 T 细胞（Th/Ts）比例下调，B 淋巴细胞分泌抗体功能减弱，因此炎症无法局限化。

6. 心功能障碍 心源性休克伴有原发性心功能障碍。其他类型休克早期，由于机体的代偿，冠状动脉血流量和心输出量可暂不减少。但随着休克的发展，心脏泵血功能可逐渐被抑制，出现急性心力衰竭，发生率在 10%~23%。临床表现为血压下降（平均压可低于 60mmHg）、心律失常，可发生心动过缓或心跳停搏。引起心功能障碍的因素如下：①交感神经兴奋，使心率加快和心肌收缩力增强，心肌耗氧量增加，一旦氧债增大可使心肌缺氧；②心率加快使心室舒张期缩短，加上血压降低，使冠状动脉灌流量减少，心肌供血不足；③休克时常并发酸中毒和高血钾，使心肌收缩性减弱；④内毒素和炎症介质直接损伤心肌细胞；⑤心肌内的 DIC 导致局灶性坏死和出血，使心肌受损。

7. 凝血-纤溶系统功能障碍 死亡的 MODS 患者大约有 82% 发生了凝血功能失常。实验室检查可给出以下诊断依据：①血小板计数显著降低（$<50\times10^9/L$）；②凝血时间、凝血酶原时间和部分凝血酶时间均延长至正常值的 2 倍以上，患者常需补充凝血因子；③纤溶酶原水平下降（<200mg/ml）；④血液中可检测到纤维蛋白降解产物。严重的患者可检测到发生 DIC 的相关指标，并出现明显的多部位出血。

8. 脑功能障碍 各型休克过程中，急性应激反应使机体产生大量的胰高血糖素和皮质醇激素并分泌入血，以维持机体高代谢状态。蛋白质分解代谢增强，尤其是肌肉细胞不断摄取利用支链氨基酸，而分解释放出芳香族氨基酸和含硫氨基酸类，并衍生出假性神经递质，影响正常的神经传导功能，导致大脑皮层兴奋性受抑制。临床出现反应迟钝、意识模糊、轻度定向障碍等症状，逐渐演变为昏睡、昏迷。

二、全身炎症反应综合征

（一）概述

不同的致病因素引发 MODS 的共同发病环节是失控的全身炎症反应。全身炎症反应综合征（systemic inflammatory response syndrome，SIRS）是指严重的感染或非感染因素作用于机体，刺激炎症细胞活化，导致各种炎症介质大量释放而引起的一种难以控制的全身性瀑布式炎症反应。

炎症细胞包括吞噬细胞（单核-巨噬细胞、中性粒细胞、嗜酸性粒细胞）、血小板、内皮细胞等，一旦受到刺激，会发生变形、黏附、趋化、迁移、脱颗粒及释放等反应，称为炎症细胞活化。活化的炎症细胞可浸润在组织中，释放的炎症介质泛滥到血浆，并在远隔部位进一步活化更多的炎症细胞，形成炎症的“瀑布效应”。

（二）病因

SIRS 常发生于休克晚期，器官微循环灌流障碍且合并 DIC，一旦发生肠源性内毒素血症便可引起全身炎症反应，导致 MODS。因此，感染性和非感染性病因均可导致 SIRS 的发生。

1. 感染性病因　据统计，临床上 SIRS 患者伴有感染的比例低于 50%。严重感染常导致脓毒症，炎症细胞过度活化可直接促进 MODS 的发生发展。约 70% 的感染患者可引发 SIRS，常见于腹腔内感染、老年人肺部感染。伴有腹腔内感染的手术患者约有 30% ~50% 可发生 SIRS，一旦发生 SIRS 死亡率可高达 80%。

2. 非感染性病因　如大手术、严重创伤、大面积烧伤、失血或失液性休克、自身免疫性疾病、多发性骨折、肠缺血－再灌注损伤、大量输血输液或术后治疗不当、药物中毒、恶病质及急性出血坏死性胰腺炎等。变性坏死的组织细胞、缺血、缺氧及免疫复合物等因素可引发非感染性全身炎症反应。

（三）分期

1. 局部炎症反应期　激活的炎症细胞通过趋化效应聚集在损伤组织，接着释放溶酶体酶、氧自由基和各种细胞因子，以杀灭细菌、中和毒素、清除坏死细胞来修复组织。如果创伤、感染、缺血－再灌注损伤持续太久，病情加重，SIRS 将进展到下一阶段。

2. 可控的全身炎症反应期　一旦致病因素不能祛除，激活的各种炎症细胞将大量释放炎症介质。同时，机体产生很多抗炎介质以控制炎症，防止过度应激和炎症的扩散，使促炎－抗炎反应保持平衡。临床以发热、呼吸加快、高代谢状态、高动力循环状态为特征，进行临床干预显著有效。

3. 促炎－抗炎失衡期　轻度的 SIRS 造成的组织损伤是可修复的，但中度、重度的 SIRS 级联反应可引起严重损伤，可累及局部组织和远端组织。同时抗炎因子的过度产生可抑制免疫系统的功能，增加其对感染的易感性，称之为代偿性抗炎反应综合征（anti－inflammatory response syndrome，CARS）。失衡的促炎－抗炎反应可引起全身性感染甚至 MODS 的发生。此期患者对常规的治疗无反应，包括抗生素、补液、血管加压素及呼吸支持等。

（四）发生机制

过去几十年的研究表明，严重的创伤或感染促进 SIRS 和 MODS 发生发展的机制在于器官的缺血－再灌注损伤、肠道屏障破坏和内毒素性炎症级联反应，细胞代谢障碍也进一步加重器官损伤和功能衰竭。

1. SIRS 的始动机制

（1）内毒素的作用　临床上 MODS 患者继发腹部感染呈现脓毒症特征，细菌培养检测结果却是阴性，尸检也很难找到感染病灶。目前认为，患者因脓毒症、休克发展为 SIRS 和 MODS 而死亡的原因不在于细菌而在于内毒素，这一观点已在实验性抗内毒素治疗中得到证实。

（2）器官缺血－再灌注损伤　缺血期因缺氧造成毛细血管内皮细胞肿胀、通透性增高、组织水肿，使氧弥散距离变长，氧摄取不足。再灌注期氧自由基的大量产生、钙超载、炎症介质均加重组织损伤，而且常常会累及其他器官。

（3）肠道屏障功能障碍和细菌/内毒素移位　肠黏膜上皮受损，肠道屏障功能削弱，细菌和内毒素透过肠黏膜移位，进入全身血液循环引起肠源性菌血症或肠源性内毒素血症，可直接损伤肝脏功能或激活 Kupffer 细胞引发 SIRS。因此，MODS 患者可能找不到明显的感染病灶。

2. 炎症细胞过度活化和泛滥的炎症介质　炎症细胞的激活是机体固有的防御反应，以对抗创伤、感染、休克等损伤因素。这些感染或非感染因素可激活核因子－kappa B（NF－κB）、丝裂原活化蛋白激酶（MAPK）、Janus 激酶/信号转导因子和转录激活因子（JAK/

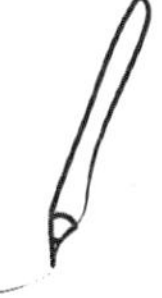

STAT）等多条细胞内信号转导通路，产生大量炎症介质。

（1）细胞因子　是由多种细胞分泌的能调节细胞生长分化，调节免疫功能，参与炎症反应和创伤愈合等生物学作用的小分子多肽的统称。主要包括 TNF－α、IL－1、IL－2、IL－6、干扰素（interferon，IFN）、IL－5、IL－12、IL－17、集落刺激因子、趋化因子及高迁移率族蛋白（high mobility group protein，HMG protein）HMGB1 等。血清中 TNF－α、IL－1 在感染性休克时快速增加，称为早期炎症因子，而 HMGB1 常在感染后 16～24 小时才增加，故称为晚期炎症因子。炎症细胞因子的生物学效应包括：启动瀑布式炎症级联反应；参与高代谢状态的维持和损伤组织细胞。

（2）花生四烯酸类炎症介质　细胞膜结构一旦受损，膜磷脂可降解生成花生四烯酸。①花生四烯酸经环加氧酶作用，可产生前列腺素类（prostaglanolin，PG）物质 PGE_2、PGI_2 和血栓素类物质 TXA_2 等重要炎症介质。TXA_2 可促进血小板聚集及小血管收缩。PGE_2 和 PGI_2 可扩张小血管，增加微血管通透性。PGE_2 还可抑制巨噬细胞功能。②花生四烯酸经 5－脂加氧酶的作用则产生白三烯类（leukotriene，LT）代谢产物，包括 LTB_4、LTC_4、LTD_4 等。LTB_4 可活化白细胞，LTC_4 和 LTD_4 可收缩支气管平滑肌。

（3）血小板活化因子（platelet activating factor，PAF）　磷脂酶 A_2 可裂解膜磷脂上的脂肪酸生成溶血 PAF，乙酰转移酶作用后生成 PAF。PAF 可活化血小板，启动炎症反应，还可激活中性粒细胞和嗜酸性粒细胞使其分泌细胞因子，还可活化内皮细胞使其表达黏附分子。低水平 PAF 可提高炎症细胞的敏感性，但高水平 PAF 会引起低血压和急性肺损伤。

（4）黏附分子　主要包括整合素、选择素和免疫球蛋白三个家族。在炎症介质刺激下，活化的中性粒细胞与内皮细胞发生黏附反应。如 TNF－α、IL－1 可激活内皮细胞的细胞间细胞黏附分子 1（intercellular cell adhesion molecule－1，ICAM－1）的表达增加 30 倍，E－选择素的表达增加 100 倍。黏附的白细胞被激活而释放氧自由基和溶酶体酶，引起内皮细胞和其他组织细胞的损伤。动物实验中，应用抗体阻断黏附分子，可阻止中性粒细胞与血管内皮细胞的黏附反应，明显减轻组织损伤，提高 SIRS 动物的存活率。

（5）氧自由基和 NO　SIRS 时中性粒细胞的聚集、激活产生大量氧自由基，尤其是休克复苏后的再灌注过程中，氧自由基生成增多。氧自由基可进一步破坏膜脂质、蛋白质的结构与功能，甚至损伤染色体使发生基因突变。此外，氧自由基诱导多种炎症细胞的信号转导途径的活化，上调黏附分子、IL－8 和 TNF－α 等的表达，从而放大炎症效应。内皮细胞产生 NO 过量时，会引起血管麻痹性扩张。

（6）血浆源性炎症介质　血浆中存在一些没有活性的蛋白质，如补体、激肽、凝血因子和纤溶因子等，在特定的蛋白水解酶的作用下，可裂解生成具有活性的肽类物质。C3a 和 C5a 可趋化吸引中性粒细胞聚集到炎症部位，引起呼吸爆发，释放大量氧自由基；还可激活嗜碱性粒细胞和肥大细胞释放组胺，组胺可增加血管通透性。血浆激肽系统激活过程中产生缓激肽，可扩张微血管，增加微血管通透性，并引发痛觉。活化的凝血酶可裂解纤维蛋白原，产生肽段 A 和 B，肽段 B 可增加微血管通透性，并促进白细胞趋化聚集。活化的纤溶酶可降解纤维蛋白（原）产生纤维蛋白降解产物（fibrinogen degradation product，FDP），FDP 可激活白细胞并增加微血管通透性，还可促进组胺和缓激肽的致炎作用。在 SIRS 发生发展过程中，补体、激肽、凝血和纤溶四个系统相互激活，产生放大效应，不断加重细胞和器官损伤。

（7）抗炎介质　内皮细胞产生适量的 NO，可稳定溶酶体酶，抵抗氧自由基的损伤作用；可减少白细胞和血细胞的黏附，减少血管内皮损伤；还可适度舒张血管平滑肌，增加缺血器官的血液灌流量。SIRS 活化的炎症细胞，还产生其他很多抗炎介质，主要包括 PGE_2、IL－10、IL－4、IL－11、IL－13、可溶性 IL－1 受体拮抗剂、可溶性 TNF 受体、转化生长因子 β 和糖皮质激素等。抗炎介质与促炎介质的平衡一旦打破，过度表达的抗炎介质可导致免疫抑制而引起感染的扩散，发生多器官损伤。

第六节　休克防治的病理生理基础

一、病因学防治

针对引起休克的病因，积极采取有效措施，如止血、镇痛、抗感染、抗过敏、输血、输液、强心等，可防止休克进一步恶化。

二、发病学防治

改善微循环，恢复组织和器官的正常灌流，是休克发病学治疗的关键。针对细胞损伤和炎症反应的过度活化采取措施，也是行之有效的治疗手段。

（一）改善微循环

1. 补充血容量　各种休克均发生有效循环血量绝对或相对不足，最终导致组织灌流量的减少。除心源性休克外，尽快尽早补充血容量是提高心输出量、改善组织灌流的根本措施。

正确的输液原则是“需多少，补多少”，采取充分扩容的方法。微循环缺血期，应尽早尽快补液，提高微循环灌流量；微循环淤血期，因血浆外渗，补液量应大于失液量；感染、过敏等引起的分布异常性休克，由于血管床容积增大使有效循环血量减少，也可根据实际需要补充血容量。动态地观察患者静脉充盈程度、尿量、血压和脉搏等指标，可作为监测输液量多少的参考指标。此外，补液的成分视病情而定，可根据血细胞比容确定输血与输液的比例，正确选择全血、胶体或晶体溶液，将血细胞比容控制在35% ~40%范围内。

2. 纠正酸中毒　严重休克都伴有严重的代谢性酸中毒，酸中毒是微循环障碍的结果，酸中毒又是加重微循环障碍的原因之一，同时也能直接影响心脏的功能，因此，尽快纠正酸中毒是恢复微循环灌流的另一重要环节。此外，纠正酸中毒后，才能恢复血管对儿茶酚胺的敏感性，发挥血管活性药物的效应。静脉补充碳酸氢钠（$NaHCO_3$）是常用的纠酸方法，须注意补液的速度和总量。

3. 合理应用血管活性药物　血管活性药物分缩血管药物和扩血管药物。不同类型的休克在不同时期选用不同的血管活性药物。

对过敏性休克、神经源性休克、高排低阻型感染性休克和血压过低的患者，须及时应用缩血管药物进行抢救，但不宜长期大量使用。对低血容量性休克、低排高阻型感染性休克和高阻力型心源性休克，应在血容量得到充分补充的先决条件下使用扩血管药物解除小血管和微血管的痉挛，从而改善微循环的灌流和增加回心血量。充分扩容基础上结合血管的扩张是恢复血压和心、脑血液供应的关键环节。临床上根据病情，也可考虑缩血管药物和扩血管药物的联合使用。

（二）抑制过度炎症反应

根据SIRS的发病机制，阻断炎症细胞信号转导通路、抑制炎症介质的作用、采用血液净化疗法去除体内蓄积的毒素和炎症介质，可减缓SIRS和MODS，提高患者生存率。

（三）细胞保护

细胞的保护可通过葡萄糖或ATP等能量的补充、膜稳定剂的应用、自由基的清除、抗细胞凋亡等方面采取措施，以减轻细胞损伤，维持细胞代谢与功能。

三、支持疗法

（一）器官支持疗法

针对不同器官的功能衰竭采用相应的支持疗法。如防治休克肺，应保持呼吸道通畅，并正压给氧。如治疗休克肾，应尽早恢复肾血流，尽早利尿，必要时透析。如改善心功能，应强心利尿，减少输液，降低心脏负担。如预防 DIC，应改善血液高凝状态，建立凝血－抗凝系统的平衡，适时补充肝素、血细胞或凝血因子等。

（二）营养与代谢支持

针对高代谢状态，保持正氮平衡是基本原则。此外，可注意提高营养物的蛋白质和氨基酸比例，补充支链氨基酸。同时可鼓励进食，促进胃肠道蠕动，维护肠黏膜屏障功能。另外，补充谷氨酰胺可以提高机体对创伤和休克的耐受性。

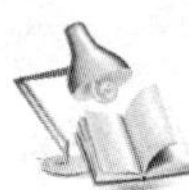

本章小结

休克是急性的微循环衰竭状态，机体失去了组织氧供和细胞营养供给，或者不能利用氧完成细胞代谢过程。休克的发生与血容量不足（低血容量性休克）、心泵功能衰竭及血流或静脉回流受阻（心源性休克包括心外阻塞性休克）及组织不能利用氧气和营养物质（分布异常性休克）这些始动环节相关。

根据微循环障碍学说，低血容量性休克可根据微循环的变化与机制分为代偿期、失代偿期和难治期，其临床表现与外周循环衰竭和交感神经的强烈刺激有关。分布异常性休克以血管失去收缩性、正常的血流量以至于无法充盈扩张的血管床为特征。心源性休克时，心脏不能射血，泵血功能衰竭，导致心输出量不足。

休克与弥散性血管内凝血（DIC）常互为因果。休克晚期并发症的发生是因为重要器官系统出现循环障碍，多器官功能障碍综合征（MODS）可能是休克最危险的并发症，其发生与全身炎症反应综合征（SIRS）密切相关。

休克的治疗方案取决于休克的病因和类型。关键在于祛除病因和改善组织血液灌流量。在低血容量性休克，治疗的目标是恢复血容量。在心源性休克，针对减轻心脏负荷和改善泵血功能进行治疗。血管活性药物可用来收缩或扩张血管。MODS 的防治应针对过度的炎症反应尽早加以控制，并辅以细胞和器官的营养与支持疗法。

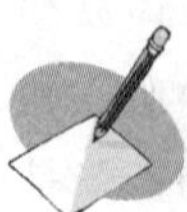

思考题

1. 什么是休克？休克发生的原因与环节？
2. 休克按微循环变化分几期？各期的特点及机制是什么？
3. 休克早期的代偿与进展期的失代偿机制是什么，有何意义？
4. 为什么休克晚期是难治期？
5. 休克时细胞有怎样的变化？
6. 什么是 MODS、SIRS？原因和机制是什么？
7. 如何防治休克和 MODS？

（施海燕）

第十二章　缺血-再灌注损伤

学习要求

1. 掌握　缺血-再灌注损伤、自由基、钙超载、无复流现象的概念；缺血-再灌注损伤的发生机制。

2. 熟悉　缺血-再灌注损伤时机体的功能代谢变化；缺血-再灌注损伤防治的病理生理基础。

3. 了解　缺血-再灌注损伤发生的原因和影响因素。

休克、心梗等引起组织器官缺血后，随着临床上治疗手段的进步，心肺脑复苏、溶栓疗法、动脉搭桥术、经皮腔内冠脉血管成形术（percantaneous transluminal coronary angiography，PTCA）、心脏外科体外循环、断肢再植和器官移植等方法的建立和推广，使缺血组织可以重新得到血液再灌注。多数情况下，缺血后再灌注，组织、器官功能得到恢复，损伤的结构得到修复，患者病情好转；但有时反而加重组织、器官的功能障碍和结构损伤。1955 年 Sewell 首次报道了犬在心脏冠状动脉结扎解除后，如突然解除结扎恢复血流，部分动物立即发生室颤死亡，1960 年 Jennings 提出了心肌再灌注损伤概念。随后的研究陆续发现了脑、肾、肺、肝、胃肠道、骨骼肌等多种组织器官也可发生再灌注损伤。这种在缺血基础上恢复血液灌流后，组织损伤反而加重，甚至发生不可逆性损伤的现象称为缺血-再灌注损伤（ischemia-reperfusion injury）。

在对缺血-再灌注损伤发生机制的研究中，发现了钙反常（calcium paradox）、氧反常（oxygen paradox）、pH 反常（pH paradox）现象。以无钙溶液灌流离体大鼠心脏 2 分钟后，当给予含钙溶液灌注时，心肌电信号异常，心肌功能、代谢及形态结构等也发生异常变化，这种现象称为钙反常。用低氧溶液灌注组织器官或在缺氧条件下培养细胞一段时间后，当恢复正常氧供应后，组织及细胞的损伤反而更趋严重，这种现象称为氧反常。组织缺血常常引起代谢性酸中毒，当再灌注时迅速纠正缺血组织的酸中毒，反而加重细胞的损伤，称为 pH 反常。以上现象提示了钙、氧和 pH 的异常变化可能参与缺血-再灌注损伤的发生、发展机制。

第一节　缺血-再灌注损伤的原因及影响因素

一、原因

组织器官缺血后，如果恢复血液进行再灌注都可能引起缺血-再灌注损伤，常见的原因如下。

1. 组织器官缺血后恢复血液供应　如休克时微循环的疏通，冠状动脉痉挛的缓解，心、肺、脑复苏等。

2. 一些新的医疗技术的应用　如动脉搭桥术、溶栓疗法、经皮腔内冠脉血管成形术、支架植入术等。

3. 其他 如断肢再植和器官移植等。

二、影响因素

并不是所有缺血器官在血流恢复后都发生缺血-再灌注损伤，损伤程度也各不相同，常见的影响因素如下。

1. 缺血时间 再灌注损伤发生与否及损伤的严重程度首先受缺血时间的影响。当缺血时间短，在组织器官的缺血耐受时限内时，血供恢复后可无明显的再灌注损伤；若缺血时间长，再灌注时，则易导致再灌注损伤；若缺血时间过长，缺血器官会发生不可逆性损伤，甚至坏死，反而不会出现再灌注损伤。因此早期和快速恢复血流灌注已经成为缺血性疾病的首选治疗方案。另外，不同动物、不同器官发生缺血-再灌注损伤所需的缺血时间不同，小动物相对较短、大动物相对较长。

2. 组织器官的代谢特点 组织器官对氧的需求程度越高越容易发生缺血-再灌注损伤，如心、脑等。

3. 侧支循环的形成 缺血后形成侧支循环可缩短组织器官的缺血时间、减轻缺血程度，因而，容易形成侧支循环的组织器官不易发生再灌注损伤。

4. 再灌注的条件 研究发现灌注液的压力大小、温度、pH 以及电解质的浓度都是影响缺血-再灌注损伤的重要因素。因此，适当降低灌注液压力、温度、pH；减少灌注液中的 Ca^{2+}、Na^{+} 含量，或适当增加 K^{+}、Mg^{2+} 含量，有利于减轻再灌注损伤。

第二节 缺血-再灌注损伤的发生机制

缺血-再灌注损伤的发生机制尚未完全阐明。目前认为自由基损伤作用、细胞内钙超载、白细胞大量激活与缺血-再灌注损伤的发病有关。

一、自由基的作用

（一）自由基的概念与分类

自由基（free radical）是外层电子轨道上含有单个不配对电子的原子、原子团和分子的总称，也称游离基。自由基可分为以下种类。

1. 氧自由基 由氧诱发的自由基称为氧自由基（oxygen free radical，OFR），如超氧阴离子（$O_2^{\bar{\cdot}}$，单电子还原状态）和羟自由基（OH·，三电子还原状态）。

单线态氧（$^1O_2$）及过氧化氢（H_2O_2，双电子还原状态）虽不是自由基，但氧化作用很强，将他们和氧自由基这些由氧形成，并在分子组成上含有氧的一类化学性质极活泼的物质共同称为活性氧（reactive oxygen species，ROS）。

2. 脂性自由基 指氧自由基与多价不饱和脂肪酸作用后生成的中间代谢产物，如烷自由基（L·）、烷氧自由基（LO·），烷过氧自由基（LOO·）等。

3. 氮自由基 在分子组成上含有氮的一类化学性质非常活泼的物质，也称活性氮（reactive nitrogen species，RNS）如一氧化氮（NO）、过氧亚硝基阴离子（$ONOO^-$）。NO 是一种具有保护和损伤双重作用的气体自由基，本身是一种氧化剂。超过生理水平的 NO 能与 O_2 快速反应生成强氧化剂 $ONOO^-$，$ONOO^-$ 在偏酸条件下极易自发分解生成 NO_2·和 OH·而产生损伤效应。

4. 其他 如氯自由基（Cl·）、甲基自由基（CH_3·）等。

（二）自由基的特性

自由基的存在时间短，由于其外层电子轨道的不配对电子状态使其极易发生氧化（失去电子）或还原反应（获得电子）。特别是其氧化作用很强，可引发强烈的氧化应激（oxidative stress）反应，损伤细胞，甚至导致细胞死亡。

（三）自由基的代谢

1. 自由基的生成 氧分子还原能力是有限，反应活性也较低，所以氧在基态情况下是一种相对较弱的氧化剂。在生理情况下，氧通常是在线粒体内通过细胞色素氧化酶系统接受4个电子还原成水，同时释放能量。但也有1%～2%的氧接受一个电子生成$O_2^{\cdot}$，$O_2^{\cdot}$被称为"第一代ROS"，$O_2^{\cdot}$接受一个电子生成H_2O_2，或再接受一个电子生成OH·，OH·是氧化性最强的ROS，对DNA损伤作用强。活性氧生成的反应式如下：

$$O_2 \xrightarrow{e^-} O_2^{\cdot} \xrightarrow{e^-+2H^+} H_2O_2 \xrightarrow{e^-+H^+} OH\cdot \xrightarrow{e^-+H^+} H_2O$$
$$H_2O_2 \longrightarrow H_2O$$

另外，在血红蛋白、肌红蛋白、儿茶酚胺及黄嘌呤氧化酶等氧化过程中也可生成O_2。

2. 自由基的清除 体内有两大抗氧化防御系统：①酶性抗氧化剂包括超氧化物歧化酶（SOD，清除$O_2^{\cdot}$）、过氧化氢酶（清除H_2O_2）、谷胱甘肽过氧化物酶（清除H_2O_2）；②非酶性抗氧化剂包括一些低分子自由基清除剂，如维生素E、维生素A、维生素C、GSH和泛素等。生理情况下，抗氧化防御系统可以及时清除机体产生的少量自由基，维持一种动态平衡，所以对机体并无有害影响，自由基还可作为中间介质，参与多种信号通路。但在病理条件下，由于自由基产生过多或抗氧化防御功能下降，则可引发氧化应激，产生损伤作用。

（四）缺血－再灌注时自由基产生增多的机制

1. 黄嘌呤氧化酶形成增多 生理情况下，参与黄嘌呤氧化反应的黄嘌呤氧化酶（xanthine oxidase，XO）主要存在于毛细血管内皮细胞内，并且90%是以黄嘌呤脱氢酶（xanthine dehydrogenase，XD）的形式存在。缺血时，细胞内ATP依次降解为ADP、AMP和次黄嘌呤，次黄嘌呤大量在缺血组织内堆积；ATP减少，内皮细胞膜上的Ca^{2+}泵功能障碍，使细胞内Ca^{2+}增多，激活Ca^{2+}依赖性蛋白水解酶，促使XD大量转变为XO。而再灌注时，大量氧分子随血液进入缺血组织，黄嘌呤氧化酶以分子氧为电子接受体，催化次黄嘌呤转变为黄嘌呤并进而催化黄嘌呤转变为尿酸，同时产生大量$O_2^{\cdot}$和H_2O_2，H_2O_2还可通过Fenton反应生成更为活跃的OH·。因此，再灌注时组织内$O_2^{\cdot}$、OH·、H_2O_2等ROS迅速增加，从而发生损伤作用（图12－1）。

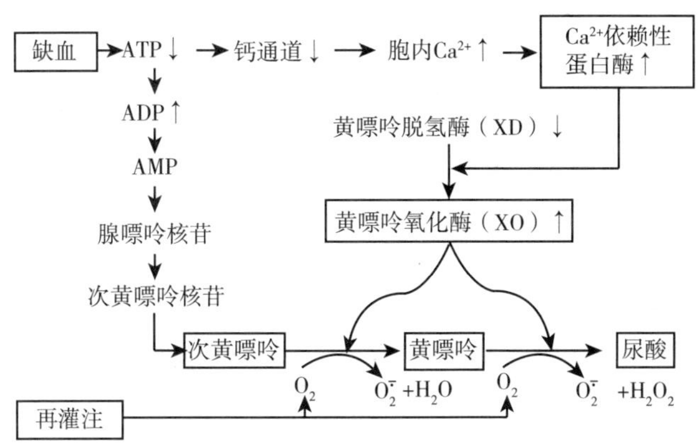

图12－1 缺血－再灌注过程中黄嘌呤氧化途径产生自由基的示意图

2. 线粒体电子传递过程障碍 线粒体是细胞氧化磷酸化反应的主要场所，经过电子传递链传递电子而产生ATP供能。生理情况下，电子传递过程中，有1%～3%的电子过早泄漏给

O_2，而形成 O_2^-，可立即被细胞内抗氧化防御系统清除掉。而缺血缺氧时，细胞 ATP 减少，Ca^{2+} 进入线粒体增多，导致细胞色素氧化酶系统功能失调，电子传递链受损，以致进入细胞内的氧经单电子还原而形成的氧自由基增多，而经 4 价还原形成的水减少超出了抗氧化系统的清除能力，同时，Ca^{2+} 进入线粒体内使 Mn^{2+} - SOD 对 O_2^- 的清除能力降低，进而使 ROS 产生与清除失平衡，ROS 增多。增多的 ROS 使线粒体损伤进一步加重，ATP 合成能力下降，形成恶性循环见图 12-2。

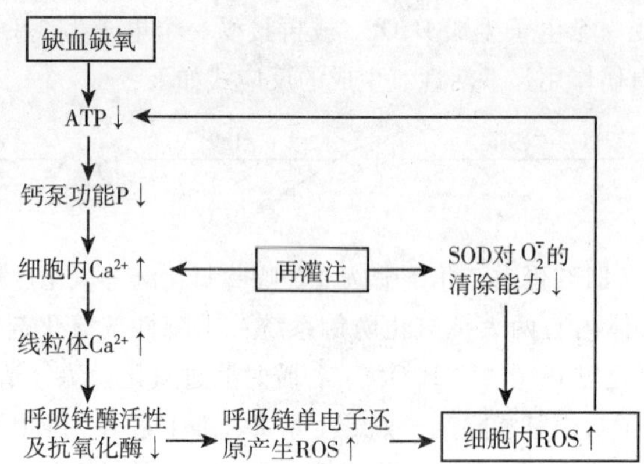

图 12-2　线粒体功能障碍导致缺血-再灌注损伤时自由基生成的机制

3. 吞噬细胞呼吸爆发　中性粒细胞、嗜酸性粒细胞、单核细胞、巨噬细胞等吞噬细胞可通过 NADPH/NADH 氧化酶系统，催化氧分子，产生氧自由基，发挥杀伤作用。组织缺血、再灌注过程引发大量炎症介质释放、补体系统激活，使吞噬细胞等向缺血组织趋化、浸润，细胞耗氧量增加，摄入 O_2 70% ~90% 在 NADPH 氧化酶和 NADH 氧化酶催化下，生成自由基，即呼吸爆发（respiratory burst）或氧爆发（oxygen burst），造成组织细胞损伤（图 12-3）。

$$NADPH + 2O_2 \xrightarrow{\text{NADPH 氧化酶}} 2O_2^- + NADP^+ + H^+$$

$$NADH + 2O_2 \xrightarrow{\text{NADPH 氧化酶}} 2O_2^- + NAD^+ + H^+$$

图 12-3　吞噬细胞内 NADPH/NADH 氧化酶系统产生活性氧

4. 儿茶酚胺自氧化增加　缺血、再灌注过程作为应激刺激，激活交感-肾上腺髓质系统，分泌大量的儿茶酚胺。儿茶酚胺在单胺氧化酶催化下自氧化产生大量自由基，如肾上腺素代谢产生肾上腺素红的过程中有 O_2^- 产生，造成再灌注损伤。

（五）自由基引起缺血-再灌注损伤的机制

自由基的化学性质非常活泼，极易与各种细胞结构成分，如膜磷脂、蛋白质、核酸等发生反应，可经其中间代谢产物不断扩展生成新的自由基，形成连锁反应。造成细胞结构损伤和功能代谢障碍。

1. 生物膜脂质过氧化（lipid peroxidation）反应增强　生物膜的主要成分是极性磷脂，富含不饱和脂肪酸，极易与自由基发生脂质过氧化反应，使膜结构受损、功能障碍，表现如下。

（1）破坏膜的正常结构　膜磷脂与 ROS 发生脂质过氧化反应后，使膜不饱和脂肪酸减少，不饱和脂肪酸/蛋白质的比例失调，膜的完整性受损，流动性降低及通透性升高，细胞外 Ca^{2+} 内流增加。

（2）抑制膜蛋白功能　脂质过氧化使膜上的脂质发生交联、聚合，使存在于其间的膜蛋白的活性下降，如 Ca^{2+} 泵、钠泵及 Na^+/Ca^{2+} 交换蛋白等离子通道的功能下降，导致胞质

Na^+、Ca^{2+}浓度升高，造成细胞肿胀、钙超载；膜受体抑制，引起细胞信号转导功能障碍等。同时 ROS 也可直接使膜蛋白变性失去活性。

（3）促进自由基和生物活性物质生成　膜脂质过氧化可激活磷脂酶 C、磷脂酶 D，进一步分解膜磷脂，催化花生四烯酸代谢反应，进一步增加自由基生成、脂质过氧化，另外还同时形成多种生物活性物质如前列腺素、血栓素、白三烯等，促进再灌注损伤。

（4）线粒体功能受损　线粒体膜脂质过氧化可损伤线粒体膜结构，使其功能抑制，ATP 生成减少。

2. 蛋白质变性或降解　ROS 可使蛋白质多肽链上的氨基酸残基、巯基发生氧化反应，引起蛋白质变性，引起肽链断裂，或破坏了酶的活性中心，引起蛋白质的功能下降、异常或丧失。变性的蛋白质容易聚集，使分子量增大，形成不可溶性沉淀，并且对水解酶系统敏感性增强，在 ATP 依赖的蛋白质水解酶系统、Ca^{2+}依赖性蛋白水解系统和泛素降解系统（ubiquitin degradation system）的参与下，变性蛋白质被水解酶迅速水解。

3. 破坏核酸及染色体　自由基尤其是 OH· 极易与脱氧核糖核酸及碱基发生加成反应，使核酸碱基突变或 DNA 断裂，染色体畸变。

4. 改变细胞功能引起组织损伤　ROS 损伤组织的同时导致大量趋化因子和炎症介质的生产和释放，促进炎症反应，加重再灌注损伤；$O_2^{\cdot}$ 可催化 NO 生成 $ONOO^-$，减少 NO，影响血管舒缩反应；ROS 可促进组织因子的生成和释放，加重 DIC 等。

总之，缺血-再灌注时自由基生成增多，造成缺血的组织损伤加重，并且可通过细胞膜通透性增高、钠泵失灵、线粒体功能障碍等诱导细胞内钙超载，在缺血-再灌注损伤发病机制中的起重要作用。

二、细胞内钙超载

钙超载（calcium overload）是指各种原因引起的细胞内钙含量异常增多并导致细胞结构损伤和功能代谢障碍，严重时可造成细胞死亡的现象。

生理情况，细胞外 Ca^{2+}浓度较细胞内高出约万倍，这种细胞内外 Ca^{2+}浓度差的维持是由于：①细胞膜对 Ca^{2+}的通透性很低；②细胞内 Ca^{2+}与特殊配基形成可逆性复合物；③通过细胞膜上的 ATP 依赖性钙泵和 Na^+-Ca^{2+}交换，逆 Ca^{2+}浓度梯度将胞质 Ca^{2+}转运到细胞外；④肌浆网和线粒体膜上的 Ca^{2+}泵将胞质内 Ca^{2+}逆浓度贮存到细胞器内（图 12-4）。再灌注损伤发生时，再灌注区细胞内 Ca^{2+}浓度迅速增高，且其浓度升高程度与细胞受损程度往往呈正相关。

（一）缺血-再灌注时钙超载的发生机制

研究证实细胞内钙超载主要发生在再灌注期，以钙内流增加为主，伴有钙外流减少，其发生机制尚未完全阐明，可能与下列因素有关。

1. 生物膜损伤增加 Ca^{2+}的通透性　生物膜的结构完整性是维持膜内外离子平衡的重要基础。生物膜损伤可使其对 Ca^{2+}通透性增强，Ca^{2+}顺浓度差进入细胞增多，或使细胞内 Ca^{2+}分布异常，加重细胞功能紊乱与结构破坏。

（1）细胞膜损伤　①缺血直接破坏细胞膜的正常结构；②再灌注时，产生大量的自由基通过膜脂质过氧化反应，进一步加重生物膜损伤；③细胞内增加的 Ca^{2+}大量激活磷脂酶，使膜磷脂降解加速。细胞膜正常结构被破坏后增加了细胞膜对 Ca^{2+}的通透性，促进细胞内 Ca^{2+}浓度增加。

（2）线粒体膜与肌浆网膜损伤　自由基的损伤作用及膜磷脂的降解也可造成线粒体膜和肌浆网膜损伤，使细胞器膜上的 Ca^{2+}泵功能障碍，对 Ca^{2+}逆浓度差摄取减少，细胞内 Ca^{2+}浓

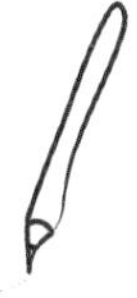

度升高。

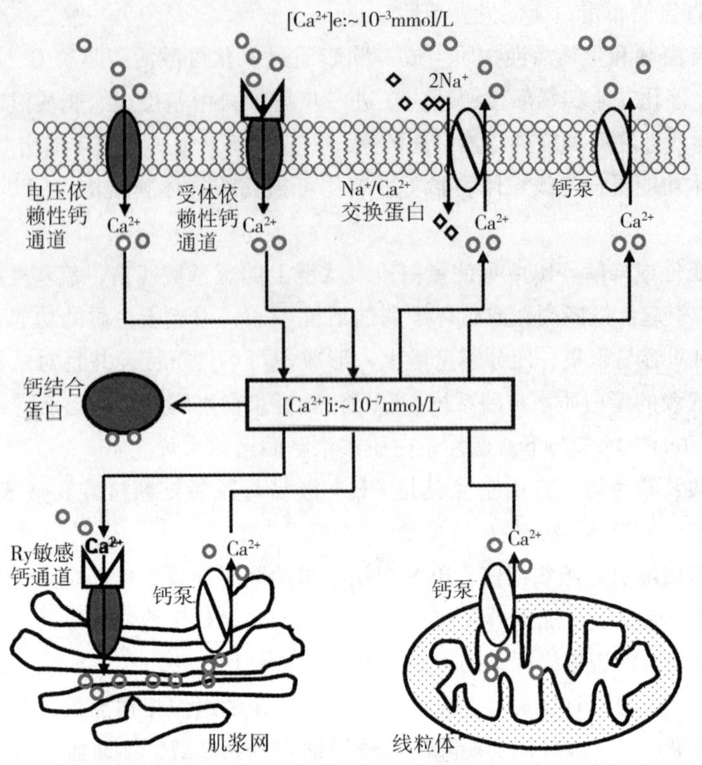

图 12-4　细胞内外钙转运模式图

2. 线粒体 ATP 合成功能障碍　生理情况下，ATP 依赖性 Ca^{2+} 泵逆电化学梯度将 Ca^{2+} 转运到细胞外，或摄入到肌浆网、线粒体内，Na^+，K^+-ATP 酶也参与细胞内 Ca^{2+} 浓度的调节，这些过程需要消耗 ATP。缺血缺氧可使线粒体 ATP 合成减少；再灌注过程中自由基的损伤及膜磷脂的降解也可引起线粒体膜受损，抑制氧化磷酸化，使 ATP 合成减少。ATP 依赖性离子泵功能障碍，使细胞内 Ca^{2+} 迅速增多，最终导致细胞内钙超载。

3. Na^+/Ca^{2+} 交换蛋白反向转运增强　Na^+/Ca^{2+} 交换蛋白（Na^+/Ca^{2+} exchanger，NCX）是一种非 ATP 依赖的离子转运蛋白，在跨膜 Na^+、Ca^{2+} 梯度和膜电位驱动下对细胞内外 Na^+、Ca^{2+} 进行双向转运，交换比例为 $3Na^+:1Ca^{2+}$。生理情况下，Na^+/Ca^{2+} 交换蛋白以正向转运的方式将细胞内 Ca^{2+} 转移至细胞外，与肌浆网和细胞膜钙泵共同维持细胞静息状态时的低钙浓度。病理情况下，如细胞内 Na^+ 明显升高或膜正电位时，Na^+/Ca^{2+} 交换蛋白则以反向转运的方式将细胞内 Na^+ 排出，细胞外 Ca^{2+} 摄入细胞，导致细胞内钙超载，这是缺血-再灌注损伤时 Ca^{2+} 进入细胞的主要途径。Na^+/Ca^{2+} 交换蛋白反向转运增强的原因如下。

（1）Na^+，K^+-ATP 酶活性降低使细胞内高钠　缺血时，ATP 合成减少，无氧糖酵解引起的代谢性酸中毒及缺血-再灌注时的自由基损伤均导致了 Na^+，K^+-ATP 酶活性降低，细胞内 Na^+ 含量明显升高。

（2）H^+-Na^+ 交换蛋白激活促进细胞内高钠　缺血时，无氧糖酵解增强，细胞发生代谢性酸中毒。再灌注时，细胞外液 H^+ 浓度迅速下降，形成细胞内外显著的 pH 梯度差，激活了细胞膜的 H^+-Na^+ 交换蛋白（H^+-Na^+ exchanger，NHE），促进细胞内 H^+ 排出，细胞外 Na^+ 内流增加。细胞内高 Na^+ 除激活钠泵外，还迅速激活 NCX，以反向转运的方式加速 Na^+ 向细胞外转运，同时将大量 Ca^{2+} 摄入胞质，导致细胞内钙超载（图 12-5）。

4. 儿茶酚胺增多激活受体依赖性钙通道　缺血及再灌注过程中，内源性儿茶酚胺释放增加，一方面作用于 α_1 肾上腺素能受体，激活 G 蛋白-磷脂酶 C（PLC）介导的细胞信号转导通路，促进磷脂酰肌醇（PIP_2）分解，生成三磷酸肌醇（IP_3）和二酰甘油（DG）。其中 IP_3

促进肌浆网释放 Ca^{2+}；DG 经激活 PKC 促进 H^+-Na^+ 交换，进而增加 Na^+-Ca^{2+} 交换，细胞内 Ca^{2+} 浓度增高。另一方面作用于β肾上腺素能受体，通过激活受体门控性钙通道和 L 型电压门控性钙通道的开放，从而促进胞外 Ca^{2+} 内流，进一步加重细胞内钙超载。

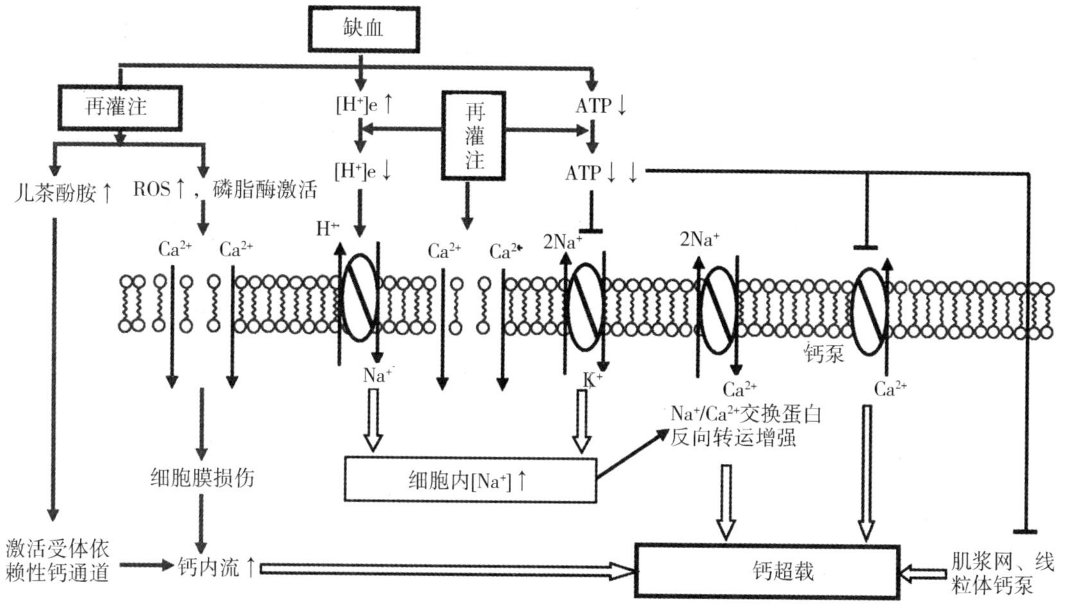

图 12-5 缺血-再灌注损伤时钙超载的发生机制

（二）钙超载引起缺血-再灌注损伤的机制

细胞内钙超载引起再灌注损伤的机制目前尚未完全阐明，可能与以下因素有关。

1. 促进 ROS 产生 细胞内 Ca^{2+} 增多促使 XD 转变为 XO，通过黄嘌呤氧化反应使 ROS 产生增多。因此，自由基产生增多与钙超载是缺血-再灌注损伤中一对互为因果的损伤因素。

2. 激活钙依赖性生物酶 缺血-再灌注时细胞内游离 Ca^{2+} 浓度升高，可激活很多 Ca^{2+} 依赖性生物酶，导致细胞损伤甚至死亡。①激活 ATP 水解酶，加速 ATP 的水解，使 ATP 减少，同时释放出大量 H^+，加重细胞内酸中毒。②激活磷脂酶类，促使膜磷脂降解，造成生物膜结构受损。此外，膜磷脂降解产物花生四烯酸、溶血磷脂等增多，亦可加重细胞功能紊乱。③激活钙依赖性降解酶和钙蛋白酶，促进细胞膜和细胞骨架结构蛋白的分解，使细胞肌纤维挛缩和断裂。④激活核酸内切酶，促进核酸分解、染色体的损伤，甚至引发细胞凋亡。

3. 线粒体功能障碍 Ca^{2+} 是启动线粒体渗透性钙转运孔道（mitochondrial permeability transition pore，mPTP）开放的首要因素，Ca^{2+} 浓度在 50～200μM 可直接启动 mPTP 开放，缺血时造成的代谢性酸中毒会抑制 mPTP 开放，而灌注时 pH 恢复，Ca^{2+} 浓度升高及 ROS 产生激活了 mPTP 开放，大量 Ca^{2+} 进入线粒体，线粒体内钙超载，Ca^{2+} 与含磷酸根的化合物结合，形成不溶性磷酸钙，干扰线粒体的氧化磷酸化，ATP 生成减少，进一步促进了钙超载，从而形成了恶性循环。

4. Na^+/Ca^{2+} 交换形成暂时内向电流引起心律失常 心肌细胞内钙超载，通过 Na^+/Ca^{2+} 交换形成一过性内向电子流，称为暂时性内向电流。在心肌细胞动作电位后形成短暂的后除极，有的称之为动作电位的"第二平台"。后除极达到阈电位水平，引起新的动作电位称之为触发激动，它是再灌注诱发心律失常的主要原因之一。此外，心肌细胞内钙超载，还可以引起心肌纤维过度收缩，引起心肌细胞损伤。总之，钙超载是缺血-再灌注损伤的另一个极为重要的发病学因素和环节。

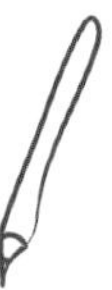

三、白细胞的作用

缺血－再灌注过程中白细胞聚集，被大量激活，介导细胞损伤和微血管功能障碍，在各脏器缺血－再灌注损伤的发生中起重要作用。

（一）缺血－再灌注时白细胞增多的机制

研究发现，缺血－再灌注组织内白细胞（主要是中性粒细胞）明显增加，引发炎症反应，其机制可能与下列因素有关。

1. 趋化因子生成增多 缺血组织细胞受损时，细胞膜磷脂降解，花生四烯酸代谢产物增多，如白三烯（LT）、血小板活化因子、补体及缺血组织损伤产生的激肽、细胞因子等，具有很强的趋化作用，能吸引大量白细胞进入缺血组织或黏附于血管内皮细胞。同时，这些物质激活白细胞和血管内皮细胞，激活的细胞本身也可释放许多具有趋化作用的炎性介质，如 LTB_4，使缺血微血管中白细胞进一步增加。

2. 黏附分子生成增多 缺血－再灌注损伤过程中生成的大量炎症介质、趋化因子，激活了白细胞、血小板、血管内皮细胞表达大量的黏附分子（adhesion molecule），如整合素（integerin）、选择素（L－selectins，P－selectins）、细胞间黏附分子（intercellular adhesion molecules，ICAM），血小板内皮细胞黏附分子（platelet－endothelial cell adhesion molecules，PECAMs）等，促进白细胞与血管内皮细胞之间广泛黏附、聚集。而激活的中性粒细胞又可分泌肿瘤坏死因子（tumour necrosis factor－α，TNF－α）、IL－1、IL－6、IL－8 等细胞因子。导致血管内皮细胞和中性粒细胞表面的黏附分子暴露，促使中性粒细胞穿过血管壁，使白细胞在缺血－再灌注组织中浸润增多。

增多的大量白细胞在发挥其细胞功能，对坏死组织细胞清除的同时，也产生了大量的ROS，加剧了再灌注组织的损伤，此外，白细胞的聚集、黏附也导致微循环障碍。

（二）白细胞介导缺血－再灌注组织中微循环障碍的机制

实验与临床观察发现，解除缺血原因并没有使缺血区得到充分血流灌注的反常现象，称为无复流现象（no－reflow phenomenon）。这种无复流现象不仅存在于心肌，也见于脑、肾、骨骼肌缺血后的再灌注过程。无复流现象是缺血－再灌注损伤中微循环障碍的主要表现，实际上是缺血的延续和叠加。激活的中性粒细胞与血管内皮细胞之间的相互作用，是造成微血管损伤的决定因素。

1. 微血管内血液流变学改变 正常情况下，血管内皮细胞与血液中流动的中性粒细胞有相互排斥作用，这是保证微血管灌流的重要条件。缺血－再灌注过程中，增多、激活的白细胞在黏附分子参与下，黏附在血管内皮细胞上，而且不易分离，极易嵌顿、堵塞微循环血管。此外，在细胞因子与P－选择素的作用下，大量血小板在缺血组织中聚集、黏附，形成血小板栓子和微血栓等，加重了组织无复流现象。

2. 微血管结构损伤 激活的中性粒细胞与血管内皮细胞可释放大量的致炎物质，如ROS、蛋白酶、溶酶体酶等，引发自身的膜结构、骨架蛋白降解等，甚至细胞死亡，从而导致微血管结构损伤。①微血管管径狭窄：缺血－再灌注损伤早期，细胞内 Na^+、H^+、Ca^{2+} 增加引起的细胞内渗透压升高细胞膜结构损伤和膜离子泵、离子通道蛋白功能障碍，共同导致的血管内皮细胞肿胀，导致了微血管管径狭窄。②微血管通透性增高：微血管结构损伤，使其通透性增高，既能引发组织水肿，又可导致血液浓缩，进一步促进缺血－再灌注组织的无复流现象发生。同时，白细胞从血管内游走到细胞间隙，释放的大量致炎物质也造成周围组织细胞的损伤。

3. 微血管收缩－舒张功能失调 微血管的收缩－舒张平衡是维持正常的微循环灌注的基础，它依赖于作用于微血管的血管收缩物质和扩张物质的调控。在缺血－再灌注时，一方面，激活的中性粒细胞和血管内皮细胞可释放大量缩血管物质，如内皮素、血管紧张素Ⅱ、血栓素 A_2（TXA_2）等；而另一方面因血管内皮细胞受损而致扩血管物质如 NO、前列环素（PGI_2）合成释放减少。因而发生强烈的血管收缩，有助于无复流现象的发生。

综上所述，缺血-再灌注是缺血性疾病治疗过程中的常见现象，其发生机制主要是自由基、细胞内钙超载及白细胞介导的微循环障碍的共同作用。其中自由基大量生成是各种损伤机制学说中重要的启动因素；而细胞内钙超载是细胞不可逆性损伤的共同通路；白细胞与微循环障碍是缺血-再灌注损伤引起各脏器功能障碍的关键原因。

第三节　缺血-再灌注损伤时机体的功能、代谢变化

缺血-再灌注损伤表现为再灌注组织器官的代谢紊乱、功能障碍及结构损伤的变化。而损伤的程度因缺血程度、再灌注条件及组织器官的不同而异。研究发现，机体内许多器官，如心、脑、肾、肝、肺、胃肠、骨骼肌等都可发生缺血-再灌注损伤，其中，心肌缺血-再灌注损伤最为常见。

一、心肌缺血-再灌注损伤的变化

心肌的缺血-再灌注损伤最为常见，对其研究最多。缺血-再灌注损伤时，心肌功能、代谢和结构均发生明显变化。

（一）心功能变化

1. 心肌舒缩功能降低　恢复缺血心肌供血后，在一段较长时间内再灌注心肌处于功能降低状态，经过数小时或数天后可恢复正常功能，具体表现在心室舒张末期压力（Ventricular end diastolic pressure，VEDP）增大，心室收缩峰压（Ventricular peak systolic pressure，VPSP）愈加降低，心室内压最大变化速率（±dp/dt max）降低。这种缺血心肌在恢复血液灌注后一段时间内出现可逆性收缩和舒张功能降低的现象，称之为心肌顿抑（myocardial stunning）。心肌顿抑是缺血-再灌注损伤引起心功能障碍的主要表现，其主要发生机制是自由基和钙超载损伤。

2. 心律失常　心肌再灌注的另一个功能异常表现是心律失常，缺血心肌再灌注过程中出现的心律失常，称为再灌注性心律失常（reperfusion arrhythmia）。发生率高，且以室性心律失常多见，如室性心动过速和心室颤动等。但通过及时除颤处理可以很快地纠正。影响其发生的因素如下。

（1）再灌注区有可逆性功能损伤的心肌细胞存在，这种心肌细胞数量与心律失常发生率呈正相关。

（2）缺血时间的长短决定再灌注性心律失常的发生率，缺血时间过长或过短，其发生率都很低，如犬冠状动脉阻断后在 15～45 分钟之间心律失常的发生率最高。

（3）缺血心肌的数量、缺血的程度及再灌注恢复的速度是影响心肌再灌注损伤的重要因素。缺血心肌数量多、缺血程度重、再灌注恢复快，心律失常的发生率就高。

再灌注性心律失常的发生机制尚未阐明，目前认为：缺血-再灌注过程中 ROS 等导致的心肌细胞膜结构损伤；ATP 生成减少而导致的 ATP 依赖离子泵功能障碍；缺血时的代谢酸中毒等共同因素是引发心肌细胞膜内外的离子转运失控、心肌电生理特性异常以及再灌注性心律失常的主要原因。

（二）心肌能量代谢变化

心脏是一个高耗能、低耐受的器官。缺血时，心肌细胞 ATP、磷酸肌酸含量迅速降低，如缺血时间短，程度轻，再灌注心肌获得 O_2 后，ATP 含量可较快恢复正常。若缺血时间长，

程度重，再灌注后心肌细胞因 ROS、钙超载等损伤作用，ATP 含量不仅不回升，反而可能进一步降低，加重心肌功能障碍。

（三）心肌超微结构变化

研究发现，再灌注损伤可使心肌细胞的超微结构发生严重改变：基底膜部分缺损，质膜破坏，肌原纤维出现严重收缩带、肌丝断裂、溶解，线粒体极度肿胀、嵴断裂、溶解，空泡形成，基质内致密物增多等，严重的结构损伤最终导致心肌细胞死亡，目前研究认为再灌注损伤引起心肌细胞死亡的方式有坏死、凋亡、胀亡等。

总之，有学者指出，心肌再灌注损伤的始动环节是能量代谢障碍，而直接损伤因素是 ROS，其结果导致细胞内钙超载，并形成恶性循环。

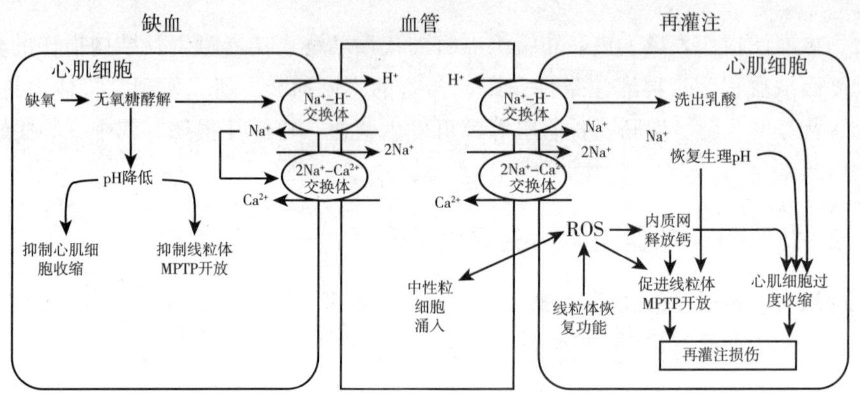

图 12－6　心肌缺血－再灌注损伤的发生机制

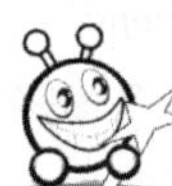

案例讨论

临床案例　患者，男性，48 岁。因胸痛 1 小时入院。经心电图诊断为急性心肌梗死。体格检查：血压 100/75mmHg，心率 87 次/分，律齐，意识淡漠。既往高血压病史 10 年。入院后约 1 小时给予尿激酶 150 万单位静脉溶栓，用药完毕患者胸痛即消失。但约 10 分钟时心电监护显示：室性早搏、室上性心动过速、室颤，血压 90/65mmHg。立即除颤，同时给予利多卡因，小剂量异丙肾上腺素。监护显示渐为窦性心律，血压波动在正常范围，复查心电：广泛前壁心肌梗死。

问题　1. 患者为什么经溶栓治疗疼痛消失后又出现心律失常和血压下降？

2. 患者发生心律失常的发病机制如何？

二、脑缺血－再灌注损伤的变化

脑是对缺血缺氧最敏感、耐受能力最差的器官，也是最容易发生缺血－再灌注损伤的器官之一。脑再灌注损伤最主要的表现是脑水肿和脑细胞坏死。脑的能量储备低，主要依赖于葡萄糖的有氧氧化。因而，缺血时，脑组织 ATP 迅速减少，膜上能量依赖的离子泵功能障碍，细胞内高 Na^+、高 Ca^{2+} 等促使脑细胞水肿、脑组织间水肿发生。脑组织是一个富含磷脂的器官，再灌注后 ROS 大量生成，在脑组织中发生了较强的脂质过氧化反应。使膜结构破坏，线粒体功能障碍，细胞骨架破坏，细胞凋亡、细胞坏死。此外，有实验研究证明，缺血－再灌注损伤可使脑组织内神经递质性氨基酸代谢发生明显的变化，即兴奋性氨基酸（谷氨酸和天冬氨酸）随缺血－再灌注时间延长而逐渐降低，抑制性氨基酸（丙氨酸、γ 氨基丁酸、牛磺酸和甘氨酸）在缺血－再灌注早期明显升高。

三、其他器官缺血－再灌注损伤的变化

（一）肺缺血－再灌注损伤的变化

光镜下可见：肺不张伴不同程度肺气肿，肺间质增宽、水肿，炎症细胞浸润，肺泡内较多红细胞渗出。电镜下观察到：肺内毛细血管内皮细胞肿胀，核染色质聚集并靠核膜周边分布，胞核固缩倾向，核间隙增大；Ⅰ型肺泡上皮细胞内吞饮小泡较少；Ⅱ型肺泡上皮细胞表面微绒毛减少，线粒体肿胀，板层小体稀少，出现较多空泡；肺泡间质水肿，肺泡隔及毛细血管内炎症细胞附壁，以中性粒细胞为主。

（二）肠缺血－再灌注损伤的变化

临床上，许多情况都可以导致肠缺血，如各种因素导致的应激、休克等病理过程中，机体自我代偿时的血液重新分布。肠缺血时，毛细血管通透性增高，形成间质水肿；再灌注时，肠壁毛细血管通透性更加升高，肠黏膜损伤加重，并出现广泛上皮和绒毛分离，上皮坏死，固有层破损，肠壁出血及溃疡形成。同时，肠腔大量有毒物质，如内毒素、氨、硫醇等，经肠壁吸收增多。

（三）肾缺血－再灌注损伤的变化

肾脏作为一个内脏器官，与肠组织一样，在临床各种因素导致的机体血液重新分布的自我代偿行为中（如休克），肾脏供血减少，肾缺血。病因解除时，再灌注会导致肾脏功能障碍、甚至功能衰竭。临床表现为血清肌酐浓度明显增高，肾小管上皮细胞线粒体高度肿胀、变形、嵴减少，排列紊乱，甚至崩解，空泡形成等，以急性肾小管坏死最为严重，可造成急性肾功能衰竭或导致肾移植失败。

（四）肝缺血－再灌注损伤的变化

肝脏缺血再灌注损伤多发生于休克、肝脏外科手术中肝蒂血流的阻断，如肝移植、肝脏分叶切除等。肝脏因其结构和功能特点，使其在缺血－再灌注时，极易发生自由基损伤和无复流现象。肝脏内巨噬细胞（又称 kupffer cell）和大颗粒淋巴细胞（NK 细胞）在再灌注时明显增多，产生大量的 ROS，使再灌注时肝组织损伤较单纯缺血明显加重。肝功能严重受损，表现为血清谷丙转氨酶、谷草转氨酶及乳酸脱氢酶活性明显增高。

（五）骨骼肌缺血－再灌注损伤变化

临床上许多情况如：创伤、动脉栓塞、原发血栓形成、动脉移植术、断指再植、筋膜间隙综合征、应用止血带时间过长等，都可以使再灌注区骨骼肌发生缺血－再灌注损伤。一般认为，在缺血－再灌注过程中，自由基生成增多，脂质过氧化增强；钙超载造成骨骼肌细胞收缩过度，肌丝断裂；骨骼肌微血管损伤和微循环障碍，共同造成了骨骼肌的收缩舒张功能障碍。

广泛的缺血－再灌注损伤还可引起多器官功能障碍综合征。

第四节　缺血－再灌注损伤防治的病理生理基础

缺血－再灌注损伤的发生机制尚未阐述清楚，目前对其防治措施的研究尚处于实验研究和临床实验观察阶段。

1. 消除缺血原因，尽早恢复血流　这是预防缺血－再灌注损伤的首要、有效措施。缺血时间是决定再灌注损伤发生的关键因素。针对缺血原因，采取有效措施，尽可能在再灌注损伤发生的缺血时间以前恢复血流，减轻缺血性损伤，以避免严重的再灌注损伤。

2. 控制再灌注条件　实验与临床证实，采用适当低压低流、低温、低 pH、低钙、低钠液灌注，可减轻再灌注损伤。低压、低流灌注可避免缺血组织中氧饱和液急剧增高而产生大量 ROS、组织水肿及流体应切力等机械损伤；适当低温灌注有助于降低缺血组织代谢率，减少耗氧量和代谢产物的堆积；低 pH 液灌注可减轻细胞内液碱化，抑制磷脂酶和蛋白酶对细胞的分解，降低 $Na^{+}-Ca^{2+}$ 交换的过度激活；低钙液灌注可减轻因钙超载所致的细胞损伤；低

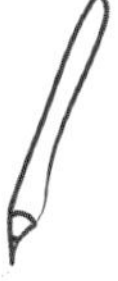

钠液灌注有利于细胞肿胀的减轻。

3. 改善缺血组织的能量代谢 目前认为能量代谢障碍，ATP 缺乏是缺血-再灌注组织损伤的发生基础之一。因而，补充糖酵解底物如磷酸己糖，外源性 ATP；应用氢醌、细胞色素等进行治疗，延长缺血组织的可逆性改变期限。同时，纠正酸中毒也是改善缺血组织代谢，减轻再灌注损伤的重要措施之一。

4. 应用抗自由基细胞保护剂 ROS 损伤是缺血-再灌注损伤的重要发病环节，ROS 主要产生于再灌注的早期，因而，临床上一般在再灌注前或即刻给予抗自由基制剂，如 SOD、CAT、GSH-PX、维生素 E、维生素 A、维生素 C 等。但有一些结果并不十分理想，可能是由于部分的抗氧化剂难于进入细胞，目前发现线粒体特异性抗氧化剂的治疗效果更佳。一些中药制剂，如丹参、川芎嗪、三七、虎仗甙、葛根素等，报道认为它们可通过降低体内自由基的水平，对缺血-再灌注损伤发挥较好的防治作用。

5. 减轻钙超载 在再灌注前或再灌注时即刻使用钙通道阻滞剂，可减轻再灌注时细胞内钙超载和维持细胞的钙稳态，降低心律失常发生（如维拉帕米）。近年来研究表明，应用 NHE 及 NCX 抑制剂也可以有效地防止钙超载的发生。

6. 减少中性粒细胞浸润和改善微循环功能 采用中性粒细胞抗血清或抗中性粒细胞代谢药羟基脲可明显缩小缺血再灌注后心肌的梗死面积。进一步研究表明，非甾体抗炎药物、脂氧化酶和环氧化酶抑制剂、前列环素及抑制中性粒细胞黏附的单克隆抗体均有改善微循环障碍，减轻缺血再灌注损伤的作用。

7. 其他 缺血预处理（ischemic preconditioning，IPC）、缺血后处理（ischemic postconditioning，IPO）对缺血-再灌注损伤脏器有一定的保护作用。另外，细胞间黏附分子单克隆抗体、肿瘤坏死因子单克隆抗体、甘露醇、前列腺素 E_1 及 L-精氨酸等均有一定的抗缺血-再灌注损伤作用。

知识链接

缺血预处理与缺血后处理

缺血预处理（ischemic preconditioning，IPC）是指在给予机体一次或几次短暂重复的缺血再灌注后，能够增强机体对以后较长时间缺血缺氧的耐受能力的现象。研究发现缺血预处理可减轻组织对随后发生的缺血再灌注的损伤，且已被心、脑、肾、骨骼肌等组织的体内外实验所证实。缺血预处理可能是激发和/或维持机体内源性抗损伤能力，是细胞保护的最优、最有效的措施之一。

缺血预处理的细胞保护机制尚不完全清楚，可能与下列因素有关：①IPC 可以上调一些内源性保护介质，如腺苷、去甲肾上腺素、缓激肽等；②IPC 激活细胞膜相应受体与离子通道，如细胞膜钙通道和线粒体 ATP 钾通道；③IPC 激活多种与细胞存活有关的信号分子通道，如丝裂霉素激活蛋白激酶家系（mitogen-activated protein kinasea，MAPKs）、蛋白激酶 C（protein kinase C，PKC）和磷脂酰肌醇-3 激酶（Phosphatidylinositol-3-kinase，PI3K），诱导内源性保护蛋白，如热休克蛋白、自由基清除酶、金属硫蛋白产生等相关。IPC 作为一种内源性的保护现象，对于临床上缺血性心脑血管病的防治，器官移植的开展具有重要的指导意义。

近年来，有研究者尝试在心肌冠脉结扎的动物模型上，在缺血后，再灌注前，采用反复、短暂的再灌注处理，称为缺血后处理（ischemic postconditioning），缺血后处理和 IPC 具有类似的减轻心肌及其他脏器缺血-再灌注损伤的作用，报道在心肌再灌注前应用缺血后处理，可以使心肌梗死面积减少 40%~50%，其作用机制尚不清楚。但其在临床应用还非常局限，仍有很多问题需要回答。

本章小结

在缺血基础上恢复血液灌流后，组织损伤反而加重，甚至发生不可逆性损伤的现象称为缺血－再灌注损伤。缺血时间、组织器官的代谢特点和再灌注的条件可影响缺血－再灌注损伤发生及其损伤程度。缺血时造成的细胞代谢改变和结构损伤是再灌注时损伤加重的基础，缺血－再灌注损伤的发生机制主要是自由基、细胞内钙超载及白细胞介导的微循环障碍的共同作用。其中自由基大量生成是各种损伤机制学说中重要的启动因素；而细胞内钙超载是细胞不可逆性损伤的共同通路；白细胞与微循环障碍是缺血－再灌注损伤引起各脏器功能障碍的关键原因。缺血－再灌注损伤常发生于心、脑、肾、肝、肺、胃肠道等器官，以心肌的缺血－再灌注损伤最为常见，表现为心肌顿抑和心律失常。

思考题

1. 影响缺血－再灌注损伤发生及严重程度的因素有哪些？
2. 缺血－再灌注时氧自由基生成增多的机制是什么？
3. 自由基引起缺血－再灌注损伤的机制是什么？
4. 试述缺血－再灌注时细胞内 Ca^{2+} 超载的机制？
5. 钙超载引起缺血－再灌注损伤的机制是什么？

（孟　艳）

第十三章　心功能不全

学习要求

1. 掌握　心功能不全和心力衰竭的概念；心力衰竭的发生机制；心力衰竭时机体的功能和代谢变化。

2. 熟悉　心功能不全的病因和诱因；心功能不全时机体的代偿方式及其意义。

3. 了解　心力衰竭的分类；心力衰竭防治的病理生理基础。

心脏在血液循环中起着泵的作用，通过其节律性的收缩和舒张，推动血液在血管中循环流动，以满足全身组织细胞的代谢需要。正常情况下心脏有强大的储备能力，心排出量可随着机体代谢率的增高而增加，剧烈活动时心排出量可增加到静息时的5~6倍。在各种致病因素的作用下，心脏的收缩和（或）舒张功能障碍，即心泵功能降低，使心排出量绝对或相对减少，以致不能满足机体代谢需求的一种全身性病理过程，称为心功能不全（cardiac insufficiency）。心功能不全包括心脏泵血功能受损后由完全代偿阶段直至失代偿的全过程。心力衰竭（heart failure）属于心功能不全的失代偿阶段，患者出现明显的临床症状和体征。心力衰竭与心功能不全本质上是相同的，只是在程度上有所区别。心力衰竭呈慢性过程时，常伴有钠、水潴留和血容量增加，出现心腔扩大、静脉淤血及组织水肿的表现，临床上称为充血性心力衰竭（congestive heart failure）。

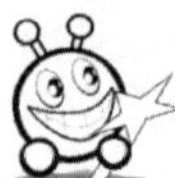

案例讨论

临床案例　患者，男，43岁，患风湿性心脏病16年，近2年来，经常感到前胸发闷，似有阻塞感，夜里常不能平卧，并逐渐出现下肢浮肿，时轻时重。近1个月来，出现发热，伴咳嗽和咳少量粉红色泡沫痰，胸闷、气急加剧。体格检查：重病容，半坐卧位，面部及下肢浮肿，颈静脉怒张。体温37.8℃，呼吸30次/分，脉搏120次/分，血压110/80mmHg。两肺呼吸音粗，肺底可闻及湿啰音，心音低钝，心尖区可闻及杂音，肝右肋下3cm，有压痛。

问题　试分析该患者发生了哪些病理生理改变？其发展过程和发生机制如何？

第一节　心功能不全的病因、诱因及分类

一、心功能不全的病因

心功能不全是多种心血管疾病发展到终末阶段的共同结果，引起心功能不全的基本病因包括以下两点。

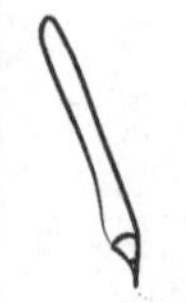

（一）原发性心肌舒缩功能障碍

主要因心肌结构受损和代谢障碍所致，是引起心力衰竭最主要的原因。各种致病因素如病毒或细菌感染、微量元素缺乏（如硒缺乏）、中毒（如锑、阿霉素中毒）、严重持久的缺血等均可以直接造成心肌细胞的变性、坏死，导致心肌舒缩性能降低。临床上常见于冠心病、心肌炎和心肌病等。心肌缺血缺氧、严重贫血和维生素 B_1 缺乏等引起心肌能量代谢障碍，亦可削弱心肌舒缩功能。

（二）心脏负荷过重

心室负荷过重可引起心肌发生适应性改变（如心肌肥大），以承受增高的工作负荷，维持相对正常的心排出量。但长期负荷过度，超过了心肌的代偿能力，则会引起心肌舒缩功能降低。

1. 前负荷过重 心室前负荷（pre－load）是指心脏收缩前所承受的负荷，相当于心室舒张末期容量或压力，又称容量负荷（volume load）。左心室前负荷过重常见于主动脉瓣或二尖瓣关闭不全；右心室前负荷过重常见于肺动脉瓣或三尖瓣关闭不全、室间隔缺损等。高动力循环状态，如严重贫血、甲状腺功能亢进、动－静脉瘘及维生素 B_1 缺乏等，由于回心血量增多，左、右心室容量负荷都增加。

2. 后负荷过重 后负荷（after－load）是指心脏收缩时所承受的负荷，即心室射血所要克服的阻力，又称压力负荷（press load）。左心室后负荷过重常见于高血压、主动脉瓣狭窄等；右心室后负荷过重常见于肺动脉高压、肺动脉瓣狭窄和肺源性心脏病。血液黏滞度明显增加时，则左、右心室压力负荷都增加。

近年来，随着人类疾病谱的变化，引起心力衰竭的主要病因也发生了改变。我国在过去很长时间内风湿性瓣膜病是引起心力衰竭的第一病因，而目前冠心病和高血压病已成为引起心力衰竭的主要病因。

二、心功能不全的诱因

据统计，临床上90%以上心力衰竭的发生都有明显的诱因存在。凡能增加心脏负荷，使心肌耗氧量增加和（或）使心肌供血供氧减少的因素皆可能成为心力衰竭的诱因。常见的诱因如下。

（一）感染

各种感染是心力衰竭最常见的诱因，尤其是呼吸道感染。感染诱发心力衰竭的机制有：①感染引起发热，交感神经兴奋，代谢率增高，加重心脏负荷；②心率增快，使心肌耗氧量增加，舒张期缩短引起冠脉灌流减少；③致病微生物及毒素直接损伤心肌；④呼吸道病变如支气管痉挛、黏膜充血、水肿等，均可引起肺循环阻力增大，加重右心负荷。

（二）心律失常

心律失常，尤其是快速型心律失常，也是诱发心力衰竭最重要的因素。心率增快可使心肌耗氧量增加，亦可缩短舒张期，既使冠脉供血减少，又可引起心室充盈不足。此外，快速型心律失常引起的房室活动协调性紊乱，也可导致心排出量减少，诱发心力衰竭。

（三）妊娠和与分娩

妊娠期血容量增多，至临产期血容量可较妊娠前增加20%以上，且血浆容量的增加超过红细胞数量的增加，易引起稀释性贫血及心脏负荷加重。分娩时，宫缩阵痛、精神紧张及腹内压增高等，可促使静脉血液回流增加和外周血管阻力增大，从而加重心脏负荷和增加心肌耗氧量。

（四）水、电解质代谢及酸碱平衡紊乱

最常见的是酸中毒和高钾血症。酸中毒主要通过干扰心肌钙离子转运而抑制心肌收缩性；高钾血症通过干扰心肌兴奋性、传导性和自律性引起心律失常而诱发心力衰竭。

（五）其他

过度劳累、情绪激动、气候突变、过多过快地输液、甲状腺功能亢进、洋地黄中毒、外伤与手术等均可诱发心力衰竭。

临床上，针对心力衰竭的病因进行治疗固然重要，但若能及时发现并去除诱因，对心力衰竭的控制也具有重要意义。

三、心力衰竭的分类

（一）按心力衰竭的发生部位分类

1. 左心衰竭 临床上最常见，多发生于冠心病、高血压病、主动脉瓣狭窄或关闭不全、二尖瓣关闭不全和扩张性心肌病等。由于左心室舒张期充盈和收缩期射血功能障碍，临床上主要以心排出量减少和肺循环淤血、肺水肿为特征。

2. 右心衰竭 常见于二尖瓣狭窄晚期、慢性阻塞性肺疾病、肺动脉高压及某些先天性心脏病（如法洛氏四联症）等。由于右心室负荷过重，不能将体循环回流的血液充分排至肺循环，临床上主要以体循环淤血、静脉压升高和下肢甚至全身水肿为特征。

3. 全心衰竭 某些疾病如风湿性心肌炎、心肌病和严重贫血等，可使左、右心室同时受累，发生全心衰竭。也可由一侧心力衰竭波及另一侧而发生全心衰竭。由于长期左心衰竭导致肺循环阻力增加，久之合并右心衰竭在临床上较为常见。

（二）按心力衰竭的发生速度分类

1. 急性心力衰竭 发病急，心输出量迅速降低，机体来不及动员代偿机制，多伴发心源性休克。常见于急性心肌梗死、严重心肌炎等。

2. 慢性心力衰竭 发病缓慢，机体有充分的时间动员代偿机制。在代偿阶段患者心衰症状可以不明显，到后期机体代偿能力丧失，心输出量不能满足代谢需要，可逐渐出现心衰的表现，发展为失代偿期。临床上常见于高血压病、心瓣膜病和肺动脉高压等。

（三）按心肌收缩与舒张功能障碍分类

1. 收缩性心力衰竭（systolic heart failure） 主要由心肌收缩功能障碍引起，以左心室射血分数降低为主要特点。常见于冠心病和扩张性心肌病等。

2. 舒张性心力衰竭（diastolic heart failure） 在心肌收缩功能相对正常的情况下，因心肌舒张功能异常而导致心室充盈量减少，需要提高心室充盈压才能维持正常的心排出量。特点是左心室射血分数正常，但心室舒张末期容量减少而压力增大，可表现出肺循环甚至体循环淤血的症状。常见于高血压伴左室肥厚、肥厚性心肌病、心包填塞和缩窄性心包炎等。

在心功能不全早期，患者心脏受损可能以单纯的收缩或舒张功能减退为主。但当发展到一定阶段后，心肌收缩和舒张功能障碍往往同时存在。如高血压性心脏病，早期主要表现为心室充盈量减少，但随着心肌功能和结构的改变，最终可发展成收缩和舒张功能障碍。

（四）按心力衰竭时心排出量的高低分类

1. 低输出量性心力衰竭（low output heart failure） 此类心衰发生时心排出量低于正常群体的平均水平，常见于冠心病、高血压病、心瓣膜病及心肌炎等引起的心力衰竭。

2. 高输出量性心力衰竭（high output heart failure） 常继发于处于高动力循环状态的某些疾病，如严重贫血、甲状腺功能亢进症、妊娠、动－静脉瘘及维生素 B_1 缺乏症等。这类患

者因血容量增多或循环速度加快，静脉回流增加，在心力衰竭发生前其心排出量明显高于正常水平，心衰发生时心排出量较发病前有所降低，不能满足机体高水平代谢的需求，但其值仍高于或不低于正常群体的平均水平，故称为高输出量性心力衰竭。

（五）按心功能不全的严重程度分类

美国纽约心脏病协会（New York Heart Association，NYHA）按照患者症状的严重程度将慢性心功能不全分为四级，心力衰竭分为三度。

1. 轻度心力衰竭 由于代偿完全，处于一级心功能状态（在休息或轻体力活动时，可不出现心力衰竭的症状、体征）或二级心功能状态（体力活动略受限制，一般体力活动可出现气急、心悸等症状）。

2. 中度心力衰竭 由于代偿不全，处于心功能三级（体力活动明显受限，轻体力活动即出现心力衰竭的症状、体征，但休息后好转）。

3. 重度心力衰竭 完全失代偿，处于心功能四级（安静休息时也可出现心力衰竭的临床表现，完全丧失体力活动能力，病情危重）。

第二节　心功能不全时机体的代偿反应

在各种病因导致心力衰竭的过程中，机体通过动用心力储备和其他全身性机制进行代偿，代偿活动经过三个阶段：第一阶段，心肌已经受到损伤或心脏负荷加重，心脏泵血功能开始下降，但通过代偿反应，心排出量能满足机体正常代谢需要而不出现心力衰竭的临床表现，称为完全代偿期；第二阶段，若病因未得到有效控制，心脏结构和功能损伤进一步加重，心排出量仅能满足机体在安静状态下的需要，患者开始出现临床症状，称为不完全代偿期；第三阶段，心脏功能严重损害，心排出量不能满足机体安静状态下的需要，出现明显的心力衰竭的临床表现，称为失代偿期。机体的代偿功能在很大程度上决定了心力衰竭发生、发展的速度及其严重程度。

一、神经－体液调节机制的激活

心脏泵血功能受损时，心排出量减少导致外周组织器官缺血缺氧，可以通过多种途径引起神经－体液调节机制的激活，这既是心功能不全时介导心内与心外代偿和适应反应的基本机制，也是促进心力衰竭发生、发展的关键途径。在神经－体液调节机制中，最为重要的是交感－肾上腺髓质系统和肾素－血管紧张素－醛固酮系统（renin－angiotensin－aldosterone system，RAAS）的激活。

（一）交感－肾上腺髓质系统激活

心功能不全时，心排出量减少通过刺激颈动脉窦和主动脉弓的压力感受器，引起交感－肾上腺髓质系统的激活。交感神经兴奋，血液中儿茶酚胺浓度升高，可使心肌收缩力增强、心率增快，心排出量增多；还可引起腹腔内脏等的阻力血管收缩，有助于维持动脉血压的稳定，保证重要器官的血液灌流，但长期过度地激活交感神经则会对机体产生不利影响。外周阻力血管持续收缩，使心脏后负荷增大，心肌耗氧量增加；内脏器官长期供血不足会导致其功能、代谢甚至结构的改变。去甲肾上腺素对心肌细胞有直接的毒性作用，可促使心肌细胞凋亡，参与心室重塑的病理过程。

（二）肾素－血管紧张素－醛固酮系统激活

肾血流减少和交感神经兴奋等均可激活 RAAS。血管紧张素Ⅱ（angiotensin Ⅱ，AngⅡ）有强大的缩血管作用，通过与去甲肾上腺素的协同作用对血流动力学稳态具有重要影响。醛固酮促进水、钠的重吸收，有助于维持循环血量，但 RAAS 的过度激活也会对机体产生负面效应。AngⅡ可明显促进心肌细胞结构蛋白的合成和非心肌细胞增生，导致心肌肥大；醛固酮作用于心肌间质的成纤维细胞，促进胶原合成和心室纤维化。总之，过度激活的 RAAS 是促进心力衰竭发展和心室重塑的重要机制。

此外，心功能不全时还会刺激心房钠尿肽（atrial natriuretic peptide，ANP）的分泌；促进肿瘤坏死因子等炎症介质的释放；引起内皮素和一氧化氮等血管活性物质的改变，这些因素都在不同程度上参与了心功能不全时的代偿和失代偿调节。

在神经－体液机制的调控下，机体对心功能降低的代偿反应可分为心脏本身的代偿和心脏以外的代偿。

二、心脏本身的代偿

心功能不全时，心脏本身的代偿反应不仅有快速启动的功能性代偿，如心率增快、心脏扩张和心肌收缩力增强；也有缓慢持久的结构性代偿，即心室重塑。

（一）心率加快

心率加快是一种发动快、见效迅速的代偿反应，主要与交感神经兴奋和儿茶酚胺释放增多有关。其机制是：①心排出量减少，动脉血压降低，对主动脉弓和颈动脉窦压力感受器刺激减弱，反射性地引起心率增快；②心脏泵血减少使心腔内剩余血量增多，心室舒张末期容积和压力增大，刺激右心房和腔静脉入口处的容量感受器，引起交感神经兴奋，心率加快；③缺氧刺激主动脉体和颈动脉体化学感受器，使呼吸中枢兴奋，呼吸加深加快，反射性地引起心率加快。在一定的范围内，心率加快可增加心排出量，对维持动脉血压，保证心、脑等重要器官的血流供应有积极意义。但这种代偿作用是有一定限度的，其原因是：①心率加快，使心肌耗氧量明显增加；②心率过快（成人 >180 次/分），使舒张期明显缩短，不但影响冠脉灌流，加重心肌缺血缺氧；还可引起心室充盈不足，心排出量反而降低。

（二）心脏扩张

根据 Frank－Starling 定律，在一定范围内，心肌的收缩力和心搏出量与心肌纤维初长度成正比。生理情况下，心室舒张末期压力在 0～10mmHg 范围内，肌节长度变动在 1.7～2.1μm 之间，当心室舒张末期容积和压力增加时，随着心肌纤维初长度增长，心肌收缩力可逐渐增大。当肌节长度达到 2.2μm 时，粗、细肌丝处于最佳重叠状态，有效横桥数目最多，产生的心肌收缩力最大，这个肌节长度称为最适初长度（L_{max}）。心泵功能减弱时，每搏输出量降低，致使心室舒张末期容积增大，心肌纤维初长度增大（肌节长度不超过 2.2μm），引起心肌收缩力增强，增加每搏输出量。这种伴有心肌收缩力增强的心腔扩大称为心脏紧张源性扩张，具有积极的代偿意义。但若前负荷过大，心室舒张末期容积或压力过高时，心室过度扩张使肌节长度超过 2.2μm，有效横桥数目减少，心肌收缩力反而下降。当肌节长度达 3.6μm 时，因粗、细肌丝完全不能重叠而丧失收缩能力。这种心肌纤维过度拉长并伴有心肌收缩力减弱的心腔扩大称为肌源性扩张。肌源性扩张已丧失代偿意义，且可增加心肌耗氧量。

（三）心肌收缩力增强

心排出量减少，引起交感－肾上腺髓质系统兴奋，儿茶酚胺增多，激活 β 肾上腺素能受体，使胞质内 cAMP 浓度升高，激活蛋白激酶 A，导致心肌胞质 Ca^{2+} 浓度增高而发挥正性肌力作用。在心泵功能受损的急性期，心肌收缩力增强对维持心排出量和血流动力学稳定具有重要作用。

（四）心室重塑

心肌受损或长期负荷过重时，心肌组织在结构、功能、代谢、数量和基因表达等方面所出现的增生性、适应性反应称为心室重塑（ventricular remodeling），包括心肌肥大、心肌细胞表型改变和非心肌细胞及细胞外基质的变化。

1. 心肌肥大 心肌肥大是指心肌细胞体积增大，重量增加。当心肌肥大到一定程度时（成人心脏重量超过500g），心肌细胞亦可有数量上的增多。它是心脏长期负荷过重而逐渐形成的一种慢性代偿机制。根据负荷原因和心肌反应形式的不同，可将心肌肥大分为向心性肥大和离心性肥大。心室在长期过度的后负荷作用下，收缩期室壁张力持续增高，引起心肌纤维肌节呈并联性增生，肌纤维增粗，心室壁厚度增加，心腔无明显扩大，称为心肌向心性肥大（concentric hypertrophy），常见于高血压性心脏病和主动脉瓣狭窄。而心室长期容量负荷过重时，舒张期室壁张力持续增高，心肌纤维肌节呈串联性增生，肌纤维长度增加，心腔明显扩大，称为心肌离心性肥大（eccentric hypertrophy），常见于二尖瓣或主动脉瓣关闭不全。

心肌肥大是一种持久而较有效的代偿方式。心肌肥大时单位重量心肌的收缩性是降低的，但由于心肌总重量增加，故心肌总的收缩力还是增加的，有助于维持心排出量。心肌肥大室壁增厚时还可降低室壁张力，减少心肌耗氧量，减轻心脏负担。因此，肥大心脏在相当长的时间内能满足组织对心排出量的需求而不发生心力衰竭。

但心肌肥大的代偿作用也是有限的，超过一定限度时，肥大心肌将丧失其代偿功能转化为促进心力衰竭发生发展的重要因素，主要原因是肥大心肌的不平衡生长，即心肌重量的增加超过心功能的增强，引起心肌相对缺血、缺氧、能量代谢障碍和心肌舒缩能力减弱等，心功能由代偿发展为失代偿。其机制有：①肥大心肌缺血缺氧加重，心肌中毛细血管数量不能随心肌肥大而成比例地增加，心肌供血、供氧相对不足；同时肥大心肌射血阻抗增大，压迫微血管导致供血不足；②肥大心肌产能和用能障碍，心肌细胞重量和体积的增长大于细胞内线粒体数量的增加，以致ATP生成相对不足；肥大心肌肌球蛋白ATP酶活性下降，导致心肌能量利用障碍；③心肌重量增加超过心交感神经轴突的生长，使单位重量心肌的交感神经分布密度下降，且肥大心肌中儿茶酚胺的含量减少；肥大心肌细胞肌浆网Ca^{2+}转运障碍，均可使心肌舒缩性能减弱；④心肌间质胶原增生，心肌僵硬度增加，顺应性降低。

2. 心肌细胞表型的改变 心肌合成蛋白质的种类变化亦可引起心肌细胞“质”的改变，即心肌细胞表型的改变。在引起心肌肥大的机械和化学信号的刺激下，可使在成年心肌细胞处于静止状态的胎儿期基因被激活，如心房钠尿肽基因、β-肌球蛋白重链基因等，胎儿型蛋白质表达增加；而另一些基因的表达则被抑制，发生同工型蛋白之间的转换，引起细胞表型的改变。表型转变的心肌细胞通过分泌的细胞因子和局部激素的变化，引起细胞膜、线粒体、肌浆网和肌原纤维等发生改变，从而影响心肌的舒缩能力。

3. 非心肌细胞和细胞外基质的变化 细胞外基质是指存在于细胞间隙、肌束之间及血管周围的结构糖蛋白、蛋白多糖和糖胺聚糖的总称，其中最主要的是Ⅰ型胶原纤维和Ⅲ型胶原纤维。许多促使心肌肥大的因素如AngⅡ、醛固酮和去甲肾上腺素等都可以促进非心肌细胞的活化或增殖，通过调控胶原合成与降解，使胶原网络结构的组成（如Ⅰ型和Ⅲ型胶原的比值）和空间结构发生改变，引起心肌间质的增生和重塑。不适当的非心肌细胞的增殖和基质重塑（如Ⅰ型/Ⅲ型胶原的比值增大）可降低心室壁的顺应性，影响心脏舒张功能和冠脉的供血；还可影响心肌细胞之间信息的传递和舒缩的协调性，促进心肌细胞凋亡和纤维化。

三、心脏以外的代偿

心功能不全时，除心脏本身发生功能和结构的代偿外，机体还要启动心外的各种代偿机制，以适应心排出量的降低。

（一）血容量增加

血容量增加是慢性心功能不全的一种主要代偿方式，是“钠、水潴留”的结果，其发生机制如下。

1. 肾小球滤过率降低 心力衰竭时，心排出量减少，动脉压下降，肾血液灌流减少；有效循环血量减少引起交感－肾上腺髓质系统兴奋，肾动脉收缩，进一步引起肾血流减少，导致肾小球滤过率降低。

2. 肾小管对钠、水的重吸收增加 其机制有：①肾内血流重新分布，在交感神经兴奋或AngⅡ作用下，肾内血流重新分布，大量肾血流从皮质肾单位转入近髓肾单位，使钠、水重吸收增加；②肾小球滤过分数增加，心力衰竭时肾血流量减少，此时出球小动脉收缩比入球小动脉收缩更明显，肾小球滤过率相对增大，随而肾小球滤过分数增加，促进近曲小管对钠、水的重吸收；③醛固酮和ADH增多，RAAS被激活，使醛固酮分泌增多，加上肝淤血对ADH的灭活减少，引起远曲小管和集合管对钠、水的重吸收增加；④抑制钠、水重吸收的激素减少，心力衰竭时，心房钠尿肽和PGE_2的合成和分泌减少，促进钠、水的潴留。

血容量增加在一定范围内可提高心排出量和组织灌流量，具有代偿意义。但长期过度的血容量增加可加重心脏负荷，增加心肌耗氧量，使心排出量减少。

（二）血流重新分布

心功能不全时，交感－肾上腺髓质系统兴奋，外周血管选择性收缩，引起全身血流重新分布，主要表现为皮肤、骨骼肌和内脏器官的血流量减少，其中肾血流量减少最明显，而心、脑的血流量不变或略增加。这样既能防止血压下降，又能保证重要器官的血液供应。但外周器官长期供血不足可导致脏器功能紊乱。同时，外周血管长期收缩，可加重心脏后负荷。

（三）红细胞增多

心功能不全时，体循环淤血和血流速度减慢可导致循环性缺氧；肺淤血和肺水肿又可引起低张性缺氧。缺氧刺激肾脏合成促红细胞生成素（erythropoietin，EPO）增加，促进骨髓造血功能，使红细胞和血红蛋白生成增多，提高血液携氧能力，有助于改善外周组织缺氧。但红细胞过多，可引起血液黏稠度增大，加重心脏后负荷。

（四）组织细胞利用氧的能力增强

心功能不全时，由于外周组织供血、供氧减少，组织细胞可发生一系列功能、代谢和结构的改变来进行代偿，使组织细胞利用氧的能力增强。例如，慢性缺氧时细胞线粒体数量增多，表面积增大，细胞色素氧化酶活性增强，有助于改善细胞内呼吸功能；肌肉中肌红蛋白含量增多可提高肌肉组织对氧的储存和利用。

第三节　心力衰竭的发生机制

心力衰竭的发生机制比较复杂，是多种机制共同作用的结果。不同原因所导致的心力衰竭以及心力衰竭发展的不同阶段，其作用机制也有所不同。目前认为，神经－体液调节机制失衡在心力衰竭的发生发展中起着关键作用，而心肌舒缩功能障碍则是心力衰竭最基本的发病机制。

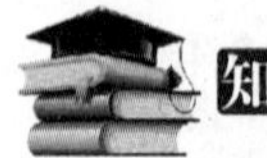

知识链接

心肌收缩的特点

1. 对细胞外Ca^{2+}的依赖性：心肌细胞的收缩活动有赖于细胞外Ca^{2+}的内流。如果去除细胞外Ca^{2+}，心肌不能收缩，停在舒张状态。心肌兴奋时，细胞外Ca^{2+}通过肌膜和横管膜上的L型钙通道流入胞质，触发肌浆网大量释放Ca^{2+}，使胞质内Ca^{2+}浓度迅速升高而引起收缩。

2. "全或无"式收缩：心房和心室分别是一个功能合胞体，一个细胞的兴奋可以迅速传播到全心房或全心室，引起整个心房或心室的收缩，称为"全或无"收缩。心肌收缩的强弱完全取决于各个心肌细胞收缩强度的变化。

3. 不发生完全强直收缩：心肌细胞的有效不应期特别长，相当于心肌细胞的整个收缩期和舒张早期。因此，心肌不可能在收缩期内再接受刺激而产生一个新的兴奋收缩，也就是说，心肌不会发生完全强直收缩。这一特征保证心脏交替进行收缩和舒张活动，有利于心脏的充盈和泵血。

一、心肌舒缩的分子基础

肌节是心肌舒缩的基本单位，主要由粗、细两种肌丝组成。粗肌丝的主要成分是肌球蛋白，该蛋白由杆状的尾部、能弯曲的颈部和粗大的头部组成。头部朝向粗肌丝的两端并露出于表面，具有 ATP 酶活性，可分解 ATP，为肌丝滑动提供能量，并含有与肌动蛋白之间形成横桥（cross - bridge）的位点。细肌丝的主要成分是肌动蛋白，呈球形，互相串联成双螺旋的细长纤维。肌动蛋白上有特殊的位点，可与肌球蛋白头部形成可逆性结合。肌动蛋白和肌球蛋白是心肌舒缩活动的物质基础，称为收缩蛋白。此外，细肌丝还含有具有调节功能的向肌球蛋白和肌钙蛋白。向肌球蛋白呈杆状，含有两条多肽链，头尾串联并形成螺旋状细长纤维嵌在肌动蛋白双螺旋的沟槽内。每个向肌球蛋白分子附有一个肌钙蛋白复合体，后者由向肌球蛋白亚单位（TnT），钙结合亚单位（TnC）和抑制亚单位（TnI）构成。调节蛋白本身没有收缩作用，主要通过肌钙蛋白与 Ca^{2+} 的可逆性结合改变向肌球蛋白的位置，从而调节收缩蛋白的活动。

心肌细胞兴奋时，膜电位的改变激活细胞膜上 L 型钙通道开放，细胞外 Ca^{2+} 顺浓度梯度进入细胞内，同时激活肌浆网释放 Ca^{2+}，使胞质内 Ca^{2+} 浓度迅速升高。当胞质内 Ca^{2+} 浓度从 10^{-7}mol/L 升至 10^{-5}mol/L，Ca^{2+} 与肌钙蛋白结合，改变向肌球蛋白的位置，从而暴露肌动蛋白上肌球蛋白的结合位点，使肌球蛋白头部与肌动蛋白结合形成横桥。胞质内 Ca^{2+} 浓度的升高可激活肌球蛋白头部 ATP 酶活性，水解 ATP 释放能量，引发心肌收缩，从而完成一次兴奋 - 收缩耦联。

心肌细胞复极化时，胞质内的 Ca^{2+} 大部分由肌浆网的钙泵摄取并储存在肌浆网，同时小部分 Ca^{2+} 被转运到细胞外，使胞质内 Ca^{2+} 浓度迅速下降，当胞质内 Ca^{2+} 降至 10^{-7}mol/L 时，Ca^{2+} 与肌钙蛋白解离，向肌球蛋白复位，肌动蛋白上的作用位点又重新被覆盖，肌球蛋白和肌动蛋白解离，心肌舒张。

二、心力衰竭的发生机制

（一）心肌收缩功能降低

心肌收缩能力是决定心排出量最重要的因素。绝大多数心力衰竭的发生都是由于心肌收缩功能降低所致，其机制如下。

1. 心肌收缩相关蛋白的改变

（1）心肌细胞数量减少　各种损伤因素如严重的缺血缺氧、病毒或细菌感染、中毒等，均可使心肌细胞发生变性、坏死或凋亡，使有效收缩的心肌细胞数量减少，导致原发性心肌收缩力减弱。心肌细胞受到各种严重损伤后，因溶酶体破裂，大量溶酶体酶特别是蛋白水解酶释放，可引起细胞自溶发生坏死，与心肌收缩有关的蛋白质被分解破坏，心肌收缩功能严重受损。临床上，引起心肌细胞坏死最常见的病因是急性心肌梗死。当心肌梗死面积达左室

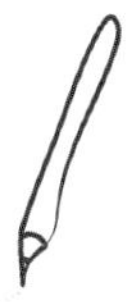

面积的25%时，便可引起急性心力衰竭。

在心力衰竭的发生、发展过程中，许多病理因素如氧化应激、心脏负荷过重、某些细胞因子、缺血缺氧和神经－内分泌失调等都可诱导心肌细胞凋亡。近年来因细胞凋亡而引起心肌收缩能力降低已受到高度关注。心肌细胞凋亡不仅在调节心肌细胞数量和心室重构中具有重要作用，还可能在代偿性心肌肥厚向失代偿性心力衰竭的发展过程中占据重要地位。因此，干预心肌细胞凋亡已成为防治心力衰竭的重要目标之一。

（2）心肌结构改变　肥大心肌的细胞表型发生改变，胎儿期基因呈过表达；而一些参与细胞代谢和离子转运的蛋白，如肌浆网钙泵蛋白和细胞膜钙通道蛋白等合成减少。心肌过度肥大时，肌原纤维占比例随心肌肥大程度加重而进行性减少，且肌原纤维排列紊乱，导致心肌收缩力降低。损伤心脏各部分变化也是不均一的。重构心肌不同部分的心肌肥大、坏死和凋亡共存；心肌细胞和非心肌细胞的肥大与萎缩、增殖与死亡共存；心肌细胞数量减少伴有成纤维细胞增生，细胞外基质增多，引起心脏纤维化。此外，与代偿期的心腔扩大和心室肥厚不同，心力衰竭时的心腔扩大伴有室壁变薄，心室几何结构发生改变，可引起功能性瓣膜返流，心室泵血功能进一步降低。总之，衰竭心肌在多个层次和水平上出现的不均一性改变是发生心肌收缩功能降低的结构基础。

2. 心肌能量代谢障碍　心肌收缩是一个主动耗能过程，心肌细胞必须不断合成ATP才能维持正常的泵血功能和细胞活力。心肌的能量代谢包括能量产生、储存和利用三个环节。其中任何一个环节发生障碍，都可影响心肌收缩性能。

（1）能量生成障碍　生理状况下，心肌活动所需的ATP主要来自脂肪酸、葡萄糖等的有氧氧化，极少量来源于糖酵解。要保证心肌的能量生成，就必须保证心肌有充足的血液供应。冠心病、休克和严重贫血等引起心肌缺血、缺氧，导致心肌能量生成不足。肥大心肌内毛细血管数量和线粒体含量相对不足，线粒体氧化磷酸化水平降低，可导致肥大心肌产能减少。此外，维生素B_1缺乏引起丙酮酸氧化脱羧障碍，ATP生成减少，也可引起心肌收缩性下降。

（2）能量储备减少　心肌以ATP和磷酸肌酸（creatine phosphate，CP）的形式储存能量，其中磷酸肌酸是心肌细胞储存能量的主要形式。在磷酸肌酸激酶的催化下，心肌内肌酸与ATP之间发生高能磷酸键转移生成磷酸肌酸而储备能量。肥大心肌不仅产能减少，而且磷酸肌酸激酶同工型转换，使磷酸肌酸激酶活性下降，导致储能形式的磷酸肌酸含量减少，不能满足心肌活动增加时能量的需求。

（3）能量利用障碍　心肌细胞内产生的ATP，在肌球蛋白头部Ca^{2+}，Mg^{2+}－ATP酶的作用下水解，为心肌收缩提供能量。临床上，由于能量利用障碍引发心力衰竭最常见的原因是长期心脏负荷过重而引起的心肌过度肥大。肥大心肌肌球蛋白的肽链结构由原来高活性的V1型ATP酶（两条α肽链构成）逐步转变为低活性的V_3型ATP酶（两条β肽链构成），引起肌球蛋白头部ATP酶的活性下降。因此，心力衰竭时即使ATP含量正常，但由于不能正常利用ATP将化学能转化为肌丝滑行所需的机械能，亦可导致心肌收缩性下降。

3. 心肌兴奋－收缩耦联障碍　Ca^{2+}在把兴奋的电信号转化为收缩的机械活动中发挥着极为重要的中介作用。任何影响心肌Ca^{2+}转运、分布的因素，均可导致心肌兴奋－收缩耦联障碍，使心肌收缩性减弱。

（1）肌浆网Ca^{2+}转运功能障碍　生理条件下，肌浆网通过对Ca^{2+}的摄取、储存和释放三个环节维持胞质内Ca^{2+}的动态变化，从而调节心肌的舒缩功能。心力衰竭时，肌浆网Ca^{2+}摄取和释放能力明显降低，导致心肌兴奋－收缩耦联障碍。在过度肥大和衰竭的心肌中，肌浆网钙释放蛋白的含量和活性降低，向胞质释放Ca^{2+}减少；肌浆网Ca^{2+}－ATP酶含量或活性降低，使肌浆网摄取Ca^{2+}减少，一方面使胞质中Ca^{2+}浓度不能迅速降低，导致心肌舒张延缓，另一方面也造成肌浆网储存Ca^{2+}量减少，供给心肌收缩的Ca^{2+}不足，导致心肌收缩性下降。

酸中毒时，肌浆网中钙结合蛋白与 Ca^{2+} 亲和力增大，Ca^{2+} 不易解离，也使得肌浆网在心肌收缩时释放 Ca^{2+} 减少。

（2）胞外 Ca^{2+} 内流受阻　心肌收缩时，胞质中的 Ca^{2+} 大部分来自于肌浆网，还有少量 Ca^{2+} 是从细胞外流入胞内的。Ca^{2+} 内流除了可直接升高胞质内 Ca^{2+} 浓度外，更主要的是诱发肌浆网释放 Ca^{2+}。长期心脏负荷过重或者心肌缺血缺氧时，心肌内去甲肾上腺素合成减少而消耗增多，导致去甲肾上腺素含量降低；肥大心肌细胞上 β 肾上腺素受体的密度相对减少，且对去甲肾上腺素的敏感性降低，这些就使得心肌细胞膜上“受体操纵”性钙通道开放减少，Ca^{2+} 内流受阻。高血钾时，细胞外液的 K^{+} 可竞争性抑制 Ca^{2+} 内流，导致胞内 Ca^{2+} 浓度降低。

（3）肌钙蛋白与 Ca^{2+} 结合障碍　心肌兴奋－收缩耦联的实现，不但要求胞质内 Ca^{2+} 浓度迅速升高到足以启动收缩的阈值（10^{-5}mol/L），同时还要求肌钙蛋白能与 Ca^{2+} 迅速结合。各种原因引起心肌细胞酸中毒时，由于 H^{+} 与肌钙蛋白的亲和力远大于 Ca^{2+}，H^{+} 竞争性地占据了肌钙蛋白上 Ca^{2+} 结合位点，从而阻断 Ca^{2+} 与肌钙蛋白的结合，导致心肌兴奋－收缩耦联中断。

（二）心肌舒张功能障碍

心室舒张是保证血液回流入心脏的基本因素。如果没有正常的舒张功能，心室便没有足够的血液充盈，心排出量必然减少。任何引起心室充盈量减少、弹性回缩力降低和心室僵硬度增加的疾病都可能导致心室舒张功能降低。据统计，临床上约 30% 的心力衰竭是由心肌舒张功能障碍所致。

心肌舒张功能障碍的机制目前尚不完全清楚，可能的发生机制有以下几点。

1. Ca^{2+} 复位延缓　心肌收缩后产生正常舒张的首要因素是胞质中的 Ca^{2+} 浓度必须迅速降至“舒张阈值”即从 10^{-5}mmol/L 降至 10^{-7}mmol/L，这样 Ca^{2+} 才能与肌钙蛋白解离，促使心室舒张。肥大或衰竭心肌由于缺血缺氧，ATP 供给不足，肌浆网或心肌细胞膜上的 Ca^{2+}－ATP 酶活性降低，不能迅速将胞质内的 Ca^{2+} 摄入肌浆网或向胞外排出，使心肌收缩后胞质内的 Ca^{2+} 浓度不能迅速下降并与肌钙蛋白解离，导致心室舒张迟缓或不完全。

2. 肌球－肌动蛋白复合体解离障碍　在心肌舒张过程中，当 Ca^{2+} 与肌钙蛋白解离后，肌球－肌动蛋白复合体也需要迅速解离。这是一个需要消耗 ATP 的主动过程。心力衰竭时，由于 ATP 供给不足及 Ca^{2+} 与肌钙蛋白亲和力增加，使得肌球－肌动蛋白复合体解离障碍，影响心室的舒张和充盈。

3. 心室舒张势能减少　心室舒张势能来自心室的收缩。心室收缩末期由于心室几何结构的改变可产生一种促进心室复位的舒张势能。心室收缩愈好，舒张势能就愈大，越有利于心室舒张。凡能削弱心肌收缩性的因素也可通过减少舒张势能而影响心室的舒张。此外，舒张期冠状动脉的充盈、灌流也是促使心室舒张的一个重要因素。当冠状动脉粥样硬化、冠脉内血栓形成，或者室壁张力过大、心室内压过高使冠脉充盈不足时，均可影响心室的舒张功能。

4. 心室顺应性降低　心室顺应性（ventricular compliance）是指心室在单位压力变化下所引起的容积改变（dV/dp），其倒数 dp/dV 即为心室僵硬度（ventricular stiffness）。通常以心室舒张末期压力－容积（P－V）曲线反映心室顺应性和僵硬度的变化，当顺应性降低（僵硬度增大）时，曲线左移，反之则右移（图 13－1）。心肌肥大引起的室壁增厚和心肌炎症、水肿、纤维化及间质增生等引起的室壁成分改变，均可导致心室顺应性降低。心室顺应性降低使心室的扩张充盈受限，导致心排出量减少；由于 P－V 曲线左移，当左心室舒张末期容积增加时，左心室舒张末期压力进一步增大，肺静脉压也随之升高，从而引起肺淤血、肺水肿等左心衰竭的临床表现。

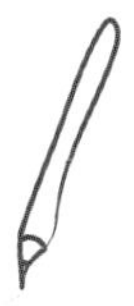

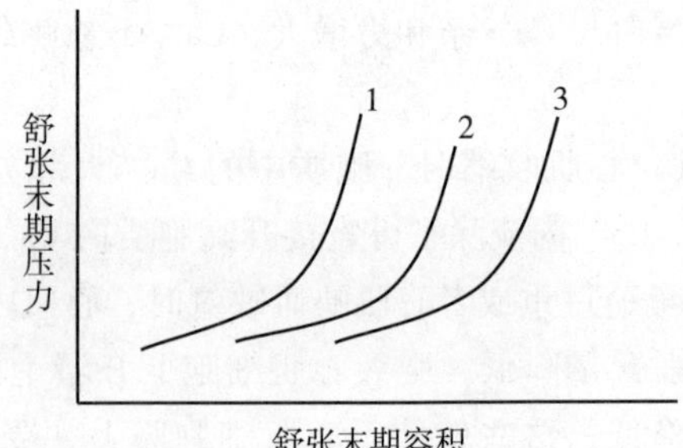

图 13－1　心室舒张末期压力－容积曲线（P－V 曲线）

1. 顺应性降低；2. 顺应性正常；3. 顺应性增高

（三）心脏各部舒缩活动不协调

正常情况下，心脏各部，左－右心之间，房－室之间，心室本身各区域的舒缩活动是高度协调一致的，以保持心功能的稳定。一旦心脏舒缩活动的协调性被破坏，将会引起心脏泵血功能紊乱而导致心排出量下降。导致心脏舒缩活动协调性破坏最常见的原因是各种病因引起的心律失常。引起心力衰竭的各种病因如心肌炎、甲状腺功能亢进、严重贫血、高血压性心脏病、肺心病，特别是冠心病、心肌梗死，其病变区和非病变区心肌在兴奋性、自律性、传导性、收缩性方面均存在差异，在此基础上易发生心律失常，使心脏各部舒缩活动的协调性遭到破坏。心肌梗死患者，由于病变呈区域性分布，病变轻的心肌舒缩活动减弱，病变重的则完全丧失收缩功能，非病变心肌功能相对正常，不同功能状态的心肌共处一室，特别是病变面积较大时必然使整个心脏舒缩活动不协调，导致心排出量减少。

总之，在心脏泵功能的维持中，心肌的收缩性、舒张性以及各部心肌舒缩的协调性是密切相关、又相互影响的过程。由于原发病因不同，引起心力衰竭的基本机制也不尽相同，往往是多种机制共同作用的结果（图 13－2）。

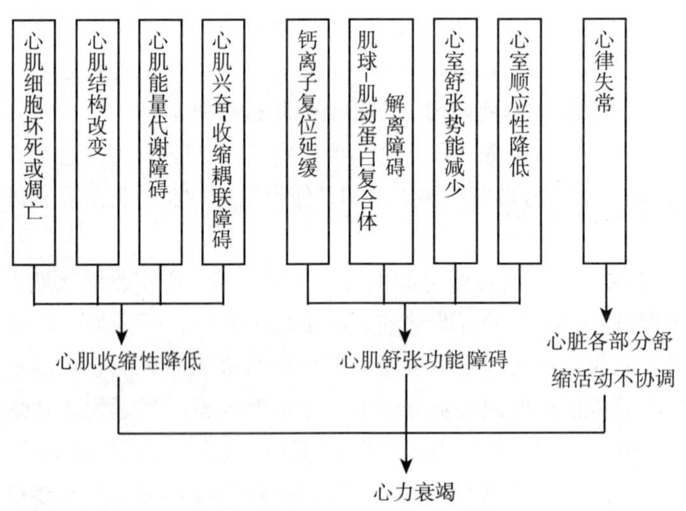

图 13－2　心力衰竭的发生机制

第四节　心力衰竭时机体的功能和代谢变化

心脏泵血功能障碍和神经－体液调节机制过度激活可以引起心功能不全患者在临床上出现多种表现。根据血流动力学的变化，心力衰竭的临床表现主要包括心排出量减少引起器官组织缺血缺氧的系列表现和血液回流障碍导致肺循环淤血和（或）体循环淤血的一系列相关

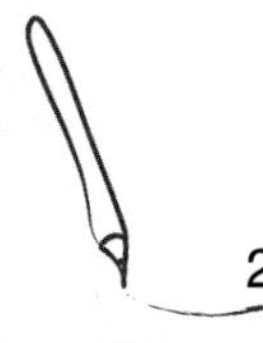

症状（图 13－3）。

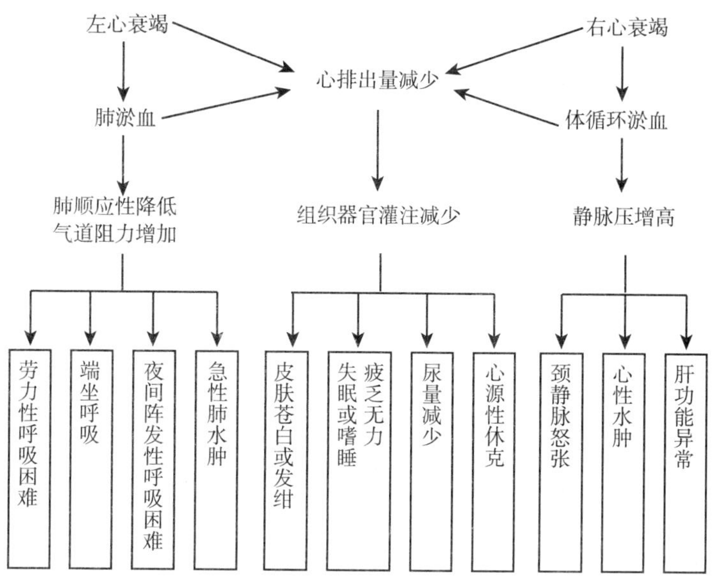

图 13－3　心力衰竭的临床表现及机制

一、心排出量减少

由心肌收缩性降低或心室后负荷过重引起的收缩性心功能不全在临床上主要表现为低排出量综合征。

（一）心脏泵血功能降低

心力衰竭时心排出量减少，同时射血后心室残余血量增多，反映心脏收缩功能和舒张功能的指标均有明显的降低。

1. 心排出量及心脏指数降低　心排出量是反映心脏泵血功能的重要指标之一，但在不同个体之间横向可比性较差。心脏指数（cardiac index，CI）是心排出量经单位体表面积标准化后的心脏泵血功能指标。心脏泵血功能障碍早期即心功能代偿期，主要表现为心力储备减少，机体耐受负荷能力降低。随着心力衰竭的发展，每搏输出量显著降低，常常依赖升高的充盈压和增快的心率才能满足机体对心排出量的需要。严重心力衰竭时，经机体最大代偿，心排出量仍难以满足静息状态下机体的需要，此时患者心脏指数常低于 2.2L/(min·m^2)。

2. 心室射血分数降低　射血分数（ejection fraction，EF）是指每搏输出量占心室舒张末期容积（ventricular end diastolic volumn，VESV）的百分数。在静息状态下正常值为 55%～65%，能较好地反映心肌收缩功能的变化。心力衰竭时，每搏输出量降低而左心室舒张末期容积增大，射血分数降低。

3. 心室充盈受损　由于射血分数降低，心室射血后残余血量增多，使心室收缩末容积（ventricular end systolic volume，VEDV）增多，心室容量负荷增大，心室充盈受限。心力衰竭早期即可出现心室舒张末压（ventricular end diastolic pressure，VEDP）升高。临床上通常以肺动脉楔嵌压（pulmonary artery wedge pressure，PAWP）反映左心房压与左心室舒张末压；以中心静脉压（central venous pressure，CVP）反映右心房压与右心室舒张末压。

4. 心率加快　由于交感神经系统兴奋，心力衰竭患者在早期即有明显的心率增快。心肌收缩能力降低使每搏输出量减小，机体更大程度地依赖心率增快来维持心排出量，因此心悸常是心力衰竭患者最早和最明显的症状。但心率过快反而可使心排出量降低，且可造成心肌缺血缺氧而加重心肌损伤。

（二）器官组织灌流不足

心排出量减少引起神经-体液系统的激活，各器官血流重新分配，导致部分器官组织灌流不足，表现出相应的症状体征。

1. 动脉血压的变化 急性严重心力衰竭时（如急性心肌梗死），机体来不及充分发挥代偿调节，随着心排出量的显著减少导致血压急剧降低，甚至引起心源性休克。慢性心力衰竭时，机体通过外周小动脉收缩、心率加快以及血容量增多等代偿活动，可使动脉血压维持在正常水平。

2. 器官血流重新分配 心力衰竭时，各组织器官灌注压降低和阻力血管收缩程度不一，导致器官血流量重新分配。一般而言，心、脑血流量可维持在正常水平，而腹腔内脏、肾脏和皮肤等绝大多数组织器官灌流量显著减少，引起相应的功能障碍。

（1）皮肤苍白或发绀 由于心排出量减少，皮肤血管收缩，使皮肤血流量减少，表现为皮肤苍白，皮肤温度降低。如果合并缺氧，血液中还原血红蛋白增多，其含量超过5g/dl时可出现发绀，皮肤呈现斑片状或网状青紫。

（2）疲乏无力、失眠、嗜睡 由于骨骼肌血流量减少，心力衰竭患者在早期即可感觉疲乏无力，对体力活动的耐受力降低。通过减少骨骼肌耗氧量以适应组织的低灌流状态，这在早期具有一定的保护意义；但长期低灌流可导致骨骼肌萎缩、氧化酶活性降低和线粒体减少等，这是心力衰竭患者对体力活动的承受能力降低的主要机制。轻度心力衰竭时，由于代偿反应，脑血流量可维持在正常水平。但随着心排出量的进一步减少，脑血流量也可以减少，引起脑供血不足，患者出现头晕、头痛、失眠、记忆力减退、烦躁不安和嗜睡等症状，严重时发生昏迷。

（3）尿量减少 心力衰竭时，肾血流量明显减少，引起肾小球滤过率下降和肾小管重吸收增强，患者尿量减少，亦可出现氮质血症。尿量在一定程度上可以反映心功能状况，随着心功能的改善，尿量可增多。

二、静脉淤血

心肌收缩力降低引起神经-体液调节机制过度激活，导致循环血量增多和容量血管收缩，使前负荷增大，不仅不能使心排出量有效增加，反而导致心室充盈压显著升高，促进静脉淤血的发展。根据静脉淤血的主要部位分为肺循环淤血和体循环淤血。

（一）肺循环淤血

左心衰竭时，由于左室收缩功能减弱、负荷过重或顺应性下降，引起左室舒张末期压力增大，肺静脉回流受阻，肺毛细血管压增高，导致不同程度的肺循环淤血，严重时可出现肺水肿（pulmonary edema）。肺循环淤血和肺水肿主要表现为各种形式的呼吸困难（dyspnea）。

1. 呼吸困难发生的机制 主要与以下因素有关：①肺淤血、肺水肿导致肺顺应性降低，肺泡扩张阻力增大，要吸入同样量的空气，呼吸肌需要做更大的功，消耗更多的能量，故感到呼吸费力；②肺毛细血管淤血和间质性肺水肿使肺毛细血管旁感受器（juxtapulmonary capillary receptor，J感受器）受到刺激，经迷走神经传入中枢，引起反射性浅快呼吸；③支气管黏膜充血、肿胀及气道内分泌物增多，导致气道阻力明显增大。

2. 呼吸困难的表现形式 由于肺淤血、肺水肿的严重程度不同，呼吸困难可有不同的表现形式。

（1）劳力性呼吸困难 心力衰竭程度较轻时，患者仅在体力活动时出现呼吸困难，休息后可缓解或消失，称为劳力性呼吸困难（dyspnea on exertion），为左心衰竭的早期表现。其机

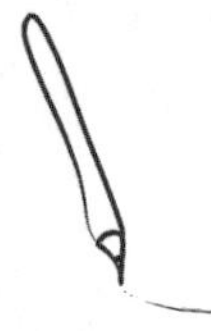

制是：①体力活动时，血流速度加快，回心血量增多，加重肺淤血；②体力活动时，心率加快，舒张期缩短，使左心室充盈减少，肺淤血加重；③体力活动时机体需氧增加，但衰竭的左心室不能相应地提高心排出量，使机体缺氧加重，刺激呼吸中枢，使呼吸加深加快，出现呼吸困难。

（2）端坐呼吸　患者在静息时已出现呼吸困难，平卧时加重，故被迫采取端坐或半卧体位以减轻呼吸困难的程度，称为端坐呼吸（orthopnea）。端坐呼吸是左心衰竭发生严重肺淤血的表现，其机制是：①端坐位时，由于重力作用，下肢血液回流减少，肺淤血减轻；②膈肌相对下移，胸腔容积增大，肺活量增加，通气改善；③端坐位可减少下肢水肿液的吸收，使回心血量减少，减轻肺淤血。

（3）夜间阵发性呼吸困难　患者夜间熟睡后因突感胸闷、气促而惊醒，被迫坐起，在端坐咳喘后有所缓解，称为夜间阵发性呼吸困难（paroxysmal nocturnal dyspnea）。夜间阵发性呼吸困难是左心衰竭最具特征性的表现，其机制是：①入睡后由端坐位改为平卧位，下半身静脉回流增多，水肿液吸收入血也增多，加重肺淤血；②入睡后迷走神经兴奋性增高，使支气管平滑肌收缩，气道阻力增大；③熟睡后中枢神经系统处于抑制状态，对传入刺激的敏感性降低，只有在肺淤血程度较严重，PaO_2下降到一定水平时，才会刺激呼吸中枢，患者突感呼吸困难被惊醒。若患者在气促咳嗽的同时伴有哮鸣音，称为心源性哮喘（cardiac asthma）。

（4）肺水肿　肺水肿是急性左心衰竭最严重的表现。由于肺毛细血管压急剧升高，毛细血管壁通透性增大，血浆渗出到肺间质和肺泡内，引起急性肺水肿。患者可出现发绀、气促、端坐呼吸、频繁咳嗽、咳粉红色（或无色）泡沫样痰和双肺布满湿啰音等表现。

（二）体循环淤血

体循环淤血是右心衰竭或全心衰竭的结果，主要表现为体循环静脉系统过度充盈、静脉压升高、内脏器官淤血和水肿等。

1. 静脉淤血和静脉压升高　右心衰竭时，因钠、水潴留及右室舒张末期压力增大，使上、下腔静脉回流受阻，体循环静脉系统内大量血液淤积，压力升高。右心淤血明显时可出现颈静脉怒张（engorgement of neck vein）。按压肝脏后颈静脉异常充盈，称为肝颈静脉反流征（abdominal - jugular reflux）阳性。

2. 心性水肿　水肿是全心衰竭，特别是右心衰竭的主要表现之一。受重力的影响，心性水肿多出现在身体的低垂部位，严重时可伴发胸水、腹水等。毛细血管流体静压升高是心性水肿的始发因素，而钠、水潴留和低蛋白血症又进一步加重心性水肿。

3. 肝肿大及肝功能异常　由于下腔静脉回流受阻，肝静脉压升高，肝小叶中央区淤血，肝窦扩张、出血及周围水肿，引起肝脏肿大，局部有压痛。长期淤血引起肝小叶纤维化，造成心源性肝硬化。因肝细胞变性、坏死，可出现转氨酶水平增高和黄疸等。胃肠道因淤血、水肿可出现消化不良、食欲不振、恶心、呕吐和腹泻等。

第五节　心力衰竭防治的病理生理基础

随着对心功能不全发生机制认识的不断深入，心功能不全的治疗模式也发生了很大的改变，从过去的短期血流动力学或药理学措施控制患者急性症状转变为长期的、修复性策略，其目的是抑制神经－体液调节系统的过度激活，防止和延缓心肌重构的发展，提高运动耐量，改善生活质量，降低心力衰竭的住院率和死亡率。

（一）防治原发病，消除诱因

积极防治引起心力衰竭的各种原发病，如冠状动脉粥样硬化性心脏病、原发性高血压和风湿病等。同时，应及时消除各种诱因，如控制感染、合理补液、避免过度紧张和劳累、纠正水、电解质和酸碱平衡紊乱等。此外，健康的饮食习惯、生活习惯和适度的体育运动在心血管疾病的防治中也具有重要意义。

（二）调整神经-体液失衡和干预心室重塑

神经-体液调节系统的功能紊乱在心力衰竭的发生、发展和心室重塑中扮演着重要作用。目前，血管紧张素转换酶抑制剂（angiotensin converting enzyme inhibitor，ACEI）已成为治疗慢性心力衰竭的常规药物，可以改善心力衰竭的远期预后，降低死亡率。ACEI 可抑制循环和心脏局部的肾素-血管紧张素-醛固酮系统，延缓心肌间质重构；并可作用于激肽酶Ⅱ，抑制缓激肽的降解，减少胶原沉积，促进一氧化氮和前列腺素的产生，改善冠状动脉血流。对于不能耐受 ACEI 者，可采用血管紧张素Ⅱ受体拮抗剂如氯沙坦。β 肾上腺素受体阻滞剂和醛固酮受体拮抗剂也有减轻心室重构的心脏保护作用，可以联合用药。

（三）改善心脏的舒缩功能

1. 增强心肌的收缩功能 对因收缩性减弱而发生的心力衰竭，可选用适当的正性肌力药物如洋地黄类药物（如地高辛）、拟交感胺类药物（如多巴胺、多巴酚丁胺）和磷酸二酯酶抑制剂（如氨力农）等，增强心肌收缩力，提高心输出量。

2. 改善心肌的舒张性能 对因心室顺应性降低或心室舒张不全所致的心力衰竭，可合理选用钙拮抗剂（如维拉帕米）、β 肾上腺素受体阻滞剂、硝酸酯类等药物改善心肌舒张性能。

（四）减轻心脏的前、后负荷

1. 调整心脏前负荷 适度的前负荷是维持心功能稳态的必要条件。前负荷过高可引起或加重心力衰竭，前负荷过低则会使心输出量下降。当前负荷过重时，可采用静脉扩张剂（如硝酸甘油、硝苯地平）减少回心血量，降低心脏前负荷，使肺淤血减轻，并可以增加冠状动脉血流量。还可应用利尿剂、ACEI 和 β 肾上腺素受体阻滞剂等。

2. 降低心脏后负荷 心力衰竭时，由于交感神经兴奋和大量缩血管物质的分泌，外周阻力增大，心脏后负荷增加。选用合适的动脉血管扩张剂如 ACEI、血管紧张素Ⅱ受体拮抗剂和钙拮抗剂等降低外周阻力，不仅可以减少心肌耗氧量，还可以提高心搏出量和改善外周组织灌流。

此外，对有液体潴留的患者，应适当限制钠盐的摄入，并严格控制输液的量和速度；对于有呼吸困难并出现低氧血症的患者，可给予吸氧以提高动脉血氧分压，改善组织缺氧；心肌能量药物如能量合剂、葡萄糖、氯化钾和肌苷等可以改善心肌代谢。

本章小结

心功能不全是在各种病因作用下，心脏的收缩和（或）舒张功能障碍，使心排出量绝对或相对减少，以致不能满足机体代谢需求的病理生理过程。心力衰竭是心功能不全的失代偿阶段。引起心功能不全的原因包括心肌舒缩功能障碍和心脏负荷过重。各种原因导致心力衰竭的基本机制包括心肌收缩功能降低、心肌舒张功能障碍和心脏各部分舒缩活动不协调。心力衰竭的临床表现主要包括心排出量不足引起的动脉血压下降和组织器官缺血缺氧的表现；肺循环淤血引起的呼吸困难和急性肺水肿；体循环淤血引起的静脉压增高、内脏淤血和水肿。

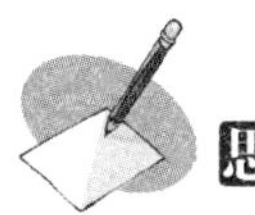

思考题

1. 心力衰竭的基本病因和常见诱因是什么？
2. 心功能不全时，心脏本身有哪些代偿反应？各有什么特点和意义？
3. 心力衰竭时心肌收缩性减弱的基本机制是什么？
4. 心力衰竭时心肌舒张功能障碍的机制是什么？
5. 简述肥大心肌发生衰竭的机制。
6. 从血流动力学考虑，心力衰竭的临床表现主要有哪些？
7. 左心衰竭患者最早出现的症状是什么？试述其发生机制。

（李彬彬）

第十四章　呼吸功能不全

学习要求

1. 掌握　呼吸功能不全、呼吸衰竭、Ⅰ型和Ⅱ型呼吸衰竭的概念；呼吸衰竭的发病机制；呼吸衰竭时机体的功能代谢变化。

2. 熟悉　呼吸衰竭发生的病因及诱因。

3. 了解　呼吸衰竭防治的病理生理及诱因基础。

第一节　概　　述

呼吸的主要功能是不断地给机体提供氧气和从机体排出多余的二氧化碳。一个完整的呼吸运动包括外呼吸过程、内呼吸过程和气体在血液中的运输等三个环节。正常人具有强大的肺功能储备，然而在呼吸系统疾病的发展过程中，肺功能储备力下降，静息时虽能维持较为正常的血气水平，但在体力活动、发热等因素致呼吸负荷加重时，PaO_2降低或伴有$PaCO_2$升高，并出现相应的体征与症状，称为呼吸功能不全（respiratory insufficiency）。当外呼吸功能严重障碍，以致机体在静息状态吸入空气时，PaO_2低于60mmHg（8kPa），或伴有$PaCO_2$高于50mmHg（6.67kPa），出现一系列临床表现时，称为呼吸衰竭（respiratory failure）。当吸入气的氧浓度（FiO_2）<21%时，可采用氧合指数或呼吸衰竭指数（respiratory failure index，RFI）作为呼吸衰竭的指标。$RFI = PaO_2/FiO_2$，呼吸衰竭时，$RFI \leq 300$ mmHg（40kPa）。呼吸衰竭是呼吸功能不全的严重阶段。目前仍多以PaO_2低于8kPa（60mmHg）或/和$PaCO_2$高于6.67kPa（50mmHg）为判断呼吸衰竭的标准，其中前者是所有类型呼吸衰竭必需的诊断指标，后者只是Ⅱ型呼吸衰竭的诊断指标之一。

根据血液气体的变化特点，通常把呼吸衰竭分为低氧血症型（即Ⅰ型）和低氧血症伴高碳酸血症型（即Ⅱ型）；根据主要的发病机制不同，也可将呼吸衰竭分为通气性和换气性两大类；根据原发病变部位不同又可分为中枢性和外周性；根据病程经过不同还可将呼吸衰竭分为急性和慢性。

第二节　呼吸衰竭的病因及诱因

很多疾病都能直接或间接影响肺的呼吸功能而导致呼吸衰竭。常见的病因如下。

一、呼吸衰竭的病因

（一）神经系统疾病

1. 中枢或周围神经的器质性病变　如脑或脊髓外伤、脑肿瘤、脑血管意外、脑部感染、脑水肿、脊髓灰质炎和多发性神经炎等。

2. 呼吸中枢抑制 如镇静药、安眠药或麻醉药使用过量等。

（二）骨骼、肌肉和胸膜疾病

1. 胸廓、骨骼病变 如脊柱后侧凸、多发性肋骨骨折等。

2. 呼吸肌活动障碍 如重症肌无力症、有机磷中毒、多发性肌炎、肌营养不良症、低钾血症以及腹压增大或过度肥胖引起膈肌活动受限等。

3. 胸膜病变 如胸膜纤维化、胸腔大量积液和张力性气胸等。

（三）气道和肺部疾病

1. 气道病变 如异物、肿瘤、炎症使中央气道狭窄或阻塞。更为多见的是细支气管炎、支气管哮喘、慢性支气管炎和慢性阻塞性肺气肿等引起的外周气道阻塞。

2. 肺泡、肺间质和肺循环病变 如肺部炎症、肺不张、弥漫性肺间质纤维化、肺气肿、肺充血、肺水肿、肺肿瘤、肺栓塞和肺组织灌流不足等。

二、呼吸衰竭的诱因

患有慢性呼吸系统疾病且肺功能已有损害的患者，或慢性呼吸衰竭的患者，往往因某种诱因而导致呼吸衰竭急性加重。常见的诱因如下。

1. 呼吸道感染、肺栓塞。
2. 应用麻醉药、镇静药、安眠药及止痛药等。
3. 基础代谢增加使呼吸负荷加重，如高热、手术创伤和甲状腺功能亢进症等。

第三节 呼吸衰竭的发病机制

外呼吸包括通气和换气两个基本环节。各种病因不外乎通过引起肺泡通气不足、弥散障碍、肺泡通气与血流比例失调、肺内短路增加等机制，使通气和（或）换气过程发生严重障碍而导致呼吸衰竭。不同的病因常通过相似的机制引起呼吸衰竭，因而使不同病因引起的呼吸衰竭具有共性；但由于病变的部位、性质以及机体反应性不同，故其发病又往往存在特殊性。

一、肺泡通气障碍

正常成人静息时肺通气量约为6L/min，其中无效腔通气约为2L，有效通气量即肺泡通气量约为4L/min。凡能减弱呼吸的动力或增加胸壁与肺的弹性阻力或非弹性阻力的任何原因，都可引起肺泡通气不足而导致呼吸衰竭。

（一）限制性通气不足

肺泡扩张受限制所引起的肺泡通气不足称为限制性通气不足（restrictive hypoventilation），其发生机制如下。

1. 呼吸肌活动障碍 如颅脑和脊髓外伤、中枢神经系统疾病、服用过量的安眠药和镇静药物等均可使呼吸中枢受损或抑制；低钾血症、多发性神经根炎和重症肌无力等神经肌肉疾患累及呼吸肌时，均可因呼吸肌收缩减弱或膈肌活动受限，以致肺泡不能正常扩张而发生通气不足。

2. 胸壁顺应性降低 严重胸廓畸形、多发性肋骨骨折或某些胸膜病变如胸膜纤维化时，可使胸廓的扩张受限并致肺扩张减弱，引起通气不足。

3. 肺顺应性降低 肺顺应性除直接与肺容量有关（肺容量小，肺顺应性也低）外，还取决于其弹性回缩力。严重肺淤血、水肿和纤维化等均可降低肺的顺应性，增加吸气时的弹性

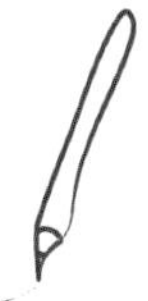

阻力。Ⅱ型肺泡上皮受损（如循环灌流不足、氧中毒、脂肪栓塞）或发育不全（婴幼儿呼吸窘迫综合征）以致表面活性物质的合成与分泌不足，或者表面活性物质被大量破坏或消耗（如急性胰腺炎、肺水肿、人工呼吸机过度通气）均可使肺泡表面活性物质减少，肺泡表面张力增加而肺顺应性降低，从而使肺泡不易扩张而发生限制性通气不足。

4. 胸腔积液和气胸 结核性胸膜炎、肺癌、乳腺癌和淋巴瘤等肿瘤累及胸膜时均可引起胸腔积液；较大的肺气泡破裂或较大较深的肺裂伤或支气管破裂可以引起严重的张力性气胸。这些病理过程均可使胸内负压降低甚至消失，导致肺扩张受限，从而引起通气不足。

（二）阻塞性通气不足

由于呼吸道狭窄或阻塞，使气道阻力增加而引起的肺泡通气不足称为阻塞性通气不足（obstructive hypoventilation）。气道阻力是通气过程中主要的非弹性阻力，正常约为 0.1 ~ 0.3kPa（1 ~ 3cmH_2O）/（L. sec），其中 80% 以上发生于直径大于 2mm 的支气管与气管，直径小于 2mm 的外周小气道的阻力仅占总阻力的 20% 以下。影响气道阻力的因素有气道内径、长度和形态、气流速度和形式（层流、湍流）、气体的密度和黏度等，其中最主要的是气道内径。气道内外压力的改变，管壁痉挛、肿胀或纤维化，管腔被黏液、渗出物、异物或肿瘤等阻塞，肺组织弹性降低以致对气道管壁的牵引力减弱等，均可使气道内径变窄或不规则而增加气流阻力，引起阻塞性通气不足。气道阻塞有中央性和外周性两种类型。

1. 中央性气道阻塞 指声门至气管隆凸间的气道阻塞。气管异物或肿瘤可以引起中央气道阻塞。急性阻塞较慢性阻塞多见，可立即威胁患者生命。阻塞若位于胸外（如声带麻痹、炎症等），则吸气时气流经病灶引起的压力下降，可使气道内压明显小于大气压，故可使气道狭窄加重；呼气时则因气道内压力大于大气压而可使阻塞减轻，故此类患者吸气更为困难，表现出明显的吸气性呼吸困难。阻塞如位于中央气道的胸内部分，则由于吸气时气道内压大于胸膜腔内压，故可使阻塞减轻，用力呼气时则可因胸膜腔内压大于气道内压而加重阻塞，患者表现出明显的呼气性呼吸困难。

2. 外周性气道阻塞 指内径小于 2mm 的细支气管。该部分气道无软骨支撑，管壁薄，与管周的肺泡结构又紧密相连。吸气时胸膜腔内压降低，而且随着肺泡的扩张，细支气管受到周围弹性组织的牵拉，故其口径可变大，管道伸长。呼气时则相反，小气道缩短变窄。支气管哮喘、慢性支气管炎和肺气肿等慢性阻塞性肺疾患使小气道管壁增厚或平滑肌紧张性升高和管壁顺应性降低，而且管腔还可因分泌物潴留而发生狭窄阻塞；此外，由于肺泡壁损伤，对细支气管周围的弹性牵引力也大大减弱，管腔也变得狭窄而不规则，气道阻力大大增加。尤其是在用力呼气时，由于胸膜腔内压增高，而小气道内压力却因肺泡弹性回缩力减弱而降低，当气流通过狭窄部位时，气道内压降低更加明显，甚至低于胸膜腔内压，因而小气道被压而易于闭合，故患者常发生呼气性呼吸困难，出现桶状胸等体征。

（三）肺泡通气不足的血气变化

不论是限制性还是阻塞性通气不足都可使肺泡通气量减少，导致氧气的吸入和二氧化碳的排出均受阻。所以肺泡气氧分压下降和肺泡气二氧化碳分压升高时，流经肺泡毛细血管的血液不能被充分动脉化，导致 PaO_2降低和 $PaCO_2$升高，最终出现Ⅱ型呼吸衰竭。外周气道阻塞时除有肺泡通气不足外，还因为阻塞的部位与程度几乎都是不均匀的，所以往往同时有肺泡通气与血流比例失调而引起换气功能障碍。

二、弥散障碍

由于肺泡膜面积减少或肺泡膜异常增厚及弥散时间缩短所引起的气体交换障碍称为弥散障碍。肺泡与血流经肺泡－毛细血管膜（下简称肺泡膜）进行气体交换的过程是一个物理性弥散过程。单位时间内气体的弥散量取决于肺泡膜两侧的气体分压差、肺泡的面积与厚度和气体的弥散常数。弥散常数又与气体的分子量和溶解度相关。此外，气体总弥散量还决定于血液与肺泡接触的时间。肺部病变引起弥散障碍（diffusion impairment）可发生于下列情况。

（一）肺泡膜面积减少

正常成人肺泡总面积约为 $80m^2$，静息呼吸时参与换气的肺泡表面积约仅 35～$40m^2$，运动时增加。由于储备量大，因此只有当肺泡膜面积极度减少（>50%）时，才会引起换气功能障碍，肺泡膜面积减少可见于肺实变、肺不张、肺叶切除时。

（二）肺泡膜厚度增加

肺泡膜是由肺泡上皮、毛细血管内皮及二者共有的基底膜所构成，其厚度很薄，小于 1μm，氧气和二氧化碳均易透过（图 14－1）。虽然气体从肺泡腔到达红细胞内还需经过肺泡表面的液体层、毛细血管内皮及血浆层和红细胞膜，但总厚度也不到 5μm。故正常气体交换是很快的。当肺水肿、肺泡透明膜形成、肺纤维化、肺泡毛细血管扩张或稀血症导致血浆层变厚等时，都可因肺泡膜通透性降低或弥散距离增宽而影响气体弥散。

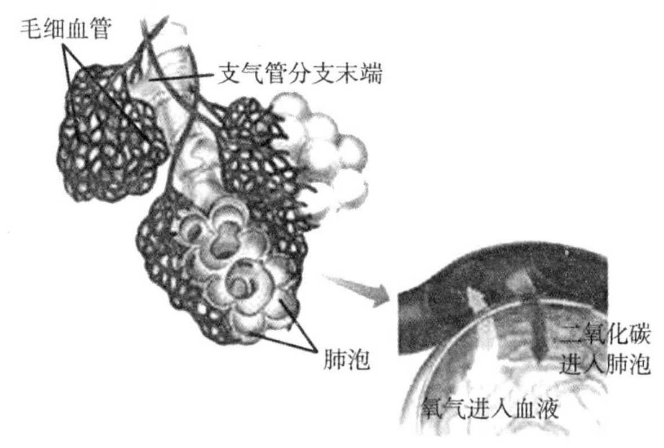

图 14－1　肺泡和血液之间的气体交换

（三）血液与肺泡接触时间过短

正常静息时，血液流经肺泡毛细血管的时间约为 0.75 秒，由于肺泡膜很薄并且与血液的接触面广，故一般只需 0.25 秒血红蛋白即可完全氧合。上述肺泡膜面积减少和厚度增加的患者，虽然肺毛细血管血液中氧分压上升较慢，一般在静息时肺内气体交换仍可达到平衡，因而不会产生低氧血症；但当剧烈运动或者合并发热、心动过速等症状时，因血流加快，血液和肺泡接触时间缩短而发生明显的弥散障碍，气体弥散量将下降，从而引起低氧血症。

（四）弥散障碍的血气变化

单纯的弥散障碍主要影响氧气由肺泡弥散到血液的过程，使 PaO_2 降低。二氧化碳的弥散能力比氧气大，所受影响小，故 $PaCO_2$ 一般不会增高，甚至有时由于缺氧反射性地引起呼吸加深加快，使二氧化碳排出过多，肺泡气和动脉血中的 PCO_2 均降低。

三、肺泡通气与血流比例失调

有效的换气不仅取决于肺泡膜面积与厚度、肺泡总通气量与血流量，还要求肺泡的通气与血流量保持一定的比率。肺部疾病时肺的总通气量与总血流量虽然可以正常，但通气与血流的分布不均匀导致通气与血流比率失调（ventilation－perfusion imbalance），可使患者不能进行有效的换气。这是肺部疾病引起呼吸衰竭最常见最重要的机制。

正常人在静息状态下，肺泡每分通气量（V_A）约为 4L，肺血流量（Q）约为每分 5L，二者的比率（V_A/Q）约为0.8左右。但是即使健康人肺各部分通气与血流的分布也都不是均匀的。身体直立位时，肺泡的通气量和血流量都是自上而下递增的，而血流量的上下差别更大，其结果是各部肺泡的V/Q比率自上而下递减。在正常青年人V_A/Q比率的变动范围自上而下约为0.6～3；随着年龄增大，变动范围扩大。尽管如此，PaO_2和$PaCO_2$最终仍可维持在正常范围。肺部疾病时，若肺泡通气不足与血流量减少发生于同一部位（如肺叶切除、大叶性肺炎灰色肝样变期），其功能可由其余的健肺以适当的比例加强通气与血流来代偿，因而对换气功能影响可以不大。但大多数呼吸系统疾病时肺泡通气和血流量的改变多不相平行配合，使部分肺泡V/Q比率降低或增高，而且V_A/Q比率的变动范围也扩大，因而使肺泡通气/血流比率严重失调，不能保证有效的换气而导致呼吸衰竭。肺泡通气/血流比率失调有两种基本形式。

（一）部分肺泡通气不足

支气管哮喘、慢性支气管炎、阻塞性肺气肿等引起的气道阻塞或狭窄性病变，以及肺与胸廓顺应性降低都可导致肺泡通气分布的严重不均。如肺泡通气明显降低而血流无相应减少甚至还增多，即V_A/Q比率降低，则流经这部分肺泡的静脉血未经充分氧合便掺入动脉血内。这种情况类似肺部动－静脉短路，故称为功能性分流。正常成人由于肺内通气分布不均形成的功能性分流约仅占肺血流量的3%。慢性阻塞性肺疾患严重时，功能性分流明显增加，可相当于肺血流量的30%～50%，因此可以严重地影响换气功能而导致呼吸衰竭。

（二）部分肺泡血流不足

某些肺部血管疾患，如肺动脉压降低、肺动脉栓塞、肺血管受压扭曲和肺部毛细血管床减少等时，V_A/Q比率增高。患病部位肺泡血流少，但通气没有相应减少，吸入的空气没有或很少参与气体交换，犹如增加了肺泡无效腔量，故这种情况称为无效腔样通气。此时肺总的有效通气量必然减少，因而也会引起血气异常。呼吸过程中，处于呼吸性细支气管以上气道内的气体，不能与血液气体进行交换，这部分气体量称为生理无效腔。正常人的生理无效腔量约占潮气量的30%，上述疾病使不能进行气体交换的功能性无效腔明显增多，可高达潮气量的60%～70%。

总之，在通气分布不均或血流分布不均以及通气量和血流量比率失衡时，一部分肺泡通气与血流比率明显降低，可低至0.01；另外部分肺泡通气血流比率明显增高，可高达10以上。各部分肺泡的V/Q比率的变动范围明显扩大，严重偏离正常的范围。这样就可引起换气障碍并从而导致呼吸衰竭。

（三）肺泡通气与血流比例失调的血气变化

无论是部分肺泡通气不足引起的功能性分流增加，还是部分肺泡血流不足引起的功能性无效腔增加，均可引起PaO_2降低。而$PaCO_2$的变化则取决于代偿性呼吸增强的程度。早期常可代偿性呼吸增强使$PaCO_2$正常甚至降低。疾病加重时，患者呼吸功能明显异常，不能增加通气以维持足够的肺泡通气量，才会使$PaCO_2$增高。肺泡通气与血液比例失调模式图见图14－2。

在临床实践中，分析呼吸衰竭患者的发病机制时，我们应该认识到，呼吸衰竭的发病机制是非常复杂的。通气不足、弥散障碍、单纯的肺内短路增加或肺泡通气与血流比例失调等单一的因素导致呼吸衰竭发生的情况是较少的，这些因素往往同时存在或相继发生作用。现以临床常见的成人呼吸窘迫综合征（adult respiratory distress syndrome）为例概要说明之。

成人呼吸窘迫综合征是指原无心肺疾患的患者因急性弥漫性肺泡－毛细血管膜损伤，以致外呼吸功能严重障碍而发生的急性呼吸衰竭，常见于休克、创伤、败血症、过量输液、体外循环术和氧中毒等，其早期病理变化主要为肺水肿、出血、透明膜形成、肺不胀、微血栓

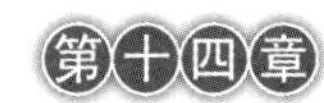

形成、肺血管内皮细胞及肺泡上皮细胞肿胀变性与坏死等。患者呼吸衰竭的发生可有下述多种机制参与：①由于肺水肿、肺不胀等使肺顺应性降低而引起限制性通气障碍，也可因支气管痉挛和气道内液体增加而导致阻塞性通气障碍，但因患者多有呼吸加速，故肺泡总通气量可无明显减少，但其分布则不均匀；②肺泡膜增厚引起弥散障碍；③肺小动脉内微血栓或脂肪栓塞，使部分肺泡血流不足，形成无效腔样通气。另一方面，因肺顺应性降低、肺不胀、肺泡内充满水肿液或气道受阻等原因，使部分肺泡通气减少而血流量未相应减少，导致大量肺内短路或功能性分流增加，这些因素均可使肺泡的通气与血流比率失调。

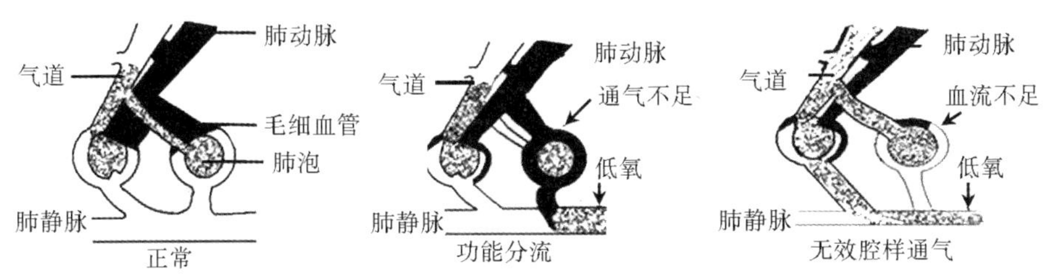

图 14－2　肺泡通气与血流比例失调模式图

第四节　呼吸衰竭时机体的主要功能代谢变化

外呼吸功能障碍引起的直接效应是血液中 PaO_2降低或同时伴有 $PaCO_2$增高。呼吸衰竭时机体各系统功能变化最重要的原因就是低氧血症、高碳酸血症和酸碱平衡紊乱。低氧血症和高碳酸血症对机体的影响取决于其发生的急缓、程度、持续的时间以及机体原有的功能代谢状况等。慢性呼吸衰竭患者常出现一系列代偿适应反应，可改善组织的供氧，并调节酸碱平衡，或改变组织器官的功能代谢以适应新的环境。病情严重时，全身各个系统可发生功能紊乱，甚至成为死亡的直接原因。

一、酸碱平衡及电解质紊乱

呼吸衰竭时，不仅因外呼吸障碍可引起酸碱平衡紊乱，而且还可因并发肾功能障碍、感染、休克以及某些治疗措施不当等因素导致不同类型的酸碱平衡紊乱。因此患者的表现可能是多样的。呼吸衰竭可引起呼吸性酸中毒、代谢性酸中毒和呼吸性碱中毒，也可发生混合性酸碱平衡紊乱如呼吸性酸中毒合并代谢性酸中毒。

1. 呼吸性酸中毒　Ⅱ型呼吸衰竭时，大量二氧化碳潴留，可造成原发性血浆碳酸过多。发病急骤患者机体往往代偿不全而出现失代偿性呼吸性酸中毒；如发病较缓慢，则可出现代偿性呼吸性酸中毒。此时血液电解质主要有如下的变化。①血清 K^+浓度增高：急性呼吸性酸中毒时，主要是由于细胞内外离子分布改变，细胞内钾外移而引起血清 K^+浓度增高；慢性呼吸性酸中毒时，则由于肾小管上皮细胞泌氢和重吸收碳酸氢钠增多而排钾减少，故也可导致血清 K^+浓度增高。②血清 Cl^-浓度降低，HCO_3^-增多：当血液中二氧化碳潴留时，在碳酸酐酶及缓冲系统作用下，红细胞中生成的 HCO_3^-增多，因而进入血浆的 HCO_3^-也增多，同时发生 Cl^-转移，血浆中 Cl^-进入红细胞增多，因此血清 Cl^-减少而 HCO_3^-增加；另一方面，由于肾小管泌 H^+增加，碳酸氢钠重吸收和再生增多，而较多 Cl^-则以氯化钠和氯化铵的形式随尿排出，因而也可引起血清 Cl^-减少和 HCO_3^-增多。

2. 代谢性酸中毒　由于严重缺氧，无氧代谢加强，酸性代谢产物增多，可引起代谢性酸中毒。如患者合并肾功能不全或感染、休克等可引起肾脏排酸保碱功能障碍或体内固定酸产生增多，将更加重代谢性酸中毒。此时血清钾浓度增高可更明显。

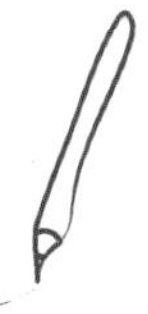

3. 呼吸性碱中毒 Ⅰ型呼吸衰竭患者由于缺氧引起肺过度通气而发生呼吸性碱中毒，由于发病急骤，故多为失代偿性呼吸性碱中毒。此时因细胞外 K^+ 进入细胞内，可发生血清 K^+ 浓度降低。由于二氧化碳排出过多，血浆中 HCO_3^- 移入红细胞增多，Cl^- 则转移至红细胞外，加之肾排出氯也减少，故血清 Cl^- 浓度增高。血浆 HCO_3^- 则因移入红细胞以及肾小管重吸收减少而浓度降低。

此外，某些呼吸衰竭患者可以发生代谢性碱中毒，多属医源性，发生于治疗过程中或治疗后。如使用人工呼吸机不恰当，过快排出大量二氧化碳，而原来代偿性增加的 HCO_3^- 又不能迅速排出，因此可发生代谢性碱中毒；由于钾摄入不足、应用排钾利尿剂和肾上腺皮质激素等均可导致低钾性碱中毒。

二、呼吸系统变化

呼吸衰竭患者的呼吸功能变化，很多是由原发疾病引起的。如阻塞性通气障碍时，由于气流受阻，呼吸频率可减慢。在肺顺应性降低的疾病，则因牵张感受器或肺－毛细血管旁感受器（juxtapulmonary－capillary receptor，J 感受器）兴奋，反射性地引起呼吸浅快。中枢性呼吸衰竭可出现呼吸浅慢，或出现潮式呼吸、间歇呼吸、抽泣样呼吸、吸气样呼吸、下颌呼吸等呼吸节律紊乱。

外呼吸功能障碍造成的低氧或高碳酸血症可进一步影响呼吸功能。PaO_2降低作用于颈动脉体与主动脉体化学感受器（其中主要是颈动脉体化学感受器），反射性增加通气，但此反应在 PaO_2低于 8.0kPa（60mmHg）时才明显。二氧化碳潴留主要作用于中枢化学感受器，使呼吸中枢兴奋，从而引起呼吸加深加快，增加肺泡通气量，但 PaO_2 低于 4.0kPa（30mmHg）或 $PaCO_2$超过 10.7kPa（80mmHg）时，将损害或抑制呼吸中枢。

慢性呼吸衰竭患者随着低氧血症和高碳酸血症逐渐加重，其呼吸调节也将发生变化。患者中枢化学感受器常被抑制而对二氧化碳的敏感性降低，此时引起通气的冲动主要来自缺氧对外周化学感受器的刺激。如果给予高浓度的氧吸入，虽可缓解低氧血症，但却因此消除缺氧对呼吸中枢的兴奋作用，故易导致呼吸抑制，二氧化碳潴留更加重。此外，吸入高浓度氧可出现霍尔登（Haldane）效应，使二氧化碳解离曲线向右下移动，也可引起 $PaCO_2$进一步增高，出现严重的高碳酸血症。因此，Ⅱ型呼吸衰竭患者氧疗宜吸入较低浓度的氧气。

三、中枢神经系统变化

呼吸衰竭时，由于低氧血症与高碳酸血症的作用，中枢神经系统的功能可发生明显变化，轻度时可使兴奋性升高，严重时将发生一系列中枢神经系统的功能障碍，直接威胁患者生命。低氧血症和高碳酸血症的作用很难截然分开。

中枢神经系统对缺氧很敏感，故最易受损。PaO_2 为 8.0kPa（60mmHg）时患者可出现智力和视力轻度减退。如 PaO_2迅速降至 5.33～6.66kPa（40～50mmHg）以下时，患者就会引起一系列神经系统症状，如头痛、不安、定向与记忆障碍、精神错乱、嗜睡，以致惊厥和昏迷；PaO_2低于 2.67kPa（20mmHg）时，只需数分钟就可造成神经细胞的不可逆性损害。

二氧化碳潴留发生迅速而严重时能引起患者严重的中枢神经系统功能障碍，称为二氧化碳麻醉。一般认为，当 $PaCO_2$超过 10.7kPa（80mmHg）可引起患者出现头痛，头晕、烦躁不安、言语不清、扑翼样震颤、精神错乱、嗜睡、昏迷和抽搐等症状。其发病机制尚未完全阐明，一般认为是由于缺氧、二氧化碳潴留以及酸碱平衡紊乱等多种因素共同作用的结果。其可能的作用机制如下。

1. 二氧化碳直接扩张脑血管 一般认为 $PaCO_2$ 升高 1.33kPa（10mmHg），脑血流量约可增 50%；由此可以影响脑循环，并引起毛细血管通透性增高，其结果是脑血管充血、间质水肿、颅内压升高和视神经盘水肿，严重时还可导致脑疝形成。

2. 酸碱平衡紊乱 正常脑脊液 pH 较低（7.33～7.40），而 PCO_2 却比动脉血的 pH 高；血液中的 HCO_3^- 及 H^+ 又不易进出脑脊液，故脑脊液的酸碱缓冲能力较血液为弱。Ⅱ型呼吸衰竭患者的脑脊液中二氧化碳增多，但因脑脊液缓冲能力差，故可引起严重细胞内酸中毒，使神经细胞的功能发生障碍，细胞膜结构受损，通透性增高。这些变化一方面改变神经细胞内外离子分布，另一方面使溶酶体膜稳定性降低，释出的各种水解酶，促使细胞自溶。细胞内外离子分布的改变和细胞内蛋白分解又可使细胞内渗透压升高，引起脑细胞肿胀，颅内压升高。由于呼吸系统功能障碍而出现一系列神经精神症状的病理过程称为肺性脑病，一般见于Ⅱ型呼吸衰竭患者。部分肺性脑病患者表现为开始常有神志淡漠、精神恍惚、记忆力下降、失眠、头疼和性格改变等，病情加重则出现精神错乱、定向障碍、幻觉和嗜睡，最后发生昏迷、抽搐和神经反射消失，甚至死亡。

四、循环系统变化

一定程度的缺氧可反射性兴奋心血管运动中枢，从而使心率加快，心输出量增加，皮肤及腹腔内脏血管收缩，因而发生血液重分布和血压轻度升高。此外，缺氧时通气加强，胸腔负压增大，回心血量增加而影响循环功能。这种变化在急性呼吸衰竭时较为明显，且有代偿意义。严重低氧血症时，患者心血管运动中枢与心血管受损，可发生低血压，心收缩力降低，心律失常等后果。长期慢性缺氧可使肺小动脉收缩，这是呼吸衰竭时出现肺动脉高压与右心衰竭的主要原因。

一定程度的二氧化碳潴留可与缺氧协同作用，反射性地引起循环功能的代偿性变化。二氧化碳可反射性地引起外周血管收缩，但其直接作用，则多引起血管扩张（肺动脉除外），故二氧化碳潴留的最终效应通常为：①皮肤血管扩张，因而肢体皮肤温暖红润，常伴大量出汗；②睑结膜血管扩张充血；③脑血管扩张，脑血流量增加；④广泛的外周血管扩张，可引起低血压；⑤肾与肺小动脉收缩。

呼吸衰竭可伴发心力衰竭，尤其是右心衰竭，其发生原因为肺动脉高压和心肌受损。目前认为肺血管功能性改变在肺动脉高压的发病中都具有极重要意义。缺氧可引起肺血管收缩，若合并二氧化碳潴留，血液 H^+ 浓度增高，进一步增加肺血管对缺氧的敏感性，使肺血管收缩进一步加重，从而大大增加肺循环的阻力。如原发肺部疾病引起肺小动脉壁增厚、管腔狭窄或纤维化、肺毛细血管减少、毛细血管内皮细胞肿胀或微血栓阻塞等变化，则亦可增加肺循环阻力而导致肺动脉高压。部分慢性呼吸衰竭患者血液中的红细胞增多，因而血液黏滞性增高，而后者又可因合并酸中毒而加重，这也是肺动脉高压发病的一个因素。部分患者可因血量增多，或因呼吸深快以致胸腔负压增大，或因体循环外周血管扩张，阻力降低，以致静脉回流增加而加重右心负荷。呼吸衰竭引起右心衰竭的另一发病机制是心肌受损。缺氧，高碳酸血症、酸中毒和电解质代谢紊乱均可损害心肌。长期持续缺氧还可引起心肌变性、坏死和纤维化等病变，导致右心衰竭。

五、肾功能变化

呼吸衰竭患者会出现肾功能损害情况。轻者尿中出现蛋白、红细胞、白细胞及管型等。严重时可发生急性肾功能衰竭，出现少尿、氮质血症和代谢性酸中毒等变化，此时肾脏结构往往无明显变化，故常为功能性肾功能衰竭。只要呼吸功能改善，肾功能就可较快恢复。肾功能衰竭的基本发病机制是缺氧与高碳酸血症反射性引起肾血管收缩，从而使肾血流量严重减少。若患者并发心力衰竭、弥散性血管内凝血或休克，则会影响肾脏的血液循环，加重肾损伤。

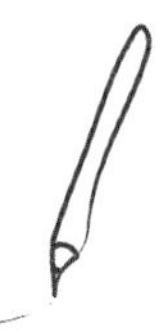

六、胃、肠道变化

缺氧可使胃黏膜血管收缩，降低胃黏膜的屏障作用。二氧化碳潴留可增强胃壁细胞碳酸酐酶活性，使胃酸分泌增多，而且部分患者还可合并弥散性血管内凝血、休克等，故呼吸衰竭时可出现胃肠道黏膜糜烂、坏死、出血与溃疡形成等病理变化。

案例讨论

临床案例 患者男性，64岁。因反复咳嗽、咳痰22年，心悸、气急、浮肿2年，10天前因“受凉”症状加重，发热、咯黄色脓性痰而住院。体格检查：体温37.5℃，脉搏104次/分，呼吸32次/分，血压90/60mmHg。慢性病容，神志清楚，半坐卧位，呼吸困难，烦躁。唇发绀，咽部充血，颈静脉怒张。桶状胸，肋间隙增宽，两侧呼吸运动对称，未触及胸膜摩擦感及握雪感，叩诊两肺呈过清音，两肺呼吸音较弱，呼气音延长，两肺上部可闻及干性啰音，两肩胛下区可闻及湿罗音。剑突下可见搏动，范围较弥散。心界叩不出，心率104次/分，律整，未闻及病理性杂音，$P_2 > A_2$。腹平软，肝肋缘下3cm，剑突下5cm，质中，肝颈静脉反流征阳性，脾未触及。双下肢小腿以下呈凹陷性水肿。

实验室检查：红细胞4.8×10^{12}/L，血红蛋白156g/L，白细胞11×10^{9}/L，中性粒细胞0.83，淋巴细胞0.17。pH 7.31，PaO_2 6.7kPa（52mmHg），$PaCO_2$ 8.6kPa（64.8mmHg），BE -2.8mmol/L。胸部X线片示：两肺透亮度增加，纹理增多，肋间隙增宽，右肺下动脉干横径18mm（正常值：<15mm），心影大小正常。心电图示：肺性P波，电轴右偏，右心室肥大。

问题 1. 此患者初步诊断有哪些？

2. 此患者引起血气异常的机制有哪些？

3. 为什么会出现右心肥大的征象？简述其发生机制。

4. 此患者酸碱平衡紊乱属哪一类型？为什么？

5. 此患者吸氧时应注意什么？为什么？

第五节 呼吸衰竭防治的病理生理基础

（一）防治原发病

针对引起呼吸衰竭的原发疾病进行预防，或在发病后及时进行积极处理。

（二）防止与去除诱因

除积极治疗呼吸衰竭的病因外，还必须同时防止诱因的作用。例如对于创伤、休克患者，要避免吸入高浓度氧、输久存血库的血液或输液过量等，以免诱发成人呼吸窘迫综合征。呼吸系统疾病患者必须做手术时，应先检查肺功能情况，对肺功能低下或慢性呼吸衰竭的患者更应积极防止及去除各种诱因的作用，以免诱发急性呼吸衰竭。

（三）畅通气道和改善通气

常用的方法有：①清除气道内容物或分泌物；②解除支气管痉挛；③抗感染治疗减轻气道的炎症；④给予呼吸中枢兴奋剂；⑤严格掌握适应证，正确使用机械辅助通气。

允许性高碳酸血症通气法

允许性高碳酸血症通气法（permissive hypercapnia ventilation，PHV）作为一种被证实的肺保护性通气策略逐渐应用于临床。传统的正压通气通常采用大潮气量（12～15ml/kg）和低呼吸频率的方法来维持各种心肺疾患的动脉血气达到正常或基本正常。然而近来的研究表明，这种通气方法存在许多弊端，除降低心输血量和引起低血压外，还诱发严重的呼吸机相关性肺损伤。HPV 将呼吸机潮气量设置为 6～8ml/kg，允许动脉血二氧化碳分压比正常值稍高，但不超过 80～100mmHg，避免大潮气量和肺过度牵张引起的损伤，从而减少呼吸机相关性肺损伤及支气管肺发育不良的发生。

（四）改善缺氧

呼吸衰竭时必定有严重缺氧，因此纠正缺氧，提高 PaO_2 水平对每个患者都是必要的。其目的在于尽快使 PaO_2 升至6.67～8.0kPa（50～60mmHg），动脉血氧饱和度升至85%。Ⅰ型呼吸衰竭仅有缺氧而无二氧化碳潴留，可吸入较高浓度的氧（但一般不超过50%）。慢性Ⅱ型呼吸衰竭时，由于呼吸中枢反应性的变化，一般认为给氧原则上以持续低浓度（<30%）低流量为宜，使 PaO_2 达到8.0～9.33kPa（60～70mmHg）即可，以求能供给组织以必要的氧而不致引起二氧化碳麻醉，然后根据患者情况调整并逐渐提高吸入氧的浓度及流量。如在给氧时出现二氧化碳分压进行性上升，则须利用呼吸机促进二氧化碳的排出。

（五）密切观察监护，综合治疗

注意纠正酸碱平衡紊乱与水电解质紊乱；维持心、脑、肾等重要器官的功能；防治常见的严重并发症。

（六）呼吸衰竭治疗新进展－体外膜肺氧合

呼吸衰竭治疗新进展－体外膜肺氧合（extracorporeal membrance oxygenation，ECMO）是体外肺辅助（extracorporeal lung assist，ECLA）技术中的一种，在临床中应用已有30多年历程，主要用于部分或完全替代患者心肺功能，让其充分休息。体外膜氧合的主要原理是通过静脉内导管把静脉血引出体外，然后经过体外氧合器进行氧合，氧合后的血液再重新通过静脉或动脉输回体内。对于治疗严重呼吸衰竭，目前大部分 ECMO 中心采用以下标准：①在吸入纯氧条件下，氧合指数（PaO_2/FiO_2）<100，或肺泡动脉氧分压差>60mmHg；Murray 肺损伤评分≥3.0；②pH<7.2；③年龄<65岁；④传统机械通气时间<7天；⑤无抗凝禁忌；⑥对继续的积极治疗有禁忌。此外，对于需要接受肺移植的终末期肺病患者，也可考虑应用 ECMO 进行过渡。

按照治疗目的和血液转流方式，ECMO 可分为静脉－静脉方式 ECMO（V－V ECMO）和静脉－动脉方式 ECMO（V－A ECMO）两种。V－V ECMO 适用于仅需要呼吸支持的患者，V－A ECMO 可同时支持呼吸和循环功能，为患者提供足够的氧供和有效的循环支持。

V－V 方式比 V－A 方式的并发症和病死率都较低，对于呼吸衰竭患者，V－V ECMO 是最为常用的方式，可部分替代肺脏功能以维持基本的氧合和通气，让肺脏充分休息，最大限度地降低呼吸机支持水平以预防和减少呼吸机相关肺损伤的发生，为原发病的治疗争取时间。

目前 ECMO 主要用于重症呼吸衰竭患者的补救措施。因有一定的创伤性且治疗费用较高，应严格掌握其治疗适应证，主要用于常规治疗方式难以纠正其通气和氧合的早期患者，原发病具有可逆性和常规通气方式的治疗时间较短但病情极重的患者，如早期的重症 ARDS、已

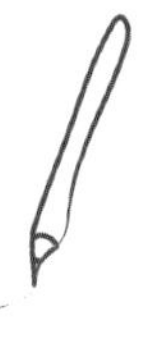

合并有气压伤等严重机械通气并发症的患者。

本章小结

呼吸衰竭通常是外呼吸功能严重障碍的后果，由于外呼吸功能严重障碍，以致在静息时出现 PaO_2 低于正常范围或伴有 $PaCO_2$ 高于正常范围的情况。根据是否合并 $PaCO_2$ 升高可以分为Ⅰ型或Ⅱ型呼吸衰竭。呼吸衰竭的发生原因和机制主要包括肺通气功能障碍、气体弥散障碍和肺泡通气/血流比例失调等，其中肺泡通气/血流比例失调是肺部疾患引起呼吸衰竭最常见和最重要的机制。呼吸衰竭时机体各系统功能变化最重要的原因是低氧血症、高碳酸血症和酸碱平衡紊乱。慢性呼吸衰竭患者常出现一系列代偿适应反应，可改善组织的供氧，并调节酸碱平衡，或改变组织器官的功能代谢，一般不会出现明显的代谢异常。急性呼吸衰竭患者机体无法代偿时会出现酸碱平衡及电解质紊乱以及呼吸、循环和中枢神经等系统功能障碍。严重呼吸衰竭患者要积极治疗，主要措施有：防治原发病、防止与去除诱因、畅通气道和改善通气、纠正酸碱平衡紊乱与水电解质紊乱和体外膜肺氧合技术。

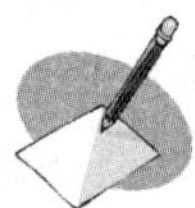

思考题

1. 简述呼吸衰竭的发病机制。
2. 试述重症肺炎诱发呼吸衰竭的机制。
3. Ⅰ型呼吸衰竭和Ⅱ型呼吸衰竭的氧疗有何不同？为什么？
4. 简述呼吸窘迫综合征的发病机制。
5. 为什么弥散障碍只有 PaO_2 降低而无 $PaCO_2$ 升高？

（庞庆丰）

第十五章　肝功能不全

学习要求

1. 掌握　肝功能不全、肝性脑病、肝肾综合征的概念；肝性脑病的发病机制。

2. 熟悉　肝功能不全时机体的功能、代谢变化；肝性脑病的诱因、防治原则；肝肾综合征的发病机制。

3. 了解　肝功能不全的分类及病因；肝性脑病的分期；黄疸的常见原因及发生机制；肝肾综合征的类型。

第一节　概　　述

肝脏是人体最大的腺体，由肝实质细胞（即肝细胞）和非实质细胞构成。肝非实质细胞包括：巨噬细胞（即 Kupffer 细胞）、星形细胞（即贮脂细胞）、肝脏相关淋巴细胞（即 Pit 细胞）和肝窦内皮细胞。肝脏参与体内的消化、代谢、排泄、解毒以及免疫等多种生理功能。肝脏接受来自门静脉和肝动脉的双重血液供应，来自胃肠吸收的物质，几乎全部经门静脉进入肝脏并在肝内进行代谢，因此肝脏是机体最大的代谢器官。

一、肝功能不全概念及分类

（一）概念

各种病因严重损害肝脏细胞，使其代谢、合成、分泌、解毒、生物转化及免疫等功能严重障碍，机体出现黄疸、出血、感染、肾功能障碍及肝性脑病等一系列临床综合征，称为肝功能不全（hepatic insufficiency）。肝功能不全晚期一般称为肝功能衰竭（hepatic failure），主要临床表现为肝性脑病及肝肾综合征。

（二）分类

根据病情的发展经过，肝功能不全在临床上可分为急性和慢性两种类型。

1. 急性肝功能不全　起病急骤（又称为爆发性肝功能衰竭），发展迅速，发病数小时后出现黄疸，很快进入昏迷状态，有明显出血倾向，常伴有肾功能衰竭。多见于病毒及药物所致的急性重症肝炎。

2. 慢性肝功能不全　病程较长，进展缓慢，呈迁延性过程。临床上常因上消化道出血、感染、碱中毒、服用镇静剂等诱因的作用使病情突然恶化，进而发生昏迷。慢性肝功能不全多见于各种类型肝硬化的失代偿期和部分肝癌的晚期。

二、肝功能不全的常见病因

（一）生物因素

已经确定的肝炎病毒共有 5 种，分别引起甲、乙、丙、丁、戊型肝炎。近年又发现有庚型肝炎病毒。其中发现最早、研究最多的是乙型肝炎病毒（HBV），HBV 引起的乙型肝炎发病率高，危害大。病毒性肝炎的发病与感染病毒的量、毒力以及途径有关。同时与病毒侵入机体后，机体产生的反应状态，即引起的细胞免疫及体液免疫等情况密切相关。

除肝炎病毒外，某些细菌、阿米巴滋养体可引起肝脓肿；某些寄生虫如华支睾吸虫、血吸虫、阿米巴也可造成一定程度的肝损伤。

（二）理化因素

肝在药物代谢过程中具有十分重要的作用。许多药物本身或其代谢产物可损害肝细胞。毒物或药物摄入后，与肝细胞内的酶系及一些基团结合而被解毒。肝毒物引起肝损伤的严重程度取决于毒物的种类、摄入量和持续时间，以及个体差异等。某些工业毒物，如四氯化碳可引起严重肝损伤，医学研究中常用此药物制备肝损伤动物模型。酒精的代谢与分解主要在肝脏进行，酒精可直接或通过其代谢产物乙醛损伤肝脏。随食物摄入的黄曲霉素、亚硝酸盐和毒蕈等也可促进肝病的发生发展。

（三）免疫因素

肝脏细胞自分泌和旁分泌的许多炎症因子可激活由 T 淋巴细胞介导的细胞免疫，致肝细胞损伤，在肝功能障碍的发生发展中起重要作用。如原发性胆汁性肝硬化、慢性活动性肝炎等。

（四）遗传因素

遗传性肝病虽然少见，但很多肝病的发生、发展却与遗传因素有一定的关系。某些遗传性代谢缺陷及分子病可累及肝脏造成肝炎、脂肪肝、肝硬化等。如肝豆状核变性时，过量铜在肝脏沉积，可致肝硬化。原发性血色病时，含铁血黄素在肝内沉积也可导致肝损害。

（五）营养因素

单纯营养缺乏极少导致肝损伤，但可促进肝病的发生、发展。如饥饿时，肝糖原、谷胱甘肽的减少，可降低肝脏解毒功能或增强毒物对肝脏损害。胆碱、甲硫氨酸的缺乏可以引起肝脂肪变性。

三、肝功能不全时机体的功能、代谢变化

（一）物质代谢障碍

1. 糖代谢障碍 肝脏具有合成、贮备及分解糖原的作用，对维持血糖浓度的相对稳定起重要作用。肝细胞发生严重损害时可导致低血糖，其机制可能与下列因素有关：①肝细胞大量死亡使肝糖原贮备明显减少；②受损肝细胞内质网葡萄糖 -6- 磷酸酶活性降低，肝糖原转变为葡萄糖过程障碍；③肝细胞灭活胰岛素功能降低，使血中胰岛素含量增加，出现低血糖。个别肝功能障碍患者也可出现糖耐量降低。

2. 脂肪代谢障碍 肝功能障碍时，胆汁的分泌减少可妨碍脂类物质的消化和吸收；磷脂及脂蛋白的合成减少造成肝内脂肪蓄积可引起脂肪肝；胆固醇酯化障碍以及转化为胆汁酸的能力降低，可导致血浆胆固醇升高。

3. 蛋白质代谢障碍 当肝细胞受到损害时血浆白蛋白合成减少，产生低蛋白血症。此外，肝细胞合成多种运载蛋白功能障碍（如运铁蛋白、铜蓝蛋白等），也可导致相应的病理改变。

（二）水、电解质代谢紊乱

1. 肝性腹水 肝性腹水是临床较为常见的肝病晚期症状，其发生机制如下。

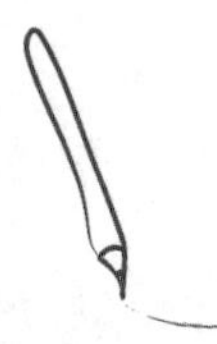

（1）门静脉高压　肝硬化时，由于肝内纤维组织增生和肝细胞结节状再生，压迫门静脉分支，使门静脉压增高；肝内肝动脉－门静脉间异常吻合支的形成，使动脉血流入门静脉，也使门静脉压增高。门静脉压增高使肠系膜毛细血管压增高，液体漏入腹腔，形成腹水。

（2）血浆胶体渗透压降低　肝功能障碍引起低白蛋白血症，造成血浆胶体渗透压降低，促进液体漏入腹腔，形成腹水。

（3）淋巴循环障碍　肝硬化时，肝静脉受压致肝窦内压增高，由于肝窦壁通透性高，包括蛋白在内的血浆成分进入肝组织间隙增多，超出淋巴回流的能力，这些液体可从肝表面漏入腹腔，形成腹水。

（4）钠、水潴留是肝性腹水形成的全身性因素。肝脏损害及门脉高压等原因使血液淤积在脾、胃、肠等脏器，有效循环血量减少，肾血流量减少，可致：①肾小球滤过率降低；②肾血流量减少，激活肾素－血管紧张素－醛固酮系统（RAS），而肝脏灭活醛固酮减少，使醛固酮过多，钠水重吸收增强；③心房钠尿肽减少，抗利尿激素（ADH）增高，肾脏水、钠重吸收增多。上述变化可促进腹水形成。

2. 电解质代谢紊乱

（1）低钾血症　肝硬化晚期醛固酮灭活减少，使肾排钾增多，可致低钾血症。

（2）低钠血症　ADH 的分泌增加和灭活减少使肾小管重吸收水增多，加之体内原有钠水潴留，可造成稀释性低钠血症。低钠血症时，由于细胞外液渗透压降低，水进入细胞内，导致细胞内水肿，特别是脑细胞水肿可产生中枢神经系统功能障碍。

（三）胆汁分泌和排泄障碍

胆汁是由肝细胞不断生成和分泌的，肝功能不全时，可发生高胆红素血症和肝内胆汁淤积。

胆红素是一种脂溶性的物质，有毒性但也有抗氧化功能。肝脏对胆红素具有强大的处理能力。肝功能不全时，肝细胞对胆红素的摄取、运载、酯化、排泄功能出现障碍，可产生高胆红素血症（hyperbilirubinemia）。血中以酯性胆红素增多为主，患者常伴有巩膜、皮肤、黏膜及其他组织被黄染的临床表现，称为黄疸（jaundice or icterus）。

肝内胆汁淤滞（intrahepatic cholestasis）是指肝细胞对胆汁酸摄取、转运和排泄功能障碍，以致胆汁成分在血液中潴留。某些药物如环孢霉素 A、秋水仙碱、氯丙嗪、红霉素及雌激素等，可影响肝细胞对胆汁酸的摄入、转运或排泄功能。

（四）凝血功能障碍

体内大部分的凝血因子及蛋白 C、抗凝血酶－Ⅲ等抗凝物质、纤溶酶原和抗纤溶酶等都由肝细胞合成；此外，许多激活的凝血因子和纤溶酶原激活物也由肝细胞清除。肝功能障碍可导致机体凝血与抗凝血平衡紊乱，严重时诱发弥散性血管内凝血（DIC），临床上多表现为肝病患者自发性出血倾向，如皮下瘀斑、鼻出血等。

（五）生物转化功能障碍

肝功能障碍时，受损的肝细胞降低了对药物的代谢能力，增加了药物的毒、副作用，易发生药物中毒。因此，肝病患者应慎重用药。另外，肝细胞受损后，对激素的灭活功能障碍，可出现相应的临床症状。如胰岛素的灭活减少在肝性脑病的发病中有重要作用；醛固酮、抗利尿激素灭活减少，在水肿的发病中有重要作用；雌激素灭活减弱，可产生月经失调、男性患者女性化及小动脉扩张等变化。肝病患者的很多临床表现与激素灭活功能障碍有关。

（六）免疫功能障碍

Kupffer 细胞是存在于肝窦内的巨噬细胞，在吞噬、清除来自肠道的异物、病毒、细菌及

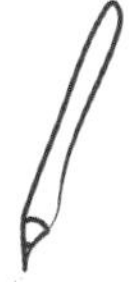

其毒素等方面起着重要作用，并参与机体的免疫防御。Kupffer 细胞功能障碍易导致肠源性内毒素血症的发生，其原因主要是：

1. 内毒素入血增加 严重肝病时由于肠壁水肿等，使漏入腹腔内的毒素增多；同时由于肠黏膜屏障功能障碍，内毒素被吸收入血增多。

2. 内毒素清除减少 严重肝病、肝硬化时，由于大量侧支循环的建立，来自肠道的内毒素可绕过肝脏不被 Kupffer 细胞清除，而直接进入体循环。此外，肝内淤滞的胆汁酸、胆红素等均可使 Kupffer 细胞功能受抑，对内毒素等清除减少。

第二节 黄 疸

黄疸（jaundice）是指由于高胆红素血症而引起巩膜、皮肤、黏膜以及其他组织和体液的黄染。当血清胆红素浓度为 17.1～34.2μmol/L（1～2mg/dl）时，而肉眼看不出黄疸者称隐性黄疸。如血清胆红素浓度高于 34.2μmol/L（2mg/dl）时则为显性黄疸。

黄疸是临床上一种常见的症状或体征，多见于肝脏和胆道系统的疾病。根据胆红素的来源分为溶血性黄疸、肝细胞性黄疸、阻塞性黄疸等；根据胆红素性质分为非酯型增高为主的黄疸和酯型增高为主的黄疸；根据发病环节分为肝前性黄疸、肝性黄疸和肝后性黄疸。

一、胆红素的正常代谢

（一）胆红素的生成及转运

胆红素（bilirubin）是血红蛋白、肌红蛋白、过氧化物酶、过氧化氢酶及细胞色素等体内铁卟啉化合物的主要分解代谢产物。正常成人每日产生的胆红素约 80% 以上来源于衰老红细胞中血红蛋白的分解，其余部分来自含铁卟啉酶类及骨髓无效造血时的血红蛋白分解。衰老的红细胞由于细胞膜的变化可被肝、脾、骨髓的单核－吞噬细胞系统识别并吞噬，在吞噬细胞中，血红蛋白被分解为珠蛋白和血红素。血红素在微粒体中血红素加氧酶催化下，生成胆绿素。胆绿素进一步在胞液中胆绿素还原酶的催化下，迅速被还原为胆红素。

上述形成的胆红素未经肝细胞代谢转化（主要是酯化），故被称为非酯型胆红素（nonesterified bilirubin）或非结合胆红素（unconjugated bilirubin）。这种胆红素是难溶于水的脂溶性物质，在吞噬细胞中生成的胆红素能自由透过细胞膜进入血液，与血浆清蛋白结合成复合物进行运输。

（二）胆红素在肝脏中的代谢

血中胆红素以胆红素－清蛋白复合体的形式运送到肝脏，在 Disse 间隙胆红素与清蛋白分离，胆红素可以双向通透肝细胞的肝窦侧细胞膜而进入肝细胞，与胞质中两种载体蛋白 Y 蛋白和 Z 蛋白结合形成复合物。这种结合使胆红素不能反流入血，从而使胆红素不断向肝细胞内透入。

胆红素与载体蛋白结合后被转运到滑面内质网，经 UDP－葡萄糖醛酸基转运酶催化，生成葡萄糖醛酸胆红素酯。这种胆红素被称为酯型胆红素（esterified bilirubin）或结合胆红素（conjugated bilirubin），此胆红素脂溶性弱而水溶性增强，不易通过细胞膜和血－脑脊液屏障，因此不易造成组织中毒，是胆红素解毒的重要方式。胆红素在内质网经结合转化后，在细胞质内经多种细胞器的参与下，被排入毛细胆管随胆汁排出。

（三）胆红素在肠道中的转变

酯型胆红素随胆汁排入肠道后，在肠内细菌作用下，脱去葡萄糖醛酸基，并被还原成无色的胆素原（粪胆素原及尿胆素原）。生理情况下，肠道中约有 10% ~20% 的胆素原可被重吸收入血，经门静脉进入肝脏。其中大部分再随胆汁排入肠道，形成胆素原的肠肝循环（bilinogen enterohepatic circulation）。只有少量胆素原进入体循环，可通过肾小球滤出，由尿排出，即为尿胆素原。

二、黄疸的常见原因及发生机制

引起黄疸的原因很多，只要影响胆红素代谢的一个或多个环节均可引起黄疸。概括起来可分为肝前性黄疸、肝性黄疸和肝后性黄疸。

（一）肝前性黄疸

当胆红素生成过多并超过肝细胞的摄取、结合和排泌的能力时，非酯型胆红素在血浆中潴留，形成非酯型高胆红素血症和引起黄疸，称为肝前性黄疸（prehepatic jaundice）。根据原因不同又分为溶血性黄疸（hemolytic jaundice）和肝前非溶血性黄疸（prehepatic nonhemolytic jaundice）。

1. 溶血性黄疸 由于某些原因引起的大量红细胞崩解而释出过多的血红蛋白，并经代谢生成大量的非酯型胆红素即为溶血性黄疸。其特点是：血中非酯型胆红素浓度增高，由于肝细胞对非酯型胆红素的处理功能的代偿性增强，排入肠道的酯型胆红素增多，故可引起粪便和尿液中的胆素原与胆素含量增多，并使其颜色加深。血中非酯型胆红素与血浆清蛋白结合成大分子复合物，不能被肾小球滤过，因此尿中检测不到胆红素。

2. 肝前非溶血性黄疸 由于骨髓中出现无效的红细胞生成，并在骨髓中合成过量的非结合胆红素而引起的黄疸，临床上很少见。

（二）肝性黄疸

由于肝细胞对胆红素的摄取、运载、结合及排泄障碍所引起的黄疸，被称为肝性黄疸。因摄取、运载、结合障碍所引起的高胆红素血症则为非酯型胆红素；而因排泄障碍引起的，则为酯型胆红素。

1. 肝细胞对胆红素的摄取、运载功能障碍 可能由于胆红素不易与清蛋白解离，肝细胞膜不易通过，肝细胞质内 Y、Z 蛋白不足或接受能力差，以致非酯型胆红素不能被肝细胞摄取，滞留血中形成黄疸。

2. 肝细胞酯化功能障碍 由于先天性或后天性因素造成肝细胞内 UDP - 葡萄糖醛酸基转移酶缺乏或活力不足，影响非酯型胆红素与葡萄糖醛酸结合，导致血中非酯型胆红素浓度增高，引起黄疸。

3. 肝细胞对酯型胆红素的排泄障碍

（1）肝细胞性黄疸 指肝细胞受损而引起的黄疸，是最常见的三种黄疸之一。很多原因可导致肝细胞受损，使肝功能障碍，包括对胆红素的摄取、运载、酯化和排泄功能障碍，其中以排泄功能障碍尤为突出。

肝细胞性黄疸发生的可能机制为：肝细胞分泌功能障碍使酯型胆红素在肝细胞潴留并反流入血；相邻肝细胞受损使毛细胆管破裂，酯型胆红素随胆汁反流入血；胆栓及肿大的肝细胞压迫毛细胆管使其狭窄，胆汁反流入血；肝实质损伤及炎性反应使毛细胆管壁的通透性增高，有利于酯型胆红素反流入血。

肝细胞性黄疸的特点是：血中非酯型及酯型胆红素含量均增高，酯型胆红素增高更为明显；由于排入肠道的酯型胆红素减少，粪内胆素原和胆素减少，粪便颜色变浅；因肝细胞的酯化和排泄功能障碍，使胆素原入血增多并随尿排出的尿胆原和胆素增多，尿液颜色变深；酯型胆红素可经肾小球滤出，故尿胆红素阳性。

（2）肝内胆汁淤积性黄疸　由于胆汁的生成、运载及排泄过程中某一环节发生障碍，使胆汁在肝内胆管中淤滞并反流入血，发生黄疸。

肝细胞受损、毛细胆管病变及肝内胆管阻塞等均可引起肝内胆汁淤滞性黄疸，如药物、病毒性肝炎、原发性胆汁性肝硬化和肝内胆管泥沙样结石等，各种原因引起肝内胆汁淤滞性黄疸的机制不尽相同。肝内胆汁淤积性黄疸患者血、尿、粪中胆色素的变化特点与肝细胞性黄疸类似。

4. 肝后性黄疸　各种原因引起肝外胆道系统完全或不完全阻塞使胆道内压增高，胆汁淤积，致使酯型胆红素反流入血引起的黄疸，被称为肝后性黄疸或梗阻性黄疸。此型黄疸血、尿、粪中胆色素的变化特点是：血清酯型胆红素增高；尿中胆红素阳性，尿中尿胆原减少或消失；粪便呈陶土色。

三、黄疸对机体的影响

黄疸可引起机体的某些功能、代谢及结构的变化，主要是由于非酯型胆红素对组织细胞的毒性作用、肝后性黄疸时所伴随的胆汁成分逆流入血及胆汁进入肠道减少所致。现将黄疸对机体的主要影响概括如下。

（一）中枢神经系统的变化

非酯型胆红素对多种 DNA 依赖性脱氢酶的抑制作用或非酯型胆红素与细胞膜上的磷脂结合形成复合体，从而可干扰细胞的代谢及影响细胞的正常功能。因此在新生儿尤其是早产儿，由于血－脑屏障发育不成熟、通透性增高，或新生儿在分娩时发生窒息、缺氧、酸中毒、创伤等因素使血－脑屏障的通透性增高，若发生非酯型胆红素性黄疸，便可通过血－脑屏障进入脑内，引起大脑基底等部位的神经核黄染、变性及坏死，称为核黄疸（kernicterus or nuclear jaundice）。患儿表现为肌肉抽搐、全身痉挛等锥体外系运动功能障碍症状，患儿多死亡。因进入脑内的非酯型胆红素还可不同程度地损害脑的其他部分，故又称为胆红素性脑病（bilirubin encephalopathy）。

（二）消化系统的变化

黄疸使消化系统的结构和功能均受到影响。当大量非酯型胆红素进入小肠时，可刺激小肠黏膜，甚至引起黏膜糜烂，影响小肠的分泌和吸收。高胆红素血症还可引起肠紧张度降低和活动减弱。

肝后性黄疸时，由于胆汁不能进入肠道，可导致脂肪和脂溶性维生素的吸收障碍，引起脂肪痢疾及因脂溶性维生素缺乏而产生的一系列症状；胆汁酸盐对肠道内革兰式阴性菌生长的抑制作用减弱，易发生内毒素血症。

（三）心血管系统的变化

肝后性黄疸时，反流入血的胆汁酸可刺激迷走神经兴奋，引起心率缓慢和低血压。

（四）皮肤瘙痒

肝后性黄疸患者常发生皮肤瘙痒，其机制为胆汁酸反流入血并刺激皮肤感觉神经末梢所致。

第三节 肝性脑病

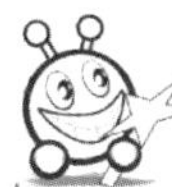

案例讨论

临床案例 患者，男性，农民，52岁。大量呕血、便血后突然昏迷1天急诊入院。患者于8年前自觉田间劳动后疲乏无力，休息后疲惫感仍不能缓解。后家人发现其面色及眼球发黄，随在乡卫生所检查，发现肝大，肝功异常，诊断为“肝炎”。服用保肝药治疗3个月后，黄染消退，但仍觉疲乏无力。近1年来常感觉右肋区疼痛，食欲不振，嗜睡，记忆力下降。此次入院后及时行止血、输液、输血等抢救措施。体格检查：体温36.4℃，脉搏140次/分，血压85/67mmHg，呼吸26次/分。营养欠佳，重度贫血貌，皮肤、巩膜轻度黄染，肝掌，前胸见多处蜘蛛痣，腹壁静脉曲张。肝可触及，质硬、边缘较钝，腹部叩诊移动性浊音阳性。血常规：血红蛋白86g/L，血小板68×10^9/L，尿蛋白（+），RBC少许，粪便潜血强阳性。肝功：ALT 502U/L，A/G = 1.4/3。血氨140.3μmol/L，凝血酶原时间23秒。

问题 1. 该患者发生的主要病理过程是什么？

2. 患者昏迷的机制如何？

3. 患者为什么突然发生呕血、便血？

一、肝性脑病的概念及分期

（一）概念

严重的急性或慢性肝功能障碍时，大量代谢产物在体内蓄积，经血液循环入脑，可引起一系列严重的以意识障碍为主的神经精神症状。这种在排除其他已知脑疾病前提下，继发于肝功能障碍基础上的一系列神经精神综合征，被称为肝性脑病（hepatic encephalopathy，HE）。肝性脑病可表现为人格改变、智力减弱、意识障碍等特征，晚期发生不可逆性肝昏迷甚至死亡。

（二）分期

临床上根据肝性脑病神经精神症状的轻重分为四期。一期（前驱期）：轻微的神经精神症状，可表现为欣快、淡漠、注意力不集中或焦虑、轻度的扑翼样震颤等；二期（昏迷前期）：出现嗜睡、定向障碍、言语不清、行为异常、明显的扑翼样震颤；三期（昏睡期）：有明显的精神错乱、言语混乱，表现为昏睡但能唤醒；四期（昏迷期）：神志丧失，不能唤醒，对疼痛刺激无反应，无扑翼样震颤，表现为昏迷状。

二、肝性脑病的发病机制

对肝性脑病的认知已超过百年，通常认为肝性脑病时脑组织无明显结构改变，其发生主要是由于脑组织的功能和代谢障碍所引起。但最近研究发现肝性脑病存在特异性神经病理学改变，脑组织主要受累细胞为星形胶质细胞。肝性脑病的发病机制尚不完全清楚。目前，氨中毒学说（ammonia intoxication hypothesis）、假性神经递质学说（false neurotransmitter hypothesis）、血浆氨基酸失衡学说（amino acid imbalance hypothesis）及γ-氨基丁酸（r-aminobutyric acid，GABA）学说等用于解释肝性脑病的发病机制。每个学说都能从一定角度解释肝性脑

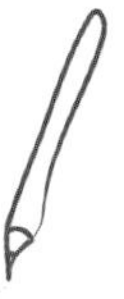

病的发生发展，并对临床治疗提供一定的理论依据。现将几种学说简述如下。

（一）氨中毒学说

十九世纪末研究发现给行门静脉－下腔静脉吻合术后的动物喂饲肉食，可诱发肝性脑病；肝硬化患者如高蛋白饮食或摄入较多含氮物质，出现行为异常及类似于肝性脑病的症状；临床上约60%～80%的肝性脑病患者血及脑脊液中氨水平升高，经过降血氨治疗后，其肝性脑病症状得到缓解。这些研究结果提示血氨水平升高与肝性脑病发生有关。

正常人氨的生成和清除之间维持着动态平衡，血氨浓度不超过59μmol/L。各种原因导致血氨的生成增多而清除不足时，血氨水平增高。过量的氨通过血脑屏障进入脑内，作为神经毒素通过多种机制诱发肝性脑病。

1. 血氨增高的原因

（1）氨清除不足　肝脏鸟氨酸循环合成尿素是机体清除氨的主要代谢途径，体内产生的氨大多需要在肝脏进入鸟氨酸循环。鸟氨酸循环是依照 Michaelis－Menten 模式进行的酶促反应，其反应速度随底物（鸟氨酸、瓜氨酸、精氨酸）浓度的增高而加快；生成尿素过程中需要消耗能量，即2分子氨经鸟氨酸循环生成1分子尿素，消耗4个高能磷酸键（图15－1）。

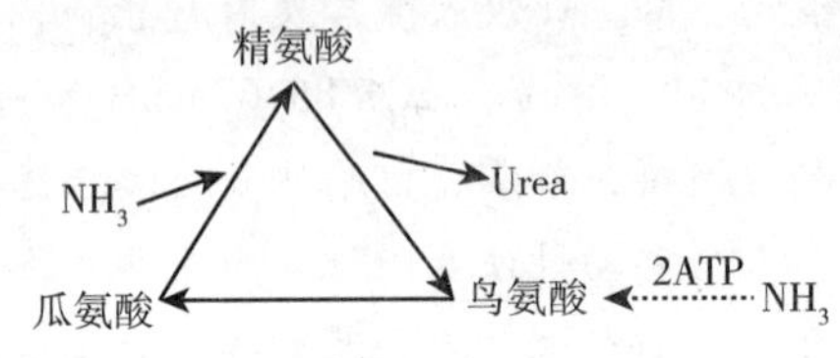

图15－1　肝合成尿素的鸟氨酸循环

肝功能严重障碍时，由于代谢障碍，供给鸟氨酸循环的ATP不足，催化鸟氨酸循环有关酶的活性降低，以及鸟氨酸循环过程所需底物不足等均可使由氨合成尿素明显减少。同时，由于肝硬化侧支循环的建立，肠道吸收的氨直接进入体循环，导致氨清除不足，也成为血氨增高的重要机制。

（2）氨的生成增多　血氨主要来源于肠道产氨，正常时，肠道每天产氨约4g，经门脉入肝，转变为尿素被清除。肠道内氨的主要来源是：①肠道内的蛋白质经消化变成氨基酸，在肠道细菌释放的氨基酸氧化酶作用下产氨；②经尿素的肠－肝循环弥散入肠道的尿素，在细菌释放的尿素酶作用下也可产氨。

肝脏功能严重障碍时，门静脉高压，肠黏膜淤血、水肿，肠蠕动减弱以及胆汁分泌减少等，食物的消化吸收功能障碍，肠道细菌繁殖旺盛，释放大量的氨基酸氧化酶和尿素酶，作用于肠道中的蛋白质和尿素，产氨增多。特别是在上消化道出血和（或）高蛋白饮食的情况下，肠道内增多的蛋白质经细菌分解产氨进一步增加。

此外，肝性脑病患者出现躁动不安、震颤等肌肉活动增强时，肌肉中的腺苷酸分解代谢增强，肌肉产氨增多，加重肝性脑病。

肠道和尿液pH增高也是影响血氨变化的重要因素。肠腔pH增高，促进氨的吸收。正常时，肾脏可产生少量氨，主要是在肾小管上皮细胞谷氨酰胺酶作用下分解产氨。尿pH偏低时，小管上皮向管腔内泌NH_3增多，与H^+结合成NH_4^+被排出体外。肝功能障碍患者因常伴有呼吸性碱中毒或应用碳酸酐酶抑制剂利尿，肾小管腔中H^+减少，生成NH_4^+减少，而NH_3弥散入血增加，也可使血氨增高。

2. 氨对脑的毒性作用　已经发现氨可通过多种途径干扰脑的功能、代谢，并产生神经毒性作用。NH_3属弱碱性，血中仅占1%，主要以NH_4^+形式存在。NH_4^+不易通过血脑屏障，而NH_3可自由通过血脑屏障进入脑内，因此血浆pH升高时，氨入脑增多。此外，肝功能障碍产生大量细胞因子和自由基使血脑屏障通透性增高，氨入脑增多，这也是部分病例血循环中氨浓度不高，但发生严重肝性脑病的原因。进入脑内的氨增多，可产生如下作用：

（1）使脑内神经递质发生改变　正常状态下，脑内兴奋性神经递质与抑制性神经递质保持平衡。脑内氨水平升高直接影响脑内神经递质的水平及神经传递，在肝性脑病的发生发展过程中，神经传递障碍所起的作用要强于且早于能量代谢障碍。

谷氨酸为脑内主要兴奋性神经递质，脑内氨水平增高可直接影响谷氨酸水平及谷氨酸能神经传递。在肝性脑病早期，进入脑内的氨明显抑制 α－酮戊二酸脱氢酶（a－ketoglutarate dehydrogenase，aKGDH）活性，造成 α－酮戊二酸在其他氨基酸提供氨基前提下经转氨基作用生成谷氨酸。脑内谷氨酸在谷氨酰胺合成酶作用下与氨结合生成谷氨酰胺，谷氨酸减少导致神经传递障碍。此外，肝性脑病时中枢抑制性递质 γ－氨基丁酸生成也增多（后述）。

肝性脑病晚期，当脑内氨水平极度增高时，丙酮酸脱氢酶活性也受到抑制，丙酮酸的氧化脱羧障碍，乙酰辅酶 A 生成减少，中枢兴奋性递质－乙酰胆碱生成减少，因而三羧酸循环过程受抑。

综上所述，血氨增高，使脑内谷氨酸、乙酰胆碱等中枢兴奋性神经递质减少，而谷氨酰胺、γ－氨基丁酸等抑制性神经递质增多，造成中枢神经系统功能障碍。

（2）干扰脑细胞能量代谢　脑内神经活动所需能量主要来源于脑细胞葡萄糖的有氧氧化。氨入脑增多可干扰脑细胞的能量代谢，导致脑细胞完成各种功能所需的能量严重不足，从而不能维持神经系统的兴奋活动而昏迷。具体机制如下：①氨可以与三羧酸循环的重要中间产物 α－酮戊二酸结合，生成谷氨酸，同时又使还原型辅酶Ⅰ（NADH）转变为 NAD^+。消耗了大量的 α－酮戊二酸和 NADH，使 ATP 生成不足。②氨能够抑制丙酮酸脱羧酶的活性，使 NADH 和乙酰辅酶 A 生成减少，阻断三羧酸循环的正常进行，ATP 产生减少。③氨与谷氨酸结合生成谷氨酰胺的过程中消耗大量的 ATP（图 15－2）。

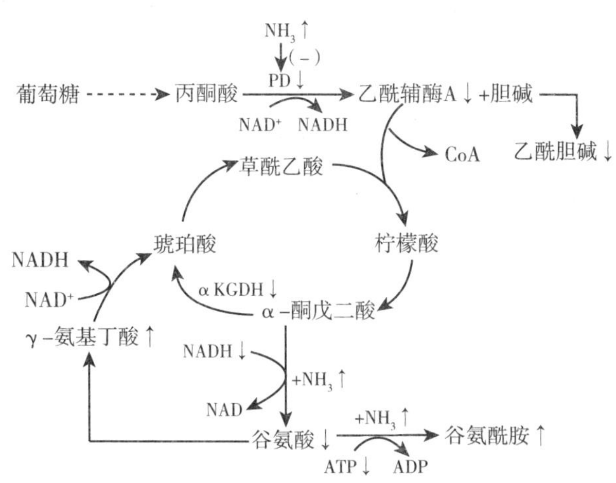

图 15－2　氨对脑内神经递及能量代谢的影响

PD 丙酮酸脱羧酶；αKGDHα－酮戊二酸脱氢酶；（一）抑制作用；↑生成增多；↓生成减少

（3）对神经细胞膜的影响　氨增高可干扰神经细胞膜 Na^+，K^+－ATP 酶活性，影响细胞内外 Na^+、K^+分布，导致膜电位改变和兴奋性异常。细胞膜对 NH_4^+ 的选择性通透强于 K^+，NH_4^+ 可与 K^+竞争入胞，造成细胞外的 K^+浓度增高，直接影响细胞膜电位、兴奋性及传导性。

氨中毒学说是肝性脑病发病机制的中心学说。氨中毒学说的基础是星形胶质细胞功能受损，星形胶质细胞可为神经元提供乳酸、α－酮戊二酸、谷氨酰胺及丙氨酸等营养物质。故其功能异常直接影响神经元的功能及代谢，参与肝性脑病的发生发展过程。

（二）假性神经递质学说

二十世纪七十年代 Fischer 等提出了假性神经递质学说。假性神经递质学说建立的两个主要依据：第一，肝性脑病患者脑内多巴胺、去甲肾上腺素等神经递质减少。第二，应用左旋多巴可以明显改善肝性脑病患者的状况。左旋多巴可进入脑内，在脑内转变成多巴胺和去甲肾上腺素，使正常神经递质增多，将与假性神经递质竞争，使神经传导功能恢复，促进患者

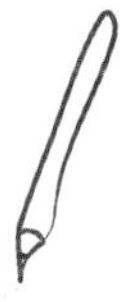

的苏醒。

1. 假性神经递质的形成过程 食物中蛋白质在消化道经水解后产生氨基酸，其中芳香族氨基酸（苯丙氨酸和酪氨酸），经肠道细菌释放的脱羧酶作用下分解为苯乙胺和酪胺。正常情况下，苯乙胺和酪胺被吸收后进入肝脏，在单胺氧化酶作用下，被氧化分解而解毒。当肝功能严重障碍时，这些胺类物质不能被有效分解，或经侧支循环绕过肝脏直接进入体循环，使其血中浓度增高。尤其是当门脉高压时，由于肠道淤血，消化功能降低，使肠内蛋白分解过程增强时，将有大量苯乙胺和酪胺入血。

2. 假性神经递质的致病作用 脑干网状结构的主要功能是保持清醒状态或维持唤醒功能，因而又称为脑干网状结构上行激动系统。去甲肾上腺素和多巴胺是网状结构上行激动系统中的重要神经递质，对维持大脑皮质的兴奋性及清醒状态起十分重要的作用。肝功能严重障碍时，苯乙胺和酪胺通过血－脑屏障进入脑组织，在脑干网状结构的神经细胞内，苯乙胺和酪胺分别在β－羟化酶作用下，生成苯乙醇胺（phenylethanolamine）和羟苯乙醇胺（octopamine）。这两种物质与正常神经递质（去甲肾上腺素和多巴胺）结构相似，但生理效应极弱，被称为假性神经递质（false neurotransmitter）（图15－3）。假性神经递质增多时，可竞争性取代去甲肾上腺素和多巴胺被肾上腺素能神经元摄取、贮存，但其被释放后的生理效应则远较正常神经递质弱，使脑干网状结构上行激动系统的唤醒功能不能维持，产生昏睡甚至昏迷等症状和体征。

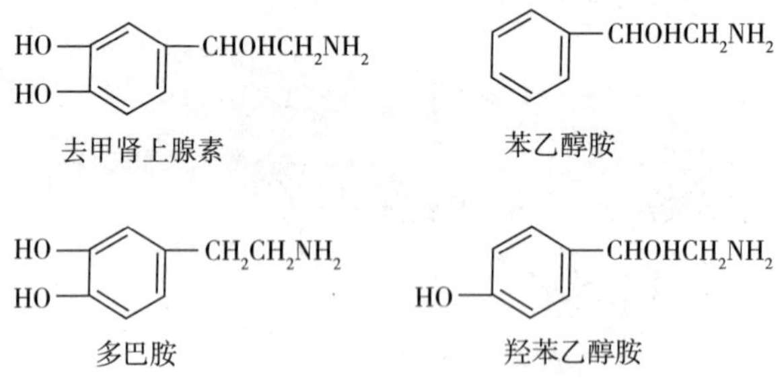

图15－3 正常及假性神经递质

（三）血浆氨基酸失衡学说

氨基酸失衡学说是假性神经递质学说的补充和发展。氨基酸失衡学说的基础是患者脑内支链氨基酸减少而芳香族氨基酸增加，肝性脑病患者补充支链氨基酸可缓解患者的神经精神症状。

肝性脑病患者或门－体分流术的动物，常出现血浆氨基酸失平衡，即芳香族氨基酸（aromatic amino acids，AAA）增多，而支链氨基酸（branched chain amino acids，BCAA）减少，两者比值（BCAA/AAA）可由正常的3～3.5下降至0.6～1.2。

1. 血浆氨基酸失衡的原因 严重肝脏功能障碍时，肝细胞灭活胰岛素和胰高血糖素的能力降低，导致两种激素水平均增高，但胰高血糖素的增高更显著。胰高血糖素使肌肉和肝脏蛋白分解代谢增强，大量芳香族氨基酸释放入血，芳香族氨基酸主要在肝脏降解，肝功能严重障碍时，芳香族氨基酸的降解能力降低；同时因肝脏的糖异生途径障碍，使芳香族氨基酸转变为糖的能力降低。这些均使血中芳香族氨基酸含量增高。

支链氨基酸的代谢主要在骨骼肌中进行，血液中高水平胰岛素能促进肌肉和脂肪组织对支链氨基酸的摄取和利用，使血中支链氨基酸含量下降。此外，在骨骼肌及脑组织，血氨增高可增强支链氨基酸代谢。当血氨水平升高时，支链氨基酸的氨基通过转氨基作用与α－酮戊二酸结合生成谷氨酸，进而与自由氨基结合生成谷氨酰胺而发挥解毒作用。这一解毒过程中，由于大量支链氨基酸提供氨基而转化为相应的酮酸，造成支链氨基酸水平降低，最终导致 BCAA/AAA 比值下降。

2. 芳香族氨基酸增多的毒性作用 芳香族氨基酸与支链氨基酸均为电中性氨基酸。生理情况下，二者借助于同一载体通道通过血－脑屏障并被脑组织摄取。血中芳香族氨基酸的增多和支链氨基酸的减少，必然使芳香族氨基酸进入脑组织增多，其中主要是苯丙氨酸、酪氨酸和色氨酸进入脑内增多。

正常情况下，脑神经细胞内的苯丙氨酸在苯丙氨酸羟化酶作用下，生成酪氨酸；酪氨酸在酪氨酸羟化酶作用下，生成多巴；多巴在多巴脱羧酶作用下，生成多巴胺；多巴胺在多巴胺 β－羟化酶作用下生成去甲肾上腺素，这是正常神经递质的生成过程。

进入脑内的苯丙氨酸和酪氨酸增多时，高水平苯丙氨酸可抑制酪氨酸羟化酶的活性，从而使正常神经递质生成减少。增多的苯丙氨酸可在芳香族氨基酸脱羧酶作用下，生成苯乙胺，进一步在 β－羟化酶作用下生成苯乙醇胺。而增多的酪氨酸也可在芳香族氨基酸脱羧酶作用下生成酪胺，进一步在 β－羟化酶作用下生成羟苯乙醇胺。色氨酸在羟化酶和脱羧酶的作用下，生成 5－羟吲哚乙酸和 5－羟色氨（5－HT）。5－HT 是中枢神经系统中重要的抑制性神经递质，也可以作为假性神经递质被肾上腺素能神经元摄取、贮存、释放。由此可见，血中氨基酸的失平衡使脑内产生大量假性神经递质，并使正常神经递质的产生受到抑制，最终导致昏迷（图 15－4）。

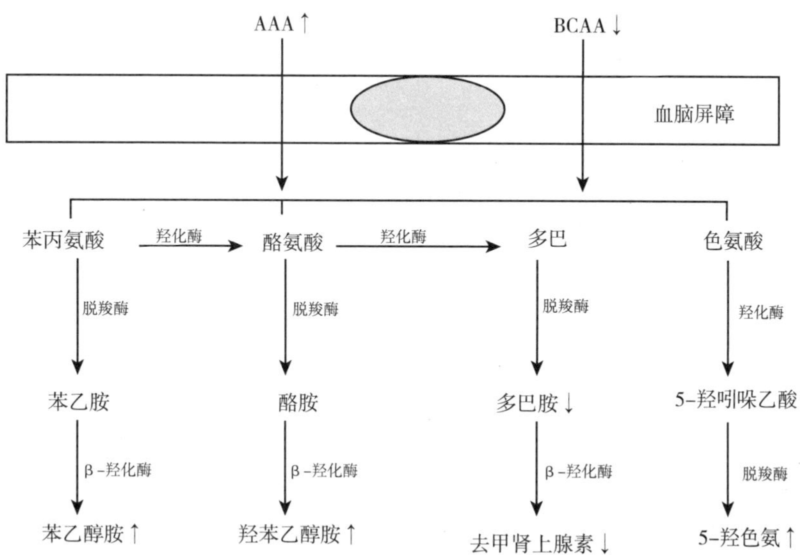

图 15－4 脑内假性神经递质产生过程

有人提出，BCAA/AAA 比值降低，并不是发生肝性脑病的原因，而可能是肝损害的结果，更可能是氨中毒所诱导支链氨基酸水平降低的结果。补充支链氨基酸，只能缓解部分肝性脑病患者的症状，且不能改变患者存活率。总之，假性神经递质学说和氨基酸失衡学说，尚待进一步深入研究和验证。

（四）γ－氨基丁酸学说（GABA hypothesis）

γ－氨基丁酸（γ－aminobutyric acid，GABA）属于抑制性神经递质，GABA 能神经元活动变化与肝性脑病的发生、发展密切相关。血液中 GABA 主要来源于肠道，大部分由谷氨酸经肠道细菌脱羧酶催化形成，并被吸收经门静脉入肝，被肝摄取、清除。肝功能障碍时，GABA 清除能力降低，血中 GABA 增加，同时由于血－脑屏障通透性明显增加，脑内 GABA 增多。

GABA－A 受体是亲离子型受体，由两个 α 亚单位和两个 β 亚单位组成，其中 β 亚单位含 GABA 受体，α 亚单位含苯二氮䓬（Bz）受体（GABA/BZ 受体）。GABA 和苯二氮䓬类物

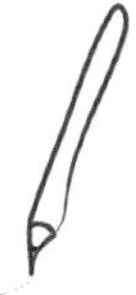

质作为 GABA－A 受体复合物激动剂，可活化 GABA－A 受体。当突触前神经元兴奋时，GABA 从囊泡中释放，通过突触间隙与突触后神经元胞膜上的 GABA 受体结合，使细胞膜对 Cl^- 通透性增高，由于细胞外的 Cl^- 浓度比细胞内高，因而 Cl^- 进入神经细胞内增多，使神经细胞膜的静息电位处于超级化状态，引起突触后抑制作用。GABA 也具有突触前抑制作用，当 GABA 作用于突触前轴突末梢时，也可使轴突膜对 Cl^- 通透性增高，但由于轴浆内的 Cl^- 浓度比轴突外高，Cl^- 反由轴突内流向轴突外，产生去极化，使末梢在冲动到来时，释放神经递质量减少，从而引起突触前抑制作用。

早期 GABA 学说认为，肝功能不全时，血浆中 GABA 累积增加，血脑屏障通透性增高，GABA 入脑增多参加了肝性脑病的发生发展。但最近大量研究表明，脑内 GABA、内源性苯二氮草类物质并不增加，同时 GABA－A 受体复合物完整性也未发生变化。因而，解释肝性脑病时 GABA 能神经元抑制活动增强目前更多基于 GABA－A 受体复合物与配体的结合能力变化以及内源性 GABA－A 受体变构调节物质增加等方面。

（五）其他神经毒质的作用

除上述学说在肝性脑病发病中起重要作用外，许多神经毒质也可能参与肝性脑病的发生发展过程。其中主要有锰、硫醇、短链脂肪酸、酚等物质。锰由肝胆管排除，肝功能不全时血锰升高，锰中毒可导致星形胶质细胞变性，影响谷氨酸摄取及能量代谢。硫醇可抑制尿素合成而干扰氨的解毒；抑制线粒体的呼吸过程；抑制脑内 Na^+，K^+－ATP 的酶活性。肝脏功能严重障碍所致脂肪代谢障碍，血中短链脂肪酸增多，抑制脑能量代谢及氨的分解代谢。

综上所述，肝性脑病的发病机制较为复杂，并非单一因素所致。诸多因素间存在一定内在联系并且相互作用。氨中毒学说是解释肝性脑病发病机制的中心环节，与其他学说之间联系紧密。

首先，高血氨可引起血浆氨基酸的失平衡。高血氨促使胰高血糖素增多，胰岛素分泌也增多，促使血中 BCAA/AAA 比值降低，假性神经递质增多。

其次，高血氨引起脑内谷氨酰胺增多，促进中性氨基酸进入脑星形胶质细胞内，减少其从脑内流出，促进细胞水肿；入脑的支链氨基酸减少，降低其通过转氨基作用而发挥的解毒功能。

第三，脑内氨增高可增强 GABA 能神经活动，具体机制为：①氨能促使 GABA－A 受体复合物与其配体即与 GABA、内源性苯二氮草类物质的结合能力增强，并变构调节 GABA－A 受体活性，对 GABA 介导的中枢功能抑制具有协同作用；②氨使星形胶质细胞对 GABA 的摄取降低、释放增加，虽然全脑 GABA 水平不变，但突触间隙 GABA 水平增高，促使 GABA－A 受体活性增强。

三、影响肝性脑病发生发展的因素

1. 氮负荷过度 氮的负荷过度是诱发肝性脑病最常见的原因。肝硬化患者由于食管胃底静脉曲张，极易引起上消化道出血，大量呕血的同时还有很多血液进入胃肠道，每 100ml 血液含有 15～20g 蛋白质，经肠道细菌分解后可产生大量氨；过量蛋白饮食、输血等外源性氮负荷过度，也可通过促进血氨增高而诱发肝性脑病；肝肾综合征等所致的氮质血症、低钾性碱中毒或呼吸性碱中毒、便秘、感染等内源性氮负荷过重等，也常诱发肝性脑病。

2. 血脑屏障通透性增强 细胞因子水平增高、能量代谢障碍等可使血脑屏障通透性增高。严重肝病患者合并的高碳酸血症、脂肪酸以及饮酒等也可使血脑屏障通透性增高。因此，血脑屏障通透性增高，可使神经毒质入脑增多，在诱发肝性脑病的发生中具有重要作用。

3. 脑敏感性增高 严重肝病患者，体内各种神经毒质增多，在毒性物质的作用下，脑对药物或氨等毒性物质的敏感性增高。因而，当使用止痛、镇静、麻醉以及氯化铵等药物时，则易诱发肝性脑病。感染、缺氧、电解质紊乱等也可增强脑对毒性物质的敏感性而诱发肝性脑病。总之，凡能增加体内毒性物质的来源，提高脑对毒性物质的敏感性以及使血脑屏障通透性增高的因素，均可成为肝性脑病的诱发因素。

知识链接

门静脉高压症的治疗

目前临床对肝硬化的治疗以处理肝硬化引发的并发症为主。门脉高压引起的上消化道出血是肝硬化最为严重的并发症，可导致患者迅速死亡。外科手术是治疗门脉高压的重要手段。我国对于门静脉高压症的外科治疗，早期以分流术为主，到20世纪80年代以后，逐步转变为断、分流术并存，断流术占主导地位。脾脏切除及胃底贲门周围血管离断术是治疗门脉高压引起的上消化道出血的有效方法，其止血效果明确，临床应用较广。

四、肝性脑病防治的病理生理基础

（一）消除诱因

消除和预防诱因是防治肝性脑病最简单而有效地治疗措施。

1. 减少氮负荷 严格控制蛋白摄入量，减少组织蛋白质的分解，减少氮负荷。

2. 防止上消化道大出血 避免饮食粗糙质硬，有食管静脉曲张治疗指征时，及早采取措施。

3. 防止便秘 减少肠道有毒物质进入体内。

4. 预防水、电解质和酸碱平衡紊乱 避免因利尿、放腹水、低血钾等情况诱发的肝性脑病。

5. 用药慎重 由于患者血－脑屏障通透性增强、脑敏感性增高，因此肝性脑病患者，特别是要慎用止痛、镇静、麻醉等药物，防止诱发肝昏迷。

（二）降低血氨

1. 口服乳果糖或食醋灌肠等措施，使肠道pH降低，减少肠道产氨和利于氨的排出。

2. 应用门冬氨酸、鸟氨酸和精氨酸制剂，增加鸟氨酸循环的底物，促进血氨转化为尿素。

3. 及时发现并纠正水、电解质和酸碱平衡紊乱，特别是要注意纠正碱中毒。

4. 口服新霉素等抗生素，抑制肠道细菌繁殖，减少产氨。

（三）其他治疗措施

可口服或静注以支链氨基酸为主的氨基酸混合液，纠正氨基酸失衡。可给予左旋多巴，竞争假性神经递质，促进患者清醒。此外，临床上也配合采取保护脑细胞功能、维持呼吸道通畅、防止脑水肿等措施。

（四）肝移植

肝移植是对终末期肝病患者唯一有效地治疗方法。肝移植对亚急性、爆发性肝衰竭具有较好的治疗效果，特别在早期实施肝移植，可明显提高患者的存活率。

第四节　肝肾综合征

一、概念

肝肾综合征（hepatorenal syndrome，HRS）是指肝硬化失代偿期或急性重症肝炎时，继发于肝功能衰竭基础上的肾功能衰竭，故又称肝性肾功能衰竭。根据肾损害和功能障碍的特点将肝肾综合征分为功能性肝肾综合征和器质性肝肾综合征。

二、病因和类型

各种原因引起的重症病毒性肝炎、暴发性肝衰竭、肝硬化、肝癌等均可导致肝肾综合征。大多数肝肾综合征表现为肝性功能性肾衰竭，一般并没有器质性损害，如果肝病病情得到改善则肾功能可恢复。但如果持续时间较长，可因肾小管缺血、缺氧，或由于并发消化道出血引起休克等原因，引起急性肾小管坏死，产生肝性器质性肾功能衰竭。有些急性肝衰竭患者可直接导致急性肾小管坏死，引起肝性器质性肾功能衰竭。

三、发病机制

肝肾综合征（HRS）的典型特征为外周动脉扩张，肾血管收缩及血流减少，肾小球滤过率明显降低。HRS的发病机制较复杂，近年研究提出外周动脉血管扩张学说（peripheral arterial vasodilation hypothesis）。

急慢性肝脏疾病可导致门脉高压，血液回流阻力增加，因而机体外周血管特别是内脏动脉局部扩血管物质增加，导致外周动脉扩张和外周阻力下降，血液淤积于外周血管床，表现为动脉压和有效循环血量下降。因此，HRS患者发病初期处于高动力循环状态，即外周血管阻力降低、心率加快、心输出量增加。但随着疾病进展，高动力循环状态不足以纠正低有效循环血量，因而RAS、交感神经系统、ADH激活，维持外周血管阻力并促进肾脏水盐重吸收。RAS等激活后，内脏动脉因局部扩血管物质存在，并不发生动脉血管收缩，但肾动脉明显收缩，肾血流和肾小球滤过率明显下降，出现少尿、无尿等肾功能衰竭症状。目前认为，HRS时肾血管收缩可能与下列因素有关：

1. 肾交感神经张力增高　①肝硬化晚期大量腹水形成或放腹水；消化道大出血、大量利尿使有效循环血量减少。②大量扩血管物质释放使周围血管扩张；门脉高压致大量血液淤滞在门脉系统的血管床内，这些因素均可使有效循环血量减少。有效循环血量减少，交感－肾上腺髓质系统兴奋，儿茶酚胺增多，使肾动脉收缩，肾血流减少，肾小球滤过率降低，发生肾功能衰竭。

2. 肾素－血管紧张素－醛固酮系统激活　肾血流量减少及交感神经兴奋可激活肾素－血管紧张素－醛固酮系统，肾素、醛固酮分泌增加而灭活减少，肾血管收缩，GFR降低，尿钠重吸收增加。这些在HRS的发病中有一定作用。

3. 抗利尿激素释放　ADH水平增高促进水潴留，同时明显增强肾血管阻力，肾血流减少，促进肾功能衰竭的发生。此外，研究表明激肽系统活动异常，前列腺素、白三烯代谢紊乱以及内皮素增高等亦参与HRS的发生发展。总之，重症肝病时，由于腹水和门脉高压等多种原因共同作用，引起外周血管扩张、有效循环血量减少，激活交感－肾上腺髓质系统、肾素－血管紧张素－醛固酮系统等，使肾血管收缩、GFR降低最终出现HRS。

本章小结

各种致肝损害因素作用于肝脏后，一方面可引起肝脏组织变性、坏死、纤维化及肝硬化等形态结构的改变，另一方面还能导致肝脏合成、分泌、排泄、生物转化及免疫等多种功能障碍，出现黄疸、出血、继发感染、肾功能障碍、腹水及肝性脑病等一系列临床综合征，称为肝功能不全。肝性脑病是肝功能不全的最严重表现，也是最常见的死亡原因，临床表现为一系列神经精神症状。其发病机制迄今尚未完全阐明，目前提出氨中毒学说、假性神经递质学说、血浆氨基酸失衡学说及γ-氨基丁酸学说。肝肾综合征是一种极为严重的并发症，发病率较高。其发生机制主要与肝病时外周动脉血管扩张和肾血管收缩所致肾灌注量不足有关。

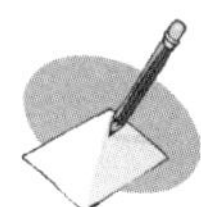

思考题

1. 肝功能不全的常见原因及机体的功能、代谢变化有哪些？
2. 血氨升高对大脑的毒性作用有哪些？
3. 氨中毒学说与其他学说的联系有哪些？
4. 目前认为肝肾综合征的发病机制是什么？
5. 肝硬化合并上消化道出血患者发生肝性脑病的可能机制是什么？

（张丽丽）

第十六章 肾功能不全

学习要求

1. 掌握 急性肾功能衰竭、慢性肾功能衰竭和尿毒症的概念；急性肾功能衰竭的发生机制；急、慢性肾功能衰竭时机体的功能、代谢变化。

2. 熟悉 急性肾功能衰竭的病因和分类；慢性肾功能衰竭的病因和发展过程；慢性肾功能衰竭的发生机制。

3. 了解 尿毒症的发病机制和主要临床表现；肾功能衰竭和尿毒症防治的病理生理基础。

肾脏具有许多重要的生理功能。①排泄功能：排出体内代谢产物、药物和毒物等，是肾脏最重要的功能。②调节功能：调节水、电解质及酸碱平衡，维持细胞内外渗透压，并参与血压的调控。③内分泌功能：分泌肾素、前列腺素、促红细胞生成素、1，25－二羟维生素 D_3 ［1，25－$(OH)_2D_3$］，并灭活甲状旁腺激素和胃泌素。因此，肾脏在维持人体内环境的稳定性中起重要作用。当各种病因引起肾功能严重障碍时，出现多种代谢产物、药物和毒物在体内蓄积，水、电解质和酸碱平衡紊乱，或伴有肾脏内分泌功能障碍的临床综合征，称为肾功能不全（renal insufficiency）。肾功能衰竭是肾功能不全的晚期阶段。根据病因和发病的急缓，肾功能衰竭分为急性肾功能衰竭和慢性肾功能衰竭。急、慢性肾功能衰竭发展到严重阶段，均可出现尿毒症（uremia），尿毒症是肾功能衰竭的终末阶段。

第一节 肾功能不全的发病环节

肾小球滤过、肾小管重吸收以及肾脏内分泌功能是肾脏发挥排泄和调节作用，以维持机体内环境稳定的基本环节。其中任何一个环节异常都可能导致肾功能不全。

一、肾小球滤过功能障碍

（一）肾小球滤过率降低

肾脏滤过功能以肾小球滤过率（glomerular filtration rate，GFR）来衡量，正常约为125ml/min。GFR受肾血流量、肾小球有效滤过压及肾小球滤过膜的面积和通透性等因素的影响。

1. 肾血流量减少 肾脏的血液供应非常丰富，占心输出量的20%～25%，其中约94%的血液分布在肾皮质，仅约6%流经肾髓质。肾动脉直接来源于腹主动脉，受全身动脉血压影响较大。全身平均动脉压在80～180mmHg波动时，肾脏通过自身调节可维持肾血液灌流量和GFR的相对恒定。当休克、心力衰竭等使动脉血压降至80mmHg以下或肾血管收缩时，均可导致肾血液灌流不足，GFR随之降低，出现少尿或无尿。严重缺血缺氧亦可使肾小管上皮细胞变性、坏死，加重肾功能不全的发展。

2. 肾小球有效滤过压降低 肾小球有效滤过压＝肾小球毛细血管血压－（血浆胶体渗透

压+肾小球囊内压）。肾小球毛细血管血压是滤出的唯一动力，而血浆胶渗透压和囊内压则是滤出的阻力。正常时，肾小球有效滤过压约为25mmHg。大量失血和脱水导致全身平均动脉压急剧下降，肾小球毛细血管血压也随之下降。此外，肾小球入球小动脉及出球小动脉的舒缩状态，也会影响肾小球有效滤过压。当入球小动脉收缩或出球小动脉舒张时，肾小球毛细血管血压下降，导致GFR减少。当血浆胶体渗透压下降后，组织间液的形成增多，可使有效循环血量减少，进而通过肾素－血管紧张素系统使肾小球入球小动脉收缩，引起肾小球毛细血管血压亦下降。因此，血浆胶体渗透压的变化对肾小球有效滤过压的影响并不明显。肾小球囊内压一般比较恒定，但在尿路梗阻、肾小管阻塞以及肾间质水肿压迫肾小管时，可引起囊内压升高，使肾小球有效滤过压降低，GFR减少。

3. 肾小球滤过面积减少 成人两肾约有200万个肾单位，肾小球毛细血管总面积约为$1.6m^2$，因而肾脏具有较大的代偿储备功能。切除一侧肾脏使肾小球滤过面积减少50%后，健侧肾脏往往可代偿其功能。但当肾单位广泛大量破坏（如慢性肾炎、慢性肾盂肾炎等）时，肾小球滤过面积极度减少，可使GFR明显降低而出现少尿甚至无尿。

（二）肾小球滤过膜的通透性改变

肾小球滤过膜从内到外由三层结构组成，即肾小球毛细血管内皮细胞、基底膜和肾小球囊的脏层上皮细胞（足细胞）。内皮细胞间有直径50～100nm的小孔，称为窗孔，水和小分子溶质易通过。基底膜为连续无孔的致密结构，其表面覆有带负电荷的。足细胞具有相互交叉的足突，足突之间的缝隙覆有一层富含黏多糖的薄膜。滤过膜对血浆成分的选择性滤过主要通过孔径屏障作用和电荷屏障作用。炎症、损伤和免疫复合物可破坏肾小球滤过膜的完整性或降低其表面负电荷而导致通透性增加，使血浆蛋白滤过增多，出现蛋白尿，甚至血尿。

二、肾小管功能障碍

肾小管具有重吸收、分泌和排泄的功能，在调节水、电解质和酸碱平衡，维持机体内环境恒定中发挥重要作用。缺血、缺氧、感染及毒物可使肾小管上皮细胞变性、坏死，导致肾小管功能障碍。此外，醛固酮、抗利尿激素、尿钠肽及甲状旁腺激素等体液因素也可引起肾小管功能改变。由于肾小管各段的结构和功能不同，故受损时各段所出现的功能障碍亦各异。

1. 近曲小管功能障碍 近曲小管具有强大的重吸收功能，原尿中的蛋白质、葡萄糖、氨基酸、磷酸盐、重碳酸盐、钠、钾、钙、磷等绝大部分在近曲小管被重吸收。因此，当近曲小管功能障碍时，可导致肾性糖尿、氨基酸尿、钠水潴留和肾小管性酸中毒等。此外，近曲小管具有排泄功能，能排泄对氨马尿酸、酚红、青霉素以及某些用于泌尿系统造影的碘剂等，故其功能障碍时可导致上述物质在体内潴留。

2. 髓袢功能障碍 髓袢升支粗段对Cl^-的主动重吸收，同时伴有Na^+的被动重吸收，但此处对水的通透性很低，故形成了肾髓质间质的高渗状态，这是原尿浓缩的重要条件。髓袢功能障碍时，肾髓质高渗状态破坏，原尿浓缩功能障碍，可导致多尿、低渗尿或等渗尿。

3. 远曲小管和集合管功能障碍 远曲小管分泌H^+、K^+和NH_3，并与原尿中Na^+交换，HCO_3^-被重吸收而尿液被酸化，在调节酸碱平衡中具有重要作用。远曲小管功能障碍时，可导致钠、钾代谢障碍和酸碱平衡紊乱。远曲小管和集合管在ADH作用下，对尿液进行浓缩和稀释。当集合管病变或ADH分泌不足时，可导致集合管对水的通透性降低，尿浓缩功能下降，可引起多尿，甚至肾性尿崩症。

三、肾脏内分泌功能障碍

肾脏可以合成、分泌、激活或降解多种激素和生物活性物质，在调节血压、水电解质平衡、红细胞生成和钙磷代谢中起重要作用。肾脏受损可累及其内分泌功能，从而引起机体一系列功能代谢紊乱，如高血压、贫血、肾性骨营养不良和消化性溃疡等。

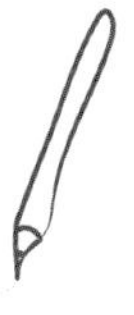

1. 肾素－血管紧张素－醛固酮系统 肾素是一种蛋白水解酶，主要由肾小球球旁细胞合成和分泌，能催化血浆中的血管紧张素原生成血管紧张素Ⅰ（angiotensinⅠ，AngⅠ），后者在血管紧张素转换酶（angiotensinconverting enzyme，ACE）的作用下生成血管紧张素Ⅱ（AngⅡ），后者在氨基肽酶A的作用下生成血管紧张素Ⅲ（AngⅢ），AngⅡ和AngⅢ作用于肾上腺皮质球状带产生醛固酮。血管紧张素Ⅱ具有很高的生物活性，有强烈的收缩血管作用，其升压作用约为肾上腺素的10～40倍。

肾素的分泌受肾入球小动脉处的牵张感受器、致密斑细胞和交感神经三方面的调节。在全身平均动脉压降低、脱水、肾动脉狭窄、低钠血症和交感神经紧张性增高等情况下，均可引起肾素分泌增多，激活肾素－血管紧张素－醛固酮系统（renin－angiotensin－aldosterone system，RAAS），从而提高平均动脉血压，促进钠水潴留。肾脏通过RAAS参与调节血压和水、钠代谢。肾脏疾病如肾小球肾炎、肾小动脉硬化症等，均可使RAAS活性增强，从而引起肾性高血压；醛固酮分泌过多，则是造成体内钠、水潴留的重要发病因素。

2. 促红细胞生成素 促红细胞生成素（erythropoietin，EPO）是一种多肽类激素，90%由肾脏（毛细血管丛、肾小球近球细胞、肾皮质和髓质）产生。EPO可加速骨髓造血干细胞和原红细胞分化、成熟，并促进网织红细胞释放入血，使红细胞生成增多。慢性肾病患者，由于肾实质进行性破坏，导致促红细胞生成素明显减少，是引起肾性贫血的重要原因之一。

3. 1，25－二羟维生素 D_3｛1，25－$(OH)_2D_3$｝ 1，25－$(OH)_2D_3$是维生素D_3的活化形式，具有促进小肠对钙磷的吸收、骨钙的动员和促进肾小管对钙磷的重吸收等作用。肾脏是体内唯一能生成1，25－$(OH)_2D_3$的器官，肾皮质细胞线粒体含有1－α羟化酶系，可将肝脏生成的25－OH－D_3羟化成1，25－$(OH)_2D_3$。低血钙、低血磷和甲状旁腺激素可激活肾脏1－α羟化酶，而降钙素则相反。当慢性肾功能衰竭时，由于肾实质损害，1，25－$(OH)_2D_3$生成减少，可发生维生素D治疗无效的低钙血症，从而诱发肾性骨营养不良。

4. 激肽释放酶－激肽－前列腺素系统 肾脏富含激肽释放酶，其中90%来自近曲小管细胞。分泌的激肽释放酶可作用于血浆中激肽原（kininogen）生成激肽（kinin）。激肽可以对抗血管紧张素及交感神经兴奋，引起小动脉扩张，使血压下降；还可作用于肾髓质间质细胞，引起前列腺素（prostaglandin，PG）E_2、A_2和$F_{2\alpha}$的释放。PGE_2和PGA_2可扩张血管、降低外周阻力，并能抑制ADH对集合管的作用，促进水、钠排泄，因而具有强大的降压作用。肾功能障碍或肾脏受损时，激肽释放酶－激肽－前列腺素系统发生障碍，可能是肾性高血压的重要发病环节。

5. 甲状旁腺激素和胃泌素 肾脏可灭活甲状旁腺激素（parathyroid hormone，PTH）和胃泌素（gastrin）。PTH具有动员骨钙入血、促进肾小管对钙的重吸收和抑制肾小管重吸收磷的作用，此外还可激活α－羟化酶，促进维生素D_3的活化。慢性肾衰时，易发生肾性骨营养不良和消化性溃疡与这两种激素灭活减少有关。

案例讨论

临床案例 患者，女，60岁，因浮肿1个月，少尿、无尿5天入院，入院前1个月因肺部感染使用卡那霉素治疗7天，用药后患者感染症状减轻，但随后出现浮肿，尿量进行性减少。既往无高血压和糖尿病病史。体格检查：眼睑浮肿，双下肢凹陷性水肿，心率85次/分，血压150/95mmHg。实验室检查：血肌酐533μmol/L，血尿素氮12.2mmol/L，血清［K^+］6.3mmol/L，pH 7.10，$PaCO_2$30mmHg，HCO_3^- 12.5mmol/L。尿中有蛋白、红细胞和管型等。

问题 患者发生急性肾功能不全的原因和机制是什么？解释患者临床表现的病理生理基础。

第二节　急性肾功能衰竭

急性肾功能衰竭（acute renal failure，ARF）是指各种原因引起肾脏泌尿功能急剧降低，以致机体内环境出现严重紊乱的病理过程。临床上主要表现为水中毒、氮质血症、高钾血症和代谢性酸中毒。多数患者伴有少尿（<400ml/d）或无尿（<100ml/d）即少尿型 ARF。少数患者尿量并无明显减少（>400ml/d），但肾脏排泄功能障碍，氮质血症明显，称为非少尿型 ARF。

ARF 是一种常见临床危重症，在多器官衰竭中也常伴有 ARF。ARF 大多数情况下是可逆的，若治疗措施及时得当，患者的肾脏功能可以恢复正常。

一、急性肾功能衰竭的原因与分类

肾脏行使正常功能需要具备三个条件：①肾脏必须有充足的血液灌流量；②肾脏本身的功能良好；③形成的尿液能顺利排出体外。任何严重损伤以上三个条件的因素均可能成为急性肾功能衰竭的病因。因此，根据发病环节可将急性肾功能衰竭分为肾前性、肾性和肾后性三大类。

（一）肾前性急性肾功能衰竭

肾前性急性肾功能衰竭（prerenal failure）是由于肾脏血液灌流量急剧减少所致，常见于各型休克的早期。此时，有效循环血量减少和血压降低除直接导致肾血流量减少外，还可通过交感－肾上腺髓质系统和肾素－血管紧张素系统使肾脏小动脉强烈收缩，进一步降低肾脏血液灌流量和有效滤过压，GFR 显著降低，引起尿量减少和氮质血症等。

肾前性急性肾功能衰竭时，由于肾脏并无器质性病变，如及时恢复肾血液灌流量，肾功能也可迅速恢复，故又称为功能性急性肾功能衰竭。但若肾缺血持续过久导致肾小管坏死，则会发展为肾性急性肾功能衰竭。

（二）肾性急性肾功能衰竭

由肾脏器质性病变所引起的急性肾功能衰竭称为肾性急性肾功能衰竭（intrarenal failure）或器质性急性肾功能衰竭。引起肾性 ARF 的常见原因有急性肾小管坏死和肾脏本身（肾小球、肾间质和肾血管）疾病。

1. 急性肾小管坏死　急性肾小管坏死（acute tubular necrosis）是临床上引起肾性 ARF 最常见、最重要的原因，约占 60%～90%。引起急性肾小管坏死的主要原因有以下两点。

（1）肾缺血和再灌注损伤　造成肾前性 ARF 的病因未能及时去除，严重而持续的肾缺血可以引起急性肾小管坏死，由功能性肾功能衰竭发展为器质性肾功能衰竭。此外，休克复苏后的再灌注损伤也是导致急性肾小管坏死的主要原因之一。

（2）肾毒物　引起肾中毒的毒物包括外源性肾毒物和内源性肾毒物两大类。常见的外源性肾毒物有①药物：如氨基甙类抗生素、四环素族、两性霉素 B、先锋霉素和磺胺类等，静脉或口服某些造影剂也可以直接损伤肾小管。②重金属：如汞、砷、铅和锑等化合物。③有机溶剂：如甲醇、四氯化碳、氯仿、酚和甲苯等。④生物毒素：如毒蕈、蛇毒和生鱼胆等。内源性肾毒物如异型输血或疟疾引起溶血释放大量的血红蛋白，挤压综合征、创伤和病毒性心肌炎等产生大量的肌红蛋白，经肾脏排泄时形成管型阻塞肾小管，并可直接损伤肾小管上皮细胞。

在许多病理条件下，肾缺血与肾毒物经常同时或相继发生作用。肾毒物作用时，肾内可出现局部血管痉挛而致肾缺血；反之，肾缺血也常伴有毒性代谢产物的堆积。

2. 肾脏本身疾病　肾小球、肾间质和肾血管的病变如急性肾小球肾炎、狼疮性肾炎、肾盂肾炎、恶性高血压、两侧肾动脉血栓形成或栓塞、结节性多动脉炎等，均可引起肾实质弥漫性损害，导致 ARF。

（三）肾后性急性肾功能衰竭

由肾以下尿路（从肾盏到尿道口）梗阻引起的肾功能急剧下降称为肾后性急性肾功能衰竭（postrenal failure）。常见于双侧输尿管结石、前列腺肥大和盆腔肿瘤等引起的尿路梗阻。尿路梗阻使得梗阻上方压力增大，引起肾盂积水，肾间质压力升高，肾小球囊内压增大，导致肾小球有效滤过压降低，GFR 下降。肾后性 ARF 的早期并无肾实质的器质性损害，及时解除梗阻，肾脏泌尿功能可迅速恢复。若梗阻持续过久，压迫肾内血管，导致肾血液灌注减少，可发展为肾性 ARF。

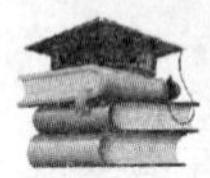
知识链接

肾血流量的自身调节

当动脉血压在一定范围内（80～180mmHg）变化时，肾血流量不依赖于肾外神经支配，能保持相对恒定的现象称为肾血流量自身调节。这一调节对保持 GFR 的恒定是非常重要的。关于肾血流量自身调节的机制，目前主要有肌源学说和管－球反馈学说。

肌源学说是指当肾灌注压增高时，肾入球小动脉血管平滑肌因灌注压增高而受到牵张刺激，使平滑肌的紧张性增加，血管口径相应缩小，血流阻力增大；当灌注压降低时，则发生相反的变化，从而使肾血流量保持相对恒定。

管－球反馈学说是指当肾血流量和 GFR 增加时，到达远曲小管致密斑的小管液的流量及 Na^+ 增多，致密斑发出信息，使入球小动脉和出球小动脉收缩，肾血流量和 GFR 恢复正常；反之亦然。管－球反馈机制与肾脏局部的肾素－血管紧张素系统有关。

二、急性肾功能衰竭的发病机制

不同原因引起的 ARF，其发病机制不尽相同，但其发病的中心环节都是 GFR 的降低。下面主要阐述肾缺血和肾毒物引起少尿型 ARF 的发病机制，见图 16－1。

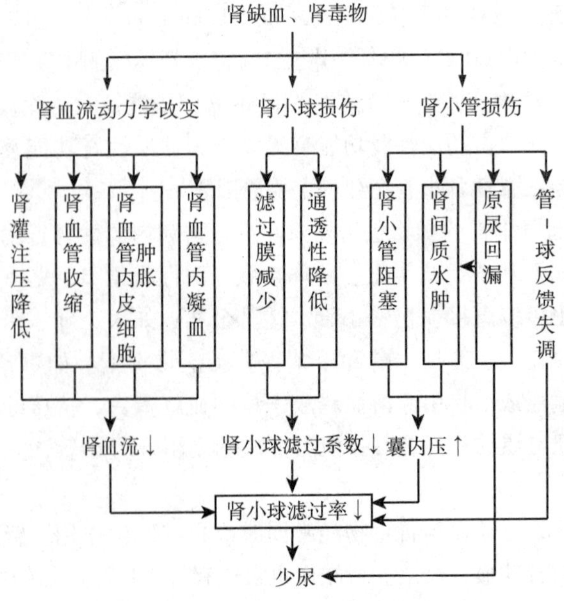

图 16－1　急性肾功能衰竭的发病机制

（一）肾血流动力学改变

动物实验和临床观察表明，在ARF的初期，均有肾血液灌流量的减少，约减少45%～60%，其中以肾皮质血流量的减少最为明显。持续性肾缺血和肾内血流分布异常是ARF初期GFR降低和少尿的主要机制。

1. 肾灌注压降低 当动脉血压低于80mmHg时，肾血流失去自身调节，肾血液灌流量明显减少，GFR下降，导致少尿或无尿。

2. 肾血管收缩 肾血管收缩的机制仍不完全清楚，可能与下列体液因素有关。

（1）肾素－血管紧张素系统激活 ①有效循环血量减少使肾灌注压降低，入球小动脉管壁张力下降，刺激球旁细胞分泌肾素；②肾缺血或中毒时，近曲小管和髓袢升支粗段受损，对Na^+、Cl^-的重吸收减少，使流经致密斑处的Na^+浓度增高，刺激肾素分泌增多；③交感神经兴奋亦可直接刺激肾素分泌。肾素分泌增多，促使AngⅡ生成增加，引起肾血管收缩，导致GFR降低。肾皮质部位肾素含量最高，致使肾皮质缺血更严重。

（2）交感－肾上腺髓质系统兴奋 肾缺血或肾中毒时，机体交感－肾上腺髓质系统兴奋，血中儿茶酚胺急剧增加，引起肾血管强烈收缩，肾血流减少，GFR降低。皮质肾单位分布在肾皮质外1/3，其入球小动脉对儿茶酚胺敏感性高，故ARF时以肾皮质血流量减少最为明显，称为肾内血流分布异常。

（3）肾内收缩和舒张因子释放失衡 肾缺血或肾中毒时，肾髓质间质细胞合成前列腺素如PGE_2减少，而TXA_2相对增加，导致肾血管痉挛、收缩。此外，ARF时，血浆中内皮素（endothelin，ET）水平增高，引起肾血管持续收缩，使GFR降低。

3. 肾血管内皮细胞肿胀 肾缺血、缺氧和肾中毒时，肾小球毛细血管内皮细胞上Na^+，K^+－ATP酶活性减弱，引起细胞内钠、水潴留，细胞发生水肿；肾缺血再灌注产生大量的氧自由基，可以损伤血管内皮细胞。这些都可以导致血管内皮细胞肿胀，管腔变窄，血流阻力增大，肾血流减少。

4. 肾血管内凝血 其发生与肾衰时血液流变学的改变有关。ARF时，血中纤维蛋白原增多、红细胞变形能力下降并发生聚集、破裂、血红蛋白释出以及血小板聚集等引起血液黏滞度升高；白细胞黏附、嵌顿，肾小球毛细血管内微血栓形成，引起肾内DIC。这些均可造成微血管阻塞，血流阻力增加，使肾血流进一步减少。

（二）肾小球滤过系数降低

GFR的大小不仅取决于肾小球有效滤过压，还与肾小球滤过系数（filtration coefficient，K_f）有关。肾小球滤过率＝有效滤过压×滤过系数。K_f代表肾小球的通透能力，与滤过膜的面积及其通透性有关。肾缺血或肾中毒时，可有肾小球滤过系数的明显下降，与肾小球毛细血管内皮细胞肿胀、足细胞足突结构改变、滤过膜上窗孔大小和密度减少有关。急性肾小球肾炎、狼疮性肾炎等，肾小球膜受累，滤过面积减少，导致GFR降低。

（三）肾小管损伤

ARF时，肾小管细胞可因持续缺血、缺血后再灌注以及毒物等作用发生损伤。虽然各种因素开始引起细胞损伤的作用可能不一致，如缺血干扰能量生成，重金属离子损伤细胞膜，氨基糖苷类抗生素影响酶活性，但最终引起细胞功能的改变和结构的损伤是类似的，主要表现为肾小管细胞重吸收和分泌功能障碍，以及肾小管细胞发生凋亡和坏死。细胞能量代谢障碍和膜转运系统破坏是导致细胞损伤甚至死亡的主要机制，包括ATP生成减少、Na^+，K^+－ATP酶活性减弱、自由基产生增多而清除减少和细胞内钙增多等。肾小管细胞的严重损伤和坏死脱落可引起肾小管阻塞、原尿回漏和管－球反馈机制失调，导致GFR明显下降。

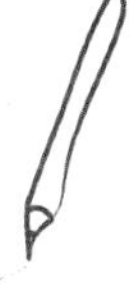

1. 肾小管阻塞 肾缺血、肾毒物引起急性肾小管坏死后脱落的细胞及碎片，溶血性疾病时的血红蛋白或挤压综合征时的肌红蛋白，以及磺胺等药物结晶均可在肾小管内形成管型，阻塞肾小管管腔，引起少尿。同时，由于管腔内压升高，使肾小球囊内压增加，有效滤过压降低，导致 GFR 减少。肾小管阻塞是某些 ARF 持续少尿中导致 GFR 降低的重要因素。

2. 肾小管原尿回漏 持续性肾缺血或肾毒物引起肾小管上皮细胞坏死和基底膜断裂，通透性增高，原尿可通经受损肾小管壁回漏入周围肾间质，除直接引起尿量减少外，还可造成肾间质水肿而压迫肾小管和管周毛细血管。肾小管受压导致肾小球囊内压增高，GFR 进一步减少；管周毛细血管受压，使肾小管供血进一步减少，肾损害加重，形成恶性循环。但最近实验发现，缺血性或中毒性肾功能衰竭时，肾小管上皮细胞出现坏死前已有尿生成减少。临床上给某些 ARF 患者施行肾包囊切除术以减轻肾间质水肿，并不能改善肾脏泌尿功能。因此认为，肾小管坏死引起的原尿回漏，可能不是 ARF 少尿的原发机制，但能使少尿加重。

3. 管-球反馈机制失调 管-球反馈是肾血流量和 GFR 自身调节的重要机制之一。当肾小管液中的溶质浓度或流量改变时，其信号通过致密斑和肾小球旁器感受、放大和传递，从而改变肾小球的灌流量和 GFR，达到平衡。采用微穿刺灌注方法发现，增加致密斑的 NaCl 浓度可使单个肾单位 GFR 下降 50%。当肾小管坏死时，近曲小管对 Na^+ 和 Cl^- 的重吸收减少，使到达远曲小管液中的 NaCl 浓度持续升高，可导致管-球反馈异常激活，引起入球小动脉的强烈收缩，肾小球灌流减少，GFR 持续降低。

总之，ARF 是多种因素共同或先后作用的结果，不同原因、不同程度及不同时期的 ARF，其发病机制的主导环节亦有差别。ARF 初期和功能性肾功能衰竭时，肾血流灌注减少和肾内血流分布异常起重要作用。但肾血管收缩是暂时性的，在肾功能衰竭后期不起主要作用。当病变进一步发展，出现急性肾小管坏死时，肾血液流变学改变、肾小管阻塞和原尿回漏等，则对 ARF 的维持与发展具有重要作用。

三、急性肾功能衰竭的发病过程及功能代谢变化

急性肾功能衰竭按其发病时尿量是否减少可以分为少尿型 ARF 和非少尿型 ARF。

（一）少尿型急性肾功能衰竭

少尿型 ARF 的发病过程一般分为少尿期、多尿期和恢复期三个阶段。

1. 少尿期 为病程中最严重的阶段，可持续数天至数周，一般持续 1~2 周。此期尿量显著减少，并伴有严重的内环境紊乱。少尿期持续时间越长，预后越差。

（1）尿的变化 ①少尿或无尿：早期即迅速出现少尿，甚至无尿。成人尿量 <400ml/d 称为少尿；尿量 <100ml/d 称为无尿。少尿的发生与肾血液灌注减少、原尿回漏及肾小管阻塞等导致 GFR 降低有关。②低比重尿和高钠尿：肾小管受损时，由于肾小管上皮重吸收水和钠的功能障碍，故尿比重低，常固定于 1.010~1.015，尿渗透压低于 250mmol/L，尿钠含量常高于 40mmol/L。③血尿、蛋白尿及管型尿：由于肾小球滤过功能障碍和肾小管上皮细胞坏死脱落，尿中可出现蛋白质、红细胞和白细胞等，尿沉渣检查可见各种管型。临床上功能性急性肾功能衰竭与器质性急性肾功能衰竭都有少尿，但由于病因和发病机制不同，二者在尿液变化上有明显差别（表 16-1），这是临床鉴别诊断的重要依据，对于指导治疗和判断预后都有重要意义。

表 16-1 功能性与器质性 ARF 尿变化的不同特点

	功能性 ARF	器质性 ARF
常见原因	低血容量	急性肾小管坏死
尿比重	>1.020	<1.015
尿渗透压（mmol/L）	>700	<250
尿钠含量（mmol/L）	<20	>40
尿/血肌酐比值	>40:1	<20:1
尿蛋白	-~+	+~++++
尿沉渣镜检	正常	细胞管型或颗粒管型
甘露醇利尿实验	尿量增加	尿量不增加
输液原则	充分扩容	量出为入

（2）水中毒　急性肾功能衰竭时，GFR 急剧降低，体内分解代谢加强以致内生水增多，以及治疗不当输入葡萄糖溶液过多等原因，可引起体内水潴留、稀释性低钠血症，水向细胞内转移导致细胞水肿。严重时可发生脑水肿、肺水肿和心力衰竭，是 ARF 常见死因之一。因此，对急性肾功能衰竭患者，应严密观察和记录少尿期的出入水量，量出而入，严格控制补液速度和补液量。

（3）高钾血症　高钾血症是 ARF 患者最危险的并发症，常为少尿期死亡的主要原因。发生高钾血症的原因有：①尿量的显著减少，使尿钾排出减少；②组织损伤和细胞分解代谢增强，使大量的钾释放到细胞外液中；③酸中毒时，H^+ 从细胞外液向细胞内转移，而 K^+ 则从细胞内逸出到细胞外液；④摄入含钾量高的食物或药物，或者输入大量库存血；⑤低钠血症使远曲小管的钾钠交换减少等。高钾血症可引起心脏传导阻滞，诱发心律失常，严重时可导致心室纤颤或心跳骤停。

（4）代谢性酸中毒　具有进行性、不易纠正的特点。其发生原因有：①GFR 降低，酸性代谢产物经肾脏排出减少；②肾小管分泌 H^+ 和 NH_3 能力降低，使 $NaHCO_3$ 重吸收减少；③机体分解代谢增强，固定酸产生增多。酸中毒可抑制心血管系统和中枢神经系统，影响体内多种酶的活性，并能促进高钾血症的发生。

（5）氮质血症　血液中含有除蛋白质以外的含氮物质，主要是尿素、尿酸和肌酐等，这些物质称为非蛋白含氮化合物，其总含氮量以非蛋白氮（non-protein nitrogen，NPN）表示。正常人血中非蛋白氮为250~300mg/L。急性肾功能衰竭时，由于 GFR 降低，非蛋白氮排出减少；另一方面，蛋白质的分解代谢增强，非蛋白氮产生增多，引起血中非蛋白氮含量显著增高，出现氮质血症（azotemia），严重时可导致尿毒症。

2. 多尿期　经少尿期后，患者尿量逐渐增多，当尿量超过 400ml/d 时，即进入多尿期。此后尿量逐日增加，甚至可达 3000~6000ml/d。多尿期是病情开始好转的标志，提示肾小管上皮细胞已经开始修复再生。产生多尿的机制为：①肾血液灌注和肾小球滤过功能逐渐恢复正常；②肾间质水肿消退，肾小管内的管型被冲走，阻塞解除；③肾小管上皮虽已开始再生修复，但其功能尚不完善，钠、水重吸收功能仍然低下；④少尿期中潴留在血中的尿素等代谢产物经肾小球大量滤出，引起渗透性利尿。

多尿期早期尿量虽已增多，但由于 GFR 仍低于正常，肾小管上皮细胞的功能也尚未完全恢复，因此氮质血症、高钾血症和酸中毒等并不能很快得到改善。多尿期晚期由于大量水和电解质的排出，易发生脱水、低钾血症和低钠血症。多尿期持续约 1~2 周后进入恢复期。

3. 恢复期　一般在发病后 1 个月左右进入恢复期。肾功能明显改善，肾小球滤过率逐渐恢复正常或接近正常范围，尿量和血中非蛋白氮含量基本恢复正常，水、电解质和酸碱平衡紊乱得到纠正。但肾小管功能仍需要数月甚至更长时间才能完全恢复。少数患者由于肾小管上皮和基底膜破坏严重和修复不全，可出现肾组织纤维化而转变为慢性肾功能不全。

（二）非少尿型急性肾功能衰竭

非少尿型 ARF 患者每日尿量持续在 400ml 以上，甚至可达 1000～2000ml，但氮质血症进行性加重乃至尿毒症。与少尿型相比，非少尿型 ARF 的病理损害较轻，GFR 下降程度不严重，肾小管的损害也较轻，主要表现为尿浓缩功能障碍，故尿量并不减少，尿比重和尿钠含量均较低。非少尿型急性肾小管坏死患者 GFR 减少，已足以引起氮质血症，但因尿量不少，多无明显高钾血症。此型患者临床症状较轻，病程相对较短，并发症少，肾功能恢复较快，预后较好。但由于尿量减少不明显，容易被临床忽视而漏诊。

少尿型和非少尿型 ARF 可以相互转化。少尿型经利尿或脱水治疗可能转化为非少尿型；非少尿型若不及时治疗，病情加重可转化为少尿型。非少尿型向少尿型的转化表示病情继续恶化，预后更差。

四、防治的病理生理基础

（一）治疗原发病

积极治疗原发病，消除导致或加重急性肾功能不全的因素，如抗休克，补充血容量；抗感染；解除尿路梗阻；慎用对肾脏有损害的药物。

（二）纠正水、电解质和酸碱平衡紊乱

少尿期应严格控制液体输入量，防止水中毒发生。积极处理高钾血症：①静注葡萄糖和胰岛素，促使细胞外钾进入细胞内；②缓慢静注葡萄糖酸钙，以对抗高钾血症的心脏毒性作用；③应用钠型阳离子交换树脂（口服或灌肠），促使钠和钾在肠内进行交换；④严重高钾血症时，采用透析疗法。及时纠正代谢性酸中毒。

多尿期应注意补充水和钠、钾等电解质，以防脱水和低钠、低钾血症的发生。

（三）控制氮质血症

限制蛋白质摄入；静脉滴注葡萄糖和必需氨基酸，促进蛋白质合成，降低血尿素氮含量；严重者采用透析疗法以排除非蛋白氮。

（四）针对发生机制用药

针对 ARF 的发生机制，采用 RAAS 阻断剂、钙通道阻断剂、自由基清除剂和能量合剂等。

（五）透析疗法

见本章第四节。

第三节　慢性肾功能衰竭

各种慢性肾脏疾病引起肾单位进行性、不可逆性破坏，以致残存肾单位不能充分排出代谢废物和维持内环境稳定，出现以代谢产物及毒性物质潴留，水、电解质和酸碱平衡紊乱以及内分泌功能异常为主要表现的一种临床综合征，称为慢性肾功能衰竭（chronic renal failure，CRF）。CRF 呈渐进性发展，病程迁延，病情复杂，最后发展为尿毒症而死亡。

一、慢性肾功能衰竭的病因和发展过程

凡能引起肾实质慢性进行性破坏的疾病均可导致 CRF，包括原发性肾脏疾病和继发性肾

脏疾病。引起 CRF 的原发性疾病包括慢性肾小球肾炎、慢性肾盂肾炎、肾小动脉硬化症、肾结核和多囊肾等。继发于全身疾病的肾损害主要包括高血压肾病、糖尿病肾病、狼疮性肾炎和过敏性紫癜肾炎等。其中以慢性肾小球肾炎为最常见，约占 50% ~60%。但近年来，糖尿病肾病和高血压肾病的发病率呈上升趋势。

CRF 是各种慢性肾脏疾病最后的共同结局。由于肾单位的破坏是逐渐发生的，并且肾脏有强大的储备代偿功能，故 CRF 的病程呈现一个缓慢而渐进的发展过程。根据肾功能受损和内环境紊乱的程度可分为四个时期：

1. 肾储备功能降低期 部分肾单位受损，但健存肾单位能代偿其功能，内生肌酐清除率仍在正常值的 30% 以上。内生肌酐清除率 = 尿中肌酐浓度 × 每分钟尿量/血浆肌酐浓度。

由于内生肌酐清除率与 GFR 变化呈平行关系，临床上常用其反映肾功能的好坏。肾储备功能降低期，肾脏尚能维持机体内环境稳定，无临床症状，血液生化指标无明显改变。但由于肾储备能力降低，在感染、休克等应激状态下，可出现内环境紊乱。

2. 肾功能不全期 肾脏进一步受损，肾单位损伤超过 50%，内生肌酐清除率下降至正常值的 25% ~30%。由于肾脏储备功能明显降低，不能维持机体内环境稳定，可出现夜尿、多尿、氮质血症、轻度贫血和代谢性酸中毒等。

3. 肾功能衰竭期 肾功能显著恶化，内生肌酐清除率下降至正常值的 20% ~25%，临床表现明显，可出现较重的氮质血症、酸中毒、高磷血症、低钙血症、夜尿、多尿和贫血等。还可出现尿毒症的部分中毒症状，如恶心，呕吐和全身乏力等。临床上又称为氮质血症期或尿毒症前期。

4. 尿毒症期 肾衰竭发展到最严重阶段，内生肌酐清除率下降至正常值的 20% 以下，有明显的水、电解质和酸碱平衡紊乱及多器官功能衰竭，并出现一系列尿毒症中毒症状。

CRF 时内生性肌酐清除率和临床表现的关系如图 16 - 2。

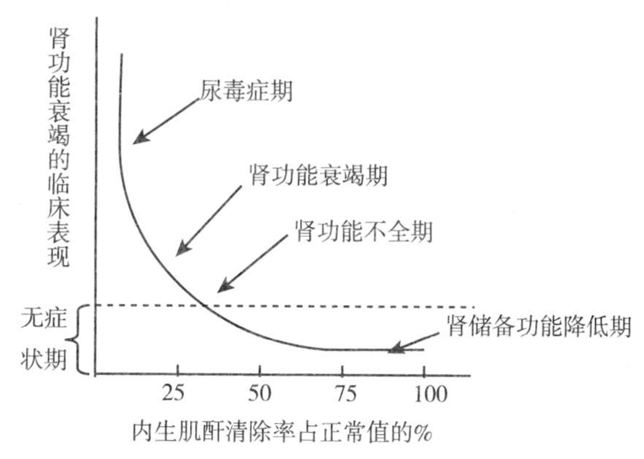

图 16 - 2 慢性肾功能衰竭的临床表现与肾功能的关系

二、慢性肾功能衰竭的发病机制

CRF 的发生机制甚为复杂，历年来提出了多种学说，但没有一种学说能完整地解释发病的全部过程。目前认为，CRF 进行性发展有多种病理生理学过程参与，这些过程相互作用、共同发展，导致肾单位不断破坏，肾功能进行性恶化，直至发展为终末期肾功能衰竭。

（一）健存肾单位学说

1960 年，Bricker 提出了健存肾单位学说（intact nephron hypothesis），认为各种损伤因素持续作用于肾脏，导致部分肾单位不断破坏而丧失其功能，而另一部分损伤较轻或未损伤的“健存”肾单位则通过增强其滤过功能等来进行代偿，以适应机体的需要。但随着病情的进展，健存肾单位逐渐减少，当其代偿不足以维持肾脏正常的泌尿功能时，机体发生内环境紊乱，临床上出现 CRF 的症状。

（二）矫枉失衡学说

1972 年，Bricker 在健存肾单位学说的基础上提出了矫枉失衡学说（trade - off hypothesis）。该学说认为，随着健存肾单位的逐渐减少和 GFR 进行性降低，体内某些代谢产物发生潴留，作为代偿性反应，机体可通过分泌某些体液因子来促进其排泄，但这一代偿反应同时又可能对机体的其他生理功能造成不良影响，加重病情进展。CRF 时，由于 GFR 明显降低，使磷的排出减少，引起血磷增高，血钙降低，从而刺激 PTH 分泌增多。PTH 可抑制肾小管对磷的重吸收，使磷的排出增多而起到“矫正”作用，但持续增多的 PTH 可以影响其他器官系统的功能，如增强溶骨作用而导致肾性骨营养不良，还可以引起软组织坏死、皮肤瘙痒和神经传导障碍等，导致新的“失衡”，使内环境进一步紊乱。

（三）肾小球过度滤过学说

健存肾单位学说主要强调了肾单位进行性破坏在 CRF 发生发展中的作用，但忽略了代偿反应过度对肾单位的破坏和肾功能的影响。1982 年，Brenner 和 Bricker 等又提出了肾小球过度滤过学说（glomerular hyperfiltration hypothesis）。该学说认为，部分肾单位功能丧失后，健存肾单位的血流动力学发生改变，表现为单个健存肾单位的血流量和毛细血管内压增大，使单个肾小球滤过率增多，形成肾小球高压力、高灌注和高滤过的“三高”状态。早期是对部分肾单位破坏的一种代偿适应反应，但肾小球持续的高灌注和过度滤过会导致肾小球发生纤维化和硬化，促使健存肾单位进一步损伤，导致继发性肾单位丧失，促进肾功能衰竭。

（四）肾小管－间质损伤学说

近年来研究显示，CRF 的进展和预后与肾小管－间质损害的严重程度密切相关，有学者提出了肾小管细胞和间质细胞损伤学说（tubular and interstitial cells lesion hypothesis）。肾小管－间质损伤主要表现为肾小管肥大或萎缩，肾小管腔内细胞显著增生，管腔堵塞，间质炎症和纤维化。肾小管－间质损伤是多种因素共同作用的结果，其机制主要有：

1. 慢性炎症 多数严重的 CRF 患者常常处于慢性炎症状态中。单核－巨噬细胞浸润是肾小管－间质病变的主要改变。研究发现，巨噬细胞可与肾脏固有细胞和细胞外基质相互作用，通过产生活性氧、一氧化氮和多种细胞炎症因子，直接损伤肾脏固有细胞，促进细胞外基质堆积。目前认为，转化生长因子 β（transforming growth factor，TGF－β）在促进细胞外基质沉积和肾间质纤维化中具有重要作用。

2. 慢性缺氧 越来越多的证据表明，慢性缺氧导致肾小管间质损伤可能是终末期肾脏疾病的最后共同通路。缺氧时，肾素－血管紧张素系统激活，血管紧张素Ⅱ生成增多，促使出球小动脉收缩，引起肾小管管周毛细血管灌流不足，造成肾小管间质缺氧。此外，氧化应激可影响肾小管细胞对氧的利用，同时代谢需求增加，导致肾脏相对缺氧。缺氧本身就是致纤维化促进因子，可诱导细胞凋亡或肾小管上皮－间充质转化（epithelial mesenchymal transition，EMT），从而加重肾脏纤维化。缺氧诱导因子－1（hypoxia－inducible factor－1，HIF－1）是一类介导缺氧适应性反应的转录因子，可激活多个缺氧反应基因的表达。缺氧可促进 HIF 的表达增加，后者上调 VEGF、TGF－β 和结缔组织生长因子等，促进肾小管萎缩和间质纤维化。

3. 肾小管高代谢 部分肾单位破坏后，残留肾单位的肾小管功能明显增强，出现代谢亢进，导致耗氧量增强，氧自由基产生增多，自由基清除剂（如谷胱甘肽等）生成减少，进而引起脂质过氧化作用增强，加重肾小管和间质的损伤，使肾单位进一步丧失。此外，由于残留肾小管功能代偿性增强，近曲小管重吸收 HCO_3^- 增多，氨产生增多，进一步可激活补体旁路系统，加重肾小管－间质病变。

此外，还有许多因素如蛋白尿、高血压、高血脂、高血糖以及尿毒症毒素等均可以加重 CRF 的进展。

三、慢性肾功能衰竭时机体功能代谢变化

（一）尿的变化

1. 尿量的变化 慢性肾功能衰竭的早、中期主要表现为夜尿、多尿，晚期可发展为少尿。

（1）夜尿 正常成年人每日尿量约为1500ml，白天尿量约占总尿量的2/3。CRF患者早期即有夜间排尿增多的症状，甚至超过白天尿量，称为夜尿（nocturia）。夜尿的发生可能与平卧后肾血流量增加导致原尿生成增多及肾小管对水的重吸收减少有关。

（2）多尿 成人24小时尿量超过2000ml称为多尿（polyuria）。CRF患者发生多尿主要与尿液未经浓缩或浓缩不足有关，其机制有：①原尿流速增快，大量肾单位被破坏后，流经健存肾单位的血流量代偿性增多，其肾小球滤过率增大，原尿生成增多，流经肾小管时流速增快，肾小管来不及充分重吸收，导致尿量增多；②渗透性利尿，经健存肾单位滤出的原尿中溶质（如尿素等）含量代偿性增多，发生渗透性利尿；③尿浓缩功能障碍，慢性肾盂肾炎患者肾间质损害，髓袢主动重吸收 Cl^- 减少，使肾髓质高渗环境形成障碍，原尿浓缩功能降低。

（3）少尿 CRF晚期，当健存肾单位极度减少时，尽管残存的单个肾单位生成尿液仍多，但24小时总尿量仍少于400ml。

2. 尿渗透压的变化 临床上常以尿比重来判断尿渗透压变化，正常尿比重为1.003～1.030。CRF早期，肾浓缩能力减退而稀释功能正常，因而出现低比重尿或低渗尿。随着病情发展，肾浓缩和稀释功能均障碍，导致终尿渗透压接近血浆晶体渗透压，尿比重固定在1.008～1.012，尿渗透压为260～300mmol/L，称为等渗尿。

3. 尿液成分的变化 正常生理情况下，尿液中存在痕量蛋白，一般低于150mg/24h或10mg/dL。尿蛋白持续超过150mg/24h，称为蛋白尿。CRF时，由于肾小球滤过膜通透性增加，导致肾小球滤出蛋白增多；或者同时伴有肾小管上皮细胞受损，重吸收蛋白减少，均可出现蛋白尿。蛋白尿的严重程度与肾功能受损的程度呈正相关。

某些慢性肾脏疾病如肾小球肾炎，由于基底膜出现局灶性溶解破坏，通透性增高，导致血液中的红、白细胞从肾小球滤过，出现血尿和脓尿。经肾脏滤出的蛋白质以及细胞或碎片在肾小管内可形成各种管型，随尿排出。

（二）氮质血症

慢性肾功能衰竭时，由于GFR减少，导致含氮的代谢终产物如尿素、尿酸和肌酐等在体内蓄积，进而引起血中非蛋白氮含量增高，称为氮质血症。临床上常用血浆尿素氮（blood urea nitrogen，BUN）和血浆肌酐浓度作为衡量氮质血症的指标。

1. 血浆尿素氮 CRF时，患者血浆尿素氮的浓度与GFR的变化密切相关，但并不呈线性关系。早期，当GFR减少到正常值的50%时，血浆尿素氮浓度虽有缓慢增高，但仍在正常范围内（3.57～7.14mmol/L）。但当GFR降至正常值20%以下时，血浆尿素氮可增高至71.4mmol/L以上。因此，血浆尿素氮浓度的变化并不是反映肾功能改变的敏感指标。此外，血浆尿素氮水平还与外源性（蛋白质摄入量）及内源性（感染、肾上腺皮质激素的应用、胃肠道出血等）尿素负荷的大小有关，因此在应用其判断肾功能变化时，应考虑这些尿素负荷的影响。

2. 血浆肌酐 血浆肌酐浓度与蛋白质的摄入量无关，而主要与肌肉中磷酸肌酸自身分解产生的肌酐量及肾脏排泄肌酐的功能有关，因此血浆肌酐浓度的改变更能反映GFR的变化。但在GFR变化的早期，血中肌酐浓度的改变也不明显，只有在晚期才会明显升高。内生肌酐

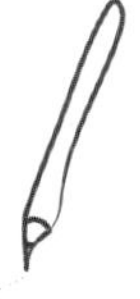

清除率与 GFR 的变化呈平行关系，临床上常采用内生肌酐清除率来判断肾功能损伤的严重程度。

（三）水、电解质及酸碱平衡紊乱

1. 水代谢障碍 慢性肾功能衰竭时，肾脏对水负荷变化的调节适应能力减退。当水摄入不足或由于某些原因丢失水过多时，可因肾浓缩功能障碍不能减少水的排泄，易引起血容量减少、脱水和血压降低等。而当摄入水量增加时，又可因肾脏不能相应地增加水的排泄而发生水潴留、水肿，甚至水中毒，导致肺水肿、脑水肿和心力衰竭的发生。因此，CRF 时必须严格观察和调整水的出入量。

2. 钠代谢障碍 慢性肾功能衰竭时，由于大量肾单位被破坏，残存肾单位维持钠平衡的能力显著降低。如果严格限制钠的摄入，可因钠仍随尿排出而易发生低钠血症。CRF 患者的肾为“失盐性肾”，尿钠含量很高，其主要机制有：①通过残存肾单位排出溶质（如尿素等）增多，产生渗透性利尿，又因尿流速增快，影响肾小管对钠的重吸收；②体内甲基胍的蓄积，可直接抑制肾小管重吸收钠。此外，呕吐、腹泻等可使消化道丢失钠增多。这些原因不仅引起低钠血症，也同时伴有水的丢失，导致细胞外液和血浆容量减少，使 GFR 进一步下降，从而加重内环境的紊乱。但当钠摄入过多时，又易造成钠水潴留，引起高血压和心力衰竭的发生。

3. 钾代谢障碍 慢性肾功能衰竭早期，虽有 GFR 降低，但由于尿量并不减少，而且醛固酮代偿性分泌增多，血钾可长期维持在相对正常的水平。多尿或长期使用失钾性利尿剂引起尿钾排出过多，以及厌食、呕吐和腹泻使钾摄入不足和丧失过多等可导致低钾血症。

CRF 患者一般不易出现高钾血症。但晚期由于 GFR 显著减低，可发生高钾血症，其机制有：①尿量减少，使钾排出减少；②含钾食物或药物摄入过多；③长期使用保钾利尿剂；④代谢性酸中毒；⑤感染及溶血等。高钾血症和低钾血症均可影响神经肌肉的应激性，严重时可引起致命性心律失常。

4. 镁代谢障碍 体内镁代谢平衡主要受肠道对镁的吸收和肾脏排镁的影响。慢性肾功能衰竭晚期，由于尿量减少，镁排出障碍，可引起高镁血症。高镁血症常表现为恶心、呕吐、血压下降和全身乏力等。严重时可导致反射消失、呼吸肌麻痹、神志昏迷和心跳停止等。

5. 钙、磷代谢障碍 慢性肾功能衰竭时，钙磷代谢障碍主要表现为血磷升高，血钙降低。

（1）高磷血症 慢性肾功能衰竭早期，尽管 GFR 下降，但血磷多无明显升高。这是由于肾脏排磷减少，引起血磷暂时性升高可导致血钙降低，后者可引起继发性 PTH 分泌增多。PTH 可抑制近曲小管对磷的重吸收，使肾脏排磷增多，血磷可恢复正常。但在 CRF 晚期，残存肾单位进一步减少，GFR 极度降低，继发性 PTH 分泌增多已不能维持磷的充分排出，故血磷浓度显著升高。PTH 的增多又可加强溶骨活性，使骨磷释放增多，血磷进一步升高，从而形成恶性循环。上述过程是 CRF 时“矫枉失衡”的典型例证。

（2）低钙血症 慢性肾功能衰竭时出现血钙降低的原因是：①血液中钙、磷浓度之间有一定关系，当血磷浓度升高时，血钙浓度就会降低；②肾实质破坏后，$25-OH-D_3$羟化为 $1,25-(OH)_2-D_3$发生障碍，使肠道对钙的吸收减少；③血磷过高时，肠道分泌磷酸根增多，在肠内与食物中的钙结合而形成不易溶解的磷酸钙，从而妨碍钙的吸收；④肾毒物可使胃肠道黏膜受损，影响钙的吸收。此时患者虽有明显低钙血症但很少出现手足抽搐，主要是由于患者常伴有酸中毒，后者可促使血中结合钙解离，使血浆游离钙浓度得以维持。但在快速纠正酸中毒后，钙的离解度随即降低，引起血浆游离钙浓度下降，患者可发生手足搐搦。

6. 代谢性酸中毒 慢性肾功能衰竭患者发生代谢性酸中毒的机制主要有：①肾小管排 NH_4^+ 减少，CRF 时，由于肾小管上皮细胞产 NH_3 减少，肾小管泌 NH_4^+ 降低，可致使 H^+ 排出障碍；②GFR降低，体内酸性代谢产物如硫酸、磷酸和有机酸等滤过减少而在体内蓄积；③肾小管重吸收HCO_3^-减少，继发性PTH分泌增多可抑制近曲小管上皮细胞碳酸酐酶的活性，使近曲小管泌H^+和重吸收HCO_3^-减少。

（四）肾性骨营养不良

肾性骨质营养不良（renal osteodystrophy）又称为肾性骨病，是慢性肾功能衰竭，尤其是尿毒症的严重并发症，包括儿童的肾性佝偻病和成人的骨软化症、纤维性骨炎、骨质疏松和骨囊性纤维化等。其发病机制主要与下列因素有关：

1. 高血磷、低血钙和继发性甲状旁腺功能亢进 CRH时由于高血磷导致血钙水平降低，引起继发性甲状旁腺功能亢进，PTH分泌增多，促进骨质脱钙，导致骨质疏松，严重时局部钙化可形成局部钙结节。血钙降低可引起骨质钙化障碍。

2. 维生素D_3活化障碍 CRH时，由于25-（OH）D_3羟化生成1，25-$(OH)_2D_3$能力降低，使有活性维生素D_3生成减少，导致骨盐沉积障碍而引起骨软化症；肠道钙吸收减少，使血钙降低，骨质钙化发生障碍。

3. 酸中毒 CRH患者常伴有代谢性酸中毒，可促进肾性骨质营养不良的发生，其机制如下：①体液中H^+持续升高，骨动员加强，促进骨盐溶解；②酸中毒干扰1，25-$(OH)_2D_3$的合成，抑制肠道对钙的吸收。

（五）肾性高血压

因肾实质病变引起的高血压称为肾性高血压，是继发性高血压中最常见的类型。肾性高血压的确切机制还不完全清楚，可能与下列因素有关。

1. 钠、水潴留 占肾性高血压的80%~90%。CRF时，由于肾脏对钠、水的排泄功能降低，钠水在体内潴留，引起血容量增加和心输出量增多，从而导致血压升高，这种高血压称为钠依赖性高血压（sodium-dependent hypertension）。对此类高血压患者应限制钠盐的摄入，并应用利尿剂以促进尿钠的排出，可有较好的降压效果。

2. 肾素-血管紧张素系统的活性增高 占肾性高血压的5%~10%。慢性肾小球肾炎、肾小动脉硬化症等疾病引起的慢性肾功能衰竭，常伴有肾素-血管紧张素系统的活性增高，血液中AngⅡ含量增多。AngⅡ可直接引起小动脉收缩，外周阻力增高；又能促使醛固酮分泌，导致钠水潴留；还可兴奋交感-肾上腺髓质系统，引起儿茶酚胺释放和分泌增多，从而导致血压升高，这种高血压称为肾素依赖性高血压（renin-dependent hypertension）。此类患者限制钠盐摄入和应用利尿剂，不能收到良好的降压效果。只有采用药物如血管紧张素转换酶抑制剂（angiotensin converting enzyme inhibitor，ACEI）和AngⅡ受体拮抗剂来降低肾素-血管紧张素系统活性，才能起到降压效果。

3. 血管舒张物质减少 正常情况下，肾髓质能生成PGA_2和PGE_2等舒血管物质。肾实质破坏引起这类物质生成减少，也可促进高血压的发生。肾性高血压使肾功能进一步减退，肾功能减退又使血压持续升高，造成恶性循环。

（六）肾性贫血

贫血是CRF患者最常见的并发症，部分患者以贫血为首发症状。其发生机制有：①肾实质破坏引起促红细胞生成素产生减少，导致骨髓红细胞生成减少；②体内蓄积的毒性物质（如甲基胍）可抑制骨髓造血功能；③毒性物质引起肠道对铁的吸收和利用障碍；④毒性物质直接破坏红细胞，引起溶血；⑤毒性物质可抑制血小板功能，导致出血。

（七）出血倾向

CRF患者常有出血倾向，主要表现为皮下瘀斑和黏膜出血，如鼻衄、月经过多和胃肠道出血等。目前认为，出血是由于血小板功能异常而非数量减少所致。体内蓄积的毒性物质可抑制血小板功能，表现为：①血小板第Ⅲ因子（磷脂）的释放抑制，凝血酶原激活物生成减少；②血小板的黏附和聚集功能减弱，出血时间延长。

第四节 尿 毒 症

急、慢性肾功能衰竭发展到最严重阶段，除存在水、电解质和酸碱平衡紊乱及内分泌功能失调外，还有代谢终产物和内源性毒物在体内蓄积，从而引起一系列自体中毒症状，称为尿毒症（uremia）。尿毒症是肾功能衰竭的终末期，是机体多系统器官功能调节障碍的结果，有人形象地将它称为“集各系统症状于一身的综合征”。

一、尿毒症的发病机制

尿毒症的发病机制极为复杂，目前认为可能是毒性物质在体内蓄积、水、电解质和酸碱平衡紊乱以及内分泌功能障碍等多因素共同作用的结果，其中毒性物质的蓄积在尿毒症发病中起着非常重要的作用。近年来，已从尿毒症患者血中分离出200多种代谢产物或毒性物质，其中有一些物质与尿毒症的症状有关，称为尿毒症毒素（uremia toxin）。下面介绍几种公认的尿毒症毒素。

1. 甲状旁腺激素 尿毒症时几乎所有患者都有甲状旁腺功能亢进引起的PTH分泌增多。PTH能引起尿毒症的大部分症状和体征：①肾性骨营养不良；②皮肤瘙痒；③刺激胃泌素释放，促使溃疡发生；④促进钙进入脑细胞，引起周围神经和中枢神经系统的损害；⑤增加蛋白质的分解，促进含氮物质的蓄积；⑥引起高脂血症与贫血。

2. 胍类化合物 胍类化合物（guanidine compound）是体内精氨酸的代谢产物。正常情况下，精氨酸主要在肝脏通过鸟氨酸循环生成尿素、胍乙酸和肌酐。肾功能衰竭时，这些物质的排泄发生障碍，精氨酸通过另一条途径转变为甲基胍和胍基琥珀酸。尿毒症时血浆中甲基胍和胍基琥珀酸明显增高。甲基胍是毒性最强的小分子物质，给动物注射大量甲基胍，可出现呕吐、腹泻、肌肉痉挛和嗜睡等尿毒症症状。胍基琥珀酸的毒性比甲基胍弱，它能抑制脑组织中转酮醇酶的活性，影响脑细胞功能。此外，它还能抑制血小板第Ⅲ因子的活性，促进溶血，与尿毒症时的出血倾向和贫血有关。

3. 尿素 尿素在尿毒症发生中的作用是有争议的，部分患者血中尿素含量并不增高。尿素是体内最主要的含氮代谢产物。近年研究认为，尿素的毒性作用与其代谢产物—氰酸盐有关，后者可使蛋白质发生氨基甲酰化。单胺氧化酶、黄嘌呤氧化酶等发生氨基甲酰化，其酶活性被明显抑制，还可使胍基琥珀酸产生增多；突触膜蛋白发生氨基甲酰化，可使高级神经中枢整合功能发生障碍，引起疲乏、头痛、恶心、呕吐和嗜睡等症状。

4. 胺类 包括多胺、脂肪族胺和芳香族胺。不同的胺可引起不同的临床症状。多胺（精胺、腐胺和尸胺）可抑制 Na^+，K^+-ATP酶的活性，引起恶心、呕吐、蛋白尿和溶血，还可增加微血管壁通透性，促进肺水肿、脑水肿等的发生。

5. 中分子物质 中分子物质是指分子量在500~5000的一类物质，化学结构不明。尿毒症时中分子物质浓度升高，可能与周围神经病变、细胞免疫功能降低、红细胞生成减少、血小板功能受损和葡萄糖利用障碍等有关。

此外，肌酐、尿酸、酚类、晚期糖基化终末产物和 β_2-微球蛋白等，对机体也有一定的毒性作用。肌酐可引起溶血、嗜睡等；尿酸高者易并发心包炎；酚类可抑制血小板功能，引起出血。总之，尿毒症的临床表现甚为复杂，很难将其归因于某种单一毒素的作用，往往是多种毒性物质和代谢障碍综合作用的结果。

二、尿毒症的主要临床表现

尿毒症时，除上述水、电解质、酸碱平衡紊乱、贫血、出血倾向和高血压等进一步加重外，还可出现各器官系统功能障碍以及物质代谢障碍所引起的临床表现。

1. 神经系统症状 神经系统病变是尿毒症的主要症状，发病率高达80%以上，主要表现为尿毒症性脑病及周围神经病变。尿毒症性脑病早期表现为乏力、头昏、头痛、失眠、理解力及记忆力减退等，随着病情的加重可出现烦躁不安、肌肉颤动、抽搐；最后可发展到嗜睡、惊厥和昏迷。其发生机制尚不清楚，可能与下列因素有关：①大量毒性物质蓄积，使 Na^+，K^+ -ATP 酶活性降低，能量代谢障碍，脑细胞膜通透性增高，引起脑细胞水肿；②肾性高血压所致的脑血管痉挛加重缺血缺氧，引起脑神经细胞变性和脑水肿；③电解质和酸碱平衡紊乱，引起神经细胞功能异常。尿毒症时周围神经病变常表现为足部发麻、刺痛或灼痛、腱反射减弱或消失，最后可发展为麻痹，其发生可能与体内胍基琥珀酸或PTH增多有关。

2. 消化系统症状 消化系统症状是尿毒症患者最早、最突出的症状，早期可表现为食欲不振或消化不良，以后出现厌食，恶心、呕吐或腹泻等。其发生可能与尿毒症时尿素在血中堆积，经消化道排出增多，在肠道尿素酶作用下分解产氨增多，氨刺激胃肠道黏膜引起炎症和多发性表浅性小溃疡等有关。此外，胃泌素灭活减少，导致胃酸分泌增多，促使溃疡形成。

3. 心血管系统症状 由于肾性高血压、酸中毒、高钾血症、钠水潴留、贫血及毒性物质等的作用，可引起心力衰竭和心律失常等。尿毒症心包炎是晚期常见并发症，与尿毒症毒素、水钠潴留和感染等因素有关。患者常有心前区疼痛，体检时闻及心包摩擦音，严重时心包腔中有纤维素及血性渗出物出现。

4. 呼吸系统症状 尿毒症患者伴有酸中毒时呼吸可加深加快，严重时出现深大呼吸（Kussmaul 呼吸）。由于尿素经唾液酶分解生成氨，患者呼出气体可有氨味。若病情进一步发展，可引起肺水肿，其发生与心力衰竭、毒性物质使肺毛细血管通透性增加、低蛋白血症和钠水潴留等因素有关。尿毒症患者常于肺泡隔上出现转移性钙化灶，可能与甲状旁腺功能亢进和磷酸钙在肺组织内沉积有关。20%患者有纤维素性胸膜炎，是尿素刺激引起的炎症。

5. 免疫系统 尿毒症患者容易发生感染，也是造成患者死亡的主要原因之一。这可能与患者免疫功能低下有关。尿毒症毒素可以显著抑制细胞免疫反应，引起淋巴细胞分化和成熟减慢，中性粒细胞趋化性、吞噬和杀菌能力降低，甚至导致免疫缺陷。患者易患流行性感冒、结核和病毒性肝炎等，恶性肿瘤的发生率亦明显增高。

6. 内分泌系统 尿毒症时除了肾脏内分泌功能障碍外，还可以出现其他内分泌紊乱，如继发性甲状旁腺功能亢进可引起骨质疏松和硬化；胃泌素分泌增多可导致胃溃疡。性功能障碍也是尿毒症患者常见的临床表现之一。男性表现为性欲低下、睾丸萎缩和精子减少等；女性可出现月经不调或闭经、不孕等。这主要与血浆睾酮和雌激素水平降低，催乳素水平升高有关。

7. 皮肤症状 尿毒症患者面色多呈黄褐色，与贫血和黑色素沉积有关。皮肤瘙痒常见，主要是尿毒症毒素刺激皮肤感觉神经末梢以及继发性甲状旁腺功能亢进引起皮肤钙盐沉积所致。由于汗液中含有较高浓度的尿素，尿素结晶在皮肤表面沉积形成尿素霜。

8. 物质代谢障碍

（1）糖耐量降低 约50%的尿毒症患者葡萄糖耐量降低，其机制与尿素、肌酐和中分子量毒物等的毒性作用有关：①使胰岛素分泌减少；②使生长激素的分泌增多，拮抗胰岛素的作用加强；③使胰岛素与靶细胞受体结合障碍；④使肝糖原合成酶活性降低。

（2）负氮平衡 主要表现为消瘦、恶病质和低白蛋白血症等。低白蛋白血症是引起肾性水肿的重要原因之一。其发生机制有：①摄入蛋白质减少或因厌食、恶心和呕吐等使蛋白质

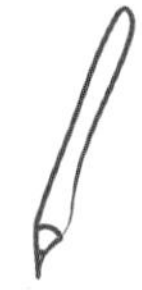

吸收减少；②某些毒性物质如甲基胍，使蛋白分解代谢加强；③合并感染时可导致蛋白分解增强；④因出血而致蛋白丢失；⑤随尿丢失一定量的蛋白质。

（3）高脂血症　尿毒症时由于胰岛素拮抗物使三酰甘油生成增加；同时脂蛋白酶活性降低引起三酰甘油的清除率降低，故尿毒症患者血中三酰甘油含量增高，导致高脂血症。此种改变可能与甲基胍的蓄积有关。

三、慢性肾功能衰竭和尿毒症防治的病理生理基础

1. 治疗原发病　明确病因，积极防治原发病，可防止肾实质的继续破坏，改善肾功能。

2. 去除加重肾损害的因素　控制感染，纠正水、电解质和酸碱平衡紊乱，减轻高血压和心力衰竭，避免使用缩血管药物和肾毒性药物等，防止肾功能进一步恶化。

3. 营养疗法　饮食控制和营养疗法是肾功能不全患者非透析治疗中最重要的措施之一。应根据不同病因制定不同的饮食方案，其关键是控制蛋白质的摄入量及成分。应给与优质低蛋白高热量饮食，减少蛋白质分解，并注意电解质和维生素的补充。

4. 透析疗法

（1）血液透析（人工肾）是根据半透膜原理，将患者的血液经血管通路引入透析机，在透析器中透过透析膜与透析液之间进行物质交换，再把经过净化的血液回输至体内，以达到清除体内废物和毒素、纠正电解质、酸碱平衡紊乱的目的。如能坚持合理的透析，大多数患者的生活质量能得到显著改善，不少患者能存活 15～20 年以上。

（2）腹膜透析　其基本原理与血液透析相同，但其利用的是腹膜的滤过与透析作用。将透析液注入腹膜腔内，并定时更新透析液，以实现持续地对尿毒症毒素进行清除。其疗效与血液透析相似，但在残存肾功能与心血管的保护方面要优于血液透析。

5. 肾移植　肾移植是将健康者的肾脏移植给有肾脏病变并丧失肾脏功能的患者，是目前治疗尿毒症最有效的方法。肾移植按其供肾来源不同，分为自体肾移植、同种肾移植和异种肾移植，我们通常所说的“肾移植”是指同种异体肾移植。近年来，肾移植技术取得了很大的进展，但仍存在供肾来源困难、移植后排斥和感染等问题。

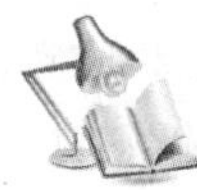

本章小结

肾功能衰竭是肾功能不全的晚期阶段，根据发病急缓和病程长短，分为急性肾功能衰竭和慢性肾功能衰竭。急性肾功能衰竭是指各种病因在短期内引起双肾泌尿功能急剧降低，导致机体内环境严重紊乱的病理过程。根据发病环节可分为肾前性、肾性和肾后性急性肾功能衰竭，主要由于各种病因导致肾血流动力学异常、肾小管损伤和肾小球滤过系数降低，最终引起肾小球有效滤过压降低，临床表现有水中毒、高钾血症、氮质血症和代谢性酸中毒，多数伴有少尿或无尿。慢性肾功能不全是各种慢性肾脏疾病的共同转归，除了泌尿功能障碍外，还出现明显的内分泌功能紊乱，包括肾性高血压、贫血、出血和肾性骨营养不良等，主要由于肾脏结构进行性、不可逆破坏，使肾功能持续恶化所致。急、慢性肾功能衰竭发展到最严重阶段，代谢终产物和内源性毒物在体内蓄积，引起一系列自体中毒症状，即尿毒症。

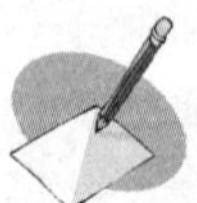

思考题

1. 试述急性肾小管坏死时少尿的发生机制。
2. 急性肾功能衰竭少尿期机体有哪些主要功能代谢的改变？为什么？

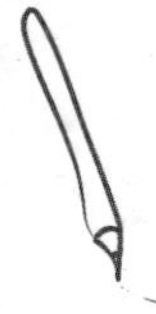

3. 急性肾功能衰竭和慢性肾功能衰竭产生多尿的机制有何不同?
4. 慢性肾功能衰竭时血钙有何变化?试述其发生机制以及对机体的影响。
5. 以钙磷代谢为例说明慢性肾功能衰竭发病的矫枉失衡学说。
6. 何谓肾性高血压?其产生的主要机制有哪些?

(何志巍)

第十七章　脑功能不全

学习要求

1. 掌握　认知障碍、意识障碍的概念及发病机制。

2. 熟悉　脑功能不全的表现特征；认知障碍、意识障碍的病因及临床表现。

3. 了解　认知、意识维持的脑结构基础；认知障碍、意识障碍防治的病理生理基础。

人脑（brain）占体重的2%～3%，由数以亿计的神经细胞和10^{14}以上的突触组成，具有复杂且精细的结构和功能。脑和脊髓组成了中枢神经系统，脑神经和脊神经组成了周围神经系统，它们构成完整统一的整体，指挥和协调躯体的运动、感觉和自主神经功能，并参与学习、记忆、意识、情感等高级神经活动。脑功能不全对人的认知、意识、行为以及几乎所有的脏器功能都会产生不同程度的影响。

第一节　概　　述

一、脑的生理特征

脑位于颅腔内，颅骨对脑组织起保护作用，但对脑组织也有限制作用，是颅内高压和脑疝形成的结构基础。从细胞水平看，脑由神经元（neuron）和神经胶质细胞（neuroglial cell）组成，神经元是脑各种功能的行使者，神经胶质细胞对其有支持、营养、保护和修复等作用，并参与血脑屏障的构成。血液中的物质进入脑组织首先要通过血脑屏障，脂溶性强的物质可快速进入，而脂溶性弱或非脂溶性物质进入脑组织极慢或完全不能进入；与蛋白质结合的物质基本上不能通过血脑屏障，不会进入；某些物质进入脑组织的速率也取决于脑组织对这些特殊物质的代谢需要。例如当髓磷脂生成时，脑内有胆固醇聚积，一旦髓鞘形成完毕，脑内胆固醇含量随即降低。

脑是体内能量代谢最活跃的器官。脑的血液供应来自成对的椎动脉和颈内动脉，其分支形成血管网，以保证充足的血液供应。脑的耗氧量占全身耗氧量的20%～30%，所需能量几乎全部来自葡萄糖的有氧氧化，具有“血流大、耗氧多、用糖多”的特点。但脑内氧和葡萄糖的储存量少，需不断从血液中摄取，也使得脑对缺血、缺氧十分敏感。多种损伤因素均可通过影响脑的能量代谢而导致脑的结构和功能异常。

二、脑疾病的特征

临床上多种病理过程在发展进程中均可伴随出现各种中枢神经系统症状，例如：头疼、抽搐、兴奋、谵妄、晕厥、认知障碍、意识障碍、运动障碍等。这种由于脑组织细胞能量代谢障碍、结构损伤、神经递质异常引起的，对机体的精神、情感、认知、意识、行为以及全身各个脏器产生不同程度影响的病理过程，称为脑功能不全（brain insufficiency）。

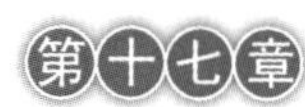

（一）脑功能不全的特殊规律

由于脑组织结构和功能的特殊性，所以脑疾病的表现具有一些特殊规律：①病变定位和功能障碍之间关系密切。例如海马区的病变可损伤学习、记忆功能；小脑的疾病可引起身体的平衡功能障碍或共济失调等。②发生在不同部位的相同的病变，可出现不同的后果。例如发生在额叶前皮质联络区的小梗死灶可不产生任何症状，但若发生在延髓则可导致患者死亡。③成熟神经元无再生能力。虽然近年来在成年人脑中研究发现存在一些具分化潜能的祖细胞，但神经系统在老化过程中或受损伤后，减少的神经元数量基本不能从自身得到补充。神经元的慢性丢失会导致脑不同功能区萎缩，从而出现相应的功能障碍。④病程缓急常引起不同的后果。一般而言，急性脑功能不全主要表现为意识障碍，多是大脑皮质、脑干网状结构和丘脑的功能及形态结构异常；慢性脑功能不全主要表现为认知障碍，多是大脑皮质结构和功能的慢性损伤。

（二）脑功能不全的基本反应

脑功能不全的常见原因有：脑外伤、感染、中毒、心血管疾病、脑老化、脑肿瘤以及水、电解质、酸碱度和渗透压等内环境的异常。其基本反应是神经元的坏死、凋亡、退行性变性（如轴突和树突断裂、缩短和细胞萎缩）；神经胶质细胞如星形胶质细胞的炎性反应、增生、肥大，少突胶质细胞的脱髓鞘等。由于脑的结构和功能极其复杂，故受损伤时的表现也千变万化，并且许多机制问题目前尚未能阐明。基于大脑损伤的最主要表现是认知和（或）意识功能的异常，本章将从这两个方面讨论脑功能不全的有关病理生理学问题。

第二节　认知障碍

认知是机体认识和获取知识的智能加工过程，是高级神经活动的重要组成部分，包括学习、记忆、语言、思维、判断、理解、精神、情感等一系列随意、心理和社会行为。认知障碍（cognitive disorder）又称认知缺陷，是与上述学习、记忆以及思维判断有关的大脑高级智能加工过程出现异常，从而引起学习、记忆障碍，同时伴有失语、失用、失认、失行等改变的病理过程。由于大脑的功能复杂，且认知障碍的不同类型之间互相影响，即一方面的认知障碍可以引起或促进另一方面或多个方面的认知异常（例如一个若有注意力或记忆障碍的患者，势必会出现解决问题的障碍）。因此，认知障碍是脑疾病诊断和治疗中最困难的问题之一。

一、认知的脑结构基础

认知的脑结构基础是大脑皮质，任何引起大脑皮质功能和结构异常的因素均可导致认知障碍。大脑皮质由主区（primary）和辅助区（associated cortex）组成，主区负责对事物的观察、分析与判断并且协调躯体运动，而这些功能的执行依赖于辅助区对行为和智能的高层次整合。Brodmann 将大脑皮质根据形态特征分成 52 个功能区，并提出不同的分区执行不同的功能。大脑皮质功能分区见图 17－1。

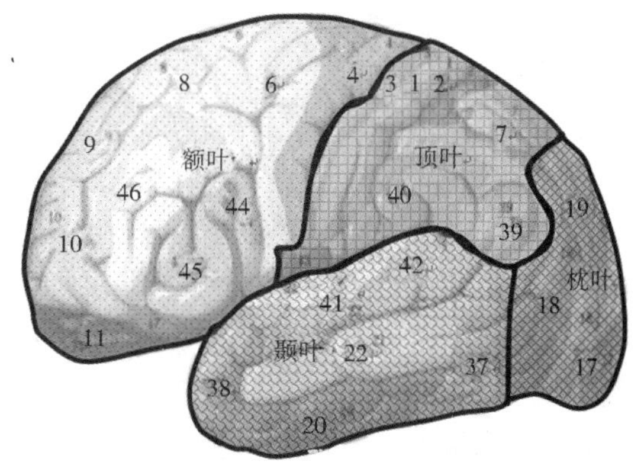

图 17－1　Brodmann 大脑皮质功能分区示意图（外侧面）

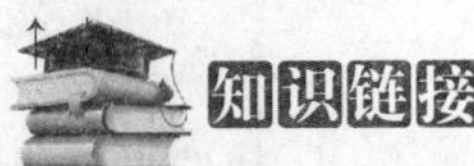

Brodmann 大脑皮质功能分区

解剖部位	主要功能	损伤后表现
额叶	负责自主运动，书写，记忆，创造性思维、判断、远见、社会责任感等复杂的智力活动	中侧性偏瘫（4 区）、失写症（6 区）、额叶性痴呆（9 区和 12 区）等
顶叶	负责感觉信息的高级加工与整合	对侧感觉障碍（1 区至 3 区）、感觉性失读症（39 区）、触觉缺失（40 区）等
颞叶	接受听觉刺激	感觉性失语（22 区）等
枕叶	感知和接受视觉刺激、诠释视觉信息和内容	视野缺陷（17 区）、不能识别物体（18 区和 19 区）等

二、认知障碍的病因

认知是大脑皮质高级神经功能的反应，任何直接或间接引起大脑皮质结构或功能的慢性损伤性因素，均可导致认知障碍。常见病因有以下几种。

（一）颅脑外伤

认知障碍，尤其是学习记忆障碍是颅脑外伤后常见的症状，影响患者躯体、行为和情绪等多方面的康复，对患者的远期影响甚至超过躯体障碍。不同程度的颅脑外伤对学习记忆和智力有不同的影响。轻度外伤者（如脑震荡）可出现头痛、失眠、健忘等症状，但持续几天逐渐消失，不影响学习、记忆功能；慢性脑外伤（如拳击手），可出现构语障碍（口吃），注意力涣散，好争辩，近期记忆减退等症状；重度外伤者，昏迷持续时间久，清醒后多会留有后遗症，造成学习、记忆严重障碍，甚至智力丧失。

（二）脑血管疾病

脑组织的血流量大，耗氧量高，但几乎没有氧和葡萄糖的储备能力，需要源源不断通过血液循环来供应。因此，脑组织对缺血、缺氧非常敏感，完全缺血 5 分钟即可使神经元出现不可逆的损伤。脑血管疾病，例如，脑血栓、脑栓塞或颅内出血可引起脑组织缺血、缺氧，是导致大脑皮质损伤，出现认知障碍的常见原因。资料表明，脑卒中患者发病后出现痴呆的危险性明显高于同龄健康对照组；老年群体中有脑卒中病史者的认知水平明显低于无卒中史的同龄老人。

（三）慢性全身性疾病

心血管系统疾病（如高血压）、糖尿病、慢性阻塞性肺疾病等，引起脑血液供应减少和长期脑缺氧继发脑功能降低，导致认知障碍。全身代谢障碍性疾病，如肺性脑病、肝性脑病、尿毒症性脑病、贫血、慢性电解质紊乱、维生素 B_2 缺乏、叶酸缺乏等，均可引起脑能量代谢障碍、神经递质合成及释放异常、神经细胞膜和突触传递异常，导致患者出现认知障碍。此外，有人认为任何一种大的外科手术都可能导致大脑皮质功能改变。例如，冠脉搭桥术后的患者常出现短期记忆丧失和注意力下降。

（四）环境因素

对于大多数 50 岁以后发病的典型散发性神经退行性疾病而言，环境和代谢毒素对脑的损伤起主要作用，这些风险因素包括毒品、药品、酒精或重金属中毒等。资料显示，长期从事铝熔铸和焊接工作的工人，随着铝负荷的增加，其学习记忆能力逐渐下降。动物实验结果也显示，铝对学习、记忆功能有抑制作用。

（五）脑老化

认知功能一般随年龄增高（约60岁以后）而下降。老年人多有脑动脉硬化，血液供应减少，分解代谢大于合成代谢，加之清除毒素的能力下降，促进神经元发生退行性变，甚至导致神经元坏死或凋亡。此外，整体功能水平降低，如老年人听力下降使其与外界环境的接触以及对外界刺激的加工减少，也可降低老年人对外界环境的感知和认同；躯体功能，特别是操作性活动减少也可导致认知功能减退。

（六）精神、心理异常

轻松、愉快、多彩的生活环境可促进实验动物大脑皮质的增长，使脑重量增加。相反不良的心理、社会因素，例如处境困难、惊恐、抑郁等，均可成为认知障碍的诱因。研究发现，社会心理功能减退患者有关脑区的皮质出现萎缩；精神失常患者有关脑区的局部血流呈现低灌注，并且葡萄糖利用率降低；精神分裂症患者有关脑区的神经元数目减少，体积变小。

（七）其他因素

资料显示，受教育程度低、社会地位低下和经济生活状况差等与认知障碍的发生有一定关系。其中，受教育程度是最明确的影响认知功能的因素。此外，女性认知功能减退的发生率高于男性，这可能与女性受教育程度较低，慢性病患病率较高和雌激素水平等因素有关。

三、认知障碍的发病机制

认知障碍的发生、发展是一个非常复杂的病理过程，其机制主要与以下因素相关。

（一）神经调节分子及其受体异常

1. 神经递质及其受体异常 神经元之间的信息传递主要是通过神经递质及其相应受体来完成的。神经递质是由突触前神经元合成并在神经末梢处释放，能特异性作用于突触后神经元或效应细胞的受体，并使突触后神经元或效应细胞产生一定效应的信息传递物质。根据其主要作用可分为兴奋性递质和抑制性递质（表17－1）。这些神经递质或受体异常改变均可导致不同类型或不同程度的认知障碍。

表17－1 脑的主要神经递质

主要作用 \ 分类	胆碱类递质	单胺类递质	氨基酸类递质
兴奋性神经递质	乙酰胆碱	多巴胺 去甲肾上腺素 肾上腺素	谷氨酸 门冬氨酸
抑制性神经递质		5－羟色胺	γ－氨基丁酸 甘氨酸

（1）乙酰胆碱（acetylcholine，Ach）乙酰胆碱由乙酰辅酶A和胆碱在胆碱乙酰转移酶的作用下生成，合成后被释放的乙酰胆碱通过M受体（毒蕈碱受体）和N受体（烟碱受体）发挥调节作用。脑内的胆碱能神经元被分为两类，即局部环路神经元和投射神经元，自Meynert基底核发出的胆碱能纤维投射至大脑皮质的额叶、顶叶、颞叶和视皮层，此通路与学习、记忆功能密切相关。临床资料表明，脑震荡患者出现学习、记忆障碍的同时，以及血管性痴呆患者的脑脊液中乙酰胆碱含量都会有所下降；阿尔茨海默病（Alzheimer's disease，AD）患者早期便有Meynert基底区胆碱能神经元和乙酰胆碱含量减少，临床应用胆碱酯酶抑制剂或M受体激动剂，可改善其记忆缺损。

（2）多巴胺（dopamine）多巴胺以酪氨酸为底物，在酪氨酸羟化酶和多巴胺脱羧酶的作

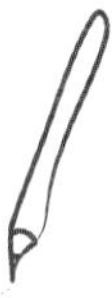

用下合成，通过 D_1受体和 D_2受体，可在突触可塑性、行为学习以及与学习相关的即刻早期基因的表达中发挥作用。实验发现，脑中多巴胺含量显著降低时可导致动物智能减退、行为情感异常、言语错乱等高级神经活动障碍。例如帕金森病（Parkinson' s disease，PD）患者黑质多巴胺能神经元减少，多巴胺递质含量显著下降，患者会出现肌肉僵直、运动呆板等运动失调，补充左旋多巴，可使病情好转。此外，在动物实验中还发现，多巴胺过多也可导致实验动物出现认知障碍。精神分裂症患者与大脑额叶皮质的 D_1受体功能低下和皮质下结构 D_2受体功能亢进双重因素有关。

（3）去甲肾上腺素（norepinephrine）去甲肾上腺素是最早被发现的单胺类神经递质，是多巴胺经 β 羟化酶作用生成的产物。在脑内，去甲肾上腺素通过 α_1、α_2、β 受体发挥调节作用。一般认为，脑中 α_2受体激动与维持正常的认知功能有关，而 α_1受体持续或过度激活可导致认知障碍。在正常觉醒状态，神经元含适量去甲肾上腺素，α_2受体功能占优势，维持正常的认知功能；在应激状态，神经元含大量去甲肾上腺素，α_1受体功能占优势，这可能是长期处于应激状态下的个体更易出现认知障碍的机制之一。

（4）谷氨酸（glutamate）谷氨酸是脑内含量最丰富的兴奋性神经递质，是不能通过血脑屏障的非必需氨基酸，由谷氨酰胺在谷氨酰胺酶的作用下水解生成或由 α－酮戊二酸在转氨酶的作用下生成。谷氨酸通过 N－甲基－D－门冬氨酸（NMDA）受体和非 NMDA 受体，对记忆功能起调节作用。其中非 NMDA 受体包括对 α－氨基羧甲基噁唑丙酸（AMPA）敏感的 AMPA 受体和海人藻酸（kainic acid，KA）受体。脑缺血时，由于能量代谢障碍，抑制神经元膜上 Na^+，K^+－ATP 酶活性，使胞外 K^+浓度显著增高，神经元去极化，促使兴奋性氨基酸（excitatory amino acid，EAA），特别是谷氨酸在突触间隙大量释放，过度激活相应的受体，使一些受体在正常生理刺激下引起的第二信使的效应得以扩大，突触后神经元过度兴奋并最终坏死。这一过程称为"兴奋性毒性"作用。其机制有两点：一是 AMPA 受体和 KA 受体过度兴奋所引起的神经元发生急性渗透性肿胀，可在数小时内出现；二是 NMDA 受体过度兴奋所引起的神经元迟发性损伤，可在数小时至数日发生。其中以 NMDA 受体介导的持续的 Ca^{2+}内流，致使 Ca^{2+}超载引起的神经元迟发性损伤在"兴奋性毒性"的作用中占主导地位。

2. 神经肽异常 神经肽（neuropeptide）是一类主要分布于神经组织的生物活性多肽，常与神经递质共存于同一神经元内，可由无活性的前体蛋白加工而成，释放后经酶解失活。与神经递质相比，神经肽分子量大、含量低、作用缓慢持久。神经肽异常与认知障碍密切相关。例如①血管升压素（vasopressin，VP）又名精氨酸加压素、抗利尿激素，其受体的密度在海马最高，主要影响记忆的巩固和回忆过程，有增强记忆、减少遗忘的作用。VP 及其受体含量减少与记忆力减退有关，临床上应用血管加压素可增强痴呆患者的记忆力。②腺垂体分泌的促肾上腺激素释放激素（ACTH）可提高大鼠的注意力和记忆力，同时减轻动物的焦虑行为。多发性硬化症患者下丘脑－垂体－肾上腺皮质轴（HPA）功能紊乱，患者会出现反应迟钝、智力低下、重复语言等认知障碍。③神经肽 Y 是脑内含量最丰富的多肽之一，在海马区神经肽 Y2 受体表达丰富。在有认知障碍的疾病中，神经肽 Y 免疫阳性神经元含量明显下降，给予神经肽 Y 治疗可改善患者的遗忘症状。④近些年发现 P 物质和学习记忆功能有关，例如 PD 患者脑苍白球和黑质中 P 物质含量下降；拮抗大鼠纹状体边缘区的 P 物质受体后，大鼠的学习、记忆能力显著下降。⑤根据绝经期女性 AD 的发病率高于男性，且绝经后接受雌激素替代疗法能显著降低患病率，有人认为性激素代谢紊乱也可能参与认知障碍的发病过程。

3. 神经营养因子异常 神经元和胶质细胞可合成、分泌大量的神经营养因子，如神经生长因子、睫状神经营养因子、脑源性神经营养因子和胶质源性神经营养因子等。这些神经营养因子可促进神经系统的生长发育，保护并修复受损的神经元和促进学习、记忆能力。现已发现在多种神经退行性疾病中均有神经营养因子含量的改变。例如 PD 患者黑质中神经生长因子、脑源性神经营养因子和胶质源性神经营养因子的含量均明显降低。

（二）脑组织中的蛋白质异常

1. 蛋白质异常聚集 脑组织中蛋白质异常聚积可见于神经元退行性变的疾病，如阿尔茨海默病、帕金森病等。蛋白质的异常与基因突变、蛋白质合成后的异常修饰、慢病毒感染、脑老化、环境毒素中毒等诸多因素有关。

（1）基因突变 AD患者，已发现5个相关基因突变，所编码的蛋白质依次为淀粉样前体蛋白（amyloid precursor protein，APP）、早老蛋白-1（presenilin-1，PS-1）、PS-2、载脂蛋白E（apolipoproteinE，apoE）和α_2-巨球蛋白（α-2macroglobulin，α-2M）。其中APP、PS-1、PS-2基因突变，使Aβ-淀粉肽生成增多；而apoE和α-2M基因突变使Aβ-淀粉肽的代谢清除减少，最终使Aβ-淀粉肽沉积在受损脑区的神经元间及突触等部位，形成老年斑，导致过氧化损伤，使神经元死亡，从而引起学习、记忆障碍。Aβ-淀粉肽对神经元的毒性作用可表现在两个方面：一是放大各种伤害性刺激如低血糖、兴奋性氨基酸的毒性作用等；二是直接损伤神经元，如破坏细胞内钙离子稳态、促进自由基生成等。

（2）蛋白质合成后的异常修饰 正常情况下，蛋白质合成后的不同加工修饰赋予其不同的结构和功能，是蛋白质多样性的基础，而蛋白质合成后的异常修饰可导致其结构异常、功能降低或丧失，例如正常机体，脑中的tau蛋白呈低磷酸化的可溶性状态，多与细胞内的微管蛋白相结合，有促进微管聚合和稳定的作用。但发现AD患者的脑中tau蛋白呈过度磷酸化，变成不可溶的tau蛋白，从微管上解离、聚集，形成双螺旋或直的神经元纤维，导致神经元纤维缠结。过度磷酸化的tau蛋白还可以竞争性结合微管蛋白，阻碍其组装、聚集，使微管解体、破坏细胞骨架、干扰轴浆转运、影响突触传递功能，最终引起神经元退行性变。此外AD患者脑中异常磷酸化的tau蛋白常被异常糖基化和异常泛素化修饰，从而使神经元纤维缠结更加稳固，并使细胞膜脂成分和膜流动性异常。

（3）脑组织慢病毒感染 最常见的由慢病毒感染引起的人类中枢性疾病为海绵状脑血管病变或朊病毒感染（Creutzfeldt-Jakob，CJD），是由一种传染性的朊蛋白（prion protein，PrP）所致。这种PrP没有任何可检测到的核酸序列，但类似病毒可传播疾病。人类PrP有两种异构体，分别是存在于正常细胞的PrP^c和引起的CJD的PrP^{sc}。有PrP基因突变时，细胞中PrP^c的更易从α-螺旋转变成β-片段，此时更易与PrP^{sc}结合，导致PrP^{sc}增殖聚集，使神经元发生退行性变。

2. 蛋白质磷酸化失衡 蛋白质磷酸化失衡可导致短期记忆障碍。短期记忆的形成机制可能是传入刺激通过一系列机制导致神经递质释放增加，而蛋白质磷酸化可以调节神经递质释放的速度，改变细胞内某些酶和调控分子的活性，影响神经元的功能。研究表明，海马内注射特定蛋白质磷酸化抑制剂，可选择性的抑制短期记忆，但不影响长期记忆。

3. 蛋白质合成受阻 新蛋白质合成受阻可导致长期记忆障碍。长期记忆的形成机制可能是突触受到反复刺激后，激活蛋白激酶A和丝裂原活化蛋白激酶，使细胞核释放mRNA，引起新蛋白质的合成和新突触的形成，最终形成长期记忆。研究表明，动物实验中，基因敲除、转录和（或）翻译抑制剂等阻碍新蛋白质合成的因素，均可影响长期记忆的形成。

（三）慢性脑缺血损伤

1. 能量耗竭和酸中毒 由于缺血、缺氧，神经元的能量代谢由有氧氧化转变为以无氧酵解为主，ATP生成减少，引起能量耗竭；同时，无氧酵解产生乳酸，引发代谢性酸中毒。能量耗竭和酸中毒使细胞膜上的Na^+，K^+-ATP酶活性下降，导致神经元和神经胶质细胞水肿和坏死，加重损伤。

2. 自由基增多 急性脑缺血引起自由基产生和清除平衡状态受到破坏，过多的自由基通

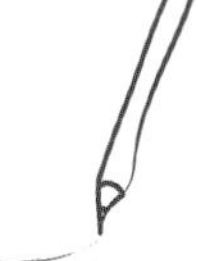

过膜脂质过氧化、抑制蛋白质、破坏核酸和染色体而导致神经元损伤。自由基增多的机制为：①缺血区神经元能量耗竭。钙离子大量内流，使细胞膜磷脂降解产生自由基。②细胞内线粒体中钙离子增多。三羧酸循环发生障碍，使电子传递异常，生成自由基，并漏出线粒体。③缺血区增多的一氧化氮，可导致过氧亚硝基等氮氧自由基增多。④梗死灶内游离的血红蛋白和铁离子与细胞内的 H_2O_2 发生反应，产生自由基。⑤缺血区增多的趋化因子，吸附中性粒细胞和血小板，分别通过细胞色素系统、黄嘌呤氧化酶系统和血小板活化因子，促进自由基生成。

3. 细胞内钙超载 脑缺血时，神经元去极化，引起兴奋性递质（如谷氨酸）的释放，激活相应的受体。受体的激活和膜的去极化，使受体操纵性 Ca^{2+} 通道和电压依赖性 Ca^{2+} 通道开放，促进 Ca^{2+} 内流，引发钙超载。神经元内钙超载促使神经元损伤的机制为：①大量的 Ca^{2+} 干扰细胞内线粒体氧化磷酸化，使能量产生障碍；②大量的 Ca^{2+} 激活 Ca^{2+} 依赖的中性蛋白水解酶，破坏神经元骨架；③ Ca^{2+} 激活磷脂酶 A 和磷脂酶 C，降解膜磷脂，产生自由基并促进微血栓形成；④缺血区脑血管平滑肌内的 Ca^{2+} 使血管收缩、痉挛，血管阻力增加，延迟再灌注，扩大梗死灶；内皮细胞内 Ca^{2+} 超载使血脑屏障通透性增高，产生血管源性脑水肿。

4. 炎性因子失衡 脑缺血区可产生多种多效性细胞因子，有致炎因子也有抗炎因子，即可起损伤作用也可起抗损伤作用。例如白细胞介素 -1β 和肿瘤坏死因子 -α 可加重脑缺血损伤，转化生长因子 β_1 对脑缺血有保护作用。

5. 兴奋性毒性 指脑缺血缺氧引起的能量代谢障碍直接抑制细胞膜上 Na^+，K^+ -ATP 酶活性，使胞外 K^+ 浓度显著增高，神经元去极化，EAA 在突触间隙大量释放，过度激活相应受体，引起突触后神经元过度兴奋并最终死亡的病理过程（见前述）。

四、认知障碍的临床表现

人脑所涉及的认知功能范畴非常广泛，且大脑皮质功能区分布复杂，所以认知障碍的临床表现多种多样，可单独存在，也可多种临床表现同时或相继出现，但以后者居多。

（一）学习、记忆障碍

学习记忆障碍是指一种不能习得、记住或不能回忆信息或技能的状态，可由病理性或情境性原因引起，是多种脑功能障碍疾病的核心症状，也是认知障碍最重要的表现形式。大脑皮质不同功能区受损，可引起不同类型的学习、记忆障碍（表 17-2）。

表 17-2 大脑皮质不同功能区受损导致的学习记忆障碍

大脑皮质功能区	记忆障碍的类型	学习记忆障碍的特征
颞叶	陈述性记忆障碍	远期记忆保留，新学到的最容易被遗忘
海马区	空间记忆障碍	不能记忆环境信息和空间方位
额叶	长时情节记忆受损	情节记忆扭曲和形成错误记忆
杏仁核区	情感记忆障碍	非陈述性记忆形成及提取受损
额颞叶新皮质区	长时语义记忆障碍	陈述性记忆受损，对某事物的描述是片段式和残缺不全的

（二）失语

失语（aphasia）是指患者意识清晰，无精神障碍、无视觉及听觉缺损、亦无口、咽、喉等发音器官功能障碍，但由于优势侧大脑半球语言中枢的病变导致的语言表达或理解障碍，使其听不懂别人及自己的讲话，说不出要表达的意思，书写困难等。语言功能受一侧大脑半球支配，称为优势半球。绝大多数人的优势半球位于左侧大脑皮质及其连接纤维，优势半球不同的特定部位受损，可表现出不同类型的失语。例如第三额回后部 Broca 氏区受损，可导致运动性失语。患者以语言表达障碍为突出特征，表现为语量少、讲话不流利、找词困难、发音和语调障碍等。

（三）失认

失认（agnosia）是指患者意识清晰，无视觉、听觉、触觉、感觉、智能障碍的情况下，不能通过某一特定感觉辨认以往熟悉的物体，但能通过其他感觉通道进行识别。包括视觉性失认、听觉性失认、触觉性失认、身体体位失认。例如枕叶病变患者看到手表，不知为何物，但通过触摸手表外形或听到手表的走动声，便知其为手表。

（四）失用

失用（apraxia）是指患者在意识清晰，无感觉和运动功能障碍的情况下，不能在全身动作的配合下，正确地使用一部分肢体功能去完成已经形成习惯的动作，例如洗脸、刷牙、穿衣、使用餐具、划火柴等。但患者却能在不经意的情况下自发的完成这些动作。包括观念性失用、观念运动性失用、运动性失用、结构性失用等，例如观念运动性失用的患者能正确描述动作，但执行困难，常感到手不听使唤。

（五）痴呆

痴呆（dementia）是指在意识清晰的情况下，由慢性脑功能不全产生的获得性和持续性智能障碍综合征，包括不同程度的记忆、语言、视空间功能障碍、人格异常及其他认知（概括、计算、判断、综合和解决问题）能力的降低，患者常常伴有行为和情感的异常，这些功能障碍导致患者日常生活、社会交往、工作能力明显减退，是认知障碍的最严重的表现形式。痴呆是智能活动在达到相当水平之后出现的进行性减退，不同于智能发育不全，例如阿尔茨海默病（AD）是典型的脑神经元退行性病变疾病，其主要的临床表现就是痴呆。

知识链接

AD临床表现

痴呆的发生多缓慢隐匿，记忆减退是必备且早期的症状。早期出现近期记忆障碍，学习新事物的能力明显减退，严重者甚至找不到回家的路。随着病情的进展，远期记忆也受损，可出现计算困难或不能，时间、地点、和人物定向障碍，可出现人格改变，焦虑、易激惹、抑郁、情绪不稳定等。有时当患者对问题不能做出响应或不能完成相应工作时，可出现突然放声大哭或愤怒的反应。晚期生活不能自理，运动功能逐渐丧失，甚至穿衣、洗澡、进食以及大小便均需他人协助。

（六）其他精神、神经活动的改变

患者常常表现出语多唠叨、情绪多变、焦虑、抑郁、激越（agitation）、欣快等精神、神经活动方面的异常改变。

五、认知障碍防治的病理生理基础

对认知障碍的治疗要早期诊断，积极干预和早期治疗。依据认知障碍的病因和发病机制，可采取以下相应的策略。

（一）对症和神经保护性治疗

对有明显神经、精神症状的患者，如焦虑、情绪不稳、睡眠障碍的可根据病情给予地西泮等对症治疗。要维持患者水、电解质平衡；防治感染、心衰及各种代谢障碍；加强营养；

尽量消除损害脑功能的因素。亦可应用神经细胞保护剂（如能量代谢激活药、神经递质、神经生长因子保护剂等）；改善脑血液循环；纠正脑缺血、缺氧。此外 Ca^{2+} 拮抗剂、谷氨酸受体拮抗剂、非甾体抗炎剂等对不同疾病引起的认知障碍均有治疗作用。

（二）恢复和维持神经递质的正常水平

多种认知障碍与神经递质异常有关，故恢复和维持神经递质至正常水平对于认知障碍的防治具有重要意义。例如 PD 患者可应用多巴胺的前体药物左旋多巴，补充脑内的多巴胺含量；或植入神经营养因子基因，以阻止多巴胺能神经元死亡；或刺激受损的黑质纹状体系统修复和再生。此外 AD 患者可应用胆碱酯酶抑制药阻断神经元突触间隙乙酰胆碱的降解，以提高乙酰胆碱的含量起到治疗作用。

（三）手术治疗

PD 患者的手术治疗有苍白球切除术、丘脑切除术、立体定位埋植脑刺激器以及立体定位损毁苍白球不同部位的细胞靶点治疗等，效果显著。

（四）康复训练和加强护理

针对性的康复计划和康复训练对治疗认知障碍是有帮助的，例如记忆训练、智力训练、语言训练等。对于 AD 患者护理也很重要，日常生活护理，包括衣、食、住、行，更要时常安慰鼓励患者，使其心情愉悦，及时就诊。

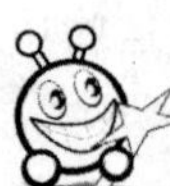

案例讨论

临床案例 患者王某，女性，67 岁，2 年前出现不明原因的头晕，但不能回答头晕的具体表现和发作频率，对最近一次发作时间也表述不详。患者家属反映其记忆力下降已有两年，经常重复做同一件事，做饭时常常忘记放盐或放盐太多。近来记忆力下降明显，购物时总是付钱后忘记拿菜，甚至找不到回家的路。当对其进一步询问时，患者突然情绪不稳定，放声大哭。既往无高血压、糖尿病。无特殊用药史和家族史。

查体：体温 36.9℃，脉搏 90 次/分，呼吸 20 次/分，血压 135/80mmHg。心、肺、腹部查体无异常发现。

神经系统检查：时间定向力明显减退，计算能力下降。综合认知功能评价证实，患者有明显记忆、执行功能和推理判断功能障碍，视空间功能轻度异常，绘画临摹能力相对较好。

问题 1. 该患者处于什么病理状态，初步诊断是什么？

2. 导致患者出现学习记忆障碍的发病机制有哪些？

3. 为明确诊断，患者还需要接受哪些检查？

4. 对患者的治疗措施应注意哪些方面？

第三节 意 识 障 碍

意识（consciousness）是指机体对自身和环境的感知和对外界刺激做出恰当反应的能力，是人脑反映客观现实的最高形式，包含觉醒状态和意识内容。觉醒状态指与睡眠呈周期性交替的清醒状态，能对自身和周围环境产生基本反应，属皮质下中枢的功能；意识内容是在觉醒基础上大脑皮质及其广泛联系区活动的结果，包括思想、记忆、定向、情感、意志活动等高级神经活动。意识障碍（conscious disorder）是不能正确认识自身状态和（或）客观环境，不能对环境刺激做出反应的一种病理过程，包括觉醒状态和意识内容两方面不同程度的异常，是急性脑功能不全的主要表现形式。

一、意识的脑结构基础

与认知功能主要依赖大脑皮质不同的是，意识的维持涉及大脑皮质及皮质下脑区的结构和功能完整。可见，认知功能的完成需要正常的意识状态，而意识的内容中也包括一些认知的成分。意识的维持是脑干网状结构－丘脑－大脑皮质之间功能相互密切联系的结果。

（一）脑干网状结构与觉醒状态相关

脑干网状结构（brain stem reticular formation）由交织成网状的神经纤维和穿插其间的神经元组成，是保证大脑清醒状态的结构基础，包含特异性投射系统和非特异性投射系统。特异性投射系统的投射纤维终止于丘脑，其主要功能是引起特定的感觉；非特异性投射系统由上行网状激动系统（ascending reticular activating system，ARAS）和上行网状抑制系统（ascending reticular inhibiting system，ARIS）组成，两部分之间的动态平衡及其与大脑皮质的相互联系决定意识水平。ARAS 的投射纤维终止于大脑皮质广泛区域的各细胞层，维持大脑皮质的兴奋性，以维持觉醒状态和产生意识活动；ARIS 上行纤维走行与 ARAS 大体一致，最终向大脑皮质投射，抑制大脑皮质的兴奋状态。因此 ARAS 是维持觉醒和产生意识的基础，受损时可出现意识障碍；此外，脑干内 ARAS 主干通道以及丘脑或下丘脑内分支通路的损害均可引起意识障碍。

（二）丘脑是刺激传递的中转站

丘脑（thalamus）由许多核团组成，分为特异性丘脑核和非特异性丘脑核。特异性丘脑核组成丘脑特异性投射系统，以点对点的方式投射到大脑皮质相应的特定功能区，产生特异性感觉；非特异性丘脑核则接受脑干网状结构上行纤维的信息，并向大脑皮质广泛部位投射，终止于大脑皮质各叶和各层，参与维持觉醒状态。动物实验证明，此系统被破坏后，动物长期处于昏睡状态。

（三）大脑皮质决定意识内容

大脑皮质（cerebral cortex）由神经元、神经胶质细胞、神经纤维组成，是机体全部功能活动的最高调节器。清晰的意识首先要求大脑皮质处于适当的兴奋状态，这种适宜的兴奋性要有脑干 ARAS 的支持，还取决于大脑皮质本身的代谢状态，尤其是能量代谢状态。任何影响脑的能量代谢的因素，如脑缺血、缺氧，生物氧化酶系受损等，均可导致大脑皮质功能低下，发生意识障碍。

二、意识障碍的病因

任何破坏脑干网状上行激动系统、丘脑非特异投射系统和大脑皮质主要神经结构和功能的因素，均可引起意识障碍。通常情况下，颅脑结构损伤导致的意识障碍较难恢复；全身性疾病引起的意识障碍，在病因及时纠正后，意识障碍可以恢复。

（一）颅脑病变

各种急性脑疾病或占位性病变，可直接损伤或压迫 ARAS－丘脑非特异性投射系统－大脑皮质，引起意识障碍，甚至累及各生命中枢，危及生命。①急性脑损伤，常见于颅内弥漫性感染（如脑炎、脑膜炎、脑型疟疾等）、广泛性脑外伤（如脑震荡、脑挫裂伤等）、蛛网膜下腔出血、高血压脑病等；②颅内占位性病变，常见于外伤性颅内血肿、脑肿瘤、颅内局灶性感染（如脑脓肿、硬膜外脓肿等）、和肉芽肿（如血吸虫、隐球菌、结核等）等；③颅内破坏性损伤性病变，常见于脑梗死、脑干梗死、脑出血等。破坏性损伤直接伤及脑干网状结

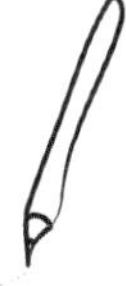

构或引起大脑皮质广泛梗死，可直接造成意识障碍或昏迷。当损伤位于脑桥－中脑的网状上行激动系统时，即使损伤小且局限，但也可导致深度昏迷，如脑桥的出血或小梗死灶；④其他，一些精神性疾病，如癔症、精神分裂症等，可通过影响脑干网状结构和大脑皮质的代谢和功能，导致不同程度的意识障碍。

（二）全身性疾病

意识的维持首先要有充分的氧和营养物质，以维持神经元的正常活动；其次要有适当的中枢神经递质合成、储存、释放、灭活，以传递神经冲动。任何使脑组织供氧或营养物质不足，或使神经递质间平衡紊乱的全身性疾病，都可能引起意识障碍。①营养物质缺乏，常见于脑缺血、缺氧、低血糖等，如循环衰竭、一氧化碳中毒、严重的贫血、胰岛素瘤及胰岛素应用过量等；②内源性毒素积聚，常见于肝性脑病、肺性脑病、肾性脑病、乳酸酸中毒等；③外源性毒素积聚，常见于工业毒物、药物、农药中毒等；④其他，常见于全身性疾病引起的机体水、电解质和酸碱平衡紊乱、体温过高或过低等。

三、意识障碍的发病机制

（一）颅内压升高

急性脑损伤可引起大脑两半球弥漫性炎症、水肿、坏死、血管扩张等，出现急性颅内压升高；而颅内占位性和破坏性损伤病变均可压迫相关病变部分，最终导致急性颅内压升高。颅内高压一方面压迫脑血管使脑供血不足；另一方面使间脑、脑干受压下移，压迫网状上行激活系统，引起意识障碍。此外，由于中脑上段（网状结构的主要通路）位于小脑幕切迹与颅底围成的天幕孔狭窄处，颅内压升高可引起脑干受压、移位，形成不同程度的小脑幕裂孔疝，损伤上行网状激活系统功能，引起昏迷。

（二）破坏神经递质平衡

γ－氨基丁酸（GABA）是最重要的抑制性神经递质，其含量异常增高或降低均可引起意识障碍。例如肝性脑病时，由于肝功能受损，不能清除来自肠道的GABA，使其透过血脑屏障进入中枢神经系统，再加上血氨的升高，可直接增强GABA能神经传导，使神经元呈超极化抑制状态，使患者出现意识障碍。此外，5－羟色胺（5－HT）也是抑制性神经递质，肝性脑病时脑内5－HT异常升高，作为假性递质被儿茶酚胺能神经元摄取并取代去甲肾上腺素，使神经传导受阻。而急性缺血、缺氧性脑病时，神经递质谷氨酸的耗竭；丙酮酸合成乙酰胆碱减少，在意识障碍中也发挥了作用。

（三）干扰能量代谢

由能量代谢异常引起意识障碍的，最常见的疾病有低血糖性脑病和急性缺血、缺氧性脑病。低血糖性脑病的发生机制主要是低血糖引起脑组织中高能磷酸酯，如三磷酸腺苷（ATP）和磷酸肌酸（CP）含量急剧下降，干扰神经元能量代谢。研究证明，早期中度低血糖患者脑干网状结构的ATP含量下降约30%，CP含量下降约55%，患者出现嗜睡、注意力丧失、意识模糊、错乱、癫痫大发作，并随血糖进一步降低而进入昏迷状态。在急性缺血、缺氧性脑病发病过程中，由于脑组织血液灌流或氧供不足，致使脑组织出现能量生成不足、酸中毒（包括乳酸酸中毒和高碳酸血症）、Ca^{2+}超载、自由基增多等，使神经元损伤，患者会在数分钟内甚至立即出现意识障碍。一般而言，轻至中度的慢性缺血、缺氧性脑病常引起认知障碍，而急性严重的缺血、缺氧性脑病则常导致意识障碍。

（四）损伤神经细胞膜

严重的酸中毒时，脑脊液的pH变化比血液更加敏感：当脑脊液pH低于7.25时，脑电波变慢；pH 低于 6.8 时，脑电波完全停止，这可能与酸中毒使神经细胞膜受损有关。肝性脑病时，升高的血氨会影响神经细胞膜 Na^+，K^+ – ATP 酶活性，或与 K^+竞争进入细胞内，影响膜电位和神经元兴奋性及传导功能。

（五）损伤突触传递功能

神经冲动传递过程中，最易受药物或毒物影响的部位是突触，由于网状结构的多突触传递的特性，使其成为最易受药物或毒物影响的部位。例如苯二氮䓬类药物作用于边缘系统，通过增强 GABA 能神经元的效应产生突触抑制，产生抗焦虑作用。当大剂量苯二氮䓬类药物作用于脑干网状结构和大脑皮质时，可引起意识障碍。巴比妥类药物也主要抑制多突触传递，从而产生镇静、催眠、麻醉作用。有机磷农药则通过对胆碱酯酶的抑制和破坏，阻断胆碱能神经突触的传递，最终导致意识障碍。需要引起警惕的是，有些重度药物中毒患者可出现与脑死亡几乎相同的临床表现，因此，“排除药物过量中毒”是英国制订的脑死亡的标准之一。

四、意识障碍的临床表现

由于意识包含有觉醒状态和意识内容两种成分，因此意识障碍可有以觉醒状态异常为主的表现，也可以有以意识内容异常为主的表现，但更多的是两者兼而有之。由于意识障碍轻重程度的差异，使意识障碍的表现形式多种多样。

（一）以意识清晰度改变为主的意识障碍

1. 嗜睡（somnolence） 指意识清晰度轻度下降，患者注意力涣散，卧床即能入睡，但能被唤醒，勉强配合检查，回答简单问题，停止刺激后马上入睡。

2. 昏睡（sopor） 指深度睡眠状态，患者难以唤醒，强烈或重复刺激可有短暂反应（睁眼等），无觉醒刺激时又重新入睡，随意运动极少或消失，但腱反射尚存。

3. 昏迷（coma） 指意识障碍最严重阶段，意识完全丧失，即意识清晰度、意识内容、随意运动均丧失，但可出现无意识的运动，如呻吟、肢体偶动等。昏迷是大脑皮质、丘脑、脑干网状结构广泛损伤，发生高度抑制的结果。按其程度可分为：①浅昏迷，患者睁眼反应消失，无自发言语和有目的的活动，疼痛刺激时有回避动作，脑干反射基本保留；②中昏迷，患者角膜反射减弱或消失，呼吸节律紊乱，强烈疼痛刺激时，有防御反射活动；③深昏迷，患者瞳孔散大，眼球固定，脑干反射消失，生命体征发生明显变化，对任何刺激均无反应。

（二）以意识内容改变为主的意识障碍

1. 意识模糊（confusion） 患者对自己和周围事物漠不关心，对复杂事物难以识别和理解，时间和空间定向力丧失，运动协调障碍，往往还伴有意识混浊、记忆障碍。

2. 谵妄状态（delirium） 见于轻、中度意识障碍，患者常出现错觉和幻觉，兴奋性增高。如烦躁不安、对刺激反应增强，甚至出现躁狂和攻击行为。

3. 朦胧状态（twilight state） 表现为错觉、梦幻觉等。见于精神分裂症、癔症、癫痫等。

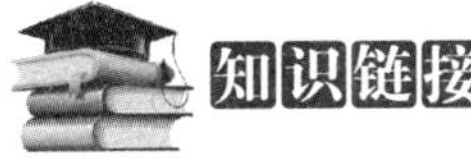

特殊类型的意识障碍—植物状态

在一些特殊的医学状态下，可出现意识内容和觉醒状态分离的现象，如大脑皮质广泛损伤，而脑干植物功能尚完整的植物状态（vegetative state）。患者可有自主睁眼、眼球无目的活动等反应，显示患者觉醒机制仍保存；但无任何认知、情感和有意义的反应，无完整的意识内容成分。有人将其称为“醒状昏迷”。

五、意识障碍防治的病理生理基础

意识障碍特别是昏迷时，中枢神经系统对全身各系统、器官功能的调控能力严重受损，各种器官功能衰竭随时都可能发生。诊治及时与否对重度意识障碍患者的预后非常重要。因此根据意识障碍产生的病理生理学机制，应积极采取下列相应措施。

（一）应急处理措施

在患者昏迷原因尚未确定之前，为避免可能出现的各种器官功能衰竭，必须采取的应急处理。如保持呼吸道的通畅，迅速建立输液通路以维护循环功能等。因为昏迷患者的呼吸、循环功能一旦衰竭，病情将急剧恶化。

（二）明确诊断对因治疗

及早的病因治疗是减少脑损伤，挽救患者生命的根本措施。例如对急性脑梗死患者，若能在发病后6小时内进行有效的超早期治疗，可缩小梗死灶面积，降低致残率和病死率。此外多数由中毒性病因引起的意识障碍的患者，在早期尚未造成脑实质性损伤前，及时洗胃、给予相应的拮抗药物救治，预后较好。

（三）监测生命指征和意识状态

必须严密监测昏迷患者的血压、呼吸、脉搏、体温等生命指征，以便及时应对各种紧急情况。细致观察患者的意识状态，对意识状态做客观的计分评定，对中枢神经系统的受损程度、预后要做客观的评估。

（四）保护脑功能

脑功能保护可减轻原发性和继发性的脑损伤。例如控制抽搐、减轻脑水肿、降低颅内压、改善脑血流、脑代谢等。

（五）支持治疗加强护理

对昏迷患者要控制感染；对呼吸道、口腔、眼、泌尿道、皮肤等进行整体护理；注意营养；维持患者的水、电解质平衡；避免压疮等。

本章小结

慢性脑功能不全主要表现为认知障碍，多是大脑皮质结构和功能的慢性损伤；急性脑功能不全主要表现为意识障碍，多是大脑皮质、脑干网状结构和丘脑的功能及形态结构异常。

导致认知障碍的常见病因有：颅脑外伤、脑血管疾病、慢性全身性疾病、环境因素、脑老化、精神、心理异常以及其他因素。认知障碍的发病机制主要涉及神经调节分子及其受体异常、脑组织中的蛋白质异常、慢性脑缺血损伤。其临床表现为学习和记忆障碍、失语、失认、失用、痴呆、精神和神经活动的改变。其中痴呆是认知障碍的最严重的表现形式。对认知障碍的治疗包括对症和神经保护性治疗，恢复和维持神经递质的正常水平，手术治疗以及康复训练和加强护理。

颅脑病变和全身性疾病可导致意识障碍，其发病机制主要涉及颅内压升高，破坏神经递质平衡，干扰能量代谢，损伤神经细胞膜和损伤突触传递功能。以意识清晰度改变为主的意识障碍，临床表现为嗜睡、昏睡、昏迷；以意识内容改变为主的有意识模糊、谵妄状态、朦胧状态。对意识障碍的防治包括应急处理措施、明确诊断对因治疗、监测生命指征和意识状态、保护脑功能、支持治疗和加强护理。

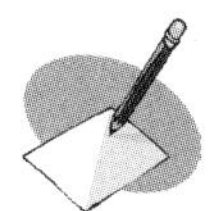

思考题

1. 试述脑疾病的特殊规律?
2. 试述认知障碍和意识障碍的概念?
3. 试述认知障碍和意识障碍的临床表现?
4. 试述认知障碍和意识障碍的发病机制?

（白　静）

参考文献

[1] 王建枝，钱睿哲. 病理生理学. 北京：人民卫生出版社，2015.
[2] 陈思锋，钱睿哲. 病理生理学. 上海：复旦大学出版社，2015.
[3] 王建枝，殷莲华. 病理生理学. 北京：人民卫生出版社，2013.
[4] 金惠铭，王建枝. 病理生理学. 北京：人民卫生出版社，2008.
[5] 克雷格·朗格内克著，张立克，等译. 酸碱平衡/美国医师执照考试高效复习丛书（中英文对照）. 北京：中信出版社，2004.
[6] 王万铁，商战平. 病理生理学. 北京：科学技术文献出版社，2015.
[7] 葛均波，徐永健. 内科学. 北京：人民卫生出版社，2013.
[8] 查锡良，药立波. 生物化学与分子生物学. 北京：人民卫生出版社，2013.
[9] 肖献忠. 病理生理学. 北京：高等教育出版社，2008.
[10] 肖海鹏，杨惠玲. 临床病理生理学. 北京：人民卫生出版社，2009.
[11] 王迪浔，金惠铭. 人体病理生理学. 北京：人民卫生出版社，2008.
[12] 李桂源. 病理生理学. 北京：人民卫生出版社，2010.
[13] 葛均波，方唯一，沈卫峰. 现代心脏病学进展. 上海：复旦大学出版社，2012.
[14] 黎磊石，刘志红. 中国肾脏病学. 北京：人民军医出版社，2008.
[15] 韩济生. 神经科学. 北京：北京大学医学出版社，2009.
[16] Porth CM. Essentials of Pathophysiology，concept of altered health states，4th ed. Lippincott，Williams and Willins Inc.，2014.
[17] Gary D. Hammer Stephen J. McPhee. Pathophysiology of Disease，An Introduction to Clinical Medicine，7thed，Lange Medical Book，McGraw－Hill，New York，2014.
[18] Seago J，Hilton L，Reid E et al. The Npro product of classical swine fever virus and bovine viral diarrhea virus uses a conserved mechanism to target interferon regulatory factor－3. J Gen Virol，2007V88NPt11：3002－3006.
[19] Frank A1，Bonney M，Bonney S，Weitzel L，Koeppen M，Eckle T. Myocardial ischemia reperfusion injury：from basic science to clinical bedside. Semin Cardiothorac Vasc Anesth. 2012，16（3）：123－132.
[20] Shawcross D，Jalan R. The pathophysiologic basis of hepatic encephalopathy：central role for ammonia and inflammation. Cell Mol Life Sci，2005，62（19）：2295－2304.
[21] Carrero JJ and Stenvinkel P. Persistent inflammation as a catalyst for other risk factors in chronic kidney disease：a hypothesis proposal. Clin J Am Soc Nephrol.，2009，4（11）：49－55.